中医状态学

（第2版）

主编　李灿东

全国百佳图书出版单位
中国中医药出版社
·北京·

图书在版编目（CIP）数据

中医状态学 / 李灿东主编 . —2 版 . —北京：中
国中医药出版社，2021.5
ISBN 978-7-5132-6916-2

Ⅰ . ①中… 　 Ⅱ . ①李… 　 Ⅲ . ①中医医学基础 　 Ⅳ .
① R22

中国版本图书馆 CIP 数据核字（2021）第 059042 号

中国中医药出版社出版

北京经济技术开发区科创十三街 31 号院二区 8 号楼
邮政编码　100176
传真　010-64405721
三河市同力彩印有限公司印刷
各地新华书店经销

开本 787×1092　1/16　印张 21.25　字数 449 千字
2021 年 5 月第 2 版　2021 年 5 月第 1 次印刷
书号　ISBN 978-7-5132-6916-2

定价　98.00 元
网址　www.cptcm.com

社 长 热 线　010-64405720
购 书 热 线　010-89535836
维 权 打 假　010-64405753

微信服务号　zgzyycbs
微商城网址　https://kdt.im/LIdUGr
官 方 微 博　http://e.weibo.com/cptcm
天猫旗舰店网址　https://zgzyycbs.tmall.com

如有印装质量问题请与本社出版部联系（010-64405510）

《中医状态学(第2版)》
编委会

再版前言

状态是中医健康认知的逻辑起点,把握状态是维护健康的关键。"中医状态学"系统构建了中医健康状态的理论体系、辨识方法和技术平台。《中医状态学》一书于 2016 年 7 月正式出版,同年 8 月 5 日在安徽合肥举行了首发仪式。

本书的编写和出版得到了老一辈中医药专家的关怀和指导,得到了同道们的支持和帮助。陈可冀院士指出:"中、西医学都可以通过对状态的分析来认识人体的生命活动及健康状态,因此,状态是沟通中医和西医的连接点,这就从人体结构尤其是功能方面,形成一个新的健康观和疾病观——也就是说看待健康或疾病可以从人的整体或局部入手……实现对人体状态进行实时动态个性化的把握,为健康管理与预警提供可靠的依据……相信本书的出版能为广大的中医药工作者探索中医健康服务新业态提供新的思路和方法学基础。"张伯礼院士指出:"中医状态学是基于中医基础理论并学习借鉴融合了现代科学原理和方法,对健康状态认知理论及方法进行了全面研究……中医状态学可能为未来健康医学提供一个融合现代医学和传统医学的契合点,但很多基础性工作仍充满挑战……"

我们欣喜地看到,五年来在推动健康中国的进程中,中医药的优势得以进一步发挥,地位进一步加强。党的十九大报告提出要"实施健康中国战略,要坚持中西医并重,传承发展中医药事业","要完善国民健康政策,为人民群众提供全方位全周期健康服务"。在全国中医药大会召开之际,习近平总书记对中医药工作做出重要指示,强调要"要遵循中医药发展规律,传承精华,守正创新",为中医药事业的进一步发展指明了方向,提供了根本遵循。《中共中央国务院关于促进中医药传承创新发展的意见》《关于加快中医药特色发展的若干政策措施》等多部落实推动中医药传承创新特色发展的重要文件相继出台,持续为中医药助力、赋能。

五年来,"中医状态学"的理论逐步被大家接受和认可,也不断得到了丰富和完善。其主要体现在中医健康领域研究中,根据状态学原理完善了状态辨识和评估的方法,同时深度融合人工智能、大数据技术，研发了健康状态辨识系统，搭建了服务平台，并在中医治未病健康管理和中医关键技术装备研究中得到了推广应用。据不完全统计，五年来，国内外学术期刊中发表中医状态研究的相关论文两千余篇，也带动了一批科研项目和科研成果的落地。本团队以状态为核心的研究成果先后获得了中华中医药学会科学技术奖一等奖和华夏医学科技奖二等奖。与此同时，面向未来从疾病医学向健康医学的转变，2018 年12 月其姊妹篇《中医健康管理学》正式出版，实现了从理论技术到服务应用的转化。

应广大中医药科技工作者和读者的要求，在中国中医药出版社领导和单宝枝主任的大力支持下，我们决定对《中医状态学》进行再版。此次再版，我们对部分内容进行了修订，体现了中医药理论和技术的与时俱进。然而，中医状态学是一门崭新的学科，本书的写作和修订过程也是我们不断学习和提高的过程。学术探索永无止境，恳请各位同道能够继续提出宝贵意见，以便我们进一步完善。我们由衷期盼，中医状态学能够推动中医治未病技术与服务向纵深发展，在建设健康中国新征程中发挥更大的作用，为人类健康事业做出更大的贡献！

李灿东

2021 年 4 月 2 日

序　一

近些年来，大家对状态医学有过不少讨论，对人的机体健康状态的调查分析，有关各类状态风险的分析以及干预对策等的研究，有一定进展。有人设想，21世纪高明的医学应该是努力做到使人们不生病的医学，这是很理想化的想法。随着经济社会的快速发展以及人们生活方式的转变，人们对于健康的消费需求已日益提升。我国已经将医学发展的战略优先从"以治愈疾病为目的的高技术追求"转向"预防疾病的损伤，维持和促进健康"为目标，并列入了《国家中长期科学和技术发展规划纲要（2006—2020年）》。中医学"治未病"的理念和在构建健康保障服务体系方面的优势，得到了前所未有的重视。

2013年国务院颁布《关于促进健康服务业发展的若干意见》（国发〔2013〕40号），明确提出了"全面发展中医药医疗保健服务"，推动了我国中医药健康产业的发展。现代医学模式经历了由生物医学到生物-心理-社会-环境医学的发展过程，越来越重视对人体状态及功能性疾病的研究，以及对现代医学临床思维模式的种种变革。将来医学重心必然要由重点放在治疗疾病上转变为促进健康状态方向。这种医学目的的转变，对中、西医学的诊疗方式和评价方法都将提出更高的要求，因而对复杂的人体生命活动需要一种新的认知方式和评估模式。中医学本身就是一门健康医学，在调整机体的功能状态（或称脏腑阴阳气血的运行状态）方面，有着悠久的传统和丰富的经验，并已形成了较为完整的理论体系。两千多年前的《黄帝内经》就已指出："是故圣人不治已病治未病，不治已乱治未乱，此之谓也，夫病已成而后药之，乱已成而后治之，譬犹渴而穿井，斗而铸锥，不亦晚乎?"（《素问·四气调神大论》）中医学术上这种古老的"上工治未病"思想，最早体现在医生是健康状态维护者，把维护健康、防止疾病发生作为医学的目的或最高境界。这也正是世界卫生组织（WHO）所倡导的医生基本职能的最新理念，即医生应该是保健提供者，应从患者的整体利益考虑。医生同时应该是一个决策者，应为患者选择成本最低、有效的治疗方案和健康方案，防患于未然，从小恙而知大病，愈小病而防大病，病愈后防复发，成为今后医学应该强调的重点。因此,源于中、西医学新的医学模式——"状态医学"模式,得到了越来越多同行的认可。中、西医学都可以通过对状态的分析来认识人体的生命活动及健康状态,因此,状态也是沟通中医和西医的连接点,这就从人体结构尤其是功能方面,形成一个新的健康观和疾病观——也就是说看待健康或者疾病可以从人的整体或局部状态入手。

李灿东教授是我国研究中医状态医学富有成效的专家,以李灿东教授为首的团队所著之《中医状态学》一书,从中医健康认知与状态理论、中医健康状态辨识与测量、中医状态的调整与效果评价、中医文献与中医状态学、系统科学与中医状态学、现代医学与状态学以及中医健康状态学研究与展望七方面,阐释了"中医状态学"这一在中医理论指导下研究人体整体或局部特定阶段生命活动的态势、特征和变化规律的学问。其提出维护健康的关键是对生命全过程健康状态的把握,倡导立足于大公共卫生、大健康的背景,结合中医诊疗思维模式、系统科学、生物工程、计算机信息技术、人工智能等理论和技术,实现对人体状态进行实时动态个性化的把握,为健康管理与预警提供可靠的依据。相信本书的出版能为广大的中医药工作者探索中医健康服务新业态提供新的思路和方法学基础。是以为序。

中国科学院院士
国医大师　陈可冀
2016 年 2 月于北京

序　二

健康,是人类千百年来一直追求的理想。医学也伴随着经济社会的发展在曲折中前行,如医学追求的目标就由 20 世纪初的救死扶伤,到"第二次世界大战"后的治病防病,再到 20 世纪末的维护健康。可见不同时代有不同的医学目的和医学模式,当然也有不同的医学水平和医学问题。特别是近几十年,随着科学技术的进步,医学基础研究不断深入,生命科学得到了全面发展,从而推动医学诊疗技术日新月异,蓬勃发展。人们平均预期寿命显著延长,健康水平日益提高。

但是,随着经济社会和生态环境的变化以及老龄化社会的到来,人类疾病谱也发生了重大变化,由 20 世纪中叶的营养不良、感染性疾病、战争创伤转变到以肿瘤、心脑血管疾病、糖尿病等生活方式疾病和老年退行性疾病为主要疾病。这些疾病病因复杂,难以治愈,需要终身服药,形成了沉重的医疗负担。据世界卫生组织(WHO)统计:医疗开支的近80％都用在了这类慢病的治疗上了。再加上由于过度检查、过度治疗所造成的资源浪费及药源性疾病的增加,更加重了医疗负担,一些国家和地区的社会福利水平在下滑,甚至影响了国家的稳定及安全。以往的医学模式和医学目的受到了挑战。20 世纪末 WHO 在调查研究的基础上进行了深刻反思,在《迎接 21 世纪的挑战》报告中指出:"21 世纪的医学,不应该继续以疾病为主要研究领域,应当以人类的健康作为医学的主要研究方向。"

健康维护是医学的目的,也是人的基本权利。这才是医学的初始本义和最高宗旨。各行各业都以培养自己顾客为本能,而医学却不应当如此。如何维护健康,让人不生病、少生病、晚生病、不生大病,才是医学的目标和任务。简而言之,让人不得病的医学才是好医学,让人不得病的医生才是好医生。

健康如何维护,是一个千百年来都在探索的命题。从健康到疾病是一个过程,健康要维护,亚健康要干预,都是积极的"上工治未病"的预防思想的切实举措。WHO 制定的"防治前移"就注重了疾病的预防战略,而其推荐的"合理膳食、适量运动、戒烟限酒、心理平衡"的健康生活方式就是针对每个人的有效措施。而中医药学早在两千年前就总结了适应自然、法于阴阳，和于术数、外避时邪，食饮有节、起居有常，恬淡虚无、养神怡性等系统的养生保健原则和方法。这些理论和方法，经数千年的验证、补充、完善、发展，历久弥新，至今仍发挥着重要的保健作用。其理论虽然古老，但其观念和方法并不落后，也完全适应当今的现实情况。其所包蕴的现代科学内涵，将开拓现代生命科学研究领域，丰富和发展健康医学的内容，具有重要的现实价值。这些古代医学文明和中华优秀文化，不由得令人肃然起敬。英国李约瑟博士也曾讲道："在世界文化当中，唯独中国人的养生学是其他民族所没有的。"

在维护健康的探索中，李灿东教授主编的《中医状态学》摆在了案头，认真学习，多有收获。洋洋洒洒七大章，传承发展，颇有创意。中医状态学是基于中医基础理论并学习借鉴融合了现代科学原理和方法，对健康状态认知理论及方法进行了全面研究，提出了以整体观、恒动观为指导的健康状态学说，建立了以宏观、中观、微观三个层次的健康状态参数表征体系，研发了人体健康状态识别与干预评价系统，为构建中医状态学奠定了理论基础和方法学依据。

中医状态学可能为未来健康医学提供一个融合现代医学和传统医学的契合点，但很多基础性工作仍充满挑战，如状态与证候两个概念的异同，各项现代检查参数与中医状态的关联性研究，同一状态的未病、欲病、已病三个性质不同阶段如何辨识干预等，都有待于进一步探索研究，更需要在实践中检验。

著作即将付梓，慨叹学术开拓之艰难，任重而道远，但值得为之努力求索，并致以感言为序。

中国中医科学院　院长

天津中医药大学　校长　　张伯礼

中国工程院　院士

2016 年春于天津西湖村

前　言

当代的医学，无论是中医，还是西医，主要针对疾病进行诊疗，所以称为诊病、治病。21世纪以来，面对全球医疗危机，医学的目的正在从"治疗疾病"向"维护健康"转变，未来的医学是"健康医学"，它面对的不仅是"疾病"和"病人"，更多的是"没有病的人"，这种在没有"病"的情况下，对机体状态判断的过程就不宜称为辨病或辨证，对机体状态调整的过程就不宜称作治病。因此，源于中、西医学的新的医学模式——"状态医学"模式应运而生，并可为21世纪的医学提供一个新的思路和方法。

早在两千多年前的《黄帝内经》中指出："是故圣人不治已病治未病，不治已乱治未乱，此之谓也，夫病已成而后药之，乱已成而后治之，譬犹渴而穿井，斗而铸锥，不亦晚乎？"（《素问·四气调神大论》）中医这种古老的"上工治未病"的思想，最早体现了医生是健康状态维护者。这也正是世界卫生组织（WHO）所倡导的医生基本职能的最新概念，即医生应该是保健提供者，应从患者的整体利益考虑，医生同时应该是一个决策者，应为患者选择成本最低、最有效的治疗方案和健康方案。如何才能防患于未然，如何才能从小恙而知大病，愈小病而防大病，这是今后状态医学应该强调的重点。

2008年1月25日，全国首届"治未病高峰论坛"在北京钓鱼台国宾馆隆重召开，时任国务院副总理吴仪等领导同志出席了会议，标志着"治未病"工程在我国正式启动。"十二五"期间，治未病被列入《国家中医药事业发展"十二五"规划》。2013年国务院颁布《关于促进健康服务业发展的若干意见》（国发〔2013〕40号）中提出"全面发展中医药医疗保健服务"后，中医健康产业发展的需求大幅提升，同时也推动了我国中医药健康产业的快速发展。2015年4月国务院办公厅发布《中医药健康服务发展规划（2015—2020年）》，明确指出："中医药（含民族医药）强调整体把握健康状态，注重个体化，突出治未病，临床疗效确切，治疗方法灵活，养生保健作用突出，是我国独具特色的健康服务资源。"因此，如何充分发挥中医治未病的特色和优势，研究和把握健康状态是维护健康的关键。

我们团队自 2009 年起,在治未病理念指导下,应用系统科学的方法和中医整体思维开展健康状态理论和健康状态辨识方法研究,先后承担了国家重点基础研究发展计划(973 计划)课题、国家自然科学基金重点项目、国家软科学研究计划、中医药行业计划项目课题等研究,发表了大量相关的论文,尤其是于 2011—2012 年围绕中医健康状态理论在《中华中医药杂志》发表了 12 篇系列论文。在此基础上,我们编著了《中医状态学》一书,目的是从健康认知、整体状态辨识、状态调整、效果评价等方面构建中医状态学的理论体系,为治未病健康工程和中医健康产业提供理论和方法学依据。

为了确保本书的学术性和权威性,我们在本书编写过程中,广泛征求了国内外同行的意见,并两度召开了专家咨询会,得到了上级主管部门和同道们的热情指导和帮助,中国科学院院士、国医大师陈可冀教授和中国中医科学院院长、天津中医药大学校长、中国工程院院士张伯礼教授在百忙之中给予了悉心指导并为本书作序,谨此表示衷心的感谢!

尽管本书经过团队全体成员几年的不懈努力,九易其稿,相关的技术也在治未病和健康管理领域试点应用,但由于状态学研究依然是一个崭新的领域,加上作者水平有限,虽然尽心尽力,但缺点错误在所难免,敬请同道们批评指正!

李灿东

2016 年 2 月

目　录

绪　论
1

第一章　中医健康认知与状态理论
15

第二章 中医健康状态辨识与测量

52

第三章　中医状态的调整与效果评价

第四章　中医文献与中医状态学

170

第五章　系统科学与中医状态学
203

第六章　现代医学与状态学
224

第七章　中医健康状态学研究与展望

绪　　论

中医状态学是指在中医理论指导下研究人体生命全过程或特定阶段,整体或局部生命活动的态势、特征和变化规律的一门学问。

随着社会发展,现代疾病谱已由单纯性疾病向复杂性疾病演变,人们对健康的需求也不断提高,未来的医学重心必然由单纯的治疗疾病转变为维护和促进健康。这种医学目的的转变对中、西医学的诊疗方式和评价方法提出了更高的要求,因而对复杂的人体生命活动需要一种新的认知方式。

现代医学模式经历了由生物医学到生物-心理-社会-道德医学的过程,越来越重视对功能性疾病的研究,医学模式的转变必然带来对传统西医临床思维模式的变革。而中医在调整机体的功能状态(或称脏腑阴阳气血的运行状态)方面,有着悠久的传统和丰富的经验,并已形成了完整的理论体系。

一个活生生的人应该由两部分组成,一是其相对稳定的物质实体或形态结构,二是其连续变化的生命活动或功能状态。由于思维模式和理论体系的不同,中西医的研究视角不同,西医更关注实体结构,而中医更关注功能状态。医学研究的目标主要是健康状态和疾病状态,因此,中、西医都可以通过对状态的分析来认识人体的生命活动,从这个意义上说,状态是沟通中医和西医的连接点,这就将形成一种新的健康观和疾病观——也就是说看待健康或者疾病可以从人的整体状态入手。

一、状态与健康状态

状态是结构与功能的统一体,也是空间和时间的统一体,以状态作为人体认知的逻辑起点,探索状态下的人体结构与功能,是构建中医学理论的基本思维。

(一)什么是状态

"状"有"样子""情况""叙述"等意思。《说文解字》"状,犬形也",即指狗的外形,引申为形状,之后演化成"状况",即情形、情况;"形状"即样子、状貌;"写情状物""状其事"即叙述、描写。如《玉篇》谓之"形也",《韵会》称其"形容之也,陈也"等。"态"为形声字,从心,太声。《说文解字》:"态,意态也。"本义:姿态,姿势与状态。段玉裁注:"意态者,有是意,因有是状,故曰意态。从心能,会意。心所能必见于外也。"也就是说先有客观的"状",才有主观的"(意)态"。

从医学来看,"状"是求医者(可以是患者也可以是需要保健的健康人)客观存在的形式、情况,"态"就是医者通过观察判断后得出的状的信息。但在《黄帝内经》中"状""态"多混用,指机体"状态"。如《素问·咳论》云:"肺咳之状,咳而喘息有音……心咳之状……肝咳之状……"《素问·阴阳应象大论》云:"此阴阳更胜之变,病之形能(态)也。"《灵枢·通天》云:"凡五人者,其态不同,其筋骨气血各不等……视人五态,乃治之。"因此,从健康认知的角度看,状是机体局部或整体部位、形状和结构的概括,态是特定阶段生命活动的态势、特征和变化规律。

"状态"这一概念在日常生活和许多重要科学中都有广泛的应用,但它只是在系统研究相关学科中才具有基础的地位和普遍的应用。在系统科学中,状态(state)是指系统的那些可以观察和识别的状况、态势、特征等。物理学认为状态指物质系统所处的状况,由一组物理量来表征,例如质点的机械运动状态由质点的位置和动量来确定。此外,状态亦泛指各种物态,例如物质的固态、液态和气态等。

有学者用系统论的概念给状态下了一个新的定义:"状态是对系统在其系统质不变时存在形式的差异的描述,这种差异是由环境造成的,并由状态参量具体描述。"这里的系统质的概念,是联结各个系统概念的枢纽。借助这个概念,使得状态定义包含了实质性定义中系统不变而其存在方式可以有差别的思想,并且把状态参量放到描述这种差别的地位,避免以它为基础来确定状态的操作性定义方法。有了这个定义,就可以进一步把状态空间理解为系统在其质不变时所有可能状态的集合。也就是状态空间的存在是与环境无关的,环境只是使其中的一个状态从可能变为现实。

钱学森教授首先将系统论理论引入生命科学,他认为:人是一个开放的复杂巨系统。对人体这个巨系统怎样来形容它的特征?有一个标志,就是人的整体功能状态。在系统学中明确了功能状态是亚稳态,因此,健康态也是"亚稳态",可以在一定范围内波动或转换,一旦超出正常范围,就进入疾病功能态,疾病功能态有多种,中医所辨的各种"证",就是一些不同的疾病功能态。对人体这个巨系统,非常重要的是要研究它的功能状态,包括一些具有特殊性质的人体功能态。用人的整体功能态来描述人体这个巨系统的各种功能特征,这已不是一个科学设想,而是一个已有科学证明的事实,也就是人体科学的核心的思想是:人体是一个开放的复杂巨系统,它的特征是人体的功能状态,包括一些特殊的人体功能状态。

而将系统论引入医学研究尤其是中医学是一个重大的突破。中医"证"的概念是建立在整体功能状态系统上,在最高层次上反映机体内在功能反应状态,它包容超越了整体层次下各关系层次的功能变化,是内外环境变量致机体正邪相争时其功能信息在外在整体边界系统上的显示,是机体积极的主体性功能的健康愈病反应。通过对外在信息的观察分析,判断体内以五脏为中心的各关系层次的健康愈病机制。因此,中医辨证论治诊疗思想是在证的基础上对主体性健康愈病反应的整体调节，是发现、依靠机体主体性健康愈病能力，以达到恢复整体阴阳平衡的健康目的。

（二）什么是健康状态

健康状态是一个动态延续稳定的生命状态。在历代中医医家著作中虽然有对"状态"的描述，但是却没有应用"状态"这个名词来命名生命状态。近年来，随着多学科的融合，状态理论被引入中医学。状态理论是从人体这一复杂的物质乃至精神系统随时间变化所处状况的角度，研究人类生命过程以及同疾病做斗争的一门科学体系，应用状态理论可以更为完整地把握生命个体。

健康状态是指人体在一定时间内形态结构、生理功能、心理状态、适应外界环境能力的综合状态，体现的是健康的状况和态势。中医对于健康状态的认识，是一个基于"阴阳"的整体综合评价。"阴平阳秘"中的"平衡"更接近于一种"动态的平衡"，是不断变动、相涵相合的，阴阳相对的量也是不断变动的；就在这不断变动之中，呈现出"阴阳"的共生共涵、互依相合，因而保持人体的健康状态。据此，所提出的健康新定义是指人的不同个体在生命过程中，与其所处环境的身心和谐状态，以及其表现的对自然及社会环境良好的自适应调节能力。

近年来，很多学者对中医健康状态进行了探讨，对于健康状态的认识经历了两个阶段。

第一阶段，有学者提出健康状态是指正常人所处的普遍一致（相对）的健康水平，也可以称之为狭义的"健康状态"，即通常意义上所说的健康。又如：张河等认为形神健全和谐是人体健康的标准。王泓午等提出中医健康状态定义：健康是一种状态，包含"形神合一"和"天人合一"。"天人合一"是指人的健康与所处环境和谐统一；"形神合一"是指生理健康和精神心理健康统一。"形神合一"中所谓形，指形体，即肌肉、血脉、筋骨、脏腑等组织器官；所谓神，指情志、意识、思维等精神心理活动现象以及生命活动的全部外在表现。胡广芹等依据《黄帝内经》提出"通""荣""平"健康理论，将中医健康状态的内涵概括为机体处于"通""荣""平"的状态，并总结出中医具体的健康指标为有神、有色、有形、有态、有声、无味、有胃气、气通、水谷通、血通、阴阳平，以及对外界适应性好等。中医人体健康状态是动态的、多维的、可识别的，中医学对健康状态的认识源于"整体观"和"动态平衡观"。苏慧森等认为，人体的正常生命活动是阴阳消长平衡相互协调的结果。范小华等指出"阴平阳秘"体现了人体的总体健康状况，既包括人体自身结构和功能的完整统一、形与神俱，又有人与自然、社会环境相适应等内容。赵利等认为，根据中医整体观，"阴平阳秘"可表现在"形神统一""人与自然统一"和"人与社会统一"三方面。陈金泉等提出的中医健康定义是指阴阳平衡、气血脏腑和调、形神统一，人与自然、社会统一的平衡状态。吴大嵘等提出基于整体观的中医学健康概念：健康是在精神、意识、思维活动正常的前提下，保持机体内部功能活动的稳态、协调和有序，且与外在的自然环境、社会环境相适应的一种生命活动状态。其并将中医的健康观总结为3种："形神合一"的健康观、"亢害承制"的整体稳态健康观和人与自然环境、社会相适应的"天人合一"健康观。姜良铎对中医健康定义:根据中医学理论,健康是指机体内部的阴阳平衡,以及机体与外界环境(包括自然环境和社会环境)之间的阴阳平衡。以上学说从各方面为中医的健康下了定义,但依然停留在相对于病的认识上,不能完整地诠释生命的整个过程,没有从生命过程(健康)的动态变化以及时间、空间的延续性特点上进行阐述。

第二阶段,李灿东等研究者指出状态是健康认知的逻辑起点,并对中医健康状态进行定义:健康是人与自然、社会协调以及自身阴阳动态平衡的结果,是"天人合一""阴阳自和""形与神俱"的功能状态。健康状态是对生命过程中不同阶段生命特征的概括,人在生命过程中的健康状态虽然是变化的,但它可以通过客观的外在表征反映内在的状态。他将中医的健康状态分为正常生理下的"无证"未病状态,生理病理下的"前证"欲病状态以及病理下的"已证"的已病状态(还包括痊愈之后的"无证"病后状态)。其中,未病状态也可以称为正常健康状态,而欲病态和已病态属于不正常的健康状态。健康的三个状态涵盖了全部的生命活动,而且体现了一个动态、延续变化特点,一个人可以处在具有某些体质特点的未病状态(或叫生理状态,如五态人、阴阳二十五人、阴阳和平之人概念),也可以因为各种因素的影响,由生理状态向病理状态发展,在没有出现病之前表现为欲病态(病理轻阶段如阴虚体质、阳虚体质等,或出现某种病理变化如阳虚、阴虚),最后出现病的表现即为已病态(病理重阶段如水肿病、黄疸病、阳虚证、阴虚证等)。贯穿这三个状态的重要概念就是"证",这里的"证"就是病理状态。

健康三状态学说以证为基础,以中医的病为研究对象,为状态辨识法奠定基础,也为中西医结合研究疾病提供切入点,是当前研究生命健康状态的重要理论工具。

(三)现代医学对状态的认识

现代医学对于状态的认识经历了几个阶段。最早应用状态解释人体的是古希腊"医学之父"希波克拉底。其提出"气质体液说",认为人体由血液、黏液、黄胆和黑胆四种体液组成,机体的状况取决于四种体液的平衡配合,这四种体液的不同配合使人们产生不同的体质。四种体液平衡则身体健康,失调,则多病。古罗马盖伦认为疾病的原因在于体液的败坏(主要是血液的败坏),体液之所以发生改变,是由于神灵的作用,而健康是神灵没有败坏体液时的人体状态。可见古代西医对疾病和健康状态的划分是动态而宏观的。

进入 19 世纪中叶,细胞病理学发展,认为疾病的本质在于特定细胞的损伤。疾病是由于致病刺激物直接作用于细胞的结果,因而任何疾病都具有严格的定位,一切疾病都是局部的。这一时期强调从局部形态变化来进行健康和疾病的分界,将疾病与健康确立在人体局部的形态结构上。

19 世纪后半期,医学进入细菌学时代。巴斯德证实了传染病是由病原微生物引起的,揭示了感染性疾病的单一性病因。他的发现被赋予普遍的意义,形成单一病因观念,并成为当时健康与疾病概念的基础。

19 世纪末 20 世纪初,伴随着分子生物学、社会医学、心理医学、遗传物质的发现和深入研究,世界卫生组织(WHO)在 1946 年提出,人体健康除应在解剖生理上无病态表现以外,还必须在精神、心理上是健康的,并能够圆满地适应社会生活环境的要求,从而开创了人类社会健康与疾病的新认识,至此,现代医学明确提出了状态的概念。WHO 健康新的定义—— Health is a state of complete physical, mental and social well being and not merely the absence of disease or infirmity,即健康是指生理、心理及社会三方面全部良好的一种状态,而不仅仅是指没有生病或者虚弱。其中英文 state 就是状态的意思,美国罗彻斯特大学医学院精神病学和内科教授恩格尔(Engel.GL)在 1977 年《科学》杂志上发表了题为《需要新的医学模式:对生物医学的挑战》的文章,批评了现代医学即生物医学模式的局限性,指出这个模式已经获得教条的地位,不能解释并解决所有的医学问题。为此,他提出了一个新的医学模式,即生物-心理-社会医学模式。

随着这些概念和医学模式的提出,几十年来人们的健康理念已经发生了很大的变化,但疾病的概念还基本上停留在近代医学特殊病因和局部结构变化的定义上。近年来,随着人们对生物-心理-社会医学模式下的健康和疾病认识的不断深入,状态的研究深入现代医学科学领域,建立了整体模型并对人体功能状态进行描述,明确提出状态医学,并把其作为连接中医和西医的桥梁。

基于中西医理论的状态医学,打开了传统中医学理论体系进入现代医学体系的大门,使得现代西医能从体质医学和状态医学的角度与中医连接,使得现代医学有可能通过采用复杂性科学的方法和技术,对传统中医学的理论和经验进行整理,最终使得状态医学以中医学的整体医学理论体系作为主体,引入现代医学技术和方法,从理论和实践上实现中西医学的融合。

二、中医状态学的主要内容

中医状态学是以状态作为健康认知的起点,认为健康是人与自然、社会协调以及自身阴阳动态平衡的结果,是"天人合一""阴阳自和""形与神俱"的功能状态。其强调人与自然、人与社会、人与环境以及人体自身的统一性,与当代生物-心理-社会-环境医学模式完全吻合。但它立足于生命个体的状态研究,具有明显的个体性。不同个体的健康状态都存在着差异性,就像世界上找不到两片相同的叶子一样,状态在时间和空间上都不是一成不变的,它是处于相对稳定的动态变化过程中,因此需要站在整体观念的高度,才能正确地把握状态的内涵。中医状态学的主要内容包括以下四方面。

(一)中医状态学的理论基础

1. 中医学理论　气的一元论、阴阳五行和天人合一等理论是中医基础理论形成的哲学基础和说理工具,也是中医状态学的理论基础。《黄帝内经》中描述的"阴阳五态人""五行人""阴阳二十五人"等都是古代医家对生命个体健康状态的认识。脏腑是人体的核心,经络是人体运行气血,联络脏腑肢节,沟通上下内外的通道,中医经络学说是对藏象学说的补充,而气血是构成人体的物质本源。由于个体人是中医状态学的研究对象,因此,除了藏象、经络、气血等学说之外,整个中医理法方药的理论体系都是中医状态学形成的理论基础。

2. 系统科学理论　系统科学是以系统为研究和应用对象的一门科学,着重考察各类系统的关系和属性,揭示其活动规律。其主张从整体的角度研究系统,和中医理论有着天然的内在联系。随着系统科学的发展,现代的医学家和生物学家开始在整体观念上探究生命状态。因此,当包括人类基因工程在内的还原分析的研究方法出现了瓶颈,回过头来发现人体生命状态不能单纯地用分割的方法、用非常微小的东西来研究,而是应该更多地站在这个巨系统之上进行研究。而中医在认识论上,立足于整体状态及其规律的把握,避免了对生命活动和现象进行"纯解剖"的认识,与系统科学不谋而合。钱学森教授指出"人体是一个开放的复杂巨系统",系统科学的理论是中医状态学的重要理论基础。

3. 系统生物学理论　系统生物学主要研究实体系统的建模与仿真、生化代谢途径的动态分析、各种信号传导途径的相互作用、基因调控网络以及疾病机制等。其研究任务一是对系统状态和结构进行描述,即致力于对系统的分析与模式识别,包括对系统的元素与系统所处环境的定义,以及对系统元素之间的相互作用关系和环境与系统之间的相互作用的深入分析;二是对系统的演化进行动态分析,包括对系统的稳态特征、分岔行为、相图等的分析,它对系统演化机制的分析更强调整体与局部的关系,需要分析子系统之间的作用如何形成系统整体的表现、功能,而且对系统整体的每一行为都要找出其与微观层次的联系。因此,在整体的条件下,系统生物学为中医状态学微观参数采集和从微观的角度把握整体提供了理论依据和技术支撑。

4. 现代医学理论基础　医学,是处理健康相关问题的一门科学,以治疗和预防生理和心理疾病和提高人体自身素质为目的。现代医学脱胎于古代医学,是在长期的医疗实践中总结出来的,经历了由生物-医学到生物-心理-社会医学-环境-道德的过程。而近几十年状态医学的提出和兴起,标志着现代医学开始真正重视对功能性疾病的研究,以及对传统西医临床思维模式的变革,为中医状态学有关生理病理状态,特别是所涉及的组织结构的研究提供了理论依据和方法学基础。

(二)中医状态学的基本理论

1. 状态的概念　状态是人生命过程中受到自然、社会等因素变化的刺激,人体脏腑、经络、气血做出与之相适应的调整而形成的生命态。换言之,状态是特定阶段人体生命活动的特征和变化的态势。状态是客观的,对于状态的形成起重要作用的是人体阴阳自和的能力,体现了结构与功能的统一、空间与时间的统一。

2. 状态的分类　按照健康水平的不同,人体状态分为三种:未病状态、欲病状态、已病状态。其中未病状态属于正常状态,欲病、已病状态属于异常状态。按照疾病发生、发展的不同阶段,人体状态分为四类:未病状态、欲病状态、已病状态和病后态。

健康(未病)是一种正常的生命状态,是人体内部各生理系统之间的功能活动处于稳定协调的最佳状态,即中医学提出的阴平阳秘的状态。当这种平衡状态被破坏,就会出现异常的状态，异常状态包含"欲病态"和"已病态"，以及疾病痊愈之后的"病后态"。

随着健康医学概念的提出，人们对健康的认识更加深刻，传统的以"疾病"为主的模式已不能解决日益复杂的健康问题。从健康的角度而言，人体的整个生命过程就处于健康与疾病两种状态的相互转化之中。未病状态、欲病状态、已病状态更能体现生命是一个时序的连续的过程，是不断运动变化的，是"体用合一"的。"三态理论"为中医状态分类构建了基本框架，拓展了中医体质、病理特点、证和病的内涵。中医体质是对个体所表现的阴阳气血津液偏颇状态的描述，实际上是反映人在先天遗传和后天环境影响下不同时期身心保持相对稳定的一种"状态"。中医病理特点是对人体欲病态和已病态下病理变化的描述，证是对人体已病状态下某一阶段机体整体反应状态的病理概括。体质、病理特点、证、病相互补充，构成整体的状态特征，也影响着状态的演变趋势。

3. 健康状态辨识　人体状态是对特定阶段机体生理功能和病理变化（阴阳自和的能力、过程和态势）的概括，尽管人体是一个动态、稳定的生命状态，是一个复杂的巨系统，中医学认为状态仍然可以通过外在的"象"来认识。"藏"是指藏于体内的内脏，"象"是指表现于外的生理、病理现象，而这个"象"与内在的状态密切相关，可以说，中医状态是不同时间、空间下由内在的"藏"和反映出的"象"的总和。通过宏观、中观、微观并用，全面采集生命活动的表征参数，可以实现对状态比较准确的辨识。虽然健康是一个很复杂的过程，所包含的状态也是多种多样的，但是，无论状态怎么复杂，都可以用状态要素如程度、部位、性质等进行概括。

通过对所收集的相关信息加以分析、归纳，确定为某一种状态。结合系统工程和信息技术方法，对表征信息的采集分析、建模计算，实现对健康状态的客观化、个性化的动态判断。随着科技的发展，新的信息采集和描述方法不断产生，如舌诊仪、脉诊仪、闻诊仪、电子鼻等，以及现代理化检查如生化指标、影像资料、功能评价等，但所有这些方法从本质上讲，都是通过对状态表征信息的识别来描述人体状态的。从系统科学的角度看，这些信息都是构成表征的参数，四诊采集的信息是参数，理化指标是参数，舌诊仪、脉诊仪、闻诊仪、电子鼻等采集的信息也是参数，共同构成了状态表征参数体系。

（三）状态的调整与干预

1. 状态调整的核心　健康的基本内涵是天人相应、形神合一、阴阳自和，疾病的根本原因是阴阳失和，诊断的关键是判断阴阳的状态，调整状态使阴阳平衡，恢复自和的过程和能力是中医治疗和养生康复的核心。因此，调整阴阳就是调整状态，对于"未病之人"调护的关键是增强阴阳自和的能力，如"春夏养阳""秋冬养阴"就是考虑到四时对机体阴阳状态的影响；对于"欲病之人"则应当根据阴阳偏颇的特定状态进行干预，以起到防微杜渐的效果；而对于"已病之人"则应根据阴阳失和的状态，采取"寒者热之""热者寒之""虚者补之""实者泻之"的原则，目的是使已经偏离正常状态的机体重新回到"阴平阳秘"的状态。"谨察阴阳所在而调之，以平为期"，"有者求之，无者求之"，意即临床上不管"有""无"外在的征候，都应当立足于脏腑、气血阴阳的状态进行干预或调整。

2. 状态调整的依据　中医状态调整，表面上看是根据服药后（干预后）患者症状有无改善，这是由于中医临床信息采集和分析的过程和方法所决定的，但归根到底疗效好坏还应落实到内在状态的变化。症（表征）是内在状态的反映，在大多数情况下，症与内在状态是一致的，如里热炽盛时往往出现面红、口渴等症状。但有时候也存在外在的症与内在状态不一致的情况，如同样是里热炽盛，却可能因为邪热壅闭于内，阳气被遏不能外达而出现手足逆冷的假象。如果不能识别"热壅于内，阳气被遏"的内在状态，而仅据手足逆冷用温药治疗，则无异于抱薪救火，必将产生不良的后果。又如湿热阻滞中焦引起的"胃痛"，服药后胃痛可能消失，但患者仍然纳呆、舌苔黄腻等，说明湿热状态并未彻底改变，因此不能据此判断疾病已经痊愈，而应根据状态变化继续治疗，这就是"治病求本"。

3. 调整状态的法则　基于中医状态的可变性、可辨性和可调性，就可以利用中医药的优势，实现对不同的中医状态进行调整。未病状态、欲病状态、已病状态之间可以在一定的条件下互相转换，这个推动转换的条件也包括中医手段的干预，如中药、针灸、推拿、食疗、情志调理、体育锻炼等。中医讲究理、法、方、药，这四个步骤缺一不可，都是基于辨证论治的基础上实施的，这是在已病状态下常用的方法。而未来健康医学发展的趋势，更多地倾向于未病状态和欲病状态的调整，辨证论治只能作为状态干预的一种手段，并不是对所有状态都适合。所以必须要针对不同的状态，提供不同的调整原则和方法，就是我们说的"据状立法"。

（四）状态调整效果评价

1. 状态辨识是整体功能的评价　人是一个有机整体，因此，状态辨识应立足于人的整体功能，由于五行的生克关系和脏腑的功能特点以及经络的相互联系，脏与脏、脏与腑、腑与腑之间存在密切的关系，它们在生理上相互关联，病理上相互影响。在病理状态下，证的兼杂十分普遍，不同疾病、不同个体之间的差别主要体现在其致病后基本病理特点、兼杂演变趋势的不同，如：六淫为病可有风热、风寒、风湿、寒湿、湿热等的不同；不同素体容易感受不同的邪气，虽皆为脏腑同病但兼杂特点和演变趋势不同，所以，如果人为将状态简单分为单一类型（或单一脏腑证型），就可能把整体功能割裂开来，不能反映个体状态的本来面目。

2. 状态辨识是体用结合的评价　中医学在强调功能的同时尤其重视物质和功能的统一。脏腑、气血功能是一个统一体，如肝体阴用阳、脾喜燥恶湿、肺为娇脏、气为血帅、血为气母等，所以状态是体用结合，同时又互相影响。六经辨证、脏腑辨证、三焦辨证、卫气营血辨证等是对状态相对完整的分类，而病因辨证、病性辨证、气血津液辨证的分类相对不完整。如：同为气虚，但不同脏的气虚表现是不一致的，所以，在状态辨识过程中，体和用、部位和性质是不可分割的，就好比气象报告，仅知道是干旱，而不知道哪里干旱、程度如何、显然是不够的。中医健康状态辨识除了轻重程度外，必须包括部位、性质才能为干预或治疗的立法提供依据。因此，简单地认为可以用气血津液辨证或精气神辨证替代健康状态辨识是片面的，相反，如果"重体不重用"，甚或简单地把中医的脏腑和西医的同名器官等同起来容易走入机械唯物论的误区。

3. 中西医疗效评价标准不同 中医治疗以"和"为出发点,重视总体效应,看重的是患者自我生理与心理感受,将致病因素导致的阴阳失衡等进行重新修正,目的是使失衡的机体重新恢复到平衡。因此,中医把机体是否恢复平衡作为最终的痊愈标准。当机体完全恢复平衡状态,大部分人的各种检测指标恢复到正常范围。也有个别人由于身体的特异性,在机体平衡时,某些检测指标并不在常规的"正常范围"内,中医认为这种情况也属于痊愈。反之,如果只是指标恢复正常,机体平衡没有完全恢复,则不能算是中医的痊愈标准。西医治疗以"对抗"为主,看中的是检测指标、影像学依据,只要指标恢复到"正常范围",就认为病已痊愈。二者都有其片面性,例如隐匿型肾炎由于缺乏症状而常被中医漏诊,而"内伤发热"等由于缺乏指标或影像学依据而被西医漏诊。所以,状态学为解决中西医评价标准的不同提供了依据。

三、中医状态学发展的历程

(一)中医健康状态学的沿革

尽管医学领域中"状态"作为特定术语出现较晚,但是古人对于健康的认识实际上是以生命状态以及与生命相关的环境状态为基础的,并且形成了"养生"和"治未病"的思想体系。《周易》被称为群经之首,它汇集了中国古代的符号、卜筮、阴阳和伦理文化的精华思想,是中国古代哲学文化最大的一次总结,其中六十四卦反映了自然和人体阴阳的盛衰规律,也是对人体健康状态规律的一种描述,同时它提倡养生以防病。古人用卦象来代表具体事物或特定状态,然后借卦象的组合与变化表达事物未来的发展。《周易》乾卦中记载:"乾道变化,各正性命,保合太和,乃利贞",认为合和是人体生命活动的最佳状态。"中""位""时"是《易经》中的三个重要概念,而以"中"为核心,"中"是"无过不及"的最佳时位,在人体则指人体无太过不及的健康状态。

东汉班固《汉书·艺文志》记载,"乐而有节,则和平寿考。乃迷者弗顾,以生疾而陨性命","神仙者,所以保性命之真,而游求于其外者。聊以荡意平心,同死生之域,而无怵惕于胸中",说明古人已经注意到节制欲望、调节情志和心态对保持人体健康状态的重要性。

《黄帝内经》作为中医的奠基之作,虽然也没有直接提出"状态"这一名词,但已经对人体各种状态有了非常详细的描述。《黄帝内经》将健康状态的人称为"平人",具体内涵就是"阴平阳秘",即在正常状态下人体生理活动及其与外界环境处于相互协调的动态平衡之中。同时,《黄帝内经》已明确提出了"治未病"的概念,"治未病"是对人体健康状态的发展规律的预判和干预,防止其向"欲病"和"已病"状态发展。如《素问·刺热》云:"肝热病者左颊先赤……病虽未发,见赤色者刺之,名曰治未病。"人体健康状态在不同年龄段具有不同的特点,这已经在《黄帝内经》中有很详细的描述。《灵枢·天年》曰:"人生十岁,五脏始定,血气已通,其气在下,故好走。二十岁,血气始盛,肌肉方长,故好趋。"其以 10 年为单位,强调了人在成长过程中不同年龄阶段的人体状态特点。

变过程中的倾向性。匡调元也认为,体质与证是有区别的,体质主要是在遗传基础上,在缓慢的、潜在的环境因素作用下,在生长发育和衰老过程中渐进性地形成的个体特殊性。虽然体质可以改变,但其变化过程是比较缓慢的。证则不然,它主要是在明显的、特定的、相对而言比较急剧的致病因子作用于机体以后形成的临床类型。何裕民指出体质和证不可以混为一谈,但不等于否定它们之间的内在联系。这些为从体质的角度认识健康状态提供了依据。

20世纪80～90年代朱文锋创建了"证素辨证体系",抓住了证的本质,认为"任何复杂的证都是由病位、病性两个要素构成的,即辨证的基本元素",揭示了中医辨证的普遍规律。通过对证素的辨识可以把握病理状态的本质,是"已病状态"辨识的核心,同时也是整体健康状态辨识方法学基础。

闪增郁等提出"证是对人体疾病过程中的某阶段机体所处状态的一种定义"。因此,对证的研究,应是对患者病机整个状态的研究,而不应局限于对现代医学某一或几个系统的研究,应从整体上去观察各种证的特征,观察整个人体的状态。大量的研究报道表明,中医学把健康和疾病都看成正邪相争的过程,都是正邪之间相互作用的一种状态,中医治疗疾病的过程是对人体状态的调整过程。中医"证"的观点即对人体状态的加以认识、分类和调控的观点,是目前现代西医学对人体状态分类所没有的,如果通过中医辨证分类,用现代临床检测技术及数据分析技术认识人体的各种状态特征,是中医学现代研究的基础性工作。随着证的研究的不断深入,有可能导致状态医学这个新学科的产生,这可能是中医学对世界医学的一个贡献。

近年来,李灿东等立足于中医理论,融合现代科学原理和技术,对健康状态认知理论及方法体系进行综合研究,提出以"天人合一"整体观为核心的动态变化的健康状态观,构建以"状态"为中心的健康认知理论框架,以宏观、中观、微观三方面建立健康状态表征参数体系,开发人体健康状态辨识与干预效果评价系统,包括健康状态的辨识、健康状态的模型算法、健康状态的维护及不同人群健康状态下的生理病理特点、疾病风险预警等,应用治疗前后健康状态的动态测量评价中医药临床疗效,明确提出状态的概念、基本理论、基本方法,为中医状态学的形成奠定了理论基础和方法学平台。

随着生活水平的不断提高,科学技术的不断进步,未来医学发展的趋势已经从治疗疾病转移到维护健康的方向上来,而维护人体健康需要有一套体系完整的理论和技术方法以指导实践,而中医状态学是在中医理论指导下研究健康状态的学问,包括健康的理论基础、内在依据、状态辨识、干预评价及其应用,是健康医学的理论基础,具有系统、整体、联系、动态、个性的特点,形成了较为完整的理论体系。在中医状态学理论基础上建立的中医健康管理系统包含了规范化四诊信息采集及计算机分析处理系统,实现了整体健康状态辨识、疾病风险预警,确立了辨状态论治的调整干预方法,能为未病、欲病、已病等不同健康状态提供有效的养生保健、临床治疗、康复调理方案及效果评价。

中医状态学以人体健康状态辨识为核心确立了治未病健康医学的技术标准和服务模

式,涵盖了临床前、临床中和临床后全过程。与传统的诊断方法不同,中医健康状态辨识法通过收集完整而规范化的"三观"参数,即既有传统的"症"内容,又包含现代生物学的"指标"内容,通过计算机系统进行数据建模和计算,将其具体到病位、病性并且赋予直观的数值变化,能对轻、中、重程度进行量化判断,实现了对生命全过程健康状态的把握,达到了维护健康的目的。

而对于临床而言,根据不同的状态制定不同的治疗原则和方法,也为中医各科规范临床术语、制定诊疗指南与临床路径、评价中医临床疗效提供了重要的依据。

应用状态辨识系统,从证的角度认识疾病,有利于整体抓住论治的核心,此外通过状态的数值化动态变化的特征用于疾病风险评估、诊断与分型,据此进行个体化治疗和预后评估,也用于治疗方法、新药物优缺点的评估,从而实现了技术转化和创新。同时,借助计算机优势能够实现对结果实时动态的反馈,通过状态辨识系统的反复验证和修正,促进该系统的不断完善。因此,状态辨识系统具有 B2B 良性的正循环特色,它为开展具有中医特色的循证医学和个性化医学提供了条件,相关技术可广泛应用于医院及其他医疗保健养生机构,以小区、社区为单位,为居民建立健康档案,提供健康状态评估和风险预警,防病于未然;指导未病、欲病状态的人群个体化的养生方案;为已病状态的患者提供合理的个体化治疗,提高临床疗效;除此之外,还可以应用健康状态辨识技术为中医药临床试验提供规范化评估系统,对临床试验(新药及新的诊疗方案)提供准确的疗效评价。以健康状态为核心的数据库构建将为医学实验与临床研究提供技术支持。

随着经济社会的发展,21 世纪人们对生活质量的要求将会越来越高,而健康的身体是所有要求的基础,所以以健康为核心的医学将会是将来医学的主要形式。中医状态学为健康医学提供了理论体系及方法学平台,也为现代医学与传统医学的融合提供一个可靠的契合点,对于发挥中医学与其他学科的交叉优势,服务于我国和世界人民的健康事业具有十分重要的意义。

参 考 文 献

[1] 陈立典,莫用元.碥石集·第 13 集·著名中医学家经验传承[M].北京:中国中医药出版社,2009:1-190.

[2] 马烈光.中医养生学[M].北京:中国中医药出版社,2012:3,21-22.

[3] 李灿东,纪立金,鲁玉辉,等.论中医健康认知理论的逻辑起点[J].中华中医药杂志,2011,26(1):109-111.

[4] 叶明花,蒋力生.关于中医健康状态评价的理论思考[J].新中医,2011,43(5):10-11.

[5] 张河.中医"养神"概念在亚健康状态中的认识[J].天津中医药,2007,24(4):308-309.

[6] 王泓午,于春泉,陆小左,等.论中医健康状态精辨识理论框架的构建[J].世界中医药,2013,8(1):5-8.

[7] 胡广芹,陆小左,于志峰,等.浅析中医健康状态的内涵[J].西部医学,2012,24(9):1826-1827.

[8] 苏慧森,李希昆.用阴阳平衡思想调适妇女亚健康状态[J].天津中医,2006,23(1):48-50.

[9] 王琦.中医健康三论[M].北京:中国中医药出版社,2012:1-235.

［10］范小华,王浩,谭康联.中医学"阴平阳秘"健康观量化评价模型探讨［J］.中医杂志,2011,52(15)：1281－1282.

［11］赵利,刘凤斌,梁国辉,等.中华生存质量量表的理论结构模型研制探讨［J］.中国临床康复,2004,8(16)：3132－3134.

［12］赵利,陈金泉.中医健康概念［J］.医学与哲学,2003,24(12)：58－59.

［13］吴大嵘,赖世隆.中医学健康概念及其测量操作化探讨［J］.中国中西医结合杂志,2007,27(2)：174－177.

［14］姜良铎.健康、亚健康、未病与治未病相关概念初探［J］.中华中医药杂志,2010,25(2)：167－170.

［15］刘承.从状态论治咳嗽的理论与临床研究［D］.北京：北京中医药大学,2007：1－121.

［16］钱学森.论人体科学［M］.北京：人民军医出版社,1988：1－167.

［17］钱学森.人体科学与现代科学技术发展纵横观［M］.北京：中国人体科学学会,1994：1－494.

［18］王左原.中医对生命主体性的认识［J］.中国中医基础医学杂志,2006,1(12)：6－7.

［19］李灿东,纪立金,杨朝阳,等.以状态为中心的健康认知理论的构建［J］.中华中医药杂志,2011,26(2)：41－43.

［20］袁冰.基于体质和功能状态的整体医学——21世纪现代医学发展的主流方向［J］.医学与哲学(A),2012,33(8)：1－3,24.

［21］杨力.周易与中医学［M］.第三版.北京：北京科学技术出版社,2008：10.

［22］王琦.中医治未病解读［M］.北京：中国中医药出版社,2008：6.

［23］李佛基.中医中药概念探析［J］.安徽中医临床杂志,1999,5(11)：346－350.

［24］林法财,黄德弘.基于《黄帝内经》阴阳"五态人"之理论浅析"因质施针"［J］.中华中医药杂志,2013,28(5)：1592.

［25］陈靓,陈霞波,王健康,等.王晖主任中医师五行体质各阶段生理病理探析［J］.中华中医药学刊,2013,31(10)：2153－2155.

［26］赵建辉.《伤寒论》辨证论治重"势"［J］.新疆中医药,2003,21(4)：1－2.

［27］闪增郁,张智,向丽华,等.对中医证的现代研究将导致人体状态学的产生［J］.中国中医基础医学杂志,2004,10(12)：8－10.

第一章 中医健康认知与状态理论

随着现代医学模式的转变,人们对健康的认识更加深刻,传统的以"疾病"为主的模式已不能解决日益复杂的健康问题。从健康与否的角度来讲,人体的整个生命过程就处于健康与疾病两种状态的相互转化之中,转化的关键来源于"阴阳自和"的能力。它是人体内阴阳的自我协调和自我恢复平衡的能力,是疾病自愈的内在变化机制,在自和的过程中始终存在"平"和"偏"的两种态势。当机体受到内外环境的刺激时,通过阴阳的自我调整,人体脏腑、经络、气血等功能保持正常,机体处于"平"的状态,即"阴平阳秘",为未病状态;若机体出现了偏差,但阴阳自和的调节能力(代偿和调整)尚能调节,机体阴阳接近平衡,为欲病状态,是介于未病态与已病态之间的状态;当外在刺激或体内的应激超过了阴阳自和的能力,人体的脏腑、经络、气血的功能出现了偏颇,机体处于"阴阳失衡"状态,为已病状态;欲病态和已病态均属于"偏"的状态。因此,从状态入手认识人体是把握健康与疾病的关键。

第一节 中医健康认知理论

一、中医健康认知

现在的医学,不管是中医还是西医,主要针对的对象都是疾病,故称为诊病(中医也称辨病、辨证)、治病、防病。但事实上,人的一生包括出生、生长、发育、衰老、疾病、死亡等不同的阶段。在生命的全过程中,疾病大多只是短暂的过程,所以,仅仅对疾病的判断难以完整地把握生命的现象。例如,有时我们会出现情绪波动,不想做事,俗称"不在状态中",这种在没有病的时候就不宜称为辨病或辨证。有时人们通过运动、导引、饮食,或者改变原有的生活方式等方法来调整自己的状态,使机体不生病,这种调整机体状态的过程也不能称为治病。人的生命活动表现出来的本身就是一种状态,不管是生理的还是病理的,中、西医学都可以通过状态认识人体的生命活动,从这个意义上来说状态是沟通中医和西医的桥梁,这就将形成一个新的疾病观——从状态把握疾病,也就是说看待疾病(或者健康)可以从人的整体状态入手,对被检对象的生理因素、体质因素和表现出来的包括饮食、睡眠、情志等症状、体征,甚至是被检者所处的地理环境、天气因素和社会关系等进行信息采集,再根据"状态平偏"进行"状态调整"。"状态"的引入使得原本更多关注疾病的健康认知扩展到未病态、欲病态、已病态全方位并重的中医健康认知理论。随着现代疾病谱由单纯性疾病向复杂性疾病演变,而且社会对健康的需求日益提高,在未来的健康医学中,医学的范畴必然由单纯的疾病治疗延伸为健康促进,这对中西医学的诊疗方式和评价方法提出了更高的要求,需要一个新的对人体生命活动复杂性的认知方式。因此,源于中、西医学又高于中、西医学的新的医学模式——"状态医学"模式应运而生,并有可能为未来的健康医学提供一个新的思路和方法。

(一)状态是健康认知的逻辑起点

在科学技术中,状态指物质系统所处的状况,由一组物理量来表征。而健康状态是对生命过程中不同阶段生命特征的概括。人在生命过程中的健康状态虽然是变化的,但它可以通过客观的外在表征反映出来。对于人这个复杂的物质系统来说,其所处的状况发生变化,其状态表征也必然发生变化,这种变化可以是宏观的,也可以是微观的,中医学很早就认识到可以通过外在表征推测其内在状态,如《素问·五运行大论》认为"形精之动,犹根本之与枝叶也,仰观其象,虽远可知也",强调"视其外应,以知其内藏,则知所病矣"(《灵枢·本脏》)的状态辨识方法。这种"司外揣内"的思想就是中医学通过外在表征认知状态的理论基础。

钱学森先生指出:"中医辨证论治的'证',用系统科学的语言来说,就是功能状态。辨证是指辨别病人的功能状态,然后开药,用药物使病人从不正常的病态调整到正常的功能状态,也就是健康的功能状态。"无论是"健康"之人还是患者,都是在外部环境、内在心理等因素的影响下,脏腑、气血做出反应而表现出的不同状态。从这一意义上来说,健康是一种状态,中医的"证"(如"脾气虚证")、"体质"(如"阳虚质")、生理特点(如"男子……五八肾气衰")、病理特点(如"肥人多痰""瘦人多火")、嗜欲(如"酒客""烟民"),甚至是"病"等,也都是一种状态,所以,对状态的认识是把握健康与疾病的关键,状态是健康认知的逻辑起点。

确立健康认知的逻辑起点,不仅为中医辨证论治的方法体系找到了理论根源,也为正确把握生命和健康规律提供了科学依据。健康认知观念的根本转变符合中医的原创理论与方法,必将使广大中医药工作者深刻认识到生命健康态是在社会、自然背景下的生命内在平衡及内外协调统一,更加重视疾病与生命整体状态的关系。因此,对中医原创思维与健康新观念相结合的健康认知,生命健康问题及维持生命整体状态能力的内在机制的状态辨识的研究,是中医理论创新和生命科学发展的总趋势。

(二)状态是中医辨证诊断的核心

继《黄帝内经》之后,中医学对于健康的认识更多地倾向于对疾病的诊断和治疗。例如《伤寒杂病论》确立了六经作为辨证纲领,当病邪侵犯人体,人体在抵抗病邪过程中于各个阶段表现出来不同的症状,将这些症状借"六经"进行概括和抽象,其实质就是疾病发展过程中的六种不同证候群;同时提出"必方与证相应者,乃服之"的治疗观,归纳出不同症状组合与方药之间高效的对应关系,直接冠之以"桂枝证""柴胡证"等。这种立足于以人体外在反应为依据,把握人体整体状态的辨识模式,被后世从方法学上概括为"输出和输入的直接记录",成为中医学"受本难知,发则可辨,因发知受"诊疗观的最佳范本。

中医学认为,"病"是对特定疾病全过程的特点和规律所做的概括和抽象。一个病在其演变过程中可出现一个或几个证。"证"是对疾病过程中所处一定阶段的病位、病性等病理本质所做的概括。从证本身的含义看,证有特定的阶段性,同时也是一种病理状态,病位和病性是构成证的基本要素。如上方提到的"柴胡证"指的是如果出现"寒热往来,胸胁苦满,默默不欲饮食,心烦喜呕,口苦,咽干,苔白,脉弦"的状态便称为柴胡证,就可以用"小柴胡汤"治疗;"桂枝证"也是一种状态,指的是如果出现发热或自觉热感,易出汗,甚或自汗,恶风,对寒冷感觉敏感,头痛或骨节痛等,便可以用桂枝汤治疗;如果在桂枝汤里再加重桂枝的量,就变成治疗"自觉腹部有上冲感或搏动感,心动悸,易惊,烘热,失眠"等状态的"桂枝加桂汤"了。因此,证所反映的是疾病过程中某个阶段的病理状态,疾病过程中所表现出来的状态不同,相应的证也不同了,当然相应的治疗方法也就不同了,这实质就是"状态辨证"和"辨证论治"的结合。

中医的治疗原则诸如"寒者热之、热者寒之、虚则补之、实则泻之"等就是以证为依据的,有了证,不仅能够把握疾病的大方向,还能够有效地制定治法方药,因此,辨证论治是中医理论的核心。随着中医理论的不断完善和发展,形成了许多不同的辨证方法,如八纲辨证、气血津液辨证、脏腑辨证、六经辨证、三焦辨证、卫气营血辨证、经络辨证等,究其本质是对证的判断,而对证的判断必须先对人体的当前状态进行信息采集和辨识。传统中医的状态信息采集一般通过望、闻、问、切四诊,对证的状态辨识称为"辨证",对病的状态辨识称为"辨病"。因此,状态是中医诊断的核心,中医对健康状态的认知是以状态为中心的。

(三)中医健康状态的描述

人体状态是对特定阶段机体生理功能和病理变化(即阴阳自和的能力、过程和态势)的概括,可由一定参数表达,如体形参数、体质参数、心理参数,甚至是影像学检查参数和理化体检参数等。状态表征参数中,有的是人体自身和状态相关的参数,如身高、体形、年龄、性别等;有的是人体以外的和状态相关的参数,如自然条件、季节、气候、久居环境、社会适应性相关指标等。这些参数有表达生理功能的正常状态参数,如宏观上气候宜人、风调雨顺、生活工作环境良好等,中观上神志清晰、目光明亮、面色红润、肌肉充实、皮肤润泽、舌脉正常、心情怡悦、适应能力强等,微观上各项理化指标和影像学检查无异常,也有表达病理变化的异常状态参数,如宏观上气候反常、自然灾害、疫病流行、环境恶劣等,中观上精神萎靡、意识模糊、目暗睛迷、瞳神呆滞、肌肉瘦削、皮肤枯燥、舌脉异常、心理障碍、社会适应能力差等,微观上理化指标、影像学检查异常等。例如,同样是老人,状态参数不同,表现出来的状态可能是鹤发童颜,也可能是老态龙钟,还有可能行将就木。尽管健康是一个很复杂的过程,所包含的状态也是多种多样的,状态参数更是多如牛毛,但是,无论状态怎么复杂,参数怎么海量,都可以用状态要素来描述,如程度、部位、性质等。程度,即阴阳自和的功能状态偏离正常的幅度。当机体的状态偏离正常范围越大,疾病易感性的风险越大,病情越重。程度的变化反映了状态的预后和转归,传统中医对程度的描述大多是定性的,如"肥人多痰,易患中风,瘦人多火,易患痨瘵",现代科学技术为状态程度的定量标记提供了可能,如体重指数越大,中风的风险越高,反之痨瘵的风险较高。部位,是人体状态变化所发生和影响的位置,如脏腑、气血、经络、四肢百骸等。疾病状态的部位,即为病位。如泄泻的病位在肠,呕吐在胃,头痛在头等。病位可以通过患者的感知,医生的查体和理化检查等获知。性质,是机体在特定状态下发生的内外平衡、阴阳偏颇、邪正斗争的态势和特征,病理状态下称为病性,如寒、热、气虚、血虚、气滞、血瘀等。性质是状态辨识的核心和关键,也是干预和调护的主要依据。综上所述,人体状态是人体在某一时相内所处的状况、态势和特征,可以用适当的变量(或参数)来描述,如症状、体征、理化指标等,除此之外,与健康状态相关的环境、社会等因素如气候、季节、节气以及家庭背景、人际关系等也是健康状态评估或辨识的依据。

二、中医健康状态内涵

(一)狭义健康状态

"健康状态"或"健康",是对生命过程中不同阶段生命特征的概括,有广义和狭义之分。狭义的健康状态就是我们通常说的"健康",指的是未病状态,是人体的正常状态,即"阴平阳秘""天人合一""形与神俱"的功能状态。《黄帝内经》多以"平人"论之,如《素问·调经论》曰:"阴阳匀平,以充其形,九候若一,命曰平人。"《素问·平人气象论》曰:"平人何如……平人者,不病也。"《灵枢·终始》曰:"形肉血气必相称也,是谓平人。"

1. 阴阳自和　阴阳自和是机体自我调节与和谐的一种本能的高度概括,即生命体内阴阳二气在生理状态下的自我协调和病理状态下的自我恢复,而达到的最佳平衡的能力。阴阳双方在体内相互斗争、相互作用中处于大体均势的结果,即阴阳协调和相对稳定,是阴阳自和在体内、外达到最佳的健康状态。

首次提出"阴阳自和"概念的是张仲景,《伤寒论》中涉及的条文有42条。它阐明了两个基本思想:第一,机体阴阳具有"自和"的能力;第二,阴阳自和是疾病自愈的内在依据,自愈是通过调动、激发机体"自和"的能力,通过阴阳之间的自我调节而实现的。阴阳自和的内平衡,是人体内动态的平衡,是指阴阳双方的比例不断变化,但又稳定在正常限度之内的平衡,并非量上绝对相等的静态平衡。维持这种动态平衡状态的机制,是建立在阴阳对立制约与互根互用基础上,阴阳双方在一定限度内的消长和转化运动。而人体内阴阳双方维持动态平衡的状态,与外界自然界气候变化相协调,即达到内外协调的外自和。

人体阴阳自和能力的不同水平产生的状态分为三种基本类型:"阴平阳秘"为健,"阴阳失和"为病,"阴阳离决"为亡。"阴平阳秘"的状态是阴阳自和的最佳结果。疾病的本质在于阴阳自和的能力失常,导致阴阳失调,人体就处于疾病状态。

阴阳自和是机体的自我本能,是人身自组织过程的原动力,机体内外因素的变化如果不能改变"阴阳自和"的能力或过程,就不能使"阴阳自和"的状态失衡,也就不能破坏"阴平阳秘"而产生"阴阳失调"。所以说"阴阳失调"首先是"阴阳自和"的能力、过程、结果的失常。人身之病归根究底是"阴阳自和"之病,"阴阳自和"失衡是最核心和最基本的病机。"阴阳自和"与否是健康、发病、愈病的关键。所以《黄帝内经》有"治病必求于本,本于阴阳"之说。人体在阴阳失调的疾病状态下,要恢复阴平阳秘的健康状态,则必须通过"阴阳自和"的力量。故临床上治疗疾病关键是要调动人体阴阳自和的能力,这是治疗疾病的核心。

2. 形与神俱　中医学认为,人体是一个多层次结构的有机整体,构成人体的各个组织器官在结构上不可分割,相互沟通,在功能上相互联系、相互协调、相互为用,在病理上相互影响,具体体现在五脏一体、形神合一等方面。

中医藏象理论认为,人是以五脏为中心组成的五个功能系统,通过经络,与六腑、五体、五官、九窍、四肢百骸等全身组织器官联系成的一个整体。例如,心系统:心—小肠—血脉—舌—面。肝系统:肝—胆—筋—目—爪。脾系统:脾—胃—肉—口—唇。肺系统:肺—大肠—皮—鼻—毛。肾系统:肾—膀胱—骨髓—耳—发。人体的脏腑组织器官虽有各自不同的功能,但都是以心为主导,各脏腑密切协调的有机整体的一部分。《灵枢·五癃津液别》形象地描述:"五脏六腑,心为之主,耳为之听,目为之候,肺为之相,肝为之将,脾为之卫,肾为之主外。"所以五脏六腑之间"不得相失","主明则下安","主不明则十二官危"。这里的"主"指的就是心。

五脏之形神合一是生命健康的重要标志之一,形和神是生命的两大要素,二者相互依存、相互制约,是一个统一的整体。《灵枢·天年》说:"何者为神?岐伯曰:血气已和,荣卫已通,五脏已成,神气舍心,魂魄毕具,乃成为人。"提示人是形神相偕的统一体,神不能脱离形体单独存在,有形才能有神;神是形的生命体现,形没有神的依附就是一具尸体。形神和谐象征着健康,形神失调则标志着疾病。形与神俱的观点既是一种中医学的生命观,也是心身统一论的理论基础。

3. 天人合一　基于中国古代的"天人相应"思想,中医学认为,人与环境存在着不可分割的联系,即人体本身的完整性及其与自然界时空的统一性是健康认知的出发点。

人生活在天地之间、宇宙之中,一切活动与大自然息息相关,自然界四时阴阳消长变化与人体五脏功能系统是对应的,构成了人与自然的统一整体观,形成了"天地四时五脏阴阳"的多层次结构。正如《素问·宝命全形论》说:"人以天地之气生,四时之法成。"《灵枢·岁露》说:"人与天地相参,与日月相应也。"《素问·四气调神大论》说:"阴阳四时者,万物之终始也,死生之本也。逆之则灾害生,从之则苛疾不起,是谓得道。道者,圣人行之,愚者佩之。从阴阳则生,逆之则死,从之则治,逆之则乱。"说明一旦自然气候条件、地理等外界的因素发生变化,人的状态也会随之产生相应的改变。

正因如此,中医学确立了天、地、人三才的医学模式,强调以人为中心,以自然环境与社会环境为背景,认为人体自身的结构与功能的统一状态,以及人与自然、社会环境相适应保证着自身的健康,人体自身的稳态及其与自然、社会环境协调的状态被破坏则导致了疾病的发生。因而在讨论生命、健康、疾病等重大医学问题时,不仅要着眼于人体自身,更要重视自然环境和社会环境对人体的影响。在研究生命、健康、诊断、防治疾病的过程中,每位医者应该"上知天文,下知地理,中知人事",不仅要注意人所生的"病",更要把握生病的"人",既要顺应自然法则,因时因地制宜,又要注意调整患者因社会因素导致的精神情志和生理功能的异常,提高其适应社会的能力。

可见,中医的健康观念实际上是生命内在状态的整体性及与自然、社会状态统一性的表达,是天人一体的状态观。

(二)广义健康状态

广义的健康状态是对人们在某一阶段健康状况系统、具体的描述,包含正常状态和异常状态,包括未病状态、欲病状态、已病状态三方面,涵盖了人的各种体质、生理特点、病理特点、病、证等的概念。

未病态是机体处于"阴平阳秘"的状态,属于"平"的状态;已病态是指外在刺激或体内的应激超过了阴阳自和的调节能力,人体处于"阴阳失衡"状态;欲病态是介于未病态与已病态之间的状态,也就是说人体的生理病理、体质等状态虽然出现偏颇,但其偏离"平"的状态的范围或幅度是自身阴阳自和的调节能力尚能控制,不需要外力(包括药石针灸等手段)去干预和帮助机体对抗这种偏颇。如果把阴阳的动态平衡看作是钟摆运动,那么欲病态的本质可以看作是"阴阳动态平衡"这个钟摆幅度的两端,两端以外的部分就是已病态的"阴阳失衡"状态。

已病态和欲病态均属于"偏"的状态,欲病态为一种不太大的偏离,机体能通过自身调节回到相对稳定的状态,而一旦偏离太大,超出阴阳自和的调控能力,就成为已病态。因此阴阳自和能力是疾病发生与否的内因,是决定疾病发展过程及证候类型演变的重要因素,也决定证的转归和疾病的预后。

第二节　中医状态学理论基础

"物有本末,事有终始"(《礼记·大学》),任何事物都存在一个起源的问题,中医状态学也不例外。源远流长的中华传统文化奠定了博大精深的中医文化的基础,中医状态学正是植根于以五千年文明为底蕴的中医学和中医文化。"万物并育而不相害,道并行而不相悖"(《中庸》)。中医状态学的理论基础和中医学一样,正是源于包容会通的中国古代文化学术和哲学,如儒家中庸的思想是中医学"以偏纠偏"而调"太过与不及"令其不偏的理论基础;道与中医学更是关系密切,素有"医道同源"之说,道家天人合一、顺应自然等理论,"道"和"气"等学说,炼丹服食等方术,以及"无为"思想是中医天人相应整体观念、精气学说、中药炮制和"恬淡虚无"养生的理论滥觞;阴阳家的阴阳学说直接改造成为中医古典理论构造和说理的工具;作为"六经"之首的《周易》,其一言一语堪为中医指南,从《周易》之"一阴一阳之谓道"而《黄帝内经》之"谨熟阴阳,无与众谋"和"谨察阴阳所在而调之,以平为期"的继承与发展。中医学法《周易》之"象",创藏象学说,广《周易》之太极阴阳气化理论为中医学之运气学说和气机升降学说,故有"不知《易》,不足以言太医"之名言;《尚书·洪范》之"五行:一曰水,二曰火,三曰木,四曰金,五曰土。水曰润下,火曰炎上,木曰曲直,金曰从革,土爱稼穑。润下作咸,炎上作苦,曲直作酸,从革作辛,稼穑作甘",引领中医学创造了五行生克制化等理论学说。此外,农业方面、天文历法和数学领域的发展,人们掌握了二十四节气气候变化对人体状态的影响规律;混沌初开、升清降浊和二十八星宿区域划分及阴阳合历四分历法理论,为中医探讨生命与时空关系创造了有利条件;治理黄河、修郑国渠、建都江堰等大型水利工程的经验,升华为阐释人体气血运行状态的正常与否及治疗原理。

总之,传统文化的发展直接影响中医学的发展水平,尤其是强调人与自然界协调统一的"天人一体"观,不仅是中国传统文化的精髓之一,也直接缔造了中医学的基本框架,为中医学的起步与发展找到了出发点与归宿。精气相生的生命探索,阴阳互根的治疗原则,五行相贯的藏象学说无不打上了中国古代哲学的烙印。

一、状态与时空

状态是时间与空间的统一,状态本身具有时间和空间两重含义。状是空间的分布,态是时间的顺序,空间是由若干个点构成,时间也是由若干个点构成的。自然界存在的本身就是时间与空间的统一,并产生了东南西北中五方和春夏秋冬四季。《素问·天元纪大论》说"天有五行御五位,以生寒暑燥湿风",是对自然界存在于空间与时间的概括说明。中医学认为,时间与空间有密切的联系,人作为自然界的万物之一,不仅是脏腑在躯体内具有一定的空间结构,而且不同的脏腑的生理功能活动,也与自然界中一定空间和时间存在着对应关系,即人体的各种状态与自然界状态息息相通,人体不断地与外界进行物质、能量和信息交换,并与昼夜、四季、年运周期性变化相适应,形成了自身的内在节律和有序的运行规律,因而其生命活动具有时空相关性,是与"时空协同演化"的时空状态。

(一)状态与时间

1. 时辰状态　一天十二个时辰,每个时辰都有一条经脉当令,即每个时辰人体的元气运行至某条经脉,而呈现与该经脉相关的一种状态。当某个时辰,人体的状态有节律性的异常或加剧,则有可能相应的经脉及其络属部位出现病变。时辰与经脉对应次序如下:子时足少阳胆经、丑时足厥阴肝经、寅时手太阴肺经、卯时手阳明大肠经、辰时足阳明胃经、巳时足太阴脾经、午时手少阴心经、未时手太阳小肠经、申时足太阳膀胱经、酉时足少阴肾经、戌时手厥阴心包经、亥时手少阳三焦经,以此为序,如环无端地更迭。

2. 季节状态　"人能应四时者，天地为之父母"（《素问·宝命全形论》）。每年四季大地万物在春生、夏长、秋收、冬藏的变化中也呈现"发陈""蕃秀""容平""闭藏"（《素问·四气调神大论》）的不同状态。一年四时气候呈现出春温、夏热、秋燥、冬寒的节律性变化，因而人体的生理状态也相应地发生适应性的变化，如"春弦夏洪，秋毛冬石，四季和缓，是谓平脉"（《四言举要》）。天气呈炎热的状态，则人体的状态发生相应的改变，气血运行加速，腠理开疏，汗大泄；反之，天气寒冷，则气血运行迟缓，腠理固密，汗不出。这充分地说明四时气候变化对人体生理功能的影响。人类适应自然环境的能力是有一定限度的，如果气候剧变，超过人体调节功能的一定限度，或者机体的调节功能失常，不能对自然变化做出适应性调节时，人体就会发生疾病。有些季节性的多发病或时令性的流行病有着明显的季节倾向，如"春善病鼽衄，仲夏善病胸胁，长夏善病洞泄寒中，秋善病风疟，冬善病痹厥"（《素问·金匮真言论》）。此外，某些慢性宿疾，如痹病、哮病等，往往在气候剧变或季节更迭时发作或加剧。这都说明季节发生变化，人的状态也会相应地发生变化以维持人与自然的和谐状态，如果人的状态没有发生变化或者不能适应季节状态的变化，就可能导致疾病。

3. 运气状态　运气，是五运六气的简称。一年的干支不同，五运、六气各异，60年为一周期，称为一甲子。五运是指五行之气在天地间的运行状态，记以木运、火运、土运、金运、水运，各有太过（阳状态）和不及（阴状态）两种状态。故五运为10种状态，演绎为十天干，即以甲、乙、丙、丁、戊、己、庚、辛、壬、癸定运。其中奇数位为阳干（太过状态），偶数位为阴干（不及状态），如《素问·天元纪大论》所说："甲己之岁，土运统之；乙庚之岁，金运统之；丙辛之岁，水运统之；丁壬之岁，木运统之；戊癸之岁，火运统之。"如甲、丙、戊……为阳干，乙、丁、己……为阴干，此为天干纪运。一年的运状态太过，下一年必定不及，如此往复循环。如甲年的状态为土运太过，乙年的状态为金运不足，丙年的状态又火运太过……每10年（十天干）为一个周期，循环无端。每年气候具有该运的特点，如"木"运年多风，"火"运年多热，"土"运年多雨湿，"金"运年多燥，"水"运年多寒，"太过"之年特点明显，"不及"之年特点不明显，人亦应之。又有年内五运，即每年365天均分为5等份，每份（73天）为一运，始于大寒，终于来年小寒，分别为初运、二运、三运、四运、五（终）运。每运又各有主运、客运，主运言常，客运言变。主运恒为初运"木"，二运"火"，三运"土"，四运"金"，五（终）运"水"。客运每年变化不一。

六气是指自然界风、寒、暑、湿、燥、火六种正常的气候状态，记以厥阴风木（一阴）、少阴君火（二阴）、少阳相火（一阳）、太阴湿土（三阴）、阳明燥金（二阳）、太阳寒水（三阳）三阴三阳。每气主2个月，共12个月。上半年气候变化的某一气称为司天，下半年的则称为在泉，司天在泉阴阳相对，相通等量。如司天为厥阴风木（一阴），在泉则为少阳相火（一阳）；司天为少阴君火（二阴），在泉则为阳明燥金（二阳）……知道司天，就能定在泉。三阴三阳的司天在泉排列组合每6年循环一次，共12个"半年"对应十二地支，记为子、丑、寅、卯、辰、巳、午、未、申、酉、戌、亥，每两支对应一气。如《素问·五运行大论》所说："子午之上，少阴主之；丑未之上，太阴主之；寅申之上，少阳主之；卯酉之上，阳明主之；辰戌之上，太阳主之；巳亥之上，厥阴主之。"此为地支纪气。运气学把一年二十四节气分为六步，每4个节气为一步，六步分别称为初之气、二之气、三之气、四之气、五之气、六（终）之气。每一步各有主气、客气。主气表天气之常，客气言天气之变，司天之气自动为三之气的客气，在泉之气自动为六（终）之气的客气。六步主气恒为初之气厥阴风木，属春，二之气为少阴君火，属初夏，三之气为少阳相火，属夏，四之气为太阴湿土，属长夏，五之气为阳明燥金，属秋，六（终）之气为太阳寒水，属冬。客气每年变化不一。如2014年是甲午年，甲为天干（阳干），指运，为土运太过，午为地支，指气，指少阴君火，故少阴君火（二阴）司天，阳明燥金（二阳）在泉。土太过，可侮木制水，因而全年湿气偏盛。上半年火气主事，湿热较盛；下半年燥气主事，与年运相平衡。火生土，气生运，为顺化之年，整年气候状态无太大起伏。

五运六气影响着人体的生命过程，出生之时的五运六气影响体质特点，每年的五运六气不同，不同人的适应和易感程度不同，如今年土运太过，则脾胃病，咳喘痰饮，四肢烦痛，筋脉抽搐，腰背强直，双足痿痹的病症易患或易复发。司天之气为火，气生运，为顺化年，气候比较平和。2014年12月22日，节气在冬至，为在泉燥化，有利制湿，运在终运，气在终气，寒气主令，寒湿为病，易伤阳气，易成寒痹，然此寒为年运所制而不显，结合气化自平衡规律，药食宜温润，宜增衣物。2015年是乙未年，气生运，为顺化年，为金气不及，太阴湿土司天，太阳寒水在泉。金不及，易被火乘、木侮，全年火气、风气偏盛，易患呼吸道疾病，如鼻塞、鼻衄、咽干、咽痛、咳嗽，以及皮肤瘙痒、便秘等。司天之气为湿，上半年气候较湿，下半年较寒，但较迟出现。

总之，运气学说是在中医整体观念的指导下，以阴阳五行学说为基础，运用天干、地支符号作为演绎工具，以研究气候变化规律及其与人体健康和疾病关系的学说。因此，天、地、人万事万物每甲子、每年运、每运、每气、每节气，甚至每天、每时、每刻……都有每时段的状态，有正常规律的，也有变化的，既有普遍性，也有特殊性。这些对人体的健康状态、疾病的发生发展、临床用药都将产生相应的影响。

（二）状态与空间

从生命本元来说，"人始生，先成精"，父精母血结合的这一刻便有了生命，也形成了一个时空合一的状态。机体在不同阶段的生长、发育、生殖、衰老的过程，脏腑经络气血功能的不断完善，无不体现了时空状态的改变。

1. 状态与四方　中医学在探讨人体生理病理变化规律的过程中充分认识到人对地域的这种依赖关系，将人体的生理、病理与地域紧密地联系在一起。自《黄帝内经》以来，已认识到不同的地域有着不同的气候特点，如《素问·阴阳应象大论》曰："东方生风，风生木……南方生热，热生火……中央生湿，湿生土……西方生燥，燥生金……北方生寒，寒生水。"这是运用五行学说来推演出五方气候、地理的基本特点。《素问·五常政大论》曰："天不足西北，左寒而右凉；地不满东南，右热而左温，其故何也？岐伯曰：阴阳之气，高下之理，太少之异也。东南方，阳也，阳者其精降于下，故右热而左温。西北方，阴也，阴者其精奉于上,故左寒而右凉。"这是运用阴阳理论来说明"天人相应"的思想,以四方阴阳气的盛衰来说明人体左右手足生理上的差异,同时解释了地域之不同,并认为气候亦有寒、热、温、凉之差异。

2. 状态与地理风俗　《黄帝内经》指出:东方傍海而居之人易患痈疡,西方之人其病生于内,北方之人脏寒生满病,南方之人易病挛痹,中央之人易病痿厥寒热。说明由于地形、地貌和地表形态的差异、气候特征等地理条件的不同,使得当地的居民形成了不同的饮食文化习俗;由于当地环境的差异和生活习惯的不同,甚至会影响到人体的健康状态。人类居处方域的不同,地势有高低险峻之殊,水土有厚薄之分,气候有冷暖干湿之异,当机体感受邪气,因人体禀赋强弱的差异,疾病的发生和发展也必将产生不同的影响。朱丹溪提出相火论也是根据"西北之人,阳气易于降,东南之人,阴火易于升"的特点,说明地理环境对人体状态的影响是极其复杂的。

(三)状态与时空关系

状态是时间与空间的统一,而其存在形式与表现形式则是形气的变化,《素问·六节藏象论》言:"气合而有形,因变以正名。"所以,物之形由气而合,气为其物质基础。气的离合运动,产生形气的转化是生命状态的表现形式。所以气分阴阳是状态分阴阳的内在机制。"气分阴阳"是中国古代的一个哲学命题。《易传·系辞上》的"易有太极,是生两仪"是"气分阴阳"之源。《正蒙·神化》云:"气有阴阳,推行有渐为化,合一不测为神。"又《正蒙·叁两》云:"一物两体,气也。"作为哲学概念的气,一分为二的观念得到《黄帝内经》的认同与发挥。《灵枢·脉度》提出"气之不得无行也,如水之流,如日月之行不休"的原因,在于气包含着相互对立的两个方面,《素问·阴阳应象大论》认为:"阴阳者,天地之道也,万物之纲纪,变化之父母,生杀之本始,神明之府也。"所谓"神明",就是指事物状态变化的内在动力——阴阳。

二、状态与气、阴阳、五行

(一)气的一元论

"气一元论",简称气论,属中国古代哲学理论范畴。气是构成天地万物的本原,气的运动是物质世界存在的基本形式。气论是中医学用以说明自然、生命、健康和疾病的基本工具之一。"气一元论"的哲学思想主要表现为以下三方面:其一,气是物质的;其二,气是天地万物的本原,或者说气是构成天地万物的基本元素;其三,由气的运动变化而形成一切事物和现象的发生、发展和变化的各种状态,或天地人万事万物的各种状态的本质是气的运动变化的结果。

《黄帝内经》全面汲取并应用"气一元论"的理论,以气为总纲,根据气分布部位、功能作用的不同,命名了80余种气(气的80余种状态),用以统一说明各种自然现象、生理活动、精神意识、病理变化、临床诊断、针药治疗、养生保健等,从而揭示了气是人体生命活动的总根源。

中医学所谓的"气"包含着不同的物质形态,因其生成、分布、功能等因之各异,具有多样性,而命名为多种名称:其一,自然之气,如天地之气、阴阳之气、五行之气、四时之气等;其二,人体之气,如元气、精气、神气、宗气、营气、卫气、正气、五脏六腑之气、经络之气等;其三,病邪之气,如六淫之气、疠气、恶气、毒气等;其四,食药之气,如寒、热、温、凉四气等。人体之气,是指在人体内活力很强的、运行不息的极其细微的物质,是构成人体和维持人体生命活动的最基本物质。

(二)气分阴阳

哲学概念上的气有阴阳之分,而具体到医学方面的气也有阴阳之分。《灵枢·决气》云:"上焦开发,宣五谷味,熏肤,充身,泽毛,若雾露之溉,是谓气。""熏肤"指的是"气"中之"阳"的温煦作用;"泽毛""若雾露之溉"就是指"气"中之"阴"的濡润滋养作用。其明确指出了气具有温煦与濡润阴阳两方面的功能。正因为气有温煦、濡润的功能,生命体才能正常完成生、长、壮、老、已的不同状态过程。

另外,据元气的演化理论,元气可演化成阴阳二气,阴阳二气的离合运动产生三阴三阳六气,三阴三阳的相互作用产生偏于形质的五行之气,具体到人体就是五脏之气。《素问·平人气象论》有"藏真濡于脾""藏真高于肺""藏真散于肝""藏真通于心""藏真下于肾",《金匮要略》中亦有"若五脏元真通畅,人即安和"。其中"藏真""元真"皆是真元之气,即元阴元阳分布于五脏,形成五脏之气,之所以有五脏气之别,就是由于三阴三阳相互作用而在"量"上多少的差异所产生的"异用"。正如《素问·至真要大论》所说:"愿闻阴阳之三也,何谓?岐伯曰:气有多少异用也。"《素问·天元纪大论》说:"何谓气有多少,形有盛衰?鬼臾区曰:阴阳之气各有多少,故曰三阴三阳也。"阴阳之气在"量"上的差异,使阴阳对立互根的两种势力相互作用而产生不同形质(即不同状态)的气,若没有气之阴阳相互作用就不可能产生功能,也不可能表现出不同的生命状态。所以说:"阴阳者,天地之道也,万物之纲纪,变化之父母,生杀之本始,神明之府也。治病必求于本。"

状态的阴阳属性是可分的,以阴阳的属性来归类事物的状态,主要是依据事物双方的性质、动态、位置、发展趋势等,如上下、左右、内外、昼夜、寒热、刚柔、升降等。状态的阴阳属性又是相对的,即阴阳的可变性。第一,状态的阴阳属性随着对立面的变化而变化,任何状态属阴或属阳,均与其对立面相对而言,当其对立面发生变化,状态的阴阳属性也可能随之而变。如春温,相对于夏热而言,显然属阴;但若与冬寒相比,则又属阳。第二,状态的阴阳属性在一定条件下可向其相反方面转化。状态是动态的,随着事物的发展,到一定阶段或在一定条件下,原先阴占主导地位的状态会转化成以阳为主导地位的状态,反之亦然。如"寒极生热,热极生寒""重阴必阳,重阳必阴"便是其例。

1. 阳状态　"阳在外,阴之使也","阳者卫外而为固也";"阳胜则热";"阳道实"。一般来说,凡是剧烈运动、外在、上升、温热、明亮、兴奋、无形等属性者,属于状态的阳属性。表、热、实属于阳的状态。也就是说,当机体出现阳的状态时,状态表现位置多相对表浅,如在四肢、在络、在腑等。其状态的性质多为亢奋的、热性的,表现为"热""红(黄)""稠"

"干""动""实":自觉身热或体温升高,或喜冷食;面红,口唇红,舌红,局部位置红;分泌物如痰、涕等,排泄物如小便、大便颜色黄;分泌物黏稠不易排出;口干,眼干,舌干,小便短少,大便干结;心烦,甚则躁扰不宁或狂躁不安;状态呈现出有余、亢盛、停聚等特征。

2. 阴状态 "阴在内,阳之守也","阴者藏精而起亟也";"阴胜则寒";"阴道虚"。相对静止、内守、下降、寒凉、抑制、有形等属性者,属于状态的阴属性。里、寒、虚属于阴的状态。也就是说,当机体出现阴的状态时,状态表现位置多相对在里,如在脏腑、在经、在脏等。其状态的性质多为低迷的、寒性的,表现为"冷""白(淡、清)""稀""润""静""虚":自觉寒冷或怕冷,或形寒肢冷,或喜食热食;面色较白,口唇、舌较淡,苔白;分泌物如痰、涕等,排泄物如小便颜色或清或白;分泌物清稀容易排出,口、眼、皮肤、舌湿润不干,小便清长,大便稀薄;好静恶动;状态呈现为不足、松弛、衰退等特征。

3. 阴阳动态平衡与状态平偏 五脏是人体的核心,脏气之阴阳即脏阴活力与脏阳活力。阴活力表现为气之滋养、濡润作用的状态,阳活力表现为气之温煦动力作用的状态,由"气有多少异用",量化出三阴三阳不同状态。三阴三阳相互作用,产生形质不同之气,便产生了不同的功能状态,生命体才得以表现不同的状态,所以才有了运动、外在、上升、温热、明亮、兴奋、无形等阳属性状态和相对静止、内守、下降、寒凉、抑制、有形等阴属性状态。生命体也才能正常完成生、长、壮、老已的状态进程。

阴阳既是事物变化的动力,又是事物变化的规律,而事物的变化过程又是时空合一的状态。阴阳平衡,共同维持气的生生之机,产生人体不同的功能,并表现出不同的生命状态,所以状态的平偏实质上是阴阳的平偏。"人身有形,不离阴阳",若阴平阳秘,人体便处于健康状态;若阴阳失调,人体便处于疾病状态。而阴阳自和的内在动力又可以使机体由疾病状态转向健康状态。

(三)五行状态

五行,即是对具有木、火、土、金、水五种属性物质运动状态的高度概括。在自然界中,一切物质的属性都可以归纳为木、火、土、金、水五种状态。物质的运动规律及物质之间的关系,都可以用五行的生克制化关系来抽象概括。五行之"行"又有运转的含义,并且其运是依循环之道而运,正如《素问·六节藏象论》说:"五运之始,如环无端。"《素问·五常政大论》也说:"太虚寥廓,五运回薄。"而五运这种终而复始的运转,是依靠五行生克制化的调控力量运行的。

五行作为物质自身的特性,其状态表现为"水曰润下""火曰炎上""木曰曲直""金曰从革""土爰稼穑"。作为五种物质的运动方式,便产生了生克制化的关系。生命状态是结构与功能的统一体,故状态具有五行"润下""炎上""曲直""从革""稼穑"的特性,同时又能通过五行的生克制化进行状态的调控。

中医学在"天人合一"思想的指导下,将五行学说用于医学探索中,并形成了独特的中医学五行理论;根据五脏特性,将五脏系统归属五行,并阐述了五脏的生克关系。肝属木,心属火,脾属土,肺属金,肾属水。肝具有木的状态,心具有火的状态,脾具有土的状态,肺具有金的状态,肾具有水的状态,各状态间既相互滋生又相互制约,以维持它们之间的平衡。如《素问·玉机真脏论》云,"肝受气于心","心受气于脾","脾受气于肺","肺受气于肾","肾受气于肝"。《素问·宝命全神论》云:"木得金而伐,火得水而灭,木得土而达,金得火而缺,水得土而绝。万物尽然,不可胜竭。"

如果五行生克制化正常,无太过或不及,那么人体便处于健康状态;如果五行生克异常,机体便会产生疾病。在五行生克异常的情况下,可使某行处于或太过,或不足的状态,从而使机体处于相应的疾病状态。在治疗上则必须还原五行的正常状态,以及正常的生克制化状态,泻其有余,补其不足,以恢复机体的健康状态。

《黄帝内经》以五行的不同状态特征对自然界的各种事物进行划分,建立步调相应、井然有序的自然图景。其对人体结构也同样划分五行属性,以人体五脏为核心,五脏状态与五行状态相应,并且中医学注重"气"的物质与功能,以脏气为中心,便产生了相应的状态。如《素问·金匮真言论》云:"帝曰:五脏应四时,各有收受乎? 岐伯曰:有。东方青色,入通于肝,开窍于目,藏精于肝……其数六,其臭腐。"根据这段原文,得出五行的状态特性大体如下。

1. 木状态　东方风木,入通于肝,其色为青,其味为酸,其臭为臊,其声为呼,其音为角,其志为怒,病变为握,应于春季而总体呈现"生"的状态。

2. 火状态　南方热火,入通于心,其色为赤,其味为苦,其臭为焦,其声为笑,其音为徵,其志为喜,病变为忧,应于夏季而总体呈现"长"的状态。

3. 土状态　中央湿土,入通于脾,其色为黄,其味为甘,其臭为香,其声为歌,其音为宫,其志为思,病变为哕,应于长夏而总体呈现"化"的状态。

4. 金状态　西方燥金,入通于肺,其色为白,其味为辛,其臭为腥,其声为哭,其音为商,其志为忧,病变为咳,应于秋季而总体呈现"收"的状态。

5. 水状态　北方寒水,入通于肾,其色为黑,其味为咸,其臭为腐,其声为呻,其音为羽,其志为恐,病变为栗,应于冬季而总体呈现"藏"的状态。

三、状态与系统

钱学森先生认为:系统是由相互作用、相互依赖的若干组成部分结合而成的,具有特定功能的有机整体,而且这个有机整体又是它从属的更大系统的组成部分。

(一) 系统

人体是一个开放的复杂巨系统,某一组织器官的病变绝不可能孤立地存在,它必须要和其他脏腑互相联系和作用,表现为功能上的相互干扰和失调,以及机体的代偿和适应等方面的矛盾运动,从而引起整体功能的变化。这种矛盾的运动,取决于人体阴阳的平衡与失衡,五脏的有序与失序,正与邪的交争,表现为表与里、寒与热、虚与实等阴阳消长转化的矛盾运动,从而出现以系列症状和体征为特征的整体病理功能状态。而这种整体功能的认识,难以从形态结构的改变来寻找到其间的宏观联系。中医学着眼于从人体功能系统为基础来认识人体的生理、病理状态,这正是人体科学所要着重研究的课题。

1. 机体系统   人体是一个由多层次结构构成的有机整体,构成人体的各个组织器官,在结构上相互沟通,在功能上相互联系、相互协调、相互为用,在病理上相互影响,具体体现在五脏一体、形神合一等方面。中医藏象理论是以五脏为中心组成五个功能系统,通过经络,将六腑、五体、五官、九窍、四肢百骸等全身组织器官联系成一个整体。

人体的脏腑组织器官虽有各自不同的功能,但都是以心为主导,各脏腑密切协调的有机整体。《灵枢·邪客》说:"心者,五脏六腑之大主也。"《灵枢·五癃津液别》的描述更形象:"五脏六腑,心为之主,耳为之听,目为之候,肺为之相,肝为之将,脾为之卫,肾为之主外。"五脏六腑之间"不得相失","故主明则下安","主不明则十二官危"。此"主"指心。五脏之形神合一是生命健康的重要标志,形和神是生命的两大要素,二者相互依存、相互制约,是一个统一的整体。

2. 形神系统   形神合一是中医学的一个基本概念。形是物质的代名词,包括有形可视的形体、形态,也包括无形可征的气等客观存在。形神关系的"形"研究的是人体生物属性和自然属性层面,主要指人之形体,包括构成人体的脏腑、经络、精、气、血、津液、五官九窍、肢体以及筋脉肉皮骨等。神研究的是人体的心理、道德等社会属性层面,主要指狭义的神,是心神,包括精神、思维、意志、情感等。如《灵枢·本神》所提到的"神""魂""魄""意""志""思""虑""智"等,以及《黄帝内经》言及的五志(喜、怒、思、忧、恐)均有此义。

人是形神相谐的统一体,《素问·天元纪大论》说"人有五脏化五气,以生喜怒思忧恐",五脏(具体的形)各有五脏神(神),以司各自的精神、意识、思维活动(神的具体状态)。如心→神→喜;肝→魂→怒;肺→魄→忧;脾→意→思;肾→志→恐,这是形神合一系统的具体状态。神不能脱离形体单独存在,形是神产生的物质基础;神是形的生命体现,对形有统驭的作用,没有神的依附的形就徒存躯壳而已。正如《灵枢·天年》说:"何者为神?岐伯曰:血气已和,荣卫已通,五脏已成,神气舍心,魂魄毕具,乃成为人。"张介宾《类经》也说:"形乃神之体,神乃形之用,无神则形不可活,无形则神无以生。"还有明代汪绮石提出:"以先天生成之体论,则精生气,气生神;以后天运用之主宰论,则神役气,气役精。"因此,如重形而轻神,则易"七情内伤";反之,如重神而轻形,则易"五劳致病"。因此,形神和谐是健康的象征,形神失调是疾病的标志。

3. 天人系统   人是自然界的产物,是天地合气而成,故《素问·举痛论》说:"善言天者,必有验于人。"此句指要弄明白人的问题,得先掌握自然界的道理,知道自然界的道理,就明白人的道理。这也是《灵枢·邪客》说的"此人与天地相应也"。天地是生命起源的基地,天地阴阳二气的对立统一运动为生命的产生提供了最适宜的环境,故《素问·宝命全形论》曰,"人生于地,悬命于天,天地合气,命之曰人","天覆地载,万物悉备,莫贵乎人"。人的生命是自然发展到一定阶段的必然产物,人和天地万物一样,都是天地形气阴阳相感的产物,是物质自然界有规律地变化的结果。人的状态源于天地的状态,禀天地之气而生存,人的生理病理等状态随自然界的变化而变化。如《灵枢·五癃津液别》指出:"天暑衣厚则腠理开,故汗出……天寒则腠理闭,气湿不行,水下留于膀胱,则为溺与气。"自然界还为人类的生存提供了必要条件,《素问·六节藏象论》曰"天食人以五气,地食人以五味",说明生命既是自动体系,又是开放体系,它必须和外界环境不断地进行物质、能量和信息交换。

人是一个复杂的巨系统,新陈代谢是生命的基本特征。气是构成人体的基本物质,也是维持生命活动的物质基础,它经常处于不断自我更新的新陈代谢过程中,从而产生了气化为形、形化为气的形气转化的气化运动,没有气化运动就没有生命活动。升降出入是气化运动的基本形式,故《素问·六微旨大论》曰:"故非出入,则无以生长壮老已;非升降,则无以生长化收藏。是以升降出入,无器不有。"否则就"出入废,则神机化灭;升降息,则气立孤危"。

天人合一观强调人与自然的和谐统一,人和自然有着共同的规律,人的生长壮老已受自然规律的制约,也随着自然的变化而产生相应的变化,人应当积极主动地适应自然,同时还要加强人性修养,培养"中和"之道,建立理想人格,与社会环境相统一。但是,人的适应能力是有限的,一旦外界环境变化过于剧烈,或个体适应调节能力较弱,不能对社会或自然环境的变化做出相应的调整,则人就会进入非健康状态,乃至发生变化而罹病。

(二)系统与状态把握

人体是个极其复杂的有机整体,机体各个组成部分在结构上是不可分割的,在生理上是相互联系、相互制约,在病理上相互影响,这些是以五脏为中心,配以六腑,通过经络系统"内属于腑脏,外络于肢节"的作用而实现的。每个脏腑组织都有其各自不同的功能,但又相互联系,相互为用,协调共济,维持人体正常的生理平衡。

在认识和分析疾病的病理状况时,中医学也是从整体出发,将重点放在局部病变引起的整体病理变化上,并把局部病理变化与整体病理反应统一起来。一般来说,人体某一局部的病理变化,往往与全身的脏腑、气血、阴阳的盛衰有关。由于脏腑、组织和器官在生理、病理上的相互联系和相互影响,因而就决定了在诊治疾病时,可以通过面色、形体、舌象、脉象等外在的变化,来了解和判断其内在的病变,做出正确的诊断,从而进行适当的调整。

在治疗局部病变时,也必须从整体出发,采取适当的措施。如心开窍于舌,心与小肠相表里,所以可用清心热泻小肠火的方法治疗口舌糜烂。他如"从阴引阳,从阳引阴,以右治左,以左治右"(《素问·阴阳应象大论》),"病在上者下取之,病在下者高取之"(《灵枢·终始》)等,都是在整体观指导下确定的治疗原则。因此,对于人体健康状态的把握,应该做到实时、系统、整体、动态、个性化。

第三节　中医状态学理论体系

由于状态无时不有,无处不在,这为我们认识自然、社会,乃至于人的各种现象和本质,提供了可行的工具。然而这些状态信息是庞杂的,尚未成体系的,很难直接被医学应用。因此,构建状态辨识的健康认知体系,阐述以状态为中心的医学理论体系具有重大医学意义。李灿东等发表在《中华中医药杂志》关于健康状态的12篇论文以状态为基础,提出状态是中医健康认知理论的逻辑起点,介绍如何构建以状态为中心的健康认知理论,描述了健康状态表征参数的集合研究及其在状态辨识、调整和效果评价方面的方法与意义,探讨了体质、病理特点、证与健康状态的关系,勾勒出中医状态学的研究对象、方法、意义和内容,展望中医状态学对中医未来业态的影响及其前景,为中医状态学理论体系的形成奠定了基础。

中医状态学理论体系的主要特点是系统与局部状态不同,在相同病因作用下,系统状态和局部状态所表现出来的参数可以不同,二者又可相互影响。系统状态包括天地人系统、机体系统等,局部状态包括藏象状态、气血状态、经络状态等;状态参数虽然变化不定,但有其相对稳定性,又因状态与系统的关系,可以通过"由表知里"的方法采集状态参数,再加以综合分析,这个过程就是状态辨识(有病者称为诊断);根据状态参数分析结果的偏颇做出相应的调整(病者称为治疗),以期使机体处于最佳状态,这就是状态调整;状态调整一段时间后,对其再次辨识,前后结果对比分析就是效果评价(病者称为疗效评价)。状态的辨识、状态调整和效果评价的具体内容以下有专节阐述,下面介绍状态与系统、状态与藏象经络气血,以及状态与疾病的关系。

一、状态与生命

对生命现象各种状态的长期观察,是中医学形成的前提和基础。状态与生命,着重体现为状态贯穿于整个生命活动,生命的进程有着一般的规律,而生命状态又以"形气转化"为存在形式。中医学认为气是构成生物体和维持生命活动的最基本物质。《庄子·知北游》曰:"人之生也,气之聚也,聚则为生,散则为死……通天下一气耳。"气是具有永恒运动的属性的,因此物质世界处于永恒运动变化之中。整个世界就是一个由气到形,由形到气,即形气转化的循环往复的无穷过程。气和形及其相互转化是物质世界存在和运动的基本形式,天地万物的发生、发展和变化,都是由气通过气化作用而生成的。化气与成形是物质的两种相反相成的运动形式。生命过程中不断的形气转化,对于人或动物而言,表现出生、长、壮、老、已五种状态;植物表现为生、长、化、收、藏五种状态。中医状态学所研究的状态是指贯穿于人的生命全过程的生长壮老已。生长壮老已、健康与疾病,皆本于气,气聚则生,气壮则长,气衰则老,气散则死。

(一)状态与生命本源

生命从产生开始,便进入一种状态,中医学认为,天地合气是产生生命的条件。《素问·天元纪大论》言:"太虚寥廓,肇基化元,万物资始,五运终天,布气真灵,总统坤元……生生化化,品物咸章。"可以看出,天地阴阳之气交互作用,便生成形形色色的生命体。

自然万物中,又是以人为贵。正如《素问·宝命全形论》说:"天覆地载,万物悉备,莫贵于人。"《灵枢·玉版》亦指出:"且夫人者,天地之镇也。"作为万物之灵的人,同样也是由阴阳二气相互交感而生。如《素问·宝命全形论》指出:"天地合气,命之曰人。"这种"天地合气"产生的"精",作为"命之曰人"的物质基础。所以,《灵枢·本神》指出:"生之来谓之精。"《灵枢·经脉》也说,"人始生,先成精"。"精"是阴阳之合气,也就是父精与母血的结合。正如《灵枢·本神》所言:"两精相搏谓之神。"《灵枢·决气》又进一步说:"两神相搏,合而成形,常先身生,是谓精。"父精母血的结合,产生人的个体生命,这个生命包括生命体和生命状态。生命状态以精气为本源,并且伴随生命的全过程,又以形气转化为存在形式。

（二）状态与生命体用

生命现象是一个动态的过程,中医学认为,这种动态表现的动力是气,而气的聚散离合产生气化运动,表现为形与气之间的转化,便是生命状态的存在形式。

中医学根据古代哲学气一元论,认为气是构成世界万物的本源,气的运动生成不同有形事物。如《素问·六节藏象论》提出"气合而有形,因变以正名",《素问·六微旨大论》则说"器散则分之"。形指形体,器指用具。形和器由气而合,有合则必有散。器一散并不是消亡,而是又分散为气。形气转换存在于天地万物之中,是生命状态的存在形式。而气的聚散离合运动的动力则是阴阳动静的相互作用,故《素问·阴阳应象大论》说:"阳化气,阴成形。"张介宾注释说:"阳动而散,故化气;阴静而凝,故成形。"

气在阴阳动静的相互作用下,其运动不是杂乱无章的,而是遵循一定的规律,这个规律便是升降出入。如果升降出入有条不紊,则生命处于健康状态,如果升降出入气机失调,则生命处于疾病状态。诚如《素问·六微旨大论》所言:"出入废,则神机化灭;升降息,则气立孤危。故非出入,则无以生长壮老已;非升降,则无以生长化收藏。是以升降出入,无器不有。"王冰说:"故无是四者,则神机与气立者,生死皆绝。"由此可见,生命状态以形气转化为存在和表现形式。

（三）状态与生命过程

生命由精始成,随着时间的推移,经历生、长、壮、老、已各种状态的基本进程,而"度百岁乃去",形成了生命的一个时空统一状态。因而状态又是对生命过程中不同生命特征的概括,涵盖了健康、疾病、痊愈或衰亡等不同阶段。

1. 生的状态　从生命本元来说,"人始生,先成精",父精母血的结合便有了生命,生命的进程有着一般的规律。状态是时间与空间的统一,在时间上,由若干点构成。而人的生命一般都要经历"生、长、壮、老、已"。因此,严格说来,所谓生的状态应该是从父母之精结合的那一刻算起,到孩子分娩后发育成长。但一般传统的说法,还是把孩子呱呱落地时的各种包括体长、体重、形态、神情……看作是人体生的状态,这个状态持续到女子 7 岁、男子 8 岁才稳定过渡到长的状态阶段。

2. 长的状态　《黄帝内经》将人的生命周期做了客观的归纳,《素问·上古天真论》云:"女子七岁,肾气盛,齿更发长。二七而天癸至,任脉通,太冲脉盛,月事以时下,故有子。

三七,肾气平均,故真牙生而长极……丈夫八岁,肾气实,发长齿更。二八,肾气盛,天癸至,精气溢泻,阴阳和,故能有子。三八,肾气平均,筋骨劲强,故真牙生而长极……"这说明了女子 7 岁、男子 8 岁后,到女子 21 岁、男子 24 岁是成长的"长"的状态阶段。

3. 壮的状态 "女子……四七,筋骨坚,发长极,身体盛壮";"丈夫……四八,筋骨隆盛,肌肉满壮"。这说明女子 28 岁、男子 32 岁后到女子 35 岁、男子 40 岁的各种表现是"壮"的状态,也是机体自身发育日臻完善的状态。

4. 老的状态 "女子……五七,阳明脉衰,面始焦,发始堕。六七,三阳脉衰于上,面皆焦,发始白。七七,任脉虚,太冲脉衰少,天癸竭,地道不通,故形坏而无子也";"丈夫……五八,肾气衰,发堕齿槁。六八,阳气衰竭于上,面焦,发鬓颁白。七八,肝气衰,筋不能动。八八,天癸竭,精少,肾脏衰,形体皆极,则齿发去矣"。说明女子 35 岁、男子 40 岁后逐渐开始出现一系列衰老的状态变化,到女子 49 岁、男子 64 岁,进入较为稳定的"老"的状态。

5. 已的状态 《黄帝内经》告诉我们有两种"已"的状态。一种是"其知道者,法于阴阳,和于术数,食饮有节,起居有常,不妄作劳,故能形与神俱,而尽终其天年,度百岁乃去";"合于道,所以能年皆度百岁,而动作不衰者,以其德全不危也"。一种是"以酒为浆,以妄为常,醉以入房,以欲竭其精,以耗散其真,不知持满,不时御神,务快其心,逆于生乐,起居无节,故半百而衰也"(《素问·上古天真论》)。也就是说,正确的调护摄生能使人活得久,还活得好,安祥地自然去世;不注意爱惜身体性命则容易暴病夭亡。

当然,在人的整个生命过程中,从疾病发生、发展的不同阶段看,生命状态应该包括健康与疾病的各种状态,即健康态、欲病态、已病态、病后态。其中,前面讲的狭义的健康状态(平人、阴阳平和质)就是健康态。欲病态不等于没有症状或体征,而是出现症状或体征之后,可能不需特殊干预,机体就能自我调节而很快康复的状态。如被雨淋了,出现微恶风、打喷嚏、流鼻涕等症状,回到家里还没有吃药,这些症状全部消失了,就不能说得了感冒病,只能说快感冒了,赶快换套干燥的衣服,防止真的感冒了。又如熬夜后神疲乏力,头昏脑胀,甚至头痛,这时就不要马上诊断为头痛病,如果补足睡眠,又精力充沛,头无不适,那也仅仅是欲病状态。已病态是不但出现症状或体征,而且必须借助各种治疗措施才能康复的状态,通常我们说的生病,即疾病状态。病后态是疾病经过治疗到一定病程后的预后和转归,可分为痊愈、好转、未改善、加重或恶化等,未改善、加重或恶化仍然归属于疾病状态,需加以治疗,中医状态学病后态即"瘥后"。

二、状态与健康

健康是永恒的话题,有广义和狭义之分,广义的健康包含生命过程中的各种状态,按健康水平不同可分为健康和疾病(二分法),或分为未病态、欲病态和已病态(三分法)。狭义的健康,就是未病态,《灵枢·终始》说:"所谓平人者不病,不病者,脉口人迎应四时也,上下相应而俱往来也,六经之脉不结动也,本末之寒温之相守司也,形肉血气,必相称也,是谓平人。"

通常我们所说的健康是指狭义的健康,是"阴平阳秘"的状态,一种通过自身阴阳自和的调节,机体各脏腑经络气血功能活动相协调,与自然环境和社会环境相适应的状态。《黄帝内经》用"阴阳和平"一语概之,对阴阳和平的描述表现为:一是生理上,精神饱满,精力充沛,两目有神,性格开朗而随和;面色、肤色虽有五色之偏,但皆含蓄明润;身体强壮,肥瘦适度;反应灵活、思维敏捷,自身调节和对外适应能力强;睡眠佳,饮食和,二便畅;舌淡红,苔薄白,脉和缓。二是心理上,安静自处,不计名利;心境安宁,无所畏惧,能适度地表达,也能控制好自己的情绪;能够心平气和地适应周围事物和时势的变化,保持良好的人际关系;自我认识,不卑不亢,不妄求;能不断学习和自我提升。三是行为上,光明磊落,胸怀坦荡;从容稳定,举止大方;性格和顺,态度严谨;待人和蔼,品行端正。归根到底,健康就是人与自然、人与社会和形神三个关系的和谐状态。朱文锋教授把健康的状态归纳为"吃饭喷喷香,一觉到天亮,身体无不适,笑容挂脸上,检查无异常"。

三、状态与疾病

现代医学与中医学关于疾病的认识不尽相同。相对于狭义的健康(未病态),中医学的疾病观认为疾病是一种异常状态,涵盖结构和功能、生理与心理的异常,包括欲病态和已病态。段玉裁在《说文解字注》中说"析言之则病为疾加",说明病是疾的积累或加重的状态。因此,"疾"可以理解为病前状态,即欲病态,"病"就是已病态。如现代医学把失眠作为一个症状,认为失眠的人处于"亚健康"状态;而中医学认为失眠不仅是一种症状,也是一种疾病状态,称为"不寐病"。疾病是在各种致病因素(病因)的作用下,机体原有的阴阳平衡状态遭到破坏,出现"偏"的状态,而产生的由一组具有内在联系的异常状态表征组成的有规律全过程。其表现为脏腑功能失常,气血失和,阴阳失调,对外界环境适应能力降低等。但异常状态不全都是疾病,如打喷嚏是鼻子的异常状态,但如果是闻到刺激气味引起的就不是疾病,仅仅是一种防御性的生理反应;如果是突然和反复发作的鼻痒、流清涕、鼻塞等为特征的一组相互联系的异常状态就是一种病,称为鼻鼽。再如偶尔因外界刺激而失眠不是疾病,这是机体对外界刺激产生的适应性反应;经常不能获得正常睡眠,甚则影响工作、生活和学习为特征的异常状态才能称为疾病。

在疾病状态下,机体整体状态与外界环境之间内外失调,机体系统各部之间协作失调。形与神之间的阴阳失调,表现出一定的可辨识的状态失调。这种失调如果能在机体自身"阴阳自和"能力(正气)作用下重新恢复其平衡,则称为欲病态;如果致病因素(邪气)的影响超过了人体的适应力,人体"阴阳自和"能力(正气)难于恢复其平衡,则称之为已病态。

(一)病因与状态

中医学认为,病因是破坏人体阴阳相对平衡状态而导致疾病的原因,包括外因、内因和不内外因。

外因,也称为外感病因,是源于自然界通过体表、口鼻侵入人体而发病的致病因素,包括六淫、疠气等。因为源于自然界,故外因与自然气候、季节、地理等变化密切相关。不同的外感因素作用于机体,机体的状态变化反应也不同。如感受风邪机体状态多变,病位多在机体上部;感受湿邪多重着,病位多在下部等。因此,入侵机体的病邪不同,机体所表现出来的(异常)状态的部位、性质、程度也会有所不同。反之,根据机体所表现出来的状态的不同,可以推测侵入人体的病因。故《伤寒溯源集》说:"外邪之感,受本难知,发则可辨,因发知受。"它体现了中医诊断的基本思路。中医学称这种探求病因的方法为"审症求因",这和西医学通过检测病原体而判断疾病的病因和病理,在思维和诊断依据上有着本质的区别。

内因与外因对称,又称内伤病因,是指情志或行为不循常度,直接伤及内脏而发病的致病因素,故又称"七情致病",即喜、怒、忧、思、悲、惊、恐七种情志变化过于强烈,持久或突然,直接伤及相应的脏腑并导致该脏腑气机失调而为病,并表现为如下状态改变:怒伤肝,怒则气上(肝气上逆);喜伤心,喜则气缓(心气弛缓);思伤脾,思则气结(脾气郁结);悲伤肺,悲则气消(肺气消耗);恐伤肾,恐则气下(肾气下陷);惊伤心,惊则气乱(心气紊乱);忧伤肺,忧则气郁(肺气郁滞)。因此古人说:"养生先养心,养心一身轻。心静血清,血清无疾。"

不内外因,陈无择界定为"其如饮食饥饱,叫呼伤气,金疮踒折,疰忤附着,畏压溺等,有背常理,为不内外因",即饮食、劳倦、虫兽金刃所伤。饮食(失宜)指饮食不节、饮食不洁、饮食偏嗜等饮食失于常度的致病因素。正常的饮食是维持人体生命活动物质基础——气血阴阳的主要来源之一,是保证生命生存和健康的基本条件。饮食主要依靠脾胃的消化吸收功能,故饮食失宜首先损伤脾胃,导致脾胃受纳、腐熟、运化功能失常,引起消化吸收功能障碍;其次,饮食失宜,脾胃损伤,宿食残渣酿湿、生痰、化热,产生种种病变,又进一步成为致病的重要原因。因而饮食失宜导致机体的状态失调主要表现在脾胃功能紊乱,进而引起其他状态失调。

劳倦即劳逸失度,是过度劳累和过度安逸的总称。过度劳累包括劳力过劳、劳神过劳和房劳过劳,三者都能因耗伤"精""气""神",而使机体脏腑气血阴阳逐渐虚损;过逸指过度安逸,使人体常处于气血运行不畅状态而继发其他疾病。故《灵枢·本神》说:"故智者之养生也,必顺四时而适寒暑,和喜怒而安居处,节阴阳而调刚柔,如是则僻邪不至,长生久视。"

(二)发病与状态

中医学认为,外来致病因素,只有通过机体的内部状态反应,才能对人体产生危害作用。此即所谓"六淫"本为"天之常气",即为"六气";"七情"本为"人之常情"。但是,一旦"六气""七情"作用于人,并破坏人体阴阳自和的自我调节能力,人体即产生疾病。由此可见,致病因素作用于人,人体得病与否,很大程度取决于人体的正气,若机体正气充足,则即使有外邪来袭,机体卫外功能强盛,亦能不得疾病。正如《素问遗篇·刺法论》所言:"正气存内,邪不可干。"又如《灵枢·论勇》曰"有人于此,并行并立,其年之长少等也,衣之厚薄均也,卒然遇烈风暴雨,或病或不病,或皆病,或皆不病,其故何也"? 其故在于:薄皮弱肉,不胜四时之虚风,皮厚肉坚,不伤于四时之虚风。《灵枢·百病始生》更直接指出:"风雨寒热不得虚,邪不能独伤人。卒然逢疾风暴雨而不病者,盖无虚,故邪不能独伤人。此必因虚邪之风,与其身形,两虚相得,乃客其形。"另一方面,人体正气除了具有防御外邪侵入,适应外界环境变化的功能外,在邪气侵入人体之后,生命体的自和能力能使机体内五脏六腑、气血经络等功能保持相互协调,使五脏安和,祛邪外出而使其不得深入。如《金匮要略》云:"若五脏元真通畅,人即安和……不遗形体有衰,病则无由入其腠理。"

在疾病的发生、发展过程中,致病因素(邪气)所引起的各种病理损害(状态失常)与人体阴阳自和能力(正气)抗损害(恢复正常状态)的矛盾斗争,始终贯穿于疾病发展的全过程。邪正相争就是疾病发生发展的机制。从状态的角度看,邪气除了上述提到的病因,还包括"女子五七,阳明脉衰,面始焦,发始堕……""男子……五八肾气衰""年四十而阴气自半也,起居衰矣。年五十,体重,耳目不聪明矣。年六十,阴痿,气大衰,九窍不利,下虚上实,涕泣俱出矣"等年龄生理特点,"肥人多痰""瘦人多火""女子多郁"等生理病理特点,"阴虚质""痰湿质""气郁质"等病理体质,"风家""喘家""衄家"等宿疾陈痼,"酒客""烟民"等不良嗜欲,以及"痰""湿""瘀"等病理产物,甚至是脏腑气血阴阳功能的低下和失调等,均可引起机体状态偏颇,导致和诱发疾病产生的因素都是致病因素,也都是"邪气";正气是人体生理功能活动的总称,主要是指促进机体"阴阳自和"能力的各种因素,包括对内外环境的适应能力、抗邪能力和康复能力。但由于个体状态不同,其反应状态也不同。有人猝病而厥,有人诱发宿疾,有人安然无恙,如《医宗金鉴》所言:"凡此九气以生之病,壮者得之,气行而愈,弱者得之,发为病也。"因此中医强调发病在于"内虚",而"正气存内,邪不可干"。从状态的角度讲,正气是阴阳自和的能力,是天人合一、形与神俱的功能表现。

(三)病机与状态

病机是疾病发生、发展、变化的机制,揭示了疾病的本质。基本病机主要包括阴阳失调、升降失司、邪正斗争等。

1. 阴阳失调　阴阳失调是指在病因的作用下,机体阴阳消长失去相对的平衡,导致的阴状态或阳状态过盛或过衰所表现出来的病理变化的总称。寒与热是阴阳失调的基本病理机制,所以阴阳失调旨在阐明机体状态失常的寒热之性。

阴盛则阳病,阴盛则寒;阳盛则阴病,阳盛则热;阴阳偏盛是阴状态或阳状态一方程度的增加,另一方状态基本不变,故总体表现为阴状态或阳状态亢盛并表现出或寒(阴偏盛)或热(阳偏盛)不同性质的实性病理现象。

阴阳偏衰则是阴状态或阳状态一方程度的减少,另一方状态大致不变,故总体表现为阴状态或阳状态抑制并表现出或寒(阳偏虚)或热(阴偏虚)不同性质的虚性病理现象。

阴阳互损是指在阴或阳的一方持续或急剧虚损状态的前提下,病变发展导致另一方也虚损的阴阳两虚并表现为寒热错杂的虚性病理变化。

阴阳格拒是指在阴阳偏盛状态的基础上,由阴阳双方相互排斥而出现寒热真假异常状态的一类病机。如阴盛至极而格阳,即格阳状态,可因阳虚阴盛,虚阳浮越出现真寒假热的病理状态,如古籍描述的"戴阳证""除中"等假神的状态;阳盛至极而格阴,即格阴状态,可因邪热极盛,深伏于里,阳热被郁,不能通达四肢出现真热假寒的病理状态,即热极似寒状态,《伤寒论》释为"热深厥亦深,热微厥亦微"。

阴阳转化是指在疾病发展的过程中,阴状态的变化和阳状态的变化,在一定条件下,所形成的相互转变的病理变化,包括由阴转阳和由阳转阴两种状态变化。这种变化表现为表证与里证,寒证与热证,虚证与实证,阴证与阳证等异常状态间的相互转化。阴阳亡失是指机体的阴液或阳气由于大量消耗而亡失的状态,是生命垂危的一种病理状态,包括亡阴和亡阳两种状态。亡阴与亡阳,在病机特点和临床状态等方面虽然有所不同,但由于机体的阴和阳存在着互根互用的关系,故阴脱则阳无所依附而浮越于外,即阴亡之后迅速导致亡阳;阳脱则阴无以化生而耗竭,即亡阳之后迅速继发亡阴。故亡阴或亡阳之后,最终导致"阴阳离决,精气乃绝",生命活动终止而进入死亡状态。

2. 升降失司　人体的气在全身脏腑、经络等组织器官不断运行,时刻推动和激发着人体的各种生理活动,称为气机。然而,位有高下,气有盈虚。高者下降,下者上升。盈者溢出,虚者纳入。因此,气的升降出入是机体维持生命活动的基本运动方式,而且只有通过脏腑经络的生理功能才能体现出来。心肺在上,上者宜降;肝肾在下,下者宜升;脾胃居中,为升降之枢纽。各脏腑组织不仅各自进行升降出入运动以维持各自的功能状态,而且各脏腑之间的升降出入运动又是相互为用、相互制约和相互转化的。故《素问·六微旨大论》说,"气之升降,天地之更用也","高下相召,升降相因","死生之机,升降而已"。《素问·举痛论》曰"怒则气上,喜则气缓,悲则气消,恐则气下,寒则气收,炅则气泄,惊则气乱,劳则气耗,思则气结",说明情绪变化致情感刺激过激,超过人体所能耐受的限度,从而影响整个人体气机升降出入的调畅,导致疾病的产生。

综上所述,人体脏腑组织及脏腑间的气机升降,共处于升降出入的对立统一体中,以维持机体物质代谢和能量转换的动态平衡状态,是保证正常生命活动的关键。升降失司即气的升降出入平衡失调,是气机失调的病理状态,可表现为多种形式。例如,由于某些原因,使气机运行在某些局部发生阻滞不通时的病理状态,称作气滞;气机上升太过或下降不及时而逆于上的病理状态,称作气逆;气的上升不及或下降太过时的病理状态,称作气陷,习称气虚下陷、中气下陷;气虚无以固摄,不能内守而外泄时的病理变化,称作气脱;气机闭塞,真气外出受阻,而致脏腑功能异常的病理状态,称作气闭。气滞的病理特点为气的运行不畅而停滞,其状态性质为实;气逆的病机特点为气机上逆、气机横逆,其状态性质有虚实寒热之分,如肺虚失肃或肾不纳气的肺气上逆属虚,肝气疏泄太过而上逆的病理状态属实,中焦虚寒而出现的胃气上逆的病理状态属寒,水不涵木所出现的肝阳亢逆的病理状态属热等;气陷多由气虚发展而来,病理特点为气虚升举无力或应升反降,其状态性质属虚;气脱的病理特点是气不内守而外脱,其状态性质为虚,程度较大;气闭的病理特点是气不得出而内闭,其状态性质有寒热虚实之异,如寒闭经脉的痛痹,热闭心包的热闭神昏,年老体衰、津亏肠燥的便秘,痰浊蒙心的神昏等。

3. 邪正关系　邪,即邪气,泛指一切破坏人体"阴阳自和"的因素;正,即正气,泛指一切促进人体"阴阳自和"以维持天人合一和形与神俱的因素。在机体状态发展变化过程中,正气和邪气的力量对比不是固定不变的,而是在正邪斗争过程中,双方力量不断地发生消长盛衰的变化,而邪正盛衰决定虚实变化和机体状态的预后和转归。正胜则向健康靠拢,机体处于健康或痊愈状态;邪胜则迈向疾病,机体处于疾病或病进,甚至死亡的状态;正邪相持则维持在健康与疾病之间,机体处于病势迁延或欲病状态。邪气的力量相对较大时,则正虚邪恋,机体呈缠绵难愈状态,正气的力量相对较大时,则邪去正虚,机体就呈康复状态。疾病状态是正邪虚实变化所表现出来的结果。虚即正虚,指以正气不足无力抗邪为主要矛盾的病理变化;实,即邪实,指邪气太过、正气虽未不足,但邪气的作用力超过正气的病理状态。由于邪正斗争状态贯穿了疾病过程的始终,所以疾病的过程就是邪正斗争及其盛衰的变化过程。邪实时,机体正气奋起抗邪之初,此时正气未虚,属实证状态;随着正气不断被邪气耗损,正气渐虚,而邪气尚不衰,属虚实夹杂状态;如进一步发展,邪气衰退而正气不足,属虚证状态;由于正虚,机体生理功能低下,可导致气、血、津液等不能正常运行,出现气滞、血瘀、痰饮等病证,机体又会处在由虚转实状态。

第四节　中医状态的特点

中医健康状态是客观的,是人体生命活动的表现形式。人生活在一定的时间空间中,因而具有可以辨识的征象,如具有一定的时间特性及一定的发生发展规律,并且是可以进行干预和调节的。

一、状态有象

《素问·金匮真言论》"帝曰:五脏应四时,各有收受乎? 岐伯曰:东方青色,入通于肝,开窍于目,藏精于肝……其臭腐"描绘了以五脏为中心的状态应象图景,具体前面已有论述。这里主要以人体四时脉象为例论述状态有象。

《伤寒论·平脉法第二》云:"脉有三部,阴阳相乘。荣卫血气,在人体躬。呼吸出入,上下于中,因息游布,津液流通。随时动作,效象形容。春弦秋浮,冬沉夏洪。察色观脉,大小不同,一时之间,变无经常。"又云:"脉有三部,尺寸及关。荣卫流行,不失衡铨。肾沉、心洪、肺浮、肝弦,此自经常,不失铢分。"

由此可见,人体脉象大小不同,变无经常。其大体表象为春应肝脉,为弦;夏应心脉,为洪;秋应肺脉,为浮;冬应肾脉,为沉。

此外,《黄帝内经》对四时脉象也有相关论述,如《素问·玉机真脏论》有言,"春脉如弦""夏脉如钩""秋脉如浮""冬脉如营"。这里的弦、洪、浮、沉是四时机体或脏腑状态的表象。

由此可见,状态有象,不但生理状态有象,而且在病理状态下,人体色、脉也会有相应的表象。在临床上,通过状态表象,察色按脉,司外揣内,能见病知源。如《素问·阴阳应象大论》所说:"善诊者,察色按脉,先别阴阳。审清浊,而知部分;视喘息,听音声,而知所苦;观权衡规矩,而知病所主;按尺寸,观浮沉滑涩,而知病所生。以治无过,以诊则不失矣。"《素问·宝命全形论》讲:"夫盐之味咸者,其气令器津泄;弦绝者,其音嘶败;木敷者,其叶发;病深者,其声哕。"说的是盐藏于器皿中,外有渗水,是盐气外泄的表现;琴弦将断,则声音嘶哑;树内溃败,则枝叶萎谢;病情深重、胃气将要败绝时,就会出现打呃声。这都是能够从外部的表象去判断事物内部的情况。比《黄帝内经》更古老的医经《奇恒之势》在介绍六十首诊法时说"诊合微之事,追阴阳之变,章五中之情",就是告诉医生要把各种点滴细微的诊察所得综合起来进行分析,探求阴阳盛衰的变化规律,明辨五脏的病变本质。清代著名医家钱潢在《伤寒溯源集·阴阳发病六经统论》中指出:"外邪之感,受本难知,发则可辨,因发知受。"如天气突然变冷,并非所有的人都会感受寒邪,是否感受寒邪必须通过人体表现的证候做出判断,然后推测其感受的邪气。以上这些为中医诊断学的中医诊断原理,即司外揣内、见微知著、以常恒变、因发知受奠定了理论基础。

二、状态应时

生命是一个生、长、壮、老、已不同状态的过程。因此,在生命过程中,生命状态有一定的时间特性,即状态应时。

中医在"天人合一"的思想指导下,总结出春生、夏长、秋收、冬藏的生命状态应时规律。而且在四时当中,生命状态的应象也有具体表现。具体应时规律大体是东方风木,入通于肝,其色为青,其味为酸,其臭为臊,其声为呼,其音为角,其志为怒,病变为握,应于春季而总体呈现"生"的状态。南方热火,入通于心,其色为赤,其味为苦,其臭为焦,其声为笑,其音为徵,其志为喜,病变为忧,应于夏季而总体呈现"长"的状态。中央湿土,入通于脾,其色为黄,其味为甘,其臭为香,其声为歌,其音为宫,其志为思,病变为哕,应于长夏而总体呈现"化"的状态。西方燥金,入通于肺,其色为白,其味为辛,其臭为腥,其音为商,其志为忧,病变为咳,应于秋季而总体呈现"收"的状态。东方寒水,入通于肾,其色为黑,其味为咸,其臭为腐,其声为呻,其音为羽,其志为恐,病变为栗,应于冬季而总体呈现"藏"的状态。除此之外,一日之中与一年四时相似:早上类春属木;中午类夏属火;傍晚类秋属金;夜里类冬属水。

在一日十二时辰或一年12个月中,由于阴阳二气的盛衰交替,生命体又体现出不同的生命应时状态。《素问·生气通天论》云:"平旦人气生,日中而阳气隆,日西而阳气已虚,气门乃闭。是故暮而收拒,无扰筋骨,无见雾露,反此三时,形乃困薄。"一天中,白天气运行在表,称为阳气;晚上气运行在里,称为阴气。一年中,上半年司天为阳,为阳生阴长阶段,下半年在泉为阴为阳杀阴藏阶段。从寅时(月)到辰时(月)气的运行从里逐渐出表,为由里出表的枢纽,也是阳气初生的状态,故称少阳(为枢);从巳时(月)到未时(月),气活动于表,是阳气大开的状态,阳气最盛,故称太阳(为开);从申时(月)到戌时(月),气开始内收,是阳气收合的状态,故称阳明(为阖);以亥时(月)到丑时(月),气由阳明的阖大开进入于里运行,是阴气大开的状态,故称太阴(为开);从子时(月)到寅时(月),阴气由盛到衰转变,故称少阴(为枢);从丑时(月)到卯时(月),阴气衰退、收敛,故称厥阴(为阖)。张仲景将阴阳气血盛衰的时间性状态进行发挥,总结出六经病欲解时的诊治规律,在临床上意义重大。具体规律为:太阳病,欲解时,从巳至未上。因太阳之寒郁,在巳至未三时(月)阳气最盛的辛散时候更容易治疗。同理,阳明病,欲解时,从申至戌上。阳明之燥结,在申至戌三时(月),金旺之时(月),得凉降之性易解。少阳病,欲解时,从寅至辰上。寅、卯、辰,木旺之时(月),为阳中之少阳,通于春气,故少阳之病,每乘气旺之时而解,经气之复,理固然也。太阴病,欲解时,从亥至丑上。太阴为阴中之至阴,今太阴病病于里,亥、子、丑三时(月),气旺于里,利于养正祛邪。少阴病,欲解时,从子至寅上。少阴病,阴损及阳,心肾俱病,子、丑、寅三时(月)阴阳交时,寓"善补阴者,必于阳中求阴,则阴得阳升而泉源不竭"之意。厥阴病,欲解时,从丑至卯上。丑、寅、卯三时(月),阴木之时(月),亦阴尽阳复之时(月),合厥阴之性,故为厥阴病欲解时。也就是说,不同疾病状态在其对应的气旺之时治疗更加容易康复。养生保健方面,《素问·四气调神大论》说:"所以圣人春夏养阳,秋冬养阴,以从其根。"总之,时间不同,人体气的运行状态不同,从而呈现不同的生命状态,即状态有时。

三、状态有律

状态是时间与空间的统一,局部与整体的统一,内在与外在的统一。而状态的发展与演变,不是杂乱无章,而是具有一定的规律的。《黄帝内经》对人体生命状态的发展演变有着深刻的认识,将人体的生理发展周期定为10岁或男子8岁、女7岁,并论述了每一周期的生理特性与状态表现。由此可见,生、长、壮、老、已是生命状态发展的基本规律。

另外,中医学还强调状态的四时五脏的法时规律。春季,肝木旺,肝气通于春;夏季,心火旺,心气通于夏;秋季,肺金旺,肺气通于秋;冬季,肾水旺,肾气通于冬。一年春夏秋冬四时的运行变化,表现出生长化收藏的五行运转,周而复始,而人体五脏之气也由肝至心至肺至肾而兴旺变化,以适应着自然界的阴阳变化,人体内阴阳变化与自然界的阴阳变化相协调、同步,如此,生命状态则呈现出生长化收藏的"阳生阴长,阳杀阴藏"的生命状态发展规律。在病理状态中,生命状态也有四时五脏法时规律,正如《素问·金匮真言论》所说:"故春善病鼽衄,仲夏善病胸胁,长夏善病洞泄寒中,秋善病风疟,冬善病痹厥。"每年甲子不同疾病及其预后呈现规律性不同。如《素问·脏气法时论》说:"肝病者,愈在丙丁,丙丁不愈,加于庚辛,庚辛不死,持于壬癸,起于甲乙……心病者,愈在戊己,戊己不愈,加于壬癸,壬癸不死,持于甲乙,起于丙丁……脾病者,愈在庚辛,庚辛不愈,加于甲乙,甲乙不死,持于丙丁,起于戊己……肺病者,愈在壬癸,壬癸不愈,加于丙丁,丙丁不死,持于戊己,起于庚辛……肾病者,愈在甲乙,甲乙不愈,甚于戊己,戊己不死,持于庚辛,起于壬癸。"一年四季有各自的疾病特点,疾病预后也有各自的规律。如"病在肝,愈在夏,夏不愈,甚于秋,秋不死,持于冬,起于春,禁当风……病在心,愈在长夏,长夏不愈,甚于冬,冬不死,持于春,起于夏,禁温食热衣……病在脾,愈在秋,秋不愈,甚于春,春不死,持于夏,起于长夏,禁温食饱食湿地濡衣……病在肺,愈在冬,冬不愈,甚于夏,夏不死,持于长夏,起于秋,禁寒饮食寒衣……病在肾,愈在春,春不愈,甚于长夏,长夏不死,持于秋,起于冬,禁犯焠㶼热食温炙衣"。甚至一天之中,疾病状态的变化也有其规律,如"肝病者,平旦慧,下晡甚,夜半静……心病者,日中慧,夜半甚,平旦静……脾病者,日昳慧,日出甚,下晡静……肺病者,下晡慧,日中甚,夜半静……肾病者,夜半慧,四季甚,下晡静"。因此,不管从年运、四时、时辰等时象,机体的生理状态、病理状态都会随时间变化而产生规律性的变化,即状态有律。

四、状态可调

正是因为状态可变,所以状态可调。如上述气候炎热,人体腠理开而汗出,气候寒冷,所以腠理闭而无汗,是机体自我调节以适应外界环境从而达到相对理想的状态。当机体"阴阳自和"功能下降,不能自我调节而出现病理状态时,我们就要借助一定的干预措施来调节状态。

状态可调,在临床上更重要的是,通过治疗,将机体从疾病状态恢复到健康状态。状态的调节要遵循一定的原则,总的原则就是调整阴阳。基本原则是正治反治、治标治本、扶正祛邪、三因制宜等,这些原则体现了整体观念和辨证论治在临床中的实际应用。古人言:"治病必求于本,本于阴阳。"可见在临床上治疗疾病,最重要的是调动人体"阴阳自和"的能力,从而达到疾病向愈的目的。临床上有见正气自复,不治"自和"者,如《伤寒论》第72条:"太阳病,发汗后,大汗出,胃中干,烦躁不得眠,欲得饮水者,少少与饮之,令胃气和则愈。"有顺势祛邪,正复"自和"者,如《伤寒论》第166条:"病如桂枝证,头不痛,项不强,寸脉微浮,胸中痞硬,气上冲咽喉,不得息者,此胸有寒也,当吐之,宜瓜蒂散。"有扶抑阴阳,互制"自和",这是针对阴阳自制能力失常而阴阳失和者,就要调理阴阳及阴阳关系的恒动状态,使之从"不和"而"趋和"。由于"和"是阴阳的本性,和则生化,故在行补泻诸法时,皆以"自和"为总的基本原则,如"寒者热之""热者寒之""虚者补之""实者泻之"等。总之,在疾病状态下,必须通过调动机体"阴阳自和"的能力,使机体恢复"阴平阳秘"的健康状态。由于每个人的状态因体质、生理病理特点等的不同,以及状态应时、状态与时空关系,在调节状态时应该时刻牢记要在整体观念下进行因时、因地、因人三因制宜的个性化调节。

第五节　中医状态分类

中医学运用"同气相求""同类相召"的哲学思维,将世间万物进行归类,使杂乱无章的世界万物转变成为有规律的自然图景。根据前面介绍的中医状态的基本知识和基本理论,状态的概念涵盖了生理病理特点、体质、证、病和健康状态的各个阶段等。根据整体与局部的关系,可以把状态做一个纵向分类阐释当前局部状态兼杂的问题,即一个人同时表现出生理病理特点、体质、证、病等不同状态；也可以将状态做一个横向分类以阐释当前整体状态所处的健康状态水平，即未病、欲病、已病。

一、生理病理特点、体质特点、证、病

状态的概念涵盖了健康与疾病。生命是一个时序的连续过程，疾病只是相对短暂的阶段，在不同的生命阶段，还存在不同的生理病理特点和个体的差异，因此，状态包含生理病理特点、体质、病和证。

生理是指人体正常生命活动的规律，生理病理特点是不同人群反映出的特殊状态。人与自然息息相通，不同人群由于种族、性别、年龄、地区、职业等差异，可表现为不同的生理病理特点。如东南多湿热，西北多寒冷干燥，所以东南地区人们的肌肤腠理多疏松，西北地区人们的肌肤腠理多致密。

病与证同属病理状态，但二者在范畴、病因病机、特征、转归上都存在不同。病和证对疾病发生发展的规律和机制等病理本质反映的侧重面有所不同。中医学中，"病"是致病邪气作用于人体，人体正气与之抗争而引起的机体阴阳失调、脏腑组织损伤或生理功能障碍的异常状态，反映疾病全过程的特点和规律。而"证"是对疾病发展到某一阶段的病因、病位、病性、病势等所做的高度概括，反映疾病当前的本质。"病"在时空上具有一定的延续性，在发生发展演变上有一定的规律性，同一疾病的不同患者表现出共同的基本病理特点，反映疾病的基本矛盾。而"证"则是对疾病当前阶段的病理本质所做的结论，反映不同患者、不同阶段的机体反应状态，即特殊矛盾。

生理特点和病理特点、体质、证彼此之间或有交集，但不能互相涵盖。健康状态则囊括了体质、生理特点、病理特点、证等。所以，对状态的认识是把握健康与疾病的关键，状态的偏颇是疾病发生的内因，是决定疾病发展过程及证候类型演变的重要因素，决定证的转归和疾病的预后。

传统中医通过四诊获取病情资料以诊病辨证。而人的体质、生理特点、病理特点等状态也可以通过外部的表征信息反映出来，因此，体质和欲病状态的辨识可以借鉴辨证的方法，如应用证素辨证的方法，通过每一症状对证素的贡献度进行加权积分，建立辨证的数学模型，使状态表征和状态要素的描述更加客观化，从而对状态的判断也更加客观、准确。

（一）生理特点

生理病理特点是一种状态，不能用证进行描述。不同性别、年龄所体现的生理病理特点不同，如"女子七岁，肾气盛，齿更发长。二七而天癸至，任脉通，太冲脉盛……三七，肾气平均，故真牙生而长极……丈夫八岁，肾气实，发长齿更。二八，肾气盛，天癸至，精气溢泻，阴阳和，故能有子……"

1. 小儿为稚阴稚阳、纯阳之体 《小儿药证直诀》将小儿生理病理特点概括为"脏腑柔弱、易虚易实、易寒易热"的"稚阴稚阳"之说；朱丹溪倡导小儿"阳常有余，阴常不足"；刘完素主张"纯阳"之说。以上都说明小儿发病容易，传变迅速，脏气清灵，易趋康复。

2. 女子多郁　中医学认为,"女子以血为本","以肝为先天"。肝主藏血,调畅气机,人体的正常活动,均有赖于气血调和。女性一生中的经、带、胎产会耗伤大量的精血,相对于气来说,血更容易显得不足。气血失和,气机不畅,可能会出现肝气郁结,但不同年龄段的女性症状表现不同。

3. 肥人多痰　元代朱丹溪提出"肥白人多痰湿"。清代《石室秘录》说:"肥人多痰,乃气虚也。虚则气不能运行,故痰生之。"强调肥人与痰的密切相关性。肥人常有多饮多食、嗜食肥甘厚味的饮食习惯和少动多静的作息特点,饮食自倍,肠胃乃伤,脾胃受损,健运失职,则痰湿内生。

4. 瘦人多火　形体消瘦之人,往往阴血不足,阳气偏盛,机体失于濡养滋润而容易产生内热而"上火",表现为瘦削、口舌易生疮、咽喉疼痛、五心烦热、小便黄、失眠烦躁等症。

5. 老年人的生理特点　老年人具有特殊的生理病理特点,如阴阳渐虚,气血渐亏,脏腑渐衰,功能渐减,形体渐弱;先天温煦无力,后天运化呆顿,生机由日益消索而渐趋绝灭。从阴阳的总体发展趋势看,老年人是有降无升,有减无增,当属纯阴之体。陈直的《养老奉亲书》描述云:"老人孤僻,易于伤感,才觉孤寂,便生郁闷。"

（二）病理特点

病理,是指疾病发生、发展的内在机制。病理特点是病变的本质特征,可通过四诊收集的各种临床资料,结合理化指标、细胞甚至体液因子、基因等检查,对疾病的病性、病位、病机等进行分析判断。

常见的病理特点:病变过程中,人体的病理变化往往有其共同特点和特殊规律。每一种疾病都有基本的病理特点,如消渴的基本病理是阴虚燥热,肺痨的基本病理是阴虚燥热、痨虫袭肺,泄泻的基本病理是脾虚湿盛等。

辨病治疗的核心是明确每一种病(包括西医疾病)的基本病理特点,研究不同疾病的中医病理特点,能够为该病的治疗和干预提供依据。由于个体差异、疾病复杂性及病变新久、传变、进退等因素的影响,尽管同一疾病虽存在相同的基本病理特点,但是不同个体、不同阶段所表现的证候不同,因此,一种疾病可以出现不同的证型,但却夹杂着相同的病理特点。例如,冠心病的基本病理特点是心脉痹阻,它贯穿于冠心病的全过程,临床上有阳虚、气滞、血瘀、寒凝、痰阻等不同证型,这些类型中均兼有不同程度的血瘀病理变化。在诊治疾病的过程中,不同病理特点的兼杂关系是不能回避的。同时研究发现,在疾病形成之前,机体常存在着某种病理变化趋势,这种病理特点同样也是疾病的易患因素之一。例如,高血压除与遗传因素、吸烟、饮酒、高盐饮食、精神应激等因素密切相关外,还可能与肾虚、肝郁、阳亢、血瘀、痰浊等因素有关,故从中医病理特点与相关疾病的关系出发,可以探讨该病的中医易患因素。

（三）体质特点

中医体质思想溯源于《黄帝内经》。古代文献中出现过气质、气体、素质等名词,但并未明确提出"体质"名称。直至《景岳全书·杂证谟》说:"矧体质贵贱尤有不同,凡藜藿壮夫及新暴之病,自宜消伐。"

现代中医对体质的重视和研究兴起于 20 世纪 70 年代末,众多学者在理论及临床等方面开展一系列研究工作,引入遗传学、免疫学、分子生物学等现代科技手段,取得一定进展。研究者从不同学科论述体质定义,对体质的概念存在不同的理解,归纳起来有以下几种:① 体质是否包含心理方面;王琦认为体质包括身体和心理两部分;郝树源认为体质不应包含心理因素,显然这种观点过于片面,容易产生偏差。② 体质的定义外延过窄;定义项的外延远远小于被定义项的外延,存在整体逻辑结构问题。③ 体质反映的是"能力"还是"特征";有研究将体质的两种属性并列,认为特征属于本质定义,能力属于功能定义,二者必须统一。

《中医藏象学》对中医体质定义:人体在先天禀赋和后天调养的基础上,表现出来的功能(包括心理气质)和形态结构上相对稳定的固有特性。体质的内涵包含形态结构、生理功能、心理状态三方面。它是一种客观存在的生命现象,是人类生命活动的一种重要表现形式,与疾病和健康有着密切的联系。我们认为此观点对体质的概念、内涵和外延做了较准确的定义。

体质分型是体质学说临床运用中的重要部分。《灵枢·阴阳二十五人》曰:"先立五形,金、木、水、火、土,别其五色,异其五形之人,而二十五人具矣。"《灵枢·逆顺肥瘦》根据身体的形态不同将体质划分为肥人、瘦人、肥瘦适中之人及壮士。《灵枢·卫气失常》又将肥壮体型划分为膏型、脂型和肉型三种。后世医家丰富和发展《黄帝内经》的体质理论,张仲景《伤寒杂病论》总结出"强人""羸人""盛人""虚弱家""虚家""素盛今瘦""阳气重""其人本虚"等各种体质类型。张介宾将体质划分为阴脏、阳脏、平脏三型。

现代中医对体质的分型研究,多根据不同人群的体质表现特征、体质变化及与疾病的关系等方面进行分类。较有代表性的分类方法:①王琦的九分法:平和质、气虚质、阳虚质、阴虚质、痰湿质、湿热质、瘀血质、气郁质、特禀质。②匡调元的六分法:正常质、晦涩质、腻滞质、燥红质、迟冷质、倦㿠质。③何裕民的六分法:强壮型、虚弱型、偏寒型、偏热型、偏湿型、瘀滞型。

(四) 证

"证"是对疾病过程中当前阶段的病位、病性等病理本质所做的概括,是机体对致病因素的反应状态。当反应达到一定的度时,才称之为"证"。"证"的形成是一个过程,在"证"形成之前存在着某种病理变化趋势,但尚未构成真正意义上的证,是证的前兆,为"前证",而"证"形成之后,大部分患者具有一定的临床表现(候),有一部分患者临床表现不明显,据此,可分为无候之"潜证"和有候之"显证"。认真辨识"证"之"前证""潜证",并真正辨析"显证"之各种不同,是临证进一步准确立法、处方的前提。

临床上单一的证极其少见,大多数表现为证的相兼错杂,如已然证与前证兼见,显证与潜证并见。因此,把临床辨证简单化、单一化不可能反映疾病的全貌,也必然带来治疗的失误。如果仅仅注意到显证而不考虑潜证,则可能造成漏诊,如果把前证当作已然证则可能导致过度治疗。

前证、潜证、显证，三者在症状和体征上有差异，在病理程度上有轻重之别，采用传统的中医辨证方法很难进行鉴别，但借助证素辨证的原理和方法可以解决临床辨证的模糊性和证的兼夹问题，如前证、潜证、显证可根据中医证素积分数值的高低来加以判断。然而目前的证素辨证多是对患者的临床四诊资料进行分析，较少对患者的理化检查等进行归类判断。所以，即使已确认存在明显的病理变化，若无可辨之外候，仍属于"潜证"范畴，可针对这种病理进行验证性治疗。例如尿常规示"红细胞＋＋"，这种理化指标实际是机体病变的一种反映，也是状态表征，应该是与四诊资料具有同等甚至更重要的辨证依据和地位，但是如何将其纳入中医证素辨证范围，如何赋予它们一个中医证的含义是需要深入研究的问题。

(五)病

病是对疾病发生的全过程的基本特点和规律的概括和抽象，它是疾病的整个过程，是纵向的。疾病名称叫作病名。中医学本身有自己的病名，如麻疹、肺痨、消渴等。正因如此，病有它的整个发生、发展以及愈后全过程的基本状态特征和规律。另外，中医和西医认识疾病的角度和思维不一样，中西医病名是不一样的，中医的病名不能等同于西医的病名。有人认为西医的糖尿病等同于中医的消渴，西医的肺结核就是中医的肺痨，这种归纳是不准确的，也许在某个特定阶段，或者对于某些特定的患者消渴表现出的状态可以诊断为糖尿病，但不等于说消渴就是糖尿病。我们现在开展中医的研究，经常要提病证结合，病证结合不能简单理解为西医的病再加上中医的证，或西医辨病中医辨证就是病证结合，这个"病"有西医的病也有中医的病，从中西医结合的角度来讲那可能是西医的病和中医的证结合，但是从中医的角度来说，病证结合是把中医的病和中医的证结合起来，这个概念是不同的，不能混淆。

二、未病、欲病、已病、病后

中医学中的疾病，是致病邪气作用于人体，人体正气与之抗争而引起的阴阳失调、脏腑组织损伤或生理功能障碍的一个完整的生命过程。具体不同疾病有其特定的症状和各阶段相应的证候。

根据中医理论，按照疾病发生、发展的不同阶段，可将人体状态分为未病状态、欲病状态、已病状态与病后状态。

(一)未病状态

未病状态："未病"一词由来已久，源于《黄帝内经》。《素问·四气调神大论》云："是故圣人不治已病治未病，不治已乱治未乱，此之谓也。夫病已成而后药之，乱已成而后治之，譬犹渴而穿井，斗而铸锥，不亦晚乎!"《灵枢·逆顺》谓："上工，刺其未生者也;其次，刺其未盛者也……上工治未病，不治已病，此之谓也。"

未病状态是指对于各种的内外因素刺激，人体都能通过"阴阳自和"的自我调整机制，保证正气处于一定水平并足以在正邪相争中的绝对优势，维持人体脏腑、经络、气血等功能的正常，生命体处于"阴平阳秘"状态，即"平人"状态。也就是说，未病即健康。人体要维持健康的状态，达到延年益寿的境界，除了躯体的完整和健全外，还包括心理以及社会的适应能力的正常。

（二）欲病状态

"欲病"之说，源于《素问·刺热》，"病虽未发，见赤色者刺之，名曰治未病"。此处所谓"未发"，实际上是已经有先兆小疾存在，即疾病时期症状较少且又较轻的阶段，类似于唐代孙思邈所说的"欲病"，在这种情况下，及时发现，早期诊断治疗无疑起着决定性作用。"欲病"名称的正式提出是唐代孙思邈，《备急千金要方·论诊候》中记载："古人善为医者……上医医未病之病，中医医欲病之病，下医医已病之病。若不加心用意，于事混淆，即病者难以救矣。"欲病之病实质是人体处于未病与已病之间的一种状态，在外虽然有不适的症状表现，但仅仅是"苦似不如平常"，医生不足以诊断为某一种疾病。正如孙思邈所说："凡人有不少苦似不如平常，即须早道，若隐忍不治，希望自差，须臾之间，以成痼疾。"就是说很多人的痛苦在于身体不适，精神和体力今不如昔，一定及早了解养生的方法，尽快调理，避免疾病的困扰，如果勉强忍受不进行调理，自认为可以自愈，过不了很久，就发展为顽固之疾。

正因如此，孙思邈反复告诫人们养生防病及欲病早调的观点的重要性，"消未起之患，治未病之疾，医之于无事之前"。调理的方法很多，如调治心态，运动健身，关键是要在医生的指导下辨证施调。《备急千金要方》中说："五脏未虚，六腑未竭，血脉未乱，精神未散，服药必活。"在五脏没有虚损，六腑尚未衰败，气血运行还未紊乱，神气犹未涣散，病势处于轻浅阶段时，及时服药调理，每能痊愈。突出了欲病先防的实质，强调了顺应自然的整体观念，重视通过药物调动体内正气的作用，正所谓"正气存内，邪不可干"。如果说错过了对未病的预防，那么，对欲病的预防良机千万不能再错过，如果发展到"五脏已虚，六腑已竭，血脉已乱，精神已散"时，服药救治也不一定都有效，即使保住了生命，其生命的质量也恐难保证，很难恢复到健康的状态。

（三）已病状态

已病状态是指外在刺激或体内的应激导致人体的脏腑、经络、气血的功能出现了偏颇，超过了阴阳的调节能力，生命体处于"阴阳失衡"状态。

中医学认为，疾病的发生虽然是一个复杂的过程，但概括起来，也就是病邪作用于人体引发损害和正气抗损害这两方面的矛盾斗争过程。正邪相搏是疾病从发生、演化到结局的病变过程中最基本、最具普遍意义的病理变化。在已病状态下，生命体个体存在着特殊性，即机体脏腑、气血的特殊性。在疾病发生发展的过程中，机体往往表现出发生疾病可能性的大小方面的差异性，同时也表现出对某些疾病存在有倾向性、易感性。病邪袭于人体之后，与正气相搏，形成一定的病性、病位，这就是病证。又根据生命体气血、脏腑的特殊性，疾病发生一定规律的"从化"。因此，疾病是一种特殊的、病态的健康状态。

（四）病后状态

病后状态又称瘥（差）后，是指疾病的基本证候解除后，到机体完全康复的一段时间，包括痊愈和好转。好转是疾病的基本证候虽然解除，但症状并未完全消失；痊愈是疾病的症状全部消除，但机体正气不一定恢复正常。因此，病后态往往存在极不稳定的阴阳自和，稍有不慎即可再患病；由于病后纳食减少或消耗增加，以及正邪相争而耗伤正气，易处正虚邪恋状态，若失于调护，可使故疾再起或罹患他病；此外还有脏腑、形体虽无器质损害，但其功能尚未达到常态的体用失谐状态。因此，对病后态不可掉以轻心，要认真调护，以免变化丛生。

基于上述理论，中医的"治未病"应该包含"未病先防""既病防变""变后防残""瘥后防复"等内容。

第六节　中医状态影响因素

中医学认为，在生命活动过程中，正气始终在与自然界、社会和人本身的邪气做斗争，大多时候机体处于未病状态或已病状态。当在某些因素作用下，改变了正邪双方的力量时，也改变了机体的状态，这些因素便称为中医状态的影响因素。

一、自然因素

人体的健康状态与地理环境、气候、饮食习俗习惯、当地文化等因素的差异息息相关。

（一）季节气候

中医将自然界气候变化概括为六气，即风、寒、暑、湿、燥、火，而六气太过或非时而至又易伤人，则成为六淫，且尚能影响机体的调节能力和适应能力，即影响正气的盛衰。季节不同，六气不同，六淫自然就不同了，如春季多风，夏季多暑、热，长夏多湿，秋季多燥，冬季多寒。六淫为自然因素改变健康状态，产生疾病或诱发、加重旧疾的主要因素之一。六淫有各自的性质，故致病有各自的状态特点。

第一，风邪。① 风动为阳，易袭阳位，其性开泄。② 风动数行而善变。③ 为百病之长，易与其他邪气相结，所以常有风寒、风热、风暑、风湿、风燥等病。④ 风动常表现为眩晕、肢体震摇、抽搐、角弓反张等。

第二，寒邪。① 寒收为阴，易伤阳气。② 寒气收引而凝聚。③ 寒收常表现为腹痛、肢节疼痛、经脉拘急、四肢厥冷、脉紧等。

第三，湿邪。① 湿黏为阴，易伤阳气，尤易伤脾阳。② 湿气黏腻而重滞。③ 湿黏常表现为脘腹胀、痞闷、吐泻、头重如裹、大便不畅等。

第四，热邪。① 热为阳盛，常易生风化火。② 生风而易劫阴液，常表现为肢体震摇、抽搐、角弓反张等。③ 化火则聚而成痈，常表现为口舌生疮、牙龈肿痛或腐肉败血等。

第五，暑邪。① 暑本为热而易兼湿。② 季节性明显，仅长夏有之。③ 暑为热邪，常与湿二者同在，所以致病既有热的症状，又有湿的表现。

第六，燥邪。① 燥凉为阴，与肺气通，最易伤肺。② 燥胜则干。③ 燥干常表现为皮肤干燥、干咳无痰、便结不畅等。

另外，自然界戾气是改变生命状态的重要因素，戾气具有强烈传染性，不仅影响个体生命状态，而且能大面积、大范围地改变生命状态。《瘟疫论》曰："疫者感天地之戾气……此气之来，无论老少强弱，触之者即病。"其致病特点是发病快，传染性强，难以控制，有特异性，即"一气一病"。而且戾气流行也具有明显的季节性，如冬春季节多发生麻疹、水痘等；夏秋季节多发生疟疾、痢疾等。

（二）地域因素

我国幅员辽阔，地势高低悬殊，寒热温凉迥异，地理风俗不一，物产物候不同，如《晏子春秋》有一段被广为传诵的话，"橘生淮南则为橘，生于淮北则为枳，叶徒相似，其实味不同。所以然者何？水土异也"。不同地域的人所表现出来的状态也会有差别，故有"一方水土养育一方人"之说。

1. 地理环境　对于地理环境对健康状态的影响，我国先民早有认识和总结，如《吕氏春秋·尽数》曰："轻水所，多秃与瘿人；重水所，多尰与躄人；甘水所，多好与美人；辛水所，多疽与痤人；苦水所，多尪与伛人。"《素问·异法方宜论》云："黄帝问曰：医之治病也，一病而治各不同，皆愈何也？岐伯对曰：地势使然也……西方者，金玉之域，沙石之处，天地之所收引也……北方者，天地所闭藏之域也，其地高陵居，风寒冰冽，其民乐野处而乳食……南方者，天地所长养，阳之所盛处也，其地下，水土弱，雾露之所聚也，其民嗜酸而食胕。"所以西北地区，地势高而寒冷，治宜辛温；东南地区，地势低而温热，治宜苦寒。其他如"克山病""地方性甲状腺肿""大骨节病"等都与地理环境密切相关。

2. 生活习俗　我国民族众多，居住地区不同，形成了不同的生活习俗。如《素问·异法方宜论》告诉我们，东方地区，沿海鱼盐之地，类似于春气，气候温和；百姓口味偏咸，多食鱼鲜，使人中热，即热邪滞留肠胃，盐吃多了会使人伤血；当地的人们，大都皮肤色黑，肌理松疏，所发生的疾病多是痈肿一类；在治疗上，适合用砭石去治，而且砭石疗法也是从东方传来的；南方地区，阳气最盛，类夏季长养之气，地势低下，水土薄弱，雾露常聚；该地人们喜欢吃酸类和腐熟的食品，其皮肤腠理致密而微带红色，易患筋脉拘急、麻木不仁等疾病；对其治疗，宜微针针刺，而且九针的治病方法是从南方传来的。西方地区，盛产金玉，沙漠地带，类秋收气；人们依山而居，多风沙，水土性刚，当地居民多使用毛布和草席，喜欢鲜美食物，而使人肥胖起来，虽然他们不易被外邪侵犯躯体，却很容易在内脏发病；在治疗上就需用药物，而且药物疗法是从西方传来的。北方地区，地形较高，类冬季闭藏之气；人们依山陵而住，常处风寒冰冽之中，该地居民好游牧生活，四野临时住宿，吃牛羊乳汁，内脏多受寒，易生胀满疾病；其治疗宜艾火灸灼，而且艾火灸灼的治疗方法是从北方传来的。中央之地，地形平坦而多湿，物产丰富，故人们食物种类繁多，生活安逸，此处疾病，多为痿弱、厥逆、寒热等病，其治疗宜用导引、按跷的方法，而且导引、按跷的治法是从中央地区推广出去的。

二、社会因素

（一）经济生活

从科学意义上讲，过于富裕和过于贫穷的经济生活都是使人健康状态恶化的重要因素。过于富裕是指物质经济水平远远高于其精神文明水平的状态，也称为"富裕病"，主要有两种结果：其一，因财富过多而引起的精神空虚等精神病态；其二，发生肥胖病、冠心病、糖尿病、脂肪肝、痛风等富裕性的生理疾病。过于贫穷，赖以生存的物质条件得不到保障，生病了得不到及时的救治，健康状态甚至是生命都受到严重的威胁。

（二）社会地位

现代社会由于特定的人生观、价值观，促使人们重视自身的社会地位，由于各种原因所导致社会地位的变迁会明显影响一个人的健康状态。一般而言，优越的社会地位、良好的社会福利以及卫生条件可有效地减少疾病状态；而丧失原来较高社会地位如退休、破产、失业等，或社会地位较低，由于社会福利和公共卫生条件较差，以及心理落差较大，容易进入疾病状态。

（三）职业环境

不同的职业决定着不同的工作环境，劳动程度、经济收入、社会地位和经济地位等，会影响一个人的健康状态。如夏暑户外劳作者易犯中暑；冬季野外工作者易得冻疮；渔民水上工作，易感湿邪等。现今，由于现代工业的飞速发展，造成了日益严重的环境污染和越来越大的生活压力，加之丰富的物质生活，从身心两方面损害着人类的健康，如噪声病、水俣病、放射病、矽肺病等。

（四）社会动荡

由于社会动荡，如战争不但引起环境破坏，导致贫穷，促使疾病的流行和心理压力等因素会造成社会整体的健康状态下降，也可直接因为创伤，或继发感染，或导致残疾，甚至结束生命。

三、个人因素

（一）先天禀赋

中医学把人出生前从父母所获得的一切统称为先天禀赋。《灵枢·天年》说"人之始生……以母为基，以父为楯"；《灵枢·决气》说"两神相搏，合而成形"；《素问·奇病论》中指出："胎病，此得之在母腹中时，其母有所大惊，气上而不下，精气并居。"说明人之始生与父母的精神气血密切相关，子代的一切都是由父母所赋予，子代承袭了父母的某些特质，构成了自身在体质方面的基础，形成不同的体质类型，导致机体对外邪的易感性和耐受性不同，甚至产生某些遗传性疾病，所以健康状态和健康水平也不同。

（二）生活习惯

饮食是人体后天营养物质的来源，对于生命活动非常重要。合理科学的饮食起居和运动习惯是维护和促进健康的生命状态的重要保障之一。反之，不良的生活习惯、饮食偏嗜、休息无常等，就会使机体正气减弱而影响人体健康，如《素问·上古天真论》说："今时之人不然也，以酒为浆，以妄为常，醉以入房，以欲竭其精，以耗散其真，不知持满，不时御神，务快其心，逆于生乐，起居无节，故半百而衰也。"

（三）年龄性别

个体生命存在就是一个生老病死的过程。处在不同的阶段，其内脏功能活动和气血阴阳盛衰存在差异，这些差异的外在表现就是个体的健康状态的不同。就人群而言，不同年龄的个体健康状态存在差异；就每个个体而言，其健康状态随着年龄的变化而变化。由于男女在遗传特性、身体形态、脏腑结构等方面的差异，相应的生理功能和心理特征也不同，因此健康状态也存在着性别差异。男子以肾为先天，以气为本；女子以肝为先天，以血为本。男子多用气，故气常亏虚；女子多用血，故血常亏虚。男子病多在气分，女子病多在血分。男子之病多伤精耗气，女子之病多伤血。

（四）意识形态

意识形态所导致的人们对物质的无限制追求和对伦理道德的轻视，是导致人类身心素质下降的重要原因之一。故《素问·上古天真论》言："恬淡虚无，真气从之，精神内守，病安从来。"否则，如张仲景所言："但竞逐荣势，企踵权豪，孜孜汲汲，惟名利是务，崇饰其末，忽弃其本，华其外而悴其内。皮之不存，毛将安附焉？卒然遭邪风之气，婴非常之疾，患及祸至，而方震栗；降志屈节，钦望巫祝，告穷归天，束手受败……"一方面会"玩物丧志"而神思涣散，一方面追求物欲而殚精竭虑，均是导致生命状态"折寿而不彰"的重要因素。

（五）情志因素

中医学认为，七情致病，首先影响脏腑气机，使机体气机逆乱，升降无序，故成内伤，即《黄帝内经》所谓"百病皆生于气"。所以情志的变化可以影响脏腑精气的变化，进而影响人体的健康状态。

郁怒不解，可致肝气郁滞，胸胁满闷；大怒则肝阳升发，血随气涌，耗伤肝阴，故曰"怒伤肝"。

过喜暴喜，损伤心阳，使心气涣散不收，神无主而心神散荡，可表现为狂乱不已，故曰"喜伤心"。

劳神费思，思想难遂，则脾气郁结，运化失司，可见脘腹胀痛、食少便溏，故曰"思伤脾"。

忧伤悲哀过度，使上焦不通，气机闭塞，耗损肺气，可见胸闷、太息、短气等症，故曰"忧伤肺"。

恐则精却，气虚不固而精失所藏，可见腿软、大小便失禁、遗精、滑泻等，而精为肾所藏，故曰"恐伤肾"。

七情本生于五脏,又极易伤五脏,人体以五脏为中心,所以情志是影响人体生命状态的一个非常重要的因素。

第七节　中医状态学研究范畴

中医状态学是一门在中医理论指导下研究人体生命全过程或特定阶段,整体或局部生命活动的态势、特征和变化规律的学问。它所研究的范畴涉及自然、社会、文化、教育和心理等因素对人体健康的影响,以及如何运用中医健康状态原理、中医健康状态辨识与干预技术和方法,帮助人们正确认识自身健康状态,可实现为个体和群体(包括政府)提供有针对性的健康状态与科学干预信息,提高国民的健康水平。它大体包括以下几方面。

一、中医状态学的理论研究

(一)中医健康认知与状态理论

从思维与认知角度研究中医健康理论,包括中医健康及健康状态的概念、内涵及其外延研究;中医健康状态认知理论的特征及科学内涵研究;中医健康状态的理论模型研究。

(二)中医健康状态辨识与效果评价理论

其涵盖从状态的信息采集、辨识分类、防治、疗效评价全过程,包含不同"状态"的"人(体质)""证""症""病""病机"五个部分本身的内涵研究。其主要针对个体人所表现出的外在表征信息,进行综合分析,判断个体人整体反应状态要素(包含程度、部位、性质),辨别个体人所处的状态,选用适当的方案,对个体人进行调整、干预,使个体人的健康保持在较好的状态。

二、中医状态学的技术与方法研究

(一)中医健康状态辨识指标体系

状态的表证参数不仅仅是传统的望闻问切四诊收集的信息,还涉及自然气候变化(如五运六气)、地域环境、心理、社会、道德、体质、不同生命周期生理病理变化(表现为症状和体征)、现代医学检测生化、影像、电生理、病理、细胞结构等信息,我们将这些参数分为"宏观、中观、微观"三个部分,对所得信息进行规范化、结构化、标准化管理与分类,应用基于医学主题词表(MESH)的高信息通量文本挖掘、数据挖掘、多元统计分析等技术,进行信息提取和简化,形成健康状态相关参数体系。

(二)状态辨识数据挖掘处理方法

基于"根据表证,辨别状态要素(位置、性质),组成状态名称"这一规律,研究中医健康状态辨识算法模型。

(三)状态调整效果评价方法

通过对治疗(干预)前后状态的测量,判断状态调整方案的实施效果,从健康状态的程度、部位和性质等三个要素对个体进行评估,观察是否达到了预期目标并实现整体、动态、个性化地反映人体健康状态的实时变化。例如一个 80 岁的新发糖尿病患者和一个 20 岁的糖尿病患者,20 岁的年轻人依据生命周期,避免并发症,提高寿命,因此对于血糖的控制要求更加严格,而 80 岁的老人,依据低血糖的危险性和并发症比较,当然更加倾向于放松血糖控制,这就是个性化医疗的要求。因此,对于不同人群的疗效评定依据不同,这也是状态学的一个重要研究范畴。

(四)中医健康状态测评共性技术研究

围绕中医健康状态测评研究中涉及的标准化参数采集、辨识模型与算法、干预方案、标准制定、效果评价、服务模式等关键环节中的若干实用技术进行研究、开发、性能测试、价值评估等,为中医诊疗仪器设备研制、中医健康管理和服务等提供核心技术模块。

三、中医状态学的应用

(一)状态评价

根据所收集的个人健康信息,对个人的健康状态及未来患病或者死亡的危险性采用数学模型进行量化评价,帮助个体综合认识健康风险,强化健康意识,鼓励和帮助人们纠正不健康的行为和习惯。

(二)状态干预

根据个体的健康危险因素,制定个性化的健康计划,并动态追踪干预效果,实现个人健康计划的目标。

(三)健康服务信息化建设

形成统一的中医健康服务信息化标准和技术规范,充实中医电子健康档案,通过信息化手段提升增强基层医疗卫生机构中医诊疗区中医药服务能力,推进制定健康促进的行政政策和实施方案。

(四)中医健康教育

研究中医健康状态学人才培养的规律、方法及模式,不断提高中医健康教育质量,改善中医健康服务业人员的知识结构,适应中医健康服务业发展的需要。

(五)中医健康服务产业化

根据不同地区中医药健康服务的不同需求,可形成供不同地区、不同人群选择使用的中医健康服务模式、流程和规范,革新中医服务业态;研制符合中医特色并针对不同健康状态的饮料、食品、药物等系列产品,推进中医健康管理技术创新和服务产业联盟发展。

总之,中医状态学从信息采集、状态辨识以及干预手段、干预后的疗效评估等构成了一个对于人的生命全过程的“因人而异”的完整的个性化管理过程,而相关的研究结果以及产品可以为现代中医健康产业提供技术支撑,也为适合创新具有中国特色的中医健康管理模式提供依据,它涵盖了未来中医大部分内容。中医健康状态的研究具有十分广阔的发展前景,作为一个中医健康研究工作者任重而道远。我们应该充分发挥自己的聪明才智,为创建具有中国特色的中医健康状态学科做出贡献。

第二章　中医健康状态辨识与测量

第一节　健康状态辨识

状态辨识是根据中医学理论,对生命过程中某一阶段表征参数进行分析归纳,辨别程度、部位、性质等状态要素,并做出状态诊断,进而辨别生命所处的状态的思维认识过程。辨识的内容涵盖了先后天因素、社会自然环境、体质、生理病理特点、证以及各种因素演变规律和预后转归。

状态辨识适用于各种人群,每一个个体,无论是未病、欲病还是已病和病后,除了针对状态要素对疾病治疗外,还可用于早期诊断、临床干预效果评价。只要掌握了各种表征参数(信息)的获取方法以及状态要素的特征和辨别方法,就可以进行辨识。

一、状态辨识的意义

随着现代科学的发展,人类对生命的理解不断深入,追求健康的意愿也更加强烈。自20世纪90年代以来,全球医学界逐渐认识到单纯治疗已病是消极被动的,认为最好的医学不是治好病的医学,而是使人不生病的医学,导致疾病防治由治"人的病"开始转变为治"病的人",这个转变也使医学从治病的医学转向保健的医学,从关注人的疾病转向关注人的健康,同时更加重视和强调人文关怀。这种医学目的的转变对医学诊疗方式和评价方法提出了更高的要求,中医学"治未病"理论受到人们重视,但却缺乏可操作性平台,限制了其在临床实践中的广泛应用。而状态辨识的提出解决了这个操作性的问题,其意义主要体现在以下两方面。

(一)状态辨识是健康诊断的核心

状态辨识立足于传统中医理论,有着深厚的理论基础,早在《黄帝内经》里对健康就有较为完善的记载。在宏观层面上,其强调健康之人必须与自然相统一,即"天人合一";在中观层面上,强调"阴阳自和""形与神俱"是健康的内在本质。健康是"天人合一""阴阳自和""形与神俱"的功能状态。继《黄帝内经》之后,人们将研究人体状态的重点转移到疾病状态上,更多地注重疾病的诊断和治疗。因此,以证为基础,以中医的病为补充,以人为研究对象,为状态辨识法奠定了基础。不管是健康还是疾病,这些状态都可以通过外在的表征(现象)反映出来,只要掌握了状态要素的特征和辨别方法,通过分析归纳表征参数,都可以把握生命过程的各种状态,因此状态辨识是健康诊断的核心。

(二)状态辨识是效果评价的依据

状态辨识法通过收集"三观"参数,通过计算机数据模型计算,为状态结果赋值,判断未病、欲病、已病和病后四种状态下是否可以对状态进行干预,使其真正达到"见肝之病,知肝传脾"的时间,为干预提供依据。疾病状态下,有"症"的内容,又有生物学的"指标"参数,可为疾病的病位、病性赋予数值,确定证的轻、中、重程度,从证的角度认识病,通过动态测量了解的数值化动态变化的特征,用于疾病危险评估、诊断与分型,从而针对不同状态进行个体化治疗,并且可对疗效、预后、药物使用优势等进行评估,为临床提供准确的疗效评价。

对人体健康状态进行深入的研究,确立了统一的中医病证的诊断标准和疗效评价体系,为中医各科规范临床术语、制定诊疗指南及临床路径、评价中医临床疗效提供了重要的理论依据。根据不同的状态提供不同的治疗原则和方法,以达到理论指导临床的目的。

状态辨识是对传统中医辨证思维的继承和发展,完善和丰富了中医的健康理论,顺应了疾病医学向健康医学的医学模式转变。基于中医临床思维的状态辨识系统的建立,可广泛应用于各个社区、其他医疗保健养生会所及医院,为每个人建立健康档案,通过计算机系统进行健康状态分析,指导未病、欲病状态的人群个体化的养生方案,为已病状态的患者提供合适的中医个体化治疗,为健康产业、治未病、养生康复奠定理论基础和方法学平台,适应了未来健康医学发展的需要,将会为中医健康理论开辟新的领域。

二、状态辨识的沿革

中医学是一门关注人体健康的学科。《黄帝内经》时代,人们关注的主要是对正常生命状态认知和养生。从汉代以后著作看,中医的理论和方法体系大都是研究疾病的,主要是分析人的病变状态,研究使阴阳失衡向阴阳平衡转变的手段和方法,实现疾病状态向健康状态的转化。近几十年来,随着医学模式的转变,许多医家对健康状态进行了较深入的研究,涉及体质、证、病的诊断,实际上健康状态是对个体人生命过程中不同阶段生命特征的概括,涵盖了生命过程中的各种健康问题,即未病状态、欲病状态、已病状态、病后状态和无证状态、前证状态、已证状态、潜证状态、显证状态等,包含了不同个体的中医体质、生理病理特点、病和证。因此状态辨识包括病、证、体质、生理病理特点等的诊断,了解这些辨识方法的概念、源流和基本内容,可以加深对状态辨识的理解。

(一)辨证

辨证是中医学的特色,源于《黄帝内经》《伤寒论》,经过长期的医疗实践,人们创立了多种辨证归类的方法,如八纲辨证、脏腑辨证、六经辨证、卫气营血辨证、三焦辨证、病因辨证、气血津液辨证及经络辨证等。这些辨证内容都是人们从不同视角、层次对"证"的认识,是对生命过程中某一阶段出现已病状态时机体反应的概况。

中医学理论体系的经典著作《黄帝内经》,建立起了阴阳五行、藏象经络、病因病机等中医学的理论体系,论述了望神、察色、观形、闻声、问病、切脉等内容,强调诊断疾病必须结合内外因素全面考虑的整体观,为辨证学奠定了理论基础。后世创立的各种辨证方法,在《黄帝内经》中都可找到雏形。如张仲景的"六经辨证",继承《素问·热论》"三阳三阴受病"思想;"善诊者,察色按脉,先别阴阳","阳虚则外寒,阴虚则内热,阳盛则外热,阴盛则内寒","邪气盛则实,精气夺则虚",是关于八纲辨证的最早论述;"藏象"学说是脏腑辨证的理论依据;卫气营血辨证、三焦辨证,借用了《黄帝内经》卫、气、营、血的概念和三焦划分的思想;《灵枢·经脉》的"是动""是主所生病",是经络辨证的依据;《素问·至真要大论》病机十九条,是最早的关于证素的描述。

1. 六经辨证　六经辨证是以六经所系经络、脏腑的生理病理为基础,将外感病过程中所出现的各种证,综合归纳为太阳病证、阳明病证、少阳病证、太阴病证、少阴病证、厥阴病证六类,是脏腑、经络病变的具体反映。如外感病初起出现脉浮、头项强痛、恶寒症状归为太阳病,因体质及感受邪气不同,又有中风、伤寒等区别。此外它用于外感类疾病辨证时,还揭示外感病的发展演变过程——六经传变,一般是由表入里、由阳转阴的过程。

六经辨证是张仲景总结汉以前医学成就和自己的临床诊疗经验创立的,是融理法方药为一体的理论体系。《伤寒杂病论》在疾病的分类上基本做到了概念清楚、层次分明,具有很高的理论水平。其整体模式沿用至今,为后世各种辨证方法的形成奠定了基础。

六经辨证虽然概括了部分脏腑及经络的病证,但其重点在于分析外感风寒所引起的一系列病理变化及其传变规律,不仅反映疾病的病位和性质,而且正邪斗争的消长盛衰决定着疾病的发展变化,体现出不同时间、空间下由内在的"藏"反映出的"象",不完全等同于脏腑辨证及经络辨证。

2. 卫气营血辨证　清代叶天士在《外感温热篇》中,根据《黄帝内经》的卫气营血的分布及生理功能的不同,将外感温热病发展过程中各阶段的病机、证候、演变规律,进行概括归纳,将温热病发展过程中不同的病理阶段,分为卫分证、气分证、营分证、血分证四种类型,创立了卫气营血辨证,用以阐明温热病的病位浅深、病势轻重及其传变规律。

卫分主表,是温热病的初期阶段。气分证主里,病位有在肺、膈、胃、肠、肝胆等的不同,因病位不同而兼症各异,是正盛邪炽,阳热亢盛的里实热证。营分证为邪入营分,营阴被灼,是温热病发展过程中较为深重的阶段。血分证热邪深入阴血,导致动血、耗阴、动风,病位累及心、肝、肾,为病变的后期,是病情最为深重的阶段。

叶天士认为温热病的传变有顺传和逆传两种形式:按卫→气→营→血的这种发展传变的过程为顺传;不按上述次序及规律传变,病邪侵入卫气后,不经气分阶段而是直接深入营分或血分者,为逆传。也有两种或两种以上证型并见者,如卫分证候未罢,又出现气分证候,称"卫气同病";气分证候未罢,又出现营分证或血分证,称"气营两燔"或"气血两燔"等。

3. 三焦辨证　三焦辨证是清代著名医家吴鞠通创立的一种辨证方法。他依据《黄帝内经》《难经》等对三焦的论述,吸取前人特别是吴又可、叶天士的学术经验,以三焦为纲,将温热病的各种证归纳为上焦病证、中焦病证、下焦病证,阐明温热病的病机、证候特点及传变规律。

上焦病证主要包括手太阴肺经和手厥阴心包经的病变。手太阴肺经证多为温热病的初起阶段,病情轻浅;手厥阴心包经证为肺经温热之邪内陷心包的证。中焦病证主要包括足阳明胃经和足太阴脾经的病变。足阳明胃主燥,温邪侵犯,易从燥化,多表现为里热燥实证;足太阴脾主湿,易从湿化,多表现为湿温病证。中焦病证多为温病的中期或极期阶段,病情较重。下焦病证主要包括足少阴肾经和足厥阴肝经病变,多表现为肝肾阴虚之证,为温病的末期阶段,病情深重。

吴鞠通认为传变的主要表现形式是:"温病由口鼻而入,鼻气通于肺,口气通于胃。肺病逆传则为心包。上焦病不治则传中焦胃与脾也。中焦病不治则传下焦肝与肾也。始上焦,终下焦。"病由上焦传入中焦,继而下焦,为顺传。若病邪由肺卫直入心包,为逆传。传变的过程不是固定不变的,传变与否取决于病邪的轻重和机体正气的强弱。

六经辨证、卫气营血和三焦辨证都是以病位为纲,它既是空间性病位,也是时间性病位,根据各个病位的临床表现,判断当前阶段病证的部位,并结合病性做出完整证名诊断,还说明疾病是一个邪正相争、消长演变的动态过程。

4. 八纲辨证　八纲辨证是医生运用八纲综合分析四诊所收集的各种病情资料,辨别病位的浅深、病性的寒热、邪正斗争盛衰的虚实和病证类别的阴阳,是分析疾病共性的一种辨证方法。

八纲名称的正式提出是近人祝味菊。早在《黄帝内经》时代,对于八纲辨证的内容就早有论述,但八纲辨证的明确和完善是在明清之后。明代王执中正式提出八纲辨证的内容,张介宾提出"二纲六变"说,清代程钟龄指出:"受病百端,不过寒热、虚实、表里、阴阳八个字而尽之。"八纲作为辨证的纲领,并不只是把各种证候简单、截然地划分为八个区域,八纲之间是相互联系的、可变的,存在着证的相兼、证的错杂、证的转化等关系,突出地反映了中医的辩证法思想。八纲概念的确立,抓住了疾病中带普遍性的主要矛盾,从整体上反映了病理本质的复杂性,标志着中医学辨证思维的完善,也为状态学提供了理论基础。

5. 脏腑辨证　脏腑辨证是以辨脏腑病位为纲,根据脏腑的生理功能、病理变化判断病位,结合病证所在的脏腑部位,辨别病变的具体性质,是中医辨证学发展的另一条轨迹,是对脏腑病位的确定。

早在《黄帝内经》中就有对脏腑辨证理论上的阐述,明确各脏腑的生理基础,划分了各脏腑的病变范围。张仲景《金匮要略》把脏腑病机理论运用于临床,奠定了脏腑辨证的基础。华佗《中藏经》专门论述五脏六腑虚实寒热生死顺逆脉证等篇,使脏腑辨证初具系统性。其后《针灸甲乙经》《诸病源候论》《备急千金要方》《圣济总录》《小儿药证直诀》《脏腑虚实标本用药式》《脾胃论》《济生方》《景岳全书》《辨证录》《证治汇补》《王旭高医书六种》等医学著作,从不同角度研究脏腑辨证,充实和发展了脏腑辨证。唐容川在《血证论·脏腑病机论》中明确指出各脏腑的病证特点,同时还认识到脏腑兼证在临床中更为常见。近几十年来,人们整理、总结古代医籍,形成了较为完善的脏腑辨证理论体系,编入到高等中医药院校教材之中,使脏腑辨证在全国迅速得到推广应用。

6. 病性辨证 病性辨证根据病因辨证、气血津液辨证、阴阳虚损辨证,得出反映现阶段病变性质的基础证。辨证过程中判定的病性,反映了疾病当前病理变化的本质属性。

病因辨证是将患者的临床表现与风、寒、暑、湿、燥、火等病邪的特征相比较获得。符合"风性动摇"的特点的症状,判定为风证,如肢体抽搐、震颤、瘛疭等症状。符合"热、红、稠、干、动"的特征为火热证,如发热、口渴、面红、便秘、尿黄等。

气血津液辨证是根据气血津液的生理功能、病理特点,分析、判断疾病中有无气血津液的亏损或运化障碍的证候存在。气血津液证,分为虚、实两大类。虚证指精微物质不足、功能减退,脏器组织失其濡养所产生的证,主要有气虚、血虚、津液亏虚等,一般是气血虚的特殊表现;实证指气血津液的运化失常及其所形成的病理产物,有气滞、血瘀、湿、水、饮、痰、气闭、血寒、血热等。

气与血之间,气血与津液之间密切相关,病理上互相影响,或者同时发病,或者互为因果。临床上常表现为气血两虚、气滞血瘀、气不摄血、气随血脱、气虚血瘀、痰瘀互结、气虚水停、津气亏虚等证。

阴阳虚损辨证,是根据阴阳的生理与病理特点,分析辨别疾病当前病理本质是否存在着阴阳虚损病证,包括了阳虚证、阴虚证、亡阳证、亡阴证等。

7. 经络辨证 经络辨证是以经络理论为依据,对患者所反映的症状、体征进行分析,从而判断病位所在经络脏腑的一种辨证方法。中医学对经络的认识很早,针灸治疗早于方药治疗。因此,经络辨证也应该是很早就有,然而几千年来,对经络辨证的规律研究尚不够深透,临床运用也不够普遍。

经络辨证主要包含有十二经脉病证、奇经八脉病证和十五络脉病证。《灵枢·经脉》等篇归纳有十二经脉的证候。奇经八脉证候在《素问·骨空论》《难经·二十九难》及《奇经八脉考》中有较多论述。

十二经脉病证,主要是根据经脉循行部位的肢体出现的疼痛、酸、胀、麻木感,或者有包块、结节等,判断何经的证,如根据头痛部位分经等。经络辨证还将经脉所属络脏腑的证候划归为十二经脉病证,如手太阴肺经病证的证候可有咳喘、胸满、少气不足以息等症,这实际也是脏腑辨证的内容。

奇经八脉病证,由奇经循行的部位和所具有的特殊功能决定。如冲为血海,任主胞胎,带绕腰腹,冲任带脉的病证以生殖功能异常为主,临床常把月经、生殖、带下等方面的病症称为冲任不固、冲任失调、带脉不固等。

十五络脉病证,主要是根据络脉循行部位出现的异常感觉及特定症状等判断何络脉的证。如手少阳三焦经络脉的病证,实为肘部拘挛,虚为肘部迟缓不收,可取外关穴治疗。

8. 证素辨证　证素辨证是根据中医学理论,对证候等资料进行分析归纳,从而判断病位、病性证素,并做出证名诊断的一种辨证方法,是朱文锋教授创立的辨证的新方法。他继承中医辨证精华,对八纲、气血津液、脏腑、六经、卫气营血辨证等内容进行深入研究,分析总结辨证的规律,明确辨证的原则,诠释辨证的内容,提出以"证素"为核心的辨证新体系。其思维的基本原则是遵循中医学基本理论,以症为据,从症辨证;辨证思维过程是根据临床证候辨别证素,然后由证素组合做出证名诊断。如果患者出现心悸、胸闷、气短、乏力,活动后症状加重,舌淡红,苔薄白,脉弱。根据上述心悸、胸闷症状判断患者病位在心,从气短、乏力、活动后症状加剧、脉弱可以判断疾病的本质即病性为气虚,组合成证名即为心气虚证。这种从证候到证素到证名的诊断模式符合临床实际,既有规律可循,又能体现中医辨证的灵活性,克服了按病分型、以证套症的弊端,是健康状态辨识体系"已病状态"辨识的核心内容。证素辨证的原理可以为我们把握生命全过程的健康状态提供方法学依据。

(二)辨人

辨"人"包括对体质、生理病理特点等的判断,因此了解体质、中医生理病理特点的源流和内容对未病、欲病状态的判断以及状态的变化趋势有着重要意义。

1. 体质　体质是中医学的重要概念,是人体在先天禀赋和后天调养的基础上,表现出来的功能和形态结构上相对稳定的固有特性,包含形态结构、生理功能、心理状态三方面,是人在不同时期身心保持相对稳定的一种"状态"。人类对体质的认识和医学起源几乎同步,甚至比医学的起步还要早些,历经了先秦至隋唐时期、宋金元时期、明清时期以及近现代的漫长发展过程,中医体质理论形成并日趋完善。

(1)先秦至隋唐时期——中医体质理论萌芽:《黄帝内经》对个体的体质差异进行过详细而系统的观察和描述,常用"形""质""素""态"等来表述。如《灵枢·阴阳二十五人》从人体外型、颜色等分析体质,包括"木形之人,比于上角,似于苍帝。其为人苍色,长面,大肩背,直身,小手足,有才,好劳心,少力,多忧劳于事,能春夏不能秋冬,秋冬感而病生,足厥明佗佗然"等"五形之人"。《灵枢·通天》从人体外部形态特征判断"五态人","凡五人者,其态不同,其筋骨血气各不等余"等。《灵枢·寿夭刚柔》明确指出刚柔、强弱、高低、阴阳、肥瘦等十分显著的个体差异,曰"余闻人之生也,有刚有柔,有弱有强,有短有长,有阴有阳"。《灵枢·逆顺肥瘦》提到的"肥人""瘦人""壮人",《灵枢·论痛》"筋骨之强弱,肌肉之坚脆,皮肤之厚薄,腠理之疏密,各不同……肠胃之厚薄坚脆亦不等"等,都说明了人类个体差异。

《伤寒杂病论》没有明确提出体质的概念,但常用"家"或"人"字来记载许多有关患者的体貌体态特征及疾病的易趋性,如湿家、喘家、呕家、冒家、淋家、黄家、疮家、衄家、汗家、强人、羸人、尊荣人等,这些患者的个体特征是仲景处方用药重要的参考依据。如"尊荣人"的体型特征是"骨弱肌肤盛"。"骨弱",表现为没有气力,容易疲倦;"肌肤盛",指肥胖,赘肉多。这类人容易出现关节疼痛、麻木、自汗等特征的疾病,治疗常用黄芪类方。

(2)宋金元时期——中医体质理论的充实:陈自明的《妇人大全良方·气质生成章第七》指出体质与先天禀赋的关系,"具天地之性,集万物之灵,阴阳平均,气质完备,咸其自尔。然而奇偶异数,有衍有耗;刚柔异用,或强或弱"。朱丹溪《格致余论》则提出体质与发病的关系及治疗时必须因人制宜的观点,"凡人之形,长不及短,大不及小,肥不及瘦;人之色白不及黑,嫩不及苍,薄不及厚;而况肥人湿多,瘦人火多,白者肺气虚,黑者肾气足,形色既殊,脏腑亦异,外证虽同,治法迥别也"。

(3)明清时期——中医体质理论的发展:张介宾首次提出"体质"一词。《类经·运气》云:"帝曰:非司岁物何谓也?岐伯曰:散也,(非司岁物,谓非主岁之物也。散者,谓六气之序,不司天地则司四间,故物生之应,亦当随气散见于四方,而各有所禀也。)故质同而异等也。(惟天地之气变不常,故物生之体质虽同,而性用之厚薄则异。)气味有薄厚,性用有躁静,治保有多少,力化有浅深,此之谓也。(此即质同异等之谓。盖司气者与不司气者,其有不同如此。)"

叶天士在《临证指南医案》中多次提到"体质",并指出体质与发病及疾病转归间的关系。"凡论病先论体质、形、色、脉象,以病外加于身也","色苍形瘦、木火体质","形体丰溢,脉来微小,乃阳气不足体质","且吾吴湿邪害人最广,如面色白者,须要顾其阳气……面色苍者,须要顾其津液……"。

(4)近现代时期——中医体质理论继承与创新:近年来中医界出现了体质研究的热潮,他们对体质的概念、内涵和外延做了较准确的定义,并应用实验、统计、调查等方法对体质进行深入的研究。20世纪70年代末,匡调元创立"体质病理学",将体质分为正常质、燥红质、迟冷质、倦㿠质、腻滞质、晦涩质六种类型。王琦撰写了第一部中医体质学说专著《中医体质学》,用现代的统计学分类方法将临床体质分为平和质、气虚质、阴虚质、阳虚质、痰湿质、湿热质、气郁质、瘀血质、特禀质九种。何裕民将体质分为强壮型、虚弱型、偏寒型、偏热型、偏湿型、瘀滞型六种。还有学者针对不同性别、年龄人群等进行体质分型。

2. 中医生理病理特点　中医生理特点是指不同人群或个体(包含年龄、性别、生活习惯、地域方面)所具有的特殊的健康状态,病理特点是对人体欲病态和已病态下病理变化的描述,是健康状态研究的重要内涵。中医学对不同人群的生理病理特点的认识是一个逐步发展完善的过程,历代的医家结合自己的经验和体会,针对某一群体特有的生理病理特点进行概括,主要表现为群体的共同性和个体的差异性两方面。

(1)群体的共同性:是人类群体整体的生命活动过程的自然趋势,表现为在生、长、壮、老过程中任何个体都大致相同的规律特点。如《灵枢·天年》以10岁为基数,《素问·上古天真论》以男子8岁、女子7岁为基数概括人体生、长、壮、老一生不同时期生理病理特点。

（2）个体的差异性：指个体生理特征所决定的疾病的易感性、趋向性及转归，并因性别、年龄、生活地域、生活习惯、体质等而存在差别。《灵枢·逆顺肥瘦》指出"婴儿者，其肉脆血少气弱"。《养老奉亲书》提到老年生理病理特点多为"高年之人，形羸气弱""上寿之人，血气已衰，精神减耗，危若风烛，百疾易攻"等。《临证指南医案》云"女子以肝为先天也"；历代中医文献认为"妇人多郁"，"郁乃血病之中所起也"；严用和《济生方·妇人门·妇人论治》中指出"妇人乃众阴所集"。《素问·异法方宜论》曰："故东方之域，天地之所始生也。鱼盐之地，海滨傍水，其民食鱼而嗜咸，皆安其处，美其食。鱼者使人热中，盐者胜血，故其民皆黑色疏理。"

然而，纵观人们对体质学说发展过程中的种种分类以及描述，体质和生理病理特点常被混为一谈。

（三）辨病

疾病诊断，又称病名诊断，简称辨病，指在中医理论指导下，根据疾病的临床表现和全过程基本的特点和规律，确定所患疾病的名称。中医一贯重视辨病与辨证的有机结合，纵观中医学术发展史，辨病早于辨证，但在不同的历史时期，受到社会文化背景的影响，产生了辨病论治或辨证论治主次区别。

1. 秦汉及以前时期——辨病论治原则的确立

（1）中医学对疾病本质的认识，最早是确定病种并赋予病名。远在商周时期的甲骨文中，就有以部位取病名的描述，如疾首、疾目、疾腹、龋等。《山海经》记载疾病 38 种，《五十二病方》中系载有马不痫、羊不痫、癫疾、蛊、骨疽等 52 种疾病，书中还提到其他病名约计 103 种。《黄帝内经》中多处提及"病名"一词，如《素问·疏五过论》"诊之而疑，不知病名"，《素问·方盛衰论》"逆从以得，复知病名"，确立了辨病论治的原则。

（2）《伤寒杂病论》将辨证与辨病有机结合起来，在辨病后进行辨证论治。《伤寒论》阐述外感病，提及约 40 个病名；《金匮要略》研究杂病，提出约 160 个病种。"虽未能尽愈诸病，庶可见病知源。"《伤寒论》和《金匮要略》的绝大多数篇名都是"辨某病脉证并治"，这是中医学重视辨病论治的最好明证。

2. 晋唐时期——辨病论治的继承与发展 晋代葛洪指出医学研究应"分别病名，以类相续，不先错杂"；唐代孙思邈提倡"夫欲理病，先察其源"，这种"分门别类""追根求源"，已经从形式逻辑思维上来观察医学现象，说明当时医学家们注重探求医学自身发展的特殊矛盾和特殊规律。

3. 近现代时期——辨病与辨证的继承与创新 赵锡武指出："有疾病而后有症状，病者为本，为体；证者为标，为象。病不变而证常变，病有定而证无定，故辨证不能离开病之本质。"金寿山强调辨证论治的枢机是病为纲，证为目。他在《金匮诠释·自序》中指出："能辨证而不识病，可谓只见树木不见森林，在诊断上缺乏全局观点，在治疗上会毫无原则地随证变法；当然只识病而不辨证，也就是只见森林不见树木……诊断上虚实不分，治疗上实实虚虚,损不足而益有余。"

中医学经过两千年的发展,形成了中医特有的疾病的概念、体质理论及丰富的辨证理论和方法,但主要还是针对生命过程中欲病和已病状态。近年来,随着人们对生物-心理-社会医学模式下的健康和疾病认识的不断深入,单纯疾病模式无法体现生命是个时序的连续的过程,而以中医理论为指导的状态学理论将是沟通中西医学、健康疾病的桥梁。

三、状态辨识的结构

状态辨识的思维过程可概括为"根据表征参数,辨别状态要素,组成状态名称"。

从表征参数判断状态要素,最后形成状态名称,既是状态辨识的原理、规律,也是状态辨识思维过程中的三个层次、三个阶梯、三个步骤。三者都是"辨",辨别表征参数是基础,判断状态要素是关键,确立状态名称是目的(图2-1)。

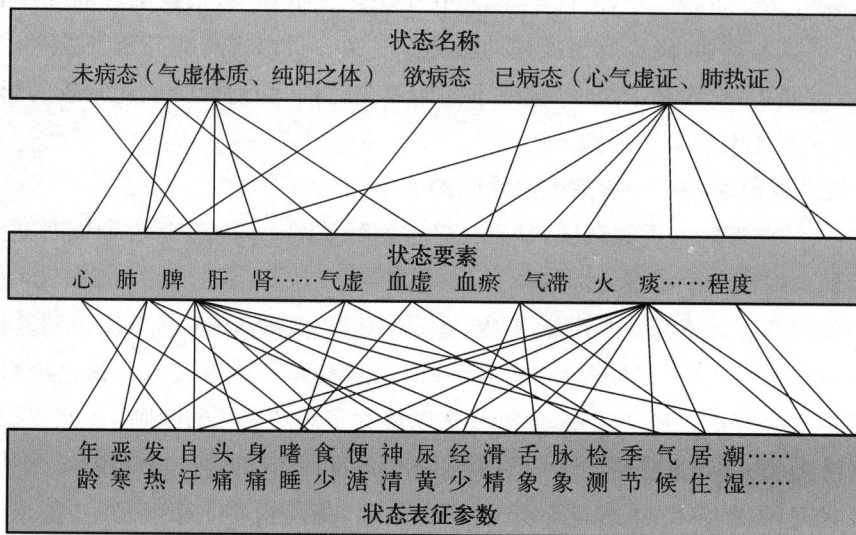

图2-1 状态辨识的结构

(一)辨别表征参数是基础

空气质量、地域、节气、长期涉水工作、女性、形体肥胖、发热、咳嗽、胃痛、脉滑、舌红、苔黄、X线影像资料等表征参数,都只是状态的表征,并非状态本质,状态也不是机体的局部反应,而是各种因素作用于机体的整体反应状态。要认识状态的本质,就必须从表征入手,不但要收集中观参数,还要考虑到宏观和微观参数,离开表征参数,就无法辨识状态。因此,表征参数的全面、真实、客观、规范是准确辨识的前提。

以状态表征参数为依据,从表征参数辨识状态,是中医临床思维的原则。表征参数全面收集、正确认识,是辨状态的基础,是状态辨识的第一个层次、第一个步骤、第一个台阶。

（二）判断状态要素是关键

"状态要素"，包含着反映程度的要素，如已病、未病、欲病状态或者三态中反映轻重程度，轻重程度用Ⅰ（一级）、Ⅱ（二级）、Ⅲ（三级）表示，一级代表轻度，二级代表中度，三级代表重度，还包括反映部位的要素，如心、肝、脾、肺等，以及状态性质的要素，如湿、热、气虚、血瘀等要素。

表征参数只是状态的现象，只是辨识的证据，状态要素才是本质。各种具有内在联系的表征参数组合的结果才是"状态要素"。它不是一个孤立的实体，而是对人体现阶段整体反应状态的概括。任何表征参数的采集都是为了辨别状态要素，任何状态名称都是由状态要素组合而成。

个体人的健康处于不断变化之中，不同阶段的健康状态表现不同，因而反映内在状态本质、整体反应状态的要素也不是静止不变的，这可从状态要素的分布、演变中反映健康的发展趋势。

所以，状态要素是辨识的核心，辨识状态的关键是要确定机体当前处于已病、未病、欲病或病后状态，以及当前状态的位置、性质，程度的轻重。如根据个体人的症状判断其为已病状态，当前已病状态下位置要素（即病位证素）在脾，性质（病性证素）是阳虚，病变严重程度为三级。辨别状态要素是状态辨识的第二个层次、第二个步骤、第二个台阶。

（三）确定状态名称是目的

状态名称诊断是对机体整体反应状态的高度概括，是状态辨识的最后结论。状态要素只是构成状态名称的要素，不等于完整的状态名称诊断，一个完整的状态名称诊断应该是程度、部位与性质的结合。比如已病状态，脾阳虚证Ⅲ（三级），还可以进一步实现定量的描述。

部位与性质之间有纵横结合的关系，所以必须在中医学理论指导下，灵活、准确地把部位、性质抽象为完整的规范状态名称。如已病状态下，不同部位的病变会表现出不同的性质，病位证素与病性证素之间有一定的联系规律及因果主次关系，如内风归属于肝、湿易困脾、肾多虚证等，按照中医学理论，灵活、准确地将部位与性质有机地整合，才能形成完整的状态名称诊断。

因此，确定状态名称也是一个"辨"的过程，是整合思维，是状态辨识的第三个台阶、第三个步骤、第三个层次。

四、状态辨识的原理与方法

（一）状态辨识原理

1. 状态辨识思维原理　状态的诊断是医生对生命过程健康状态的判断。状态辨识的思维过程，是在中医理论指导下，对个体人所表现出的外在表征信息进行综合分析，从而对个体人整体反应状态（包含程度、部位、性质）等状态要素做出判断，以辨别生命所处的状态（图2-2）。

2. "状态"的结构　根据中医理论，按照健康水平的不同可将人体状态分为三类：未

状态辨识原理

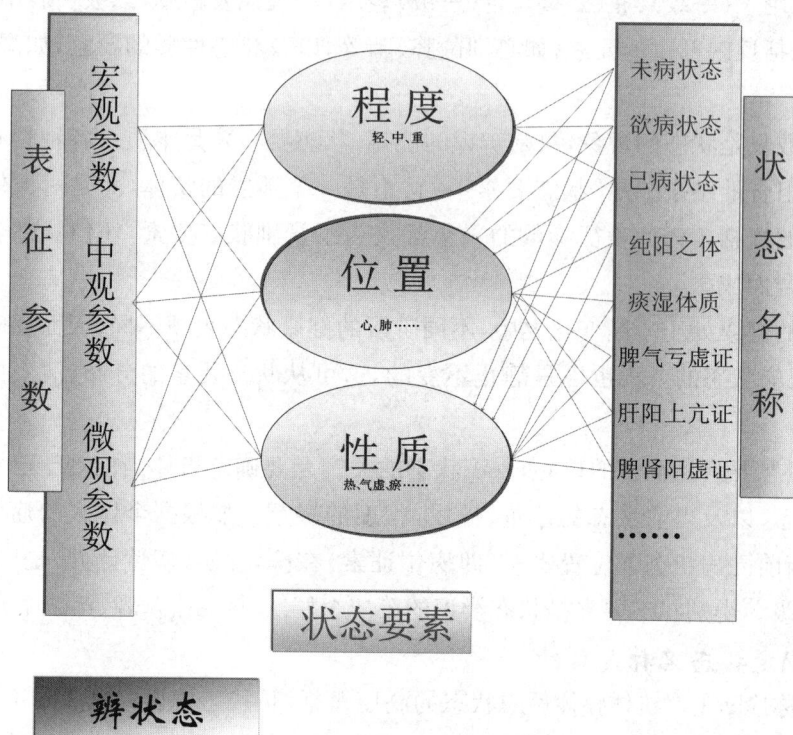

根据中医学理论，对表征参数进行分析，认识其本质（状态要素），并做出诊断（状态名称/证名）的思维认识过程

图2-2 状态辨识原理示意图

病状态、欲病状态、已病状态。未病态是指处于"阴平阳秘"状态，即正常生理下的"无证无病"未病状态，包含体质及生理状态；已病态是指处于"阴阳失衡"状态，是病理下的"有证亦有病"的状态，包含着病与证；欲病态是介于未病态与已病态之间的状态。不论什么状态，都涵盖着程度、部位和性质三方面的内容。其中，未病状态也可以称为正常健康状态，而欲病态、已病态和病后态属于不健康的状态。

（二）状态辨识方法

1. 状态要素 尽管健康是一个很复杂的过程，所包含的状态也是多种多样的，但是，无论状态怎么复杂，都可以用状态要素来描述，包括程度、部位、性质等。

（1）程度：也可称之为轻重，即阴阳自和的功能状态偏离正常的幅度。程度反映了状态好坏程度、预后及转归。传统中医对程度描述较少，而且程度的标记大多是定性的，如"肥人多痰""瘦人多火"等，这些程度的描述受患者主观感觉及辨治者主观因素的影响，因此引入数据挖掘及信息处理等现代科学技术对每个表征信息进行整合量化，获得数字化的辨识参数,从状态表征参数、状态要素和状态等不同角度综合考虑,合理分配权值,同时根据实际应用设置诊断阈值,确定程度的轻重。程度要素辨识的意义在于区分未病、欲病、已病和病后四种状态,通俗地说是正常不正常、要不要紧。从证的角度看,状态的程度可以分为无证、前证、显证,而显证还可分为轻、中、重三种程度。在证素辨证中,程度的判断依据就是证素的积分,各证素诊断的确定以 100 作为通用阈值。辨证要素积分< 70,归为 0 级,说明基本无病理变化;70≤积分< 100,归为 1 级,说明存在轻度病理变化;100≤积分<150,归为 2 级,说明存在中度病理变化;积分 ≥150,归为 3 级,说明存在严重病理变化。

(2) 部位:指状态所反映的部位,是人体状态变化所发生和影响的脏腑、气血、经络、四肢百骸等。其在已病状态时称为病位,有五脏六腑之别,如心、脾、肾、肝、胃等;在未病态及欲病态时,部位是反映不同个体(年龄、性别、群体)的生理病理特点、体质偏颇的重要依据,如反映小儿生理特点的"肝常有余,脾常不足",反映体质偏颇的"五形之人"等。而部位的辨别除特定部位本身反映于外的表征外,还要参考内在因素以及生命活动的规律,如年龄、禀赋与肾关系密切,同时还要参考中医学理论,如火邪容易影响心,湿邪经常侵犯脾和关节以及经络的走向分布等。因此辨别部位的意义在于了解是哪里的问题,这对于状态和演变趋势的判断是很重要的。常见部位除上述病位外,还包括五官、五体等。状态有望成为中西医学融合的切入点,因此,未来状态部位还包括器官、组织等。

(3) 性质:指状态的性质,是机体在特定状态发生的内外平衡、阴阳偏颇、邪正斗争的态势和特征,如寒、热、气虚、血虚、气滞、血瘀等。性质是状态辨识的核心和关键,性质的辨别结果直接关系到干预、调护及治疗方法的确定,因此对任何状态的辨识都不可缺少。在已病状态下的性质即为病性,如阴虚、阳虚、痰等。未病状态和欲病状态反映的是体质、生理病理特点,辨别病性的意义在于判断阴阳偏颇、正气强弱、体质差异、邪气性质等,具体地说有什么生理病理特点、体质类型、疾病的寒热虚实等,即有什么问题、是什么状态。性质是状态调整、治疗立法的主要依据。未来状态性质还将包括西医的病、病理等。

2. 状态辨识数据挖掘处理方法　根据收集的宏观、中观、微观三观参数,采用一定的算法模型,将个体人健康态区分为未病态(无证)、欲病态(前证)、已病态(潜证、显证)和病后,这是一个常规的分类问题。该类问题的解决在人工智能、数据挖掘、机器学习等领域都有深入的涉及,但各有偏重。人工智能领域侧重于人类思维特征的总结、知识表达、逻辑推理等;数据挖掘侧重于"从数据中获取有效、新颖、有潜在应用价值和最终可理解模式的非平凡过程"。中医病证状态的辨识领域,越来越多地开始采用复杂、多元的数据挖掘算法构建中医诊断模型,所用方法涉及模糊数学、粗糙集理论、贝叶斯网络、贝叶斯分类、基因表达编程、决策树、相关分析、判别分析等,而尤以模糊数学、人工神经元网络、贝叶斯网络等方法最为普遍。模糊数学模型善于解决现实世界中存在的各种模糊现象和关系,如解决在中医病证诊断中存在的年龄(年老、年轻)、体质(强、弱)、咳嗽(轻、中、重)、疼痛程度(很疼、比较疼、有点疼、不太疼)、肝肾阴虚诊断(像、很像、不太像)等这类模糊概念的判别问题。该模型的最大缺点就是很难根据中医辨证思维规律设计适合的隶属函数。人工神经网络是一种应用类似于大脑神经突触连接的结构进行信息处理的数学模型。神经网络是由大量的节点(或称"神经元",或"单元")以及节点之间的相互连接构成。每个节点代表一种特定的输出函数,称为激励函数(activation function)。每两个节点间的连接都代表一个对于通过该连接信号的加权值,称之为权重(weight),这相当于人工神经网络的记忆。在学习阶段,通过调整神经网络的权,通过更准确的预测输入样本的类标号来学习。该模型的最大缺点就是网络拓扑和大量模型参数均凭工程人员的经验产生且构建的网络模型很难找到好的领域解释。贝叶斯网络是一个图形模型,能描述属性子集间的依赖关系,是针对不确定性知识表达和推理的方法。通常贝叶斯网络由一个有向无环图和针对图中每一个节点的条件概率表两部分组成。有向无环图中每个节点代表一个随机变量,每条弧代表一个概率依赖。如果一条弧由节点 Y 到 Z,则 Y 是 Z 的双亲或直接前驱,而 Z 是 Y 的后继。给定其双亲,每个变量条件独立于图中的非后继。该模型将概率推理和网络结构有效地结合起来,能充分利用训练案例中归纳出来的统计知识开展概率推理,而生成的网络结构则能将专家头脑中极其复杂且高度非线性的知识清晰地表达出来,因此在中医病证诊断领域得到了较为普遍的应用。该模型最大的缺点就是当模型的学习样例数比较少即案例的分布较为片面时,或案例的缺失信息较多时,往往无法得到很好的分类判定模型。

总之,数据挖掘分类算法模型仅能获取阶段性的知识发现,这提出了对循环往复的不断提高精度的机器学习算法模型的迫切需求。在新一轮中医健康状态辨识模型算法的研究中,一个融合专家系统、数据挖掘分类算法、机器学习系统模型等的研究框架模型的提出,将为中医健康状态辨识模型算法研究的开展勾画一幅基本蓝图。

五、状态辨识的结果

(一)状态辨识的结论

生命是整体状态时序变化的连续过程,状态的概念涵盖了健康与疾病。从健康与否的角度讲,人体的整个生命过程就处于健康与疾病两种状态的相互转化之中。根据中医理论,按照健康水平的不同可将人体状态分为四类:未病状态、欲病状态、已病和病后状态。证虽然是一种状态,但只是人体发病后的一种状态,不能涵盖未病态和欲病态。因此,体质(如阳虚质、痰湿质等)、生理病理特点(如"稚阴稚阳""男子……五八肾气衰")等状态,都不能用证进行描述。

通过分析状态的表征参数,并且应用数据挖掘对每一表征参数对状态要素的贡献度进行计算,建立辨识的数学模型,判断个体人属于健康三态中的何种状态:是"无证无病"的未病状态,还是具有气虚体质特点,脾易受到影响的致病状态;或是处于"有证有病"的已病状态,如腹痛病脾气虚证二级;或是介于未病和已病之间的欲病状态,如具有脾气虚病理特点,未出现诊断意义上的证和病,但外界因素稍加刺激即可出现已病状态,比如每次食用青菜即可出现腹部隐痛、泄泻,表现出泄泻病的脾气虚证的已病状态。

（二）状态结果与证、病、体质的关系

状态结果涵盖了证、病及体质。状态辨识结果包含有"病"的状态描述,"证"的状态描述,"体质"以及生理、病理状态等的描述。

证与病同属病理状态,但二者在范畴、病因病机、特征、转归上都存在不同。中医学中,"病"是致病邪气作用于人体,人体正气与之抗争而引起的机体阴阳失调、脏腑组织损伤或生理功能障碍的一个完整的生命过程。"证"是对疾病发展到某一阶段的病因、病位、病性、正邪关系及病势等所做的高度概括,反映了疾病发展过程中某阶段或某一部位的病理变化。病和证对中医来说都十分重要,但它们对疾病发生发展的规律和机制等病理本质反映的侧重面有所不同。"病"在时空上具有一定的延续性,在发生发展演变上有一定的规律性,即同一疾病的不同患者表现出共同的基本病理特点,它反映了疾病的基本矛盾。而"证"则是对疾病当前阶段的病理本质所做的结论,它反映了不同患者、不同阶段的机体反应状态,即特殊矛盾,所以有较大的差异性。

体质影响着人体发病后的证型及其转归,因而也有不少学者对体质与证的相关性及其差别进行了研究。颜德馨认为,体质与证之间存在着"体质与证的固有相属性,体质与证的潜在相关性,体质与证的从化相应性"。匡调元将体质区分为正常体质与病理体质,病理体质是将病未病的病前状态,或者说是隐匿状态。他认为体质与证的区别是形成原因、变化速度、分型繁简及调治难易不同四方面。相对而言,证的治疗比较容易,体质的调整往往较为困难。综上,体质与证属于不同范畴,体质属于生理范畴,证属于病理范畴;体质是相对稳定且长期存在的,证则是可变的、阶段性的;体质和遗传关系密切,而证与遗传的关系则不如体质密切。在一般情况下,体质对证的类型和转变有内在的规定性,但在某些情况下,特别是急性疾病时,证的表现也不一定取决于体质,二者并不完全存在一致性和同发性。

（三）状态的特点

1. 整体性　中医研究对象是"人",人本质上是个开放系统,他之所以具有新陈代谢、生长、发育、自我调节、刺激反应和天然的能动性等基本特征,就是由于生命系统能够不断地与外界环境进行物质、能量和信息的交换。因此中医历来强调人是一个有机整体,天人相应,形神合一,人体的脏腑、气血、经络、形体官窍之间相互联系,相互依存,和谐统一。因此,状态辨识除了注意四诊所收集到的临床症状、体征,还要注意社会、环境等因素的影响,做到从人体自身、人与社会、人与自然的各种"整体"出发来进行审察。

2. 动态性　中医学认为生命是内外环境相互作用下整体状态时序变化的连续过程,具有从孕育、产生、发展、成熟到衰退、消亡的过程,这种运动、发展、变化过程,就是它动态性的反映。状态是生命过程中某一阶段的反应,也具有这种属性。

3. 实时性 状态的变化与时间关系密切,尤其是表现为已病状态出现证时,证可以因时而变,如《伤寒论》云:"伤寒一日,太阳受之,脉若静者,为不传,颇欲吐,若躁烦,脉数急者,为传也。""伤寒二三日,阳明少阳证不见者,为不传也。"相同的疾病又可在不同的时间段内表现出不同的证,如《医学正传·卷八》在论及小儿发搐时,认为一天不同的时间内,小儿发搐所表现的证不同,早晨发搐是肝木大旺,日午发搐是心火大旺等。

4. 个体性 由于疾病的不同、个体的差异和内外环境的变化,同一种状态要素在不同的病、不同的人、不同的时间和地域等表现出较大的差别,表征信息也呈现多样化,甚至可出现完全不同。

第二节 状 态 表 征

一、状态表征参数的含义

(一)状态表征参数的概念

人体状态可以通过外部的表征反映出来,如症状、体征、理化指标等,称为状态表征,即每种状态所表现的、具有内在联系的外部征象。状态表征可以用适当的参数来描述,所谓参数就是一种变量,是可供参考的数据。用以描述状态表征的参数,称为状态表征参数,它是指与健康状态相关的,用以描述健康状态表征的参数或变量,或者是指对区分和辨识不同健康状态有贡献的参数或变量。状态表征参数中,有的是人体自身和状态相关的参数,如口渴、头痛、面色红、脉弦、身高、血压值等;有的是人体以外的和状态相关的参数,如节气、气温、湿度、居住环境、工作压力、人际关系等。这些都可以看作状态的表征参数。状态表征参数是判断和辨别状态的主要依据,因而,它在中医状态辨识中具有重要的意义。

(二)状态表征参数的范围

人的健康状态受性别、年龄、体质、疾病、心理、气候、地理、季节、社会等诸多因素的影响,又通过人体的各种表现,如症状、体征、理化指标、病理变化等反映出来。因此,理论上讲,与人体健康状态相关的表征参数是无穷多的,任何单一的参数均难以全面、准确地刻画人的健康状态,因而必须尽可能获取全面的与健康状态相关的表征参数。正如李时珍在《濒湖脉学》中所说:"上士欲会其全,非备四诊不可。"

由于人们对健康状态的认识受历史条件的限制,传统中医主要依据四诊获得的信息对病、证进行辨识和判断,这些信息主要包括症状、体征和病史。那么,这些四诊信息与我们今天所提出的状态表征参数之间是何关系? 如前所述,健康状态表征参数的范围广泛,传统中医诊断或各类"诊断标准"中与特定病、证诊断相对应的症状、体征、病史等都是表征参数。当然,不仅是这些信息,还有如气候条件、四时节气、地理环境,以及理化指标和病理变化等都是健康状态判断的重要依据,都是表征参数,甚至如颜色喜好、穿着习惯和睡卧姿势等都可能与心理、性格相关,也是表征参数。因此,基于"整体医学"的健康认知理念,应立足于整体观念,全面、准确、合理地构建健康状态表征参数体系。

二、状态表征参数的分类

由于状态表征参数的范围广泛,内容繁多,在临床诊断的实际应用中存在一定的难度,因此,我们需要按照一定的分类原则,从不同的角度对参数进行适当的分类,以便能够合理地构建与应用健康状态表征参数体系。

(一)表征参数分类的原则

1. 可行性原则 状态表征参数可以用来描述人体的健康状态,应根据具体问题有针对性地选用。中医健康状态的评价,首先就是要选择、确定一组有判断意义并可供操作的参数,这些参数应既可以用来测定社会成员个体的健康水平,也可以作为临床研究中判断治疗效果的依据。因此,在选择参数时,应尽可能考虑其可行性与可操作性,选择容易获得的参数。如状态表征参数中的中观参数,就包含了生物、心理、社会等内容,而心理指标中人格、智力等这些参数有时很难单独获得,因而需要借助心理测评量表等进行评价和分析。

2. 科学性原则 中医学认为健康与疾病作为一种生命活动状态是客观存在的,而且这种生命活动状态是可以为人们所认知的,它可以通过身体的一些表象反映出来,这些表象可以是人体自身的异常感觉,也可以没有异常感觉而只是身体出现的一些体征,并且可以通过某些特定的方法加以测量描述。基于中医学"司外揣内"等基本原理之上的中医健康测量是有一定科学依据的,这些基于中医学整体观基础上的状态表征参数具有一定的客观性。人体自身的生命活动具有动态性,这种动态的变化具有其自身的规律性。生命活动状态的这种规律性是其可认知性和可测量性的前提和基础。因此人体健康状态表征参数指标的分类应具有科学性并有规律可循。

3. 整体性原则 中医学关于健康的"天人合一"观、"形神合一"观,充分反映了中医学对于健康认识的整体性。基于这一认识,中医学认为,人是一个有机整体,人体的脏腑、经络、气血、形体官窍等之间相互联系,人体自身、人与社会、人与自然和谐统一。影响健康的因素也是多方面的,有来自人体自身身体的、心理的,还有来自自然界和社会的,这些因素之间相互作用、相互影响,涉及人体多器官、多系统、多层面的物质和功能的变化。基于中医学的整体健康观,从多个视角去测量、审察、判断人体的健康状态是十分必要的。状态表征参数的选择除了四诊所收集到的临床症状、体征,还要包括心理、社会、环境等因素。如中医学整体望诊中对于"神"的认识,就要具体通过两目、神情、气色、体态等几方面的状态表征参数来体现。又如,对于"湿证"的诊断,除身体困重、肢体倦怠、头重如裹、苔腻、脉濡等身体表征之外，居住地潮湿、阴雨天加重等这些自然环境因素也是诊断的一个重要依据，这些参数均与人体的健康状态有关。因此，状态表征参数体系的构建与分类应体现整体与局部相结合，宏观、中观、微观"三观并用"的整体性原则。

（二）表征参数分类的内容

按照上述表征参数分类的原则，根据参数的特点及临床应用需要，我们对参数进行了适当的分类，常见的参数分类方法有按参数的类别划分、按参数的性质划分和按参数的特征划分。

1. 按参数的类别划分

（1）宏观参数："宏观"原本是物理学名词，与"微观"相对应，是指由各种宏观物体、宏观现象所组成的一个领域。宏观物体一般指空间线度大于 $10^{-4} \sim 10^{-6}$ 厘米的物体。宏观现象一般指宏观物体和场在较大尺度空间范围内的各种运动变化现象。宏观物体与宏观现象合称宏观世界，通常又指行星、恒星、星系等巨大物质领域。在健康状态表征参数体系中，我们借用"宏观"一词，将与健康状态相关的天时、气候、地理环境、季节、节气等参数称为宏观参数。人生活在自然环境中，人体的生理功能和病理变化必然受到自然环境的影响。因此，这些自然环境因素在一定程度上与人体的健康状态相关，而成为判断健康状态的表征参数。例如，《素问·异法方宜论》指出，东方傍海而居之人易得痈疡，南方阳热潮湿之地易生挛痹；又如，湿为长夏的主气，因此长夏季节患病多夹有湿邪；另如，某些关节疼痛的病证常在寒冷或阴雨天气时加重，说明是寒湿阻滞；再如，某些患者常在凌晨 1～3 点期间症状发作或加重，可以依此判断可能病在肝经。这些都说明自然环境因素对人体健康状态的判断具有一定的意义。宏观参数主要包括"天、地、时"三个部分的参数。具体地说，"天"主要包括运气特点、天文现象（如日食、月食、太阳黑子等）、气候特点、天气现象、气象要素（如气温、气压、风、湿度、云、降水、蒸发、能见度、辐射、日照等）、空气质量、大气污染、自然灾害等；"地"主要包括地域地形、海拔、植被、土壤、水源、环境污染等；"时"主要包括季节、节气、日期、昼夜、时辰、时差等。其中有关"时"的参数内容可以通过就诊时间、发病时间等来确定，有关"天"和"地"的参数内容则需要借助各相关管理部门发布的数据等来获取。

（2）中观参数：所谓中观，有多方面的意思，有宗教学解释、社会学解释，也有经济学解释。在健康状态表征参数体系中，我们借用"中观"一词用以指人类日常生活所接触到的世界，将与健康状态相关的生物、心理、社会环境等表征参数称为中观参数。人体的症状、体征、心理活动等直接反映了个体人的健康状态，而社会环境则会对人的身心健康产生重要的影响。因此，症状、体征、心理、社会环境等这些人体自身直接表现或密切接触的表征，就成为辨识健康状态的重要表征参数。例如长期焦虑抑郁的患者，就容易肝气郁滞而导致各种病证。又如良好的社会环境可使人精神振奋，勇于进取，有利于身心健康；而不利的社会环境可使人精神压抑，或紧张、恐惧，从而危害身心健康。李东垣在《内外伤辨惑论·论阴证阳证》指出"向者壬辰改元,京师戒严,迨三月下旬,受敌者凡半月,解围之后,都人之不受病者,万无一二,既病而死者,继踵而不绝",描述了战乱对人体身心健康的严重损害,那么战乱的社会环境因素就是当时病证诊断的一个重要参数。中观参数主要包括"生、心、社"三个部分的参数。具体地说,"生"主要包括中医传统四诊采集的症状、体征、病史以及各种量表(包括普适性量表和特异性量表),如 WHO 生存质量测定量表(WHOQOL-100)和 WHOQOL-100 简表(WHOQOL-BREF)、中医体质量表、心肌梗死多维度量表(MIDAS)等;"心"主要包括各种心理测评量表,包含人格、智力、心理健康、心理状态等各方面的量表,如艾森克人格问卷、韦氏智力测验、康奈尔医学指数、心理适应性量表等;"社"主要包括社会环境、工作环境、工作压力、生活条件、家庭环境、人际关系、社会适应力等。中观参数的采集主要依靠医生的四诊和个人的自评等方法来获取。

(3)微观参数:"微观"是与"宏观"相对的。在物理学中,微观是指自然界中的各种微观粒子、场及其微观现象所组成的一个领域。微观物体一般指自然界中空间线度小于 $10^{-7} \sim 10^{-6}$ 厘米的物质,如分子、原子、原子核和各种基本粒子及与之相应的场。微观现象一般指微观物体在极其微小的空间范围内的各种现象。微观物体和微观现象总称微观世界。在医学中,微观一般用于指细胞、分子水平以下的现象。自 20 世纪 50 年代以来,随着中西医结合研究的不断开展,大量的西医理化指标被应用于中医的科研与临床,人们开始把客观的、可量化的、仪器检测采集到的诊断信息称为微观指标。在健康状态表征参数体系中,我们借用"微观"一词,将借助于现代技术手段采集的参数,包括理化指标、病理检查等以及部分中医可以量化的信息,如脉诊仪、舌诊仪等采集的信息,视为微观参数。微观参数主要包括"理、化、病"三个部分的参数。具体地说,"理"是指采用物理检查的方法采集的参数,主要包括 B 超、X 线、CT、MRI、内镜检查等影像资料,以及心电图、舌诊仪、脉诊仪、闻诊仪、红外热像仪等采集的参数;"化"是指采用化学检测的方法采集的参数,主要包括血常规、血生化、免疫学检验、脑脊液检查、痰液检查、尿常规、大便常规等人体体液、分泌物、排泄物等检测指标,以及分子生物学指标等;"病"主要指病理检查报告。

微观参数是人体健康状态在体内的反映,可以作为中医健康状态辨识的依据之一。它可以延伸中医传统四诊的范围,弥补状态辨识依据的不足。例如,患者血脂高,对痰湿的诊断可能有一定的意义;尿隐血阳性,弥补了传统中医对尿血诊断的不足。当然应用微观参数进行状态辨识应注重中医思维,赋予微观参数中医学含义,建立中医特色的微观参数体系。

因此,以传统的中医理论为基础和指导,结合其他医学理论和现代科学理论元素,建立系统集成与还原分析相链接的"三观并用"的健康状态表征参数体系,有机地将宏观的自然因素对人体健康状态的影响,中观的人体脏腑、经络、气血功能、心理状态、社会因素影响与微观的理化指标、病理变化等的客观表现结合起来,对健康状态进行多层次、多角度的诠释,是一种具有创新性的健康认识方法体系,更有利于实现对健康状态的全面、客观、准确的认识、调控以及对疾病的预防和干预,符合新世纪人类对健康的要求。

2. 按参数的性质划分

(1)阳性参数:阳性参数是指对某些病或证的诊断有意义的参数,是诊断病证的主要依据,尤其对某些疾病或证的诊断是不可或缺的,是必要性的资料,一般是病或证中的主要表现,可以为健康状态辨识提供依据。在以疾病为中心的医学模式中,阳性参数是诊断疾病的主要依据,在循证医学中被看作是证据。在中医诊断过程中,一些症状与体征常是某些病证诊断的阳性参数,同时症的轻重还可判断病变的程度。例如,咳嗽、气喘是诊断病位在肺的必要性阳性参数,可以为肺病各证型诊断提供主要依据。再如,心悸是心病的常见症状,对于诊断病位在心是个重要的阳性参数,而心悸按照病情轻重分为惊悸和怔忡,其中怔忡是心悸较重的表现,常提示心病病变程度更重。现代医学中,一些异常的理化指标和病理检查又常是诊断某些疾病的阳性参数。例如,在血常规检查中,血红蛋白降低常作为贫血的主要诊断指标;在血脂检查中,甘油三酯、总胆固醇等指标的升高常作为诊断高脂血症的重要阳性参数。因此,阳性参数是健康状态辨识中的一类重要参数。

(2)阴性参数:阴性参数是指对某些病或证的诊断具有否定意义的参数,即某一病或证在任何情况下都不可能出现的参数,可以为否定某些健康状态提供依据。在以疾病为中心的医学模式中,阴性参数是疾病鉴别诊断的主要依据。在中医四诊信息中,某些症状诸如发热、口渴、面红、脉洪大并见对于寒证诊断有否定意义,那么这些症状并见,就是寒证的阴性参数。又如,咳嗽是中医的常见病,患者是否伴有恶寒发热、鼻塞流涕常是鉴别外感咳嗽与内伤咳嗽的重要参数,即咳嗽兼有恶寒发热、鼻塞流涕,是内伤咳嗽的阴性参数。另外,一些正常状态参数也常是某些病证诊断的阴性参数,但在诊断过程中容易被忽略。例如,"女性28岁",这是患者的一般情况,并不是一个症状,不能凭借它诊断为某种病或证,但是根据《黄帝内经》中"女子……四七,筋骨坚,发长极,身体盛壮……"可推断出该参数对于否定肾虚具有一定的意义。又如《伤寒论》:"下之后,复发汗,昼日烦躁不得眠,夜而安静,不呕,不渴,无表证,脉沉微,身无大热者,干姜附子汤主之。"此处一连用了三个阴性症状,其中"不呕""不渴""无表证"分别指代非少阳、阳明、太阳病变,从而为本病进一步判明在三阴(少阴)提供了重要依据。

(3)隐性参数:隐性参数是指对机体的健康状态可能存在直接或间接的影响,但其是否对机体产生影响则需要在机体出现相应表现时方能做出判断的参数。如环境、气候、居住条件、饮食习惯等,可能长期作用于人体而对健康状态产生影响,但是在疾病发作之前这些因素对相应病、证的影响程度可能难以被准确描述,只有当相应的表征出现之后,这些因素的影响程度才会显露出来。如久居湿地,可能产生湿证,但是在患者出现关节沉重、酸痛等湿证的表现之前,湿的因素常被忽略,它是湿证的隐性参数;

而当患者出现湿证的症状之后，"久居湿地"就成为湿证的阳性参数。因此，在模型算法设计时必须考虑隐性因素"发"与"未发"，"发前"与"发后"在健康状态辨识中的不同意义。这就体现了中医诊断中"因发知受"这一基本原理，即感受了什么病邪，开始并不容易知道，只有等到发病之后，表现出了一定的症状，才可据此辨别其病因是什么，即根据发病症状而推知所感受的病邪。而"发"与"未发"又常常体现了人体正气与所感受邪气之间的斗争盛衰。中医对病因的推求，有时又要因时因地因人而论，即使同样久居湿地，也可能根据个体体质不同而表现出不同的症状从而区别为不同原因。

3. 按参数的特征划分

（1）定量参数：定量参数是指性质、特征或者程度可以用数量加以描述、分析、比较的参数，它体现了状态的客观性、可观察性和可测量性，强调了状态和各参数之间的相互关系。例如，环境温度、湿度、海拔高度、血压、脉率、呼吸频率、体温、血细胞计数分析结果、生化分析结果等都属于定量参数。温度和湿度、海拔高度可以反映人体所处环境的特征，是导致某些疾病的外在条件，因此属于状态参数的范围。血压、脉率、呼吸、体温是人体生命状态的基本反映，它们在一定范围内的波动反映了人体健康状态的正常与否。细胞计数、生化分析分别用物理方法和化学方法对人体健康状态的某些方面进行了数量描述和分析。还有一些参数虽然其自身不包含数量特征，但是可以通过数量的描述来反映其严重程度。例如疼痛程度的分级就是对主观症状的数量化描述。中医学中也有一些定量参数。如缓脉为"一息四至，来去缓急"，这里的"一息四至"就是一种定量参数。再如描述患者身重程度的"首如裹，腰如缠，身重如带五千钱"，"五千钱"就是一种定量参数。再如癃闭，小便点滴而出为癃，小便点滴不出为闭，"点滴"也是定量方式。又如《难经·五难》中对切脉指力的描述："初持脉，如三菽之重，与皮毛相得者，肺部也。如六菽之重，与血脉相得者，心部也。如九菽之重，与肌肉相得者，脾部也。如十二菽之重，与筋平者，肝部也。"其中的三菽、六菽、九菽、十二菽，就是以定量方式来描述指力的轻重。另如《伤寒论·辨厥阴病脉证并治》曰："伤寒厥四日，热反三日，复厥五日，其病为进。寒多热少，阳气退，故为进也。"这里的"四日、三日、五日"也是定量参数。

（2）定性参数：定性参数是指能够反映状态的性质，但不能用数量来表达的参数。定性参数一般用"有无""是怎样"来进行描述。例如，"有汗"与"无汗"是"有无"的描述；而"自汗、盗汗、绝汗、战汗"就是"是怎样"的描述。定性参数在特定的条件下可以转化为定量参数。例如，望色时对"光泽"的表述，一般描述为"有光泽"或"无光泽"，是定性参数。如果通过量表对光泽的程度进行分级，那么它就转化为定量参数。中医传统四诊方法采集的参数大部分是定性参数，如何客观、准确地采集和描述这类参数就成为健康状态辨识的一个关键。在进行健康状态辨识时，这些定性参数还可以适当结合定量参数或加上一些描述程度的定语，如"稍、偏、略、微"等，即除了"有无""是怎样"之外，可以对定性参数的程度进行描述，例如舌偏红、苔稍厚等。

（3）定量与定性结合参数：定量与定性结合参数是指有些参数包含了定量和定性参数的特点，其某些部分可以进行定量表述，某些部分只能进行定性表述，如X线、B超、CT、内镜检查等影像资料，以及心电图、脉诊仪、病理检查报告等。例如某胸片报告描述为：右肺中叶见2.5 cm×1.5 cm大小模糊阴影，边缘不清，密度不均匀。其中"2.5 cm×1.5 cm"是定量表述，"边缘不清，密度不均匀"则是定性描述。另外，有些参数既可以是定性参数，也可以是定量参数。例如"尿蛋白阳性"是定性参数，"尿蛋白0.6 g/L"是定量参数。

三、状态表征参数的采集

（一）参数采集的原则

表征参数是健康状态辨识的依据，所以表征参数采集的全面、规范、准确是状态辨识结论正确与否的先决条件，如果失去这一前提，结论就不可信，状态辨识也就失去了意义。但是，目前临床四诊信息采集的不全面、不可靠已经成为影响中医辨证准确性的突出问题。例如现代中医医生在临床上闻诊所用甚少；望诊除了望舌，很少人注意神、色、形、态以及其他局部的精细望诊；脉诊也成了一种摆设，如因为想辨为表证而写"脉浮"，想辨为肝病而写"脉弦"；问诊虽然作为四诊采集的主要手段，但也是首尾不顾，断章取义；又或以西医指标代替四诊，如血糖高就辨为消渴，血压高就辨为肝阳上亢；更谈不上重视天、地、时等因素的采集在辨证中的作用。因此，全面、规范、准确是状态表征参数采集应遵循的三个原则。

1. 全面　指要全面采集宏观、中观、微观三观的表征参数。全面是整体观念在状态表征参数采集中的体现，同时也是避免漏诊、误诊的有效方法。例如，临床上有些患者只是由于体检血脂偏高来调理，而无其他自觉症状，遇到这种情况有些医生就苦于无症可辨，但是如果仔细望诊会发现患者体形较肥胖、舌体较胖大，居住地比较潮湿，这些信息均提示患者体内可能有痰湿阻滞，可以通过化痰祛湿改善身体的状态。因此无症可辨的要害是四诊的不全面。又如，患者经常太息或咳嗽，自己并没有在意，因而没有主动陈述甚至否认症状的存在，若医生没有认真体察，忽略闻诊，就可能造成遗漏。因此全面采集表征参数应体现在状态辨识的各个环节。

2. 规范　指四诊信息采集过程的规范，以及信息表述的规范。中医四诊是采集表征参数的基本方法，只有四诊操作准确、规范，采集的参数才会准确。例如，诊脉时脉枕位置的准确与否就可能影响到脉位的判断。同时采集的四诊信息表述亦需要规范。例如，在问诊的过程中医生需要把中医的症状术语"翻译"成患者理解的语言；另外要将患者对症状的表述"翻译"成规范的中医术语。如有的患者把干咳理解为咳嗽，就可能出现"干咳、痰多"的表述；有的患者把小便次数增多理解为"多尿"，此时医生就需要详细询问，判断患者表述的症状该如何表述成规范的中医术语。

3. 准确　指采集的参数要准确可靠,它是以参数采集的全面、规范为基础的,而参数采集的准确又是正确辨识状态的前提。所谓准确包括症状、体征的有无、部位、轻重等,这需要医生对各种症状、体征的正确认识和分析判断。在临床中,四诊信息采集不准确的现象是普遍存在的。例如,患者多衣蜷缩、四肢不温,医生没有意识到这是"形寒肢冷";苔薄而黏,医生称为"薄腻苔";脉数而时止,医生描述为"脉结代"。又如,患者由于表达的原因,有时对疼痛或不适的部位描述不准确,如"心口痛""肚子痛"等,这就需要医生做进一步判断。再如,患者自述平时比较疲乏,如果医生没有详细询问其适量运动后是否感觉更有精神,就简单判断为气虚,那就容易导致误诊。由于表征参数的不同,或是程度的差别,所提示的健康状态都会不同。因此,对表征参数的误判,将影响辨识结果的准确。

正是由于表征参数的全面、规范、准确对于状态辨识非常重要,因此,所有的课题从设计开始就应该对表征参数的准确采集引起高度重视,否则,无论流行病学设计多么严密,指标多么先进,都是没有意义的。

(二)参数采集的方法

1. 传统中医四诊采集方法　中医的望闻问切四诊是在充分调动人体感知能力的基础上,最大限度地全面掌握状态信息的过程,是从不同角度诊察信息的方法,有各自的特点,不能相互取代。在四诊采集过程中,医生与患者应处于平静的状态中,排除外界的干扰,宁神静气,充分交流。既要重视不同诊法的特殊性,又必须强调四诊合参的"全面性",保证采集过程的"规范性"和所采信息的"准确性"。由于传统的信息采集方法受医生主观因素影响较大,因此医生四诊技能的熟练程度对所采信息的"规范性""准确性"影响较大,如何解决信息的"齐同性"已经成为中医临床和科研中面临的首要问题。例如,面对同样的一个患者,不同医生对症状轻重程度的判断、对脉象要素的掌握、对望诊信息的重视程度等往往有所差异,在此基础上做出的辨证结论当然不同。为了提高四诊信息的全面性、准确性,中医学尤其强调"四诊合参"。

2. 现代实验室检验　实验室检验可以提供多种信息,为健康状态评估提供重要参考。实验室检验可以分为血液学检验、生物化学检验、病原学检验、体液与排泄物检验、分子生物学检验等多种类型,主要运用光谱分析技术、电化学分析技术、干化学分析技术、电泳分析技术、基因扩增技术等不同技术来进行检验,检验过程一般借助相关的现代化仪器来自动完成。不同的实验室参数指标在诊断中的意义是有区别的,有些指标是公认的疾病诊断"金标准",如乙肝两对半检测就是诊断乙型病毒性肝炎的特异性指标;有些信息是关键性指标,如诊断糖尿病时,血糖这一指标有非常重要的意义;大部分信息只是参考性指标,例如肿瘤标志物浓度,对于肿瘤的诊断只能起到参考作用,还必须结合其他信息才能有诊断价值。近年来有很多学者致力于这些实验室指标和中医证型之间的相关性研究,期望能够赋予这些参数中医的诊断意义,这对开展中医健康状态辨识和发展中医理论都有非常重要的意义。

3. 中医诊断设备检测　中医诊断设备是在中医基础理论的指导下，通过对传统中医诊断过程的模拟、分析，把握中医诊断的基本原理，再结合现代科学技术而研究开发的具有中医特色的诊断仪器，例如舌诊仪、脉诊仪、问诊仪、嗅诊仪、经络分析仪等。目前临床运用比较广泛，认可度较高的中医诊断设备主要是舌诊仪和脉诊仪。

舌诊仪硬件设备由图像采集器、照明光源、采集平台、计算机、结果输出设备等组成。其基本的工作过程如下：图像采集→图像分割→图像特征提取→图像分析→与知识库匹配得出舌象诊断结论。

脉诊仪硬件主要由脉搏传感器、定位调压控制器、计算机、结果输出设备等组成，其基本设计原理：第一，用各种相关的物理量来量化地描述脉象的特征并分析脉象的信息结构。第二，选择相关的物理传感器和机械及软件系统构建信息采集平台。第三，以专家结论为依据对采集平台脉图进行分析与机器学习。第四，建立仪器的脉象结论知识库，并对采集脉象进行判读。

舌诊仪和脉诊仪的优势在于：将原来只能定性描述的舌诊、脉诊信息转化成可以定量描述的信息，更加客观地反映了舌诊、脉诊信息的性质，为中医的科学研究提供了比较可靠的工具。当前存在的主要问题是：现有舌诊仪和脉诊仪采集的信息内涵有一定局限，不能获得传统舌诊和脉诊的全部信息。另外，舌诊仪和脉诊仪所采信息的诊断意义有限，由于中医学对诊断的要求是四诊合参，因此，中医诊断仪器往往特异性不强，还需借助其他信息，人机结合、四诊合参才能发挥作用，这些都在很大程度上影响了舌诊仪和脉诊仪在临床中的应用和推广。

另外，随着现代科学技术的不断发展，一些设备不断小型化、网络化，也被运用到中医信息采集和研究中，比如红外成像仪、电子鼻、电子手环等。红外成像仪最早是被运用于军事和工业领域，近年来研究人员把它引入到了医学诊断领域，在疼痛诊断、肿瘤诊断等方面的研究取得了不少进展。中医研究人员也运用红外成像技术开展了望诊方面的研究，并逐渐成为研究热点，为中医望诊信息的采集提供了新的技术和方法。电子鼻是应用阵列式气体传感器对气味信息进行检测的一种新型设备。它最早是被运用于环境监测和产品质量检测领域。近年来，研究人员利用电子鼻开展了人体气味特征的采集和研究，为中医闻诊提供了新的工具和手段，是将现代技术运用于中医四诊研究的一种积极有益的探索。电子手环等基于移动互联技术的电子产品，可以很好地及时捕捉并记录人体参数，对人体生理状态做出连续监测，目前已经被尝试用于人体状态表征参数的采集和管理中。上述这些仪器装备虽不像舌诊仪、脉诊仪那样专门为中医研究和临床诊断而研制，但是均被积极地运用到中医研究中来。虽然，这些仪器目前还处于研究探索阶段，其所采集参数的中医学意义仍需挖掘和探讨，距离成熟运用还需时日，但不可否认的是，多元化、多维度的研究既开阔了中医研究人员的思路和视野，也为健康状态表征参数的采集提供了新技术。同时，网络化、小型化、便携式的信息采集设备是未来状态表征参数采集设备的发展趋势。因此，如何让现代科学技术在中医理论指导下更好地为维护健康服务，是广大研究人员不断努力的研究方向。

4. 其他的信息获取途径　对于如气象、地理信息、各地幸福指数等与健康状态密切相关的宏观参数，它们包含了不同层次的信息，其来源可以是气象局、环保局、社会科学院等权威部门发布的公开信息，通过网络途径获取；也可以借助相应的仪器或调查量表，由研究小组自行测试获得。受制于专业的局限性，这些参数需要相应领域的专业人员参与才能准确解读，其对不同健康状态的辨识意义还需要不断深入研究。

四、状态表征参数的筛选

参数不管是宏观、微观还是中观参数（包括量表条目），在信息技术中都被认为是变量，参数筛选就是参数优化。状态表征参数的筛选就是选择与判别的目标"状态类型"相关的变量，这是一个参数筛选和优化的过程，在数据挖掘技术里被称为数据预处理过程中的特征选择。

（一）参数筛选的意义

理论上说，所有与健康状态相关的表征参数都属于健康状态表征参数体系的内容，庞大的参数体系体现了中医整体观念的精髓，也是准确把握状态辨识的前提。然而，如此繁多的参数，单是采集过程本身就十分复杂和耗时，这不符合临床工作实际，也不符合科研的可行性原则。因此，需要借助文献调研、专家经验总结、临床流行病学调查、实验研究、统计学、数据挖掘等现代研究手段和方法对参数进行分析、筛选，筛选出反映整体生命状态如精、气、神的参数，以及特定健康状态（或功能状态）如脏腑、气血功能状态的参数。筛选出的参数可以包含状态的特征参数、常见参数、否定参数等内容，以便于临床和科研采集与应用。

（二）参数筛选的原则

对不同健康状态表征参数进行专家咨询、分析考察或开展必要的临床流行病学预调查试验，根据统计分析的结果再进行参数的筛选。参数集合的筛选应遵循重要性大、敏感性高、独立性强、代表性好和确定性好的原则，并兼顾可操作性及可接受性，具体考察参数的困难度、反应特征、辨别力、代表性和独立性等。如主观评价法就是从重要性角度进行参数筛选；困难度是从可操作性角度筛选参数；反映特征和离散趋势法从敏感度角度筛选参数；相关系数法、因子分析法、聚类分析法、逐步回归和判别法则从独立性和代表性角度筛选参数。以下介绍若干参数筛选方法，分别从不同的角度和目的对健康状态表征参数进行筛选。

（三）参数筛选的方法

1. 无需预调查的参数筛选方法

（1）主观评价法：这是从重要性角度筛选参数。由医生或患者独立地对所提出的各个备选参数对健康状态辨识的重要程度打分，可采用百分制或十分制，可以依据平均分对参数进行排序，选择平均得分较高的参数，剔除平均得分较低的参数。平均得分的计算与重要性得分的分布有关,若为正态分布,则用算术均数,否则用中位数。在求算术均数时为了避免极端值的影响,可以弃掉一个最大值和一个最小值后再求平均。此外,医生对参数的重要性评价与患者的评价往往不相同,应分别进行,并兼顾两者的评价来筛选参数。

(2) 德尔菲(Delphi)专家咨询法:选择得分较高或位次靠前的一些参数(第一轮筛选)后,及时反馈给评价者,再用同样方法进行第二轮甚至第三轮参数筛选,逐步进行下去即可得到较为公认的重要参数。

2. 需预调查的参数筛选方法

(1) 困难度分析:可用参数的应答率来反映。如某个参数很多人都未回答,则说明参数不适宜或难以被人理解,因此应答率不高。

(2) 反应特征分析:考察被测者对各参数如何进行回答,即考察选择项的有效性。回答选项若集中于某一个特定的选择项或者对某个选择项完全没有回答都是不适宜的。

(3) 离散趋势法:这是从参数的敏感性角度筛选参数,主要应用于连续的计量资料,如血糖等各种理化指标值等。参数的离散趋势小,用于评价时区别能力就差。因此,应选离散趋势较大的参数。至于用什么来反映离散趋势,与各参数测得值的分布及其特性有关。一般来说,如果测量值为计量资料,则以变异系数较好,可消除各参数量纲不同及均值相差大的影响;若各参数值差别不大,亦可直接采用标准差来反映离散趋势。若参数值为等级资料,则选择各等级计数比较平均的参数。因中医药数据多为计数和等级资料,在此举例略过。

(4) 相关系数法:这是从代表性与独立性角度筛选参数。计算任意两个参数间的相关系数并做统计处理,以与之相关的参数个数较多(代表性)和较少(独立性)者作为被选参数。前者具有代表性,可提供较多的信息;后者具有独立性,为其他参数所不能代替。采用何种相关系数应视资料类型而定。若各参数呈正态分布或经变换能调整成正态分布,则用 Pearson 相关系数(r),否则可用 Spearman 或 Kendall 等级相关系数。对于各参数采用有序分类变量作为回答选项的,任何两个参数间的结果可列为双向有序列联表,因此其相关检验也可用列联表 x^2 检验,相关程度的度量可用 Kendall 的 τb 或 τc 系数以及 Goodman 和 Kruskal 提出的 γ 系数。

(5) 因子分析法:这是从健康状态辨识的结构角度筛选参数。从各参数的相关矩阵出发进行因子分析,根据健康状态辨识的设想结构及贡献率的大小确定所需的因子数,然后根据因子的意义和负荷的大小来筛选因子和相应的参数,留下既符合设想结构又载荷较大者。比如根据设想,健康状态相关的参数应包括生理、心理、社会适应、环境、生活习惯等主要方面,则可考虑选取与上述方面比较接近的若干因子和相关参数。

(6) 聚类分析法:这也是从代表性角度筛选参数。先采用一种聚类方法(如系统聚类)对各参数进行聚类分析(R 型聚类),把参数聚为一定数目的类别,然后选择每一类中代表性较好的参数。按相关系数的平方来选择代表性参数,原则是:① 以每类中平均而言与其他参数相关性最好的参数作为代表性参数。② 以类内平均相关性较好而类间平均相关性较差的参数为代表性参数。

(7) 逐步回归分析法:预调查时还要求被调查者对其总的健康状态进行评分。将总评分作为应变量 Y,然后用 Y 与各参数(X₁,X₂……Xn)进行多重逐步回归分析,筛选出对 Y 影响较大的参数。取不同的检验水准 α 即可得到不同数目的重要参数,以供进一步选择。该法也可按设想的健康状态辨识结构,以每个结构方面的总评分为因变量 Y,与相应的参数进行逐步回归分析,选出对每一个方面影响较大的参数。调查时应对被调查者讲清健康状态的含义,否则总的评分很难代表其健康水平。

(8) 逐步判别分析:不同的人群(如患者与正常人)其健康状态水平应有不同,健康状态辨识的目的之一就是要评价不同的疗法或措施的效果,好的健康状态辨识工具应具有这种区分能力。基于此,在预调查中可设计包括不同的人群(如患者和正常人两类),用逐步判别分析即可筛选出对于判别这两类人贡献较大的参数。由筛选得到的参数构成的量表将具有更好的区别能力。

第三节 状 态 要 素

一、状态要素及其表征

(一)整体健康状态的表征

整体健康状态的表征是对整体健康状态的描述,这些表征直接反映了人体整体健康水平。在中医学中,整体健康状态主要通过"神"体现出来。中医学强调"有诸内,必形诸外",神作为人体生命活动状态总的体现,其表现可以通过人的目光、神情、面色、表情、语言、声音、体态、呼吸、舌象及脉象等诸多方面彰显于外。整体健康状态可以分为神气充足、神气不足、神气衰败、回光返照几种类型。

整体健康状态的表征如下:神,包括目光(瞳仁、眼球、眼裂、胞睑)、神情(神志、表情)、气色、姿态等;色,包括皮肤的颜色(红色、黄色、白色、青色、黑色)与光泽(润泽、暗淡);形,包括胖瘦(体重、体重指数、腹围、臀围)、强弱(胸廓、骨骼、肌肉、肌力)、高矮(身高、坐高);态,包括坐形、卧式、立姿、形态、动作等;此外还包括饮食(食欲、食量、口味)、睡眠(时间长短、难易程度、有梦无梦)、二便(性状、颜色、便量、次数、排便感觉)、声音(语声、语调)、语言(表达、应答、吐字)、呼吸(频率、气息强弱)、舌象(舌色、舌形、舌态、苔质、苔色)、脉象(脉位、脉形、脉数、脉势)等。此外,整体状态的表征还包括气候(风、温度、湿度、光线等)、节气、季节(春、夏、秋、冬)、地理环境等宏观参数;血液生化指标(血常规、肝功能、肾功能、血糖、血脂等)、超声、X线、CT 等微观参数。

下面将列举整体健康状态,即神气充足、神气不足、神气衰败、回光返照的表征特点。

1. 神气充足

【定义】神气充足指人体精气充足,身体健康的状态以及所表现的表征。

【表征】神气充足的常见参数:两目灵活,面色荣润,神志清楚,表情自然,形体适中,反应灵敏,语言清晰,声音洪亮,呼吸平稳,脉搏正常,舌质淡红,脉象和缓等。

2. 神气不足

【定义】神气不足指人体精气不足,身体虚弱的状态以及所表现的证候表征。

【表征】神气不足的常见参数:两目晦滞,面色少华,神疲,表情呆板,思维迟钝,懒言,声低,倦怠乏力,肌肉松软,动作迟缓,长期食少,呼吸减弱,脉搏增快或减慢,舌淡白,舌质娇嫩,脉虚或细等。

3. 神气衰败

【定义】神气衰败指人体精气大伤,病情危重的状态以及所表现的证候表征。

【表征】神气衰败的常见参数:面色晦暗,神志恍惚,神志痴呆,神昏,形体消瘦,肌肉萎缩,肢体痿软,肢体活动不利,语言不利,气息微弱,呼吸节律不整,脉搏不齐或消失,脉微等。

4. 回光返照

【定义】回光返照指久病、重病之人突然出现暂时好转的虚假状态以及所表现的证候表征。

【表征】回光返照的常见参数:两目浮光外露,颧红,面红如妆,神志似清,烦躁,言语不休,突然暴食,呼吸暂时平稳等。

(二)特定状态要素(常见证素)及其表征

特定状态要素的表征是指对特定状态(病或证)要素的诊断有意义的表征。每一特定状态要素都有相应的特征表征,如诊断学上常用的辨证依据,例如发热、面红、口渴、脉数等对于病性"热",腹胀、食少、便溏等对于病位"脾"的诊断都具有特定的意义。除此之外,有一些表征可能不直接影响寿命或整体健康状态,如近视、白头发等,但可能与某些特定状态有关。特定状态要素包括病位要素和病性要素,下面将列举常见的病位要素,即心、肺、脾、肝、肾、表,以及病性要素,即(外)风、寒、火(热)、湿、燥、食积、痰、气虚、血虚、阴虚、阳虚、津(液)亏、气滞、血瘀的表征特点。

1. 心

【定义】病位要素"心",指心主血脉的功能异常状态以及所表现的证候表征。

【表征】病位心的特征参数:心悸,怔忡,心痛,心界扩大,心包积液等。常见参数:舌痛,舌衄,舌体溃烂,脉促,脉结,脉代,胸闷,气喘,口腔痛,面色苍白,颈脉怒张,指端青紫,唇紫,心脏杂音等。

2. 心神

【定义】病位要素"心神",指心主神明的功能异常状态以及所表现的证候表征。

【表征】病位心神的特征参数:神昏,谵语,突然昏仆,神志错乱,神志狂乱,神志痴呆,神志恍惚,瞳神散大或缩小,对光反应消失等。常见参数:失眠,多梦,睡眠不实,醋睡,神疲,健忘,脑鸣,心烦,情绪易激动,躁扰不宁,神情淡漠,语言不利,胆怯易惊,惊悸,恐惧,幻觉,小儿夜啼,舌动异常,舌体强硬等。

3. 肺

【定义】病位要素"肺",指肺主宣肃、主气、司呼吸、通调水道、助心行血等功能异常状态以及所表现的证候表征。

【表征】病位肺的特征参数:咳嗽,咳血,喉中哮鸣音等。常见参数:气喘,吐痰,久病失声,鼻衄,鼻翼扇动,咽喉痛,咽喉红肿,咽喉白膜,自汗,声低,懒言,气息微弱,新起面睑或肢体水肿,三凹征阳性,肺部干、湿啰音,桶状胸等。

4. 脾

【定义】病位要素"脾",指脾主运化、统摄血液、主升清的功能异常状态以及所表现的证候表征。

【表征】病位脾的特征参数:长期食少,腹胀,经常便溏等。常见参数:经常腹泻,五更腹泻,完谷不化,大便先干后稀,大便溏结不调,腹痛,口淡,口黏腻,口甜,恶心,久不欲食,进食无味,厌油腻,食后痞胀,倦怠乏力,身体困重,形体肥胖,嗜睡,喜呵欠,肌肉萎缩,慢性出血,带下多而稀,小便浑浊,尿如脂膏,气下坠感,肛门坠胀,脱肛,子宫下垂,内脏下垂,眼睑下垂,经常水肿,面睑浮肿,腹水征阳性,白蛋白低。否定参数:新起水肿,出血色深红或鲜红。

5. 肝

【定义】病位要素"肝",指肝主疏泄与藏血的功能异常状态以及所表现的证候表征。

【表征】病位肝的特征参数:头摇,两目直视上窜,角弓反张,肢体抽搐,肢体震颤,两手握固,癥瘕,肝肿大等。常见参数:情志抑郁或忧虑,急躁易怒,病情与情志密切相关,喜叹气,身黄,目黄,胁痛,胁胀,胁肋痛,头晕,头重脚轻,颠顶痛,偏头痛,呕血,眼花,视物模糊,眼干涩,羞明畏光,眼出血,目痛,目赤睑肿,暴盲,耳肿流脓,新病失聪,耳暴鸣,乳房痛,乳房胀,乳房结块,乳衄,肢体、肌肤、口舌发麻,口眼歪斜,牙关紧闭,腹痛欲泻,大便溏结不调,大便色灰白,阴部瘙痒,阴部湿疹,阴器痛,月经错乱、量少、痛经,带下色黄气臭,脉弦,腹露青筋,腹水征阳性,肝掌,蜘蛛痣,血压高,谷丙转氨酶高等。

6. 肾

【定义】病位要素"肾",指生长发育迟缓、生殖功能衰退、水液代谢失常等肾脏功能异常状态以及所表现的证候表征。

【表征】病位肾的特征参数:五更腹泻,完谷不化,大便失禁,小便特多,长期尿频,夜尿多,遗尿,小便失禁,排尿无力,余尿不尽,尿如脂膏,管型尿,蛋白尿等。常见参数:腰痛,腰膝酸软,足跟痛,健忘,脑鸣,耳久鸣,长期失聪,牙龈萎缩,牙齿松动,发白易脱,长期气短而喘,反复水肿,腰以下肿甚,下肢冷甚,骨蒸发热,男子阳痿、早泄、阳强易举、遗精、滑精、精液稀少/畸形、精液清冷、不育,女子经少、经闭、性欲衰退、不孕,小儿生长发育迟缓,面色黧黑,皮肤色素沉着,眼眶暗黑,面色㿠白,两尺脉弱,基础代谢低等。否定参数:新病尿频、排尿灼热,耳暴聋,耳暴鸣,新病气喘。

7. 胃

【定义】病位要素"胃",指胃主受纳、腐熟的功能异常状态以及所表现的证候表征。

【表征】病位胃的特征参数:胃脘部疼痛,胃脘嘈杂,呕吐清水,呕吐馊食或宿食,呕血,嗳气酸馊,胃部振水音,胃蠕动波。常见参数:脘腹部肿块,饥不欲食,多食易饥,进食无味,纳呆恶食,久不欲食,得食痛缓,吞食梗塞,胃脘痞胀,食后痞胀,呕吐,嗳气,呃逆,干呕,恶心,口臭,牙龈红肿,牙痛,齿衄,便黑如柏油,大便隐血阳性等。

8. 胆

【定义】病位要素"胆",指胆汁藏泻、胆主决断的功能异常状态以及所表现的证候表征。

【表征】病位胆的常见参数:胁痛,胁胀,目黄,身黄,口苦,呕吐苦水,厌油腻,大便色灰白,胆怯易惊,失眠,胆囊肿大,黄疸指数增高等。

9. 表

【定义】病位要素"表",指六淫、疫疠等外邪经肤表、口鼻侵袭机体的初起阶段,邪正相争于体表浅层的状态以及所表现的证候表征。

【表征】病位表的特征参数:新起恶寒或兼发热。常见参数:新近感受风寒等病史,新起喷嚏,鼻塞,流清涕,新病突起面睑或肢体水肿,新起头痛、身痛、头项强痛,脉浮等。否定参数:但发热不恶寒,往来寒热,脉沉等。

10. (外)风

【定义】病性要素"外风",指风邪侵袭人体肌表、经络,卫外功能失常的状态以及所表现的符合"风"性特征的证候表征。

【表征】病性(外)风的常见参数:新近感受风邪的病史,新起微恶风寒、微发热,有汗,脉浮缓;或喷嚏,鼻塞流清涕;或咽喉痛,咽喉红肿,喉痒;或皮肤突起风团、风疹、出疹、瘙痒;或关节肌肉游走痛;或新起面睑或某些局部水肿;或突起面部等局部麻木,口眼歪斜;或畏光;或腮肿痛等。

11. 寒

【定义】病性要素"寒",指寒邪侵袭机体,阳气被遏,凝滞收引的异常状态以及所表现的实寒特征的证候表征。

【表征】病性寒的特征参数:新近感寒的病史,新起恶寒重,甚至寒战,肢厥且身凉,新病无汗,头身、肢体、关节、脘腹、腰背、阴器等处拘急冷痛,得温痛减,喜温恶凉,舌苔白,脉紧等。常见参数:鼻塞流清涕,口不渴,痰质稀、色白,呕吐清水,大便清稀,小便清长,月经推迟,痛经,带下量多质稀、色白气腥,形体蜷卧,指端青紫,面色白甚或青等。否定参数:发热重恶寒轻,肢厥而胸腹灼热,喜凉恶热,新病有汗,口苦,痰黄,带下色黄气臭,舌赤,舌绛,苔黄,脉洪等。

12. 火(热)

【定义】病性要素"火(热)",指火热之邪侵袭,或体内阳热亢盛的异常状态以及所表现的实热特征的证候表征。

【表征】病性火(热)的特征参数:壮热,肢厥而身灼,发热而口渴,渴欲饮冷,舌红,舌起芒刺,舌苔黄或灰黑,脉洪等。常见参数:发热,身热不扬,烦躁发热,恶热喜凉,热甚汗多,急躁易怒,神志狂乱,灼痛,多食易饥,口苦,口臭,口鼻气灼,鼻翼扇动,面色赤,目赤睑肿,羞明畏光,眼眵多,耳肿流脓,口腔、咽喉赤烂,嘴唇红赤,牙龈红肿,痰色黄、腥臭痰,生痛、疖、痱子,关节红,患部红肿,新病大便秘结,大便如黄糜,便腥腐臭,大便脓血,肛门灼热,小便短黄,排尿灼热,排尿涩痛,月经深红,带下色黄气臭,舌红,舌绛,脉滑,脉数,指纹紫等。否定参数:肢厥身凉,下肢冷甚,形体蜷卧,五心烦热,骨蒸潮热,劳累发热,口淡,渴欲饮热,小便清长,长期尿频,出血浅淡,带下色白气腥,舌淡,舌苔润滑,脉迟,脉细,脉虚,脉缓,脉紧等。

13. 湿

【定义】病性要素"湿",指感受外界湿邪,或体内水液运化失常,以致湿浊停聚,阻遏气机与清阳的异常状态以及所表现的证候表征。

【表征】病性湿的特征参数:环境潮湿,身体酸重,头蒙如裹,痰滑易咳,舌苔腻等。常见参数:形体肥胖,嗜睡,恶心欲呕,纳呆,厌油腻,口黏腻,口不渴,身热不扬,汗出不彻,头重,肢体关节、肌肉酸重疼痛,关节肿,身黄、目黄,皮肤湿烂,新起腹泻,新起大便稀或如水样或如蛋汤或黄糜或有黏液,新病尿频,新起小便淋漓,小便浑浊,带下量多,阴部瘙痒、湿疹、湿烂,水痘,白痦,面色晦垢,舌体胖大,舌边齿印,舌苔润滑、腻,脉滑,脉濡,脉缓,谷丙转氨酶高等。否定参数:干咳,痰黏难咳,舌红嫩小,舌苔干燥等。

14. 燥

【定义】病性要素"燥",指外界气候干燥,耗伤人体津液的异常状态以及所表现的证候表征。

【表征】病性燥的特征参数:外界气候干燥,皮肤干燥甚至皲裂、脱屑,鼻孔、口唇、咽喉干燥等。常见参数:口渴饮水,喉痒,干咳、痰黏难咳,鼻衄,大便干结,小便短黄,舌苔干燥等。否定参数:环境潮湿,身体酸重,痰滑易咳,舌苔润滑等。

15. 食积

【定义】病性要素"食积",指宿食积滞胃肠的异常状态以及所表现的证候表征。

【表征】病性食积的特征参数:新近饮食不慎病史,嗳气酸馊,呕吐酸馊食物,矢气臭如败卵,大便腥腐臭秽等。常见参数:脘腹痞胀、疼痛,纳呆恶食,排便不爽,舌苔腐、腻,脉滑等。

16. 痰

【定义】病性要素"痰",指体内水液凝聚成痰,痰浊停积或流窜的异常状态以及所表现的证候表征。

【表征】病性痰的特征参数：咳痰多而质稠，咳脓痰、腥臭痰、铁锈色痰，喉间痰鸣痰壅，昏迷吐涎沫等。常见参数：形体肥胖，某些部位出现圆滑柔韧包块（如甲状腺肿大、乳房结块），咽部异物感，呕吐痰涎，胸闷，头晕，鼾声不止或酣睡，神志错乱，神志痴呆，突然昏仆，半身不遂，口眼歪斜，口角流涎，语言不利，舌苔腻，脉滑，肺部有湿啰音，总胆固醇高，甘油三酯高，尿酸高等。否定参数：胸腔积液，心包积液，舌红嫩小，舌苔干燥等。

17. 气虚

【定义】病性要素"气虚"，指元气亏虚，脏腑功能活动减退的异常状态以及所表现的证候表征。

【表征】病性气虚的特征参数：倦怠乏力，气短，声低，懒言，活动或劳累后诸症加剧等。常见参数：自汗，久病气喘，容易感冒，经常恶风，劳累后发热，久有低热，神疲，嗜睡，气下坠感，肛门坠胀，经常便溏，经常腹泻，长期尿频，夜尿多，排尿无力，头晕，心悸，怔忡，久不欲食，长期食少，腹胀，肢体痿软，舌淡，脉虚，白细胞少，总蛋白低，血糖低等。否定参数：多食易饥，新起水肿，新病尿频，舌赤，舌绛，脉实，脉滑等。

18. 血虚

【定义】病性要素"血虚"，指血液亏虚，脏腑、组织、经络失于濡养的异常状态以及所表现的证候表征。

【表征】病性血虚的特征参数：面色淡白，眼睑淡白，唇淡，指甲淡白，出血浅淡，月经量少，月经稀淡，舌淡等。常见参数：头晕，眼花，眼干涩，视物模糊，心悸，多梦，健忘，肢体肌肤麻木，肌肤甲错，皮肤瘙痒，发枯憔悴，指纹淡沉，脉细，脉虚，血红蛋白低，红细胞少等。否定参数：舌赤，舌绛，脉实，脉滑等。

19. 阴虚

【定义】病性要素"阴虚"，指阴液亏少，虚火偏旺，滋润、濡养作用减退的异常状态以及所表现的证候表征。

【表征】病性阴虚的特征参数：颧红，盗汗，手足心热，骨蒸发热，舌红嫩小，舌有裂纹，苔少，无苔等。常见参数：身热夜甚，久有低热，潮热，心烦，失眠，多梦，惊悸，久病失声，干咳，痰中带血，口渴，咽干，眼干涩，形体消瘦，胃脘嘈杂，饥不欲食，无热而饮多，耳久鸣，失聪，肢体肌肤麻木，肢颤头摇，尿短黄，大便干结，经常便秘，月经提前，遗精，舌绛，舌赤，脉细，脉数，尿糖阳性，血糖升高，基础代谢率高。否定参数：壮热，喜温恶凉，下肢冷甚，蜷卧，舌胖，脉迟，脉洪，脉实，脉缓，基础代谢率低等。

20. 阳虚

【定义】病性要素"阳虚"，指阳气亏虚，机体失于温煦的异常状态以及所表现的证候表征。

【表征】病性阳虚的特征参数：经常畏冷，四肢凉。常见参数：肢厥而身凉，筋骨或脘腹腰背冷，下肢冷甚，喜温恶凉，口不渴，渴欲饮热，呕吐清水，自汗，怔忡，经常水肿，长期尿频,尿清长,夜尿多,经常腹泻,经常便溏,五更腹泻,完谷不化,精液清冷,阳痿,性欲减退,面色㿠白,面色苍白,冷汗淋漓,指端青紫,唇紫,舌淡胖或淡紫,脉虚,脉迟,脉微,血压低,基础代谢低,体温低等。否定参数:灼痛,多食易饥,排尿灼热,女子带下黄臭,男子阳强易举,新起水肿,舌赤,舌绛,舌红嫩小,脉实,脉滑,基础代谢高等。

21. 津(液)亏

【定义】病性要素"津亏",指津液不足,脏腑组织官窍失于充盈、滋润的异常状态以及所表现的证候表征。

【表征】病性津亏的常见参数:有发热、呕吐、泄泻、饮水少、气候干燥等导致津液损伤的病史,口渴,鼻唇干燥,皮肤干燥、弹性差,新病便秘,大便干结,尿短黄,眼窝凹陷,囟门凹陷,舌红,舌体干燥甚或有裂纹,舌苔干燥等。否定参数:口不渴,舌苔润滑。

22. 气滞

【定义】病性要素"气滞",指气机阻滞的异常状态以及所表现的证候表征。

【表征】病性气滞的特征参数:病情与情志有关,情志抑郁,喜叹气,胸胁脘腹等处胀痛或窜痛,部位不定,气行觉舒,嗳气,矢气多等。常见参数:乳房胀及痛,胁胀及痛,脘腹痞胀,咽部异物感,吞食梗塞,里急后重,肠鸣亢进,排便不爽,腹痛欲泻,大便溏结不调,绞痛,牵掣痛,烦躁发热,经期错乱,脉弦等。否定参数:固定痛等。

23. 血瘀

【定义】病性要素"血瘀",指瘀血内阻,血行不畅的异常状态以及所表现的证候表征。

【表征】血瘀状态的特征参数:刺痛,固定痛,夜间痛甚,痛拒按或压痛甚,肢体血肿,出血色暗成块,腹露青筋,颈脉怒张,舌紫暗,舌有斑点,舌下络脉曲张,指端青紫,唇暗紫,脉涩等。常见参数:大便有脓血,吞食梗塞,心痛,少腹痛,痛经,月经紫暗、夹血块,呕血,肢体结节或肿块,腹内包块,肿块质硬不平,面色黧黑,肌肤甲错,肝肿大、脾肿大,下肢静脉曲张,肝掌,蜘蛛痣/丝状红缕等。

综合整体健康状态的表征参数和特定状态要素的表征参数,最后形成的参数大概有600个,基于整体性、可操作性原则,将从宏观、中观、微观构建"三观并用"的健康状态表征参数体系。其中宏观的运气、气候、地理环境、季节、节气、时辰等参数,以及中观的社会环境参数与某些病、证的发生具有相关性,而中观的症状、体征、心理等参数,以及微观的理化指标、病理检查等参数则直接反映人体的生理、病理状态。因此,通过对"三观"参数的采集和分析,可以对常见状态要素做出判断。

二、状态表征参数及辨识意义

具体内容请参见下表(表2-1)。

表 2-1　状态表征参数及辨识意义

参　　数	概　　念	辨　识　意　义
嗜食辛辣		热,津亏
嗜食烟酒		湿,热,痰
嗜食肥甘厚味		痰,湿
新近感受风寒	新病与感受风寒有关	表,外风,寒
感受暑热火邪	起病与感受火热或暑热有关	暑,热,湿
环境潮湿	发病与季节、气候环境潮湿有关	湿,表,筋骨,气滞,燥(-)
环境干燥	发病与季节、气候环境干燥有关	燥,津亏,表,湿(-)
淋雨下水	起病与淋雨、下水等有关	表,寒,筋骨,湿
饮食不慎	发病与饮食不慎、不洁、过饱等有关	食积,小肠,胃,气滞,湿
活动或劳累病重	病情常因活动或劳累而加重	气虚,气陷,心
病情与情志有关	病情因情志刺激而发,或病情轻重与情绪明显相关	肝,气滞
外伤所致	病情与外伤有明显关系	血瘀,气滞
新产、流产、手术	新近做过手术,或生育、流产未超过2个月,或病情与之明显相关	血虚,血瘀,气滞,气虚
缓起久病	起病缓,病的时间长	阳虚,气虚,精亏,血虚,阴虚
大量或持续出血	当前病变与曾经大出血有关,或有慢性持续出血的病史	血虚,动血,阳虚,气虚,脱,亡阳,亡阴
强毒侵害	接受化疗、放疗,吞服毒物,感染疫毒	毒
新起微发热	新起有轻微发热感觉	表,外风,热,湿
微恶风寒	新起有轻微怕冷的感觉,避风可缓。又名恶风	表,外风,寒,热,湿
新起恶寒重	新起自觉怕冷严重,得温不解	表,寒,外风,血寒,阴虚(-),热(-),血热(-)
新起发热重	新起自觉发热重	表,热,暑
发热重恶寒轻	新起自觉发热且有轻微怕冷	表,外风,热,寒(-)
恶寒发热	新起既感到怕冷,又有发热感	表,寒,外风,热,湿,燥
寒战	自觉寒冷甚,且躯体颤抖	表,寒,毒,闭,热,血瘀
壮热	高热持续不退。又名高热	热,闭,血热,毒,动风,表(-),阴虚(-)
感受暑热而发热	在暑季感受了暑热而自觉发热	暑,表,热,湿
身热不扬	自觉发热,初扪热并不明显,久之则明显烫手	湿,热,表,血热
潮热	按时发热或按时热甚	阴虚,湿,热,气滞,闭,血热

参　数	概　念	辨　识　意　义
往来寒热	恶寒与发热交替出现。又名寒热往来	半表半里,肝,气滞,湿,热,胆,表(−)
身热夜甚	夜间发热明显,较白天为甚	血热,阴虚,热,毒,血瘀
发热	泛指体温升高,除微发热、壮热、潮热、身热夜甚等之外的发热	热,表,外风,血热,阴虚,血寒(−)
自觉发热	自觉有发热感	热,阴虚,气滞,气虚,湿
经常恶风	经常有怕风怕冷的感觉	气不固,表,气虚,阳虚,肺,寒
容易感冒	经常、容易患感冒	表,气虚,气不固,肺,脾,肾,阳虚,外风,痰
经常畏冷	长期怕冷。简称畏冷	阳虚,肾,脾,气虚,寒
四肢凉	手脚凉。简称肢凉,又名手足厥冷、手足逆冷	阳虚,肾,脾,寒,气虚,闭
脘腹腰背冷	腰、脘、腹等部位有冷感	阳虚,脾,胃,肾,气虚,寒
下肢冷甚	下肢特别冷	阳浮,阳虚,肾,寒,阴虚(−),热(−),阳亢(−)
半侧寒冷	半边身体较凉	经络,阳虚,寒,痰,血瘀
关节冷	某些关节凉、怕冷	筋骨,寒,湿,阳虚
久有低热	长期有轻微发热	阴虚,气虚,血虚,湿,热,气滞,血瘀
手足心烧	手足心发热	阴虚,肝,肾
骨蒸发热	发热似从骨中蒸发而出。简称骨蒸	阴虚,肾,肺,热(−)
劳累后发热	活动劳累则有发热感	气陷,气虚,阴虚(−),热(−)
烦躁发热	情绪烦躁时则觉身体燥热。简称烦热	气滞,肝,热,阴虚
肢厥而身灼	四肢尤其是下肢冷,但胸腹部烫手	闭,热,血热,毒,动风,阳浮(−),寒(−)
肢厥且身凉	四肢尤其是下肢冷,胸腹部亦偏凉	亡阳,寒,阳虚,热(−)
肢厥而身温	四肢尤其是下肢冷,胸腹部温和	虫积,闭,心神,气滞,痰
局部灼热感	某些局部有灼热感觉	阴虚,热
喜凉恶热	喜欢凉爽,或得寒凉则病情缓解、减轻,遇温热则加重	阴虚,热,暑,血热,寒(−),阳虚(−)
喜温恶凉	喜欢温热,或得温热则病情缓解、减轻,遇寒凉则加重	阳虚,寒,血寒,热(−),阴虚(−)
阵发烘热	自觉一阵阵地出现烘热感。简称烘热	阳亢,阳浮,阴虚,肝,热,气滞
体温低	体温测量温度偏低	亡阳,阳虚,热(−),阴虚(−),阳亢(−)
局部寒冷	某些局部有寒冷感觉	寒,阳虚,血寒,经络
自汗	清醒时出汗,活动时汗出明显	气不固,表,气虚,阳虚,肺
盗汗	睡后出汗,醒则汗止	阴虚,肺,肾,热(−)
新病无汗	新发疾病,没有出过汗	表,寒,外风
新病有汗	新发疾病,已经出过汗	外风,表,肺,寒(−)
壮热无汗	高热不退而没有出汗	热,血热,表,毒,湿
少汗无汗	出少量汗或没有出过汗	气虚,阳虚,津亏

参　数	概　念	辨　识　意　义
热甚汗多	发热明显,出汗多	津亏,热,暑
暑天汗多	暑天气候炎热而出汗多	暑,津亏,湿,热
汗多无不适	容易出汗,但无明显不适感觉	气虚,阳亢
局部汗多	手、足、头、颈、腋下、胸前等某些局部容易出汗	阳亢,气虚
冷汗淋漓	汗出清稀如水而身凉。又名冷汗	亡阳,阳虚,脱,气虚,血虚,亡阴(−)
汗出如油	汗较黏稠如油而身体灼热。又名油汗、黏汗	亡阴,亡阳(−)
病重大汗	病重危重时大汗出	脱,亡阳,阳虚
但头汗出	只头部容易出汗。简称头汗	阳浮,阳亢,热,湿
半身汗出	半边或半截肢体不出汗。又名半身无汗	经络,闭,血瘀,痰
汗出不彻	虽有一点汗出,但汗出欠通畅	湿,闭,热,表
出虚汗或易出汗	体质虚弱而容易出汗	气不固,阴虚,气虚,阳虚,血虚,表,阳亢,瘀
头痛	自觉头部疼痛,而未明确头的某个部位痛	肝,表,外风,阳亢,痰,阴虚,血虚,热,寒,血瘀,精亏,气虚,湿,肾
颠顶痛	自觉头顶部疼痛	经络,肝,阳亢,血虚,阴虚
偏头痛	自觉头的左或右半边疼痛	经络,肝,胆,阳亢,半表半里,瘀,外风,寒,痰
后头痛	自觉后头、枕部疼痛	经络
头项强痛	自觉头痛而项部有拘急牵强不适感	经络,寒,表,动风,外风,阳亢,血虚
面痛	自觉颜面部疼痛	经络,外风
目痛	自觉眼睛疼痛	肝,外风,热,血虚
耳痛	自觉耳郭或耳道内疼痛	肝,胆,热,湿
腮肿痛	自觉耳前下方面颊处肿起疼痛	毒,外风,热
鼻痛	自觉鼻部疼痛	肺,热
牙痛	自觉牙齿疼痛。又名齿痛	胃,热,阴虚,外风,肾
舌痛	自觉舌体疼痛	心,热,阴虚,毒
口腔痛	自觉口腔内疼痛。简称口痛	心,阳浮,热,阴虚
咽喉痛	自觉咽喉部位疼痛	表,外风,热,肺,阴虚,胃,肾
胸骨后痛	自觉疼痛部位在胸骨后	胸膈,气滞,血瘀,心,胃,痰
胸痛	泛指整个胸部疼痛	肺,胸膈,血瘀,心,痰,气滞,阴虚,饮
心痛	自觉左乳头偏下的胸内疼痛	心,血瘀,痰,气滞,阳虚,寒,胸膈(−)
乳房痛	自觉一侧或两侧乳房疼痛	肝,胞宫,气滞,血瘀,热
胁痛	自觉一侧或两侧腋中线肋缘内或略下处疼痛	肝,胆,气滞,胸膈,血瘀
胁肋痛	自觉左或右侧胁部、肋间区疼痛	胸膈,气滞,肝,血瘀
脘腹痛	自觉剑突下、脐上的脘腹部疼痛	胃,气滞,气虚,食积,血瘀,阳虚,脾,寒

参　数	概　念	辨　识　意　义
右上腹痛	自觉脘腹部的右侧疼痛	胆，气滞，肝，湿，血瘀，热，虫积
左上腹痛	自觉脘腹部的左侧疼痛	大肠，气滞，胃，小肠，血瘀，脾
脐腹痛	自觉脐周围的腹部疼痛	小肠，虫积，脾，热，湿，寒
少腹痛	自觉脐下左或右侧的腹部疼痛	少腹，气滞，血瘀，肝，湿，热，寒
小腹痛	自觉脐下中间的小腹部位疼痛	胞宫，膀胱，气滞，血瘀，湿，寒
腹痛	泛指未能明确腹部某具体部位的整个腹部疼痛	脾，胃，小肠，大肠，气滞，湿，热，寒
阴器痛	自觉阴茎、阴囊内或女子阴户疼痛	经络，肝，寒，气滞，湿，血瘀，肾
肛门痛	自觉肛门部位疼痛	大肠，热
肌肉疼痛	自觉疼痛部位在肌肉内	肌肤，筋骨，湿，表，寒，外风，热
身痛	泛指没有明确部位的身体疼痛	表，外风，寒，经络，热
背痛	自觉背部疼痛	经络，筋骨，血瘀，湿，气滞，寒
肩痛	自觉肩部疼痛	经络，筋骨，寒，血瘀，湿
腰痛	自觉疼痛部位在腰部两边或腰左右侧处	肾，筋骨，湿，闭，阴虚，阳虚，气虚，精亏，寒，经络，血瘀
腰脊痛	自觉疼痛部位在腰部偏中间脊椎处	肾，筋骨，精亏，寒，湿，血瘀，阳虚，阴虚
膝痛	自觉膝关节疼痛	筋骨，湿，寒，精亏，肾，热
足跟痛	自觉足跟部疼痛，着地负重时疼痛明显	肾，精亏，筋骨，阴虚，阳虚
关（骨）节痛	泛指关节、骨骼疼痛	筋骨，寒，湿，血瘀，阴虚
指或趾关节痛	自觉手指或足趾关节疼痛	筋骨，寒，湿，血瘀
四肢或肢体痛	泛指四肢的疼痛，未能明确疼痛是在筋骨或肌肉者	寒，经络，血瘀，阳虚，外风，血寒，湿，表，血虚，阴虚
腰痛连足	自觉腰痛牵掣下肢疼痛	经络，血瘀，肾，寒，湿
痛经	月经来潮前或行经时小腹及腰部疼痛	胞宫，血瘀，寒，气滞，肝，血寒，血虚，少腹（−）
胀痛或窜痛	胸或腹部胀闷而且疼痛，或疼痛部位走窜不定	气滞
绞痛	心胸或腹部疼痛剧烈，状如绞割	闭，气滞，血瘀，寒
固定痛	疼痛部位固定不移	血瘀，筋骨，寒
刺痛	疼痛呈针刺、鸡啄米样	血瘀，气滞
游走痛	四肢关节等处的疼痛部位时有转移而不固定	外风，筋骨，寒，湿
闷痛	带有紧闷不舒感的疼痛	痰，气滞，湿，血瘀
空痛	带有空虚感的疼痛	血虚，气陷，精亏
灼痛	疼痛且有烧灼感而喜凉	热，阴虚，寒（−），阳虚（−）
冷痛	疼痛且有冷凉感而喜暖	寒，阳虚，血寒，热（−），阴虚（−）
酸重痛	带有酸软、沉重感的疼痛	湿，寒，筋骨，气滞，表，肾，经络
隐痛	轻微而绵绵不休的疼痛	气虚，阳虚，血虚，精亏

参 数	概 念	辨 识 意 义
痛喜按或按之舒	疼痛处喜揉按,或按摩而疼痛减轻	阳虚,气虚,血虚
痛拒按或压痛甚	疼痛处不能按压,或按压时疼痛加重	气滞,闭,血瘀
阴雨天疼痛加重	遇阴雨气候而疼痛加重	筋骨,寒,湿
气行觉舒	得嗳气、肠鸣、矢气等而疼痛减轻	气滞
夜间痛甚	夜晚疼痛加重	血瘀,气滞,阳虚
活动痛缓;不动痛甚	适当活动后疼痛缓解,没有活动时疼痛加重。	血瘀,气滞,寒
活动加剧	活动时症状加重	气虚
转移痛	胸胁、腹部的疼痛部位从一处转移到另一处	少腹,气滞
转筋挛痛	手、小腿等处筋肉拘急僵硬而痛	经络,寒,血寒,阳虚
牵掣痛	痛处有抽掣感,一处牵引到另一处疼痛。又名引痛、彻痛	气滞,经络,肝,血瘀,湿
得食痛缓	进食后疼痛缓解	胃,阳虚,脾,气虚
进食痛甚	进食后疼痛加重	胃,虫积,食积,胆,气滞
食热痛缓、食冷痛剧	食用热性食品或热食疼痛缓解,食用冷性食品或冷食疼痛加剧	寒,阳虚
食热痛甚	食用热性食品或热食疼痛加重	热,阴虚
头晕	头脑眩晕,感觉自身或眼前景物旋转。又名头眩、头旋	血虚,动风,肝,阳亢,痰,半表半里,气虚,阴虚,肾,精亏
头胀及胀痛	头内作胀而痛	阳亢,肝,血虚,阴虚,热
眼胀及胀痛	眼内作胀而痛	阳亢,肝,痰,阴虚,热
头重	自觉头部重坠	痰,湿,阳亢,气虚,脾
眼花	自觉视物旋转动荡,或眼前如有蚊蝇、雪花飞舞。又名目眩	血虚,肝,动风,阴虚,肾,痰,阳亢,气虚,湿
视歧	视一物成二物而不清	肝,动风,气陷,肾,阴虚,脾,血虚,血瘀
眼干涩	眼内乏液,自觉眼内干燥、滞涩不适	阴虚,肝,肾,燥,血虚,阳亢,津亏
视物模糊	视物模糊不清,或称视物昏花、视力减退、视物不清	血虚,肝,肾,阴虚,阳亢,精亏
畏光	眼畏惧看光亮,遇光则涩痛、流泪、难睁	肝,热,表,外风,阳亢,阴虚,血瘀
暴盲	突然目不视物	肝,热,阳亢,阴虚
眼眵多	眼部有较多眼粪堆积	外风,血热,肝,热,肺
脑鸣	自觉头内鸣响有声。又名头中鸣响	精亏,心神,肾,血虚,阳亢
耳暴鸣	新起、突然耳内鸣响	阳亢,肝,表,痰,经络,热
耳久鸣	经常、长期耳内鸣响	肾,肝,阴虚,血虚,精亏,气虚
新病失聪(聋)	新起、突然听力下降甚至丧失	阳亢,肝,热,表,湿
长期失聪(聋)	逐渐、长期听力下降甚至丧失	肾,阴虚,血虚,肝,精亏,气虚
喷嚏	新起打喷嚏	表,外风,肺,寒

参　数	概　念	辨 识 意 义
鼻塞流清涕	新起鼻腔堵塞不通气,或流清涕	表,外风,寒,肺
流浊涕	鼻流浊涕	热,表,痰,肺,湿
喉痒	自觉咽喉部作痒	表,外风,肺,燥,寒,痰,热
咽部异物感	自觉咽喉部似有异物,吞之不下、吐之不出	气滞,痰,阴虚,肝,血瘀
气梗堵感	胸部或脘腹部突然有短暂的憋气或气流梗堵感	胸膈,气滞,血瘀,肺,胃
乳房痒	乳房部瘙痒感	外风,热,湿
乳房胀	乳房有作胀的感觉。简称乳胀	肝,胞宫,气滞,血瘀
心悸	自觉心脏跳动不安	心,血虚,阳虚,气虚,阴虚,胆,胸膈(−)
心慌	心胸慌乱而难以自持的感觉	心,血虚,阳虚,气虚,阴虚,血瘀
怔忡	自觉心脏剧烈跳动不安	心,阳虚,气虚,血瘀
惊悸	因稍有惊骇而自觉心跳明显,或心动不安而恐惧易惊	心神,心,阴虚,肝,血虚
胸闷	自觉胸部痞塞满闷	胸膈,心,痰,肺,气滞,血瘀,阳虚,湿,饮
胁胀	自觉一侧或两侧胁部胀满不舒	肝,气滞,胆,血瘀,半表半里
脘痞胀	自觉脘腹部胀满、痞闷不舒	胃,气滞,食积,饮,血瘀,气虚,寒
胃脘嘈杂	脘腹部似饥非饥、似痛非痛、似辣非辣,嘈杂不舒的感觉	胃,阴虚,气滞,气虚
腹胀	自觉整个腹部胀满不舒	脾,气滞,湿,小肠,大肠,气虚,水停,阳虚,血瘀,胃,寒
小腹胀	自觉脐下小腹部胀满不舒	膀胱,胞宫,大肠,少腹
头重脚轻感	自觉头部沉重而下肢轻飘,有行走不稳的感觉	阳亢,肝,痰,动风,血虚
倦怠乏力	自觉疲倦而全身没有气力	脾,气虚,暑,湿,气陷
气下坠感	自觉气往下坠	气陷,脾,气虚
气上冲感	自觉似有气流向上冲顶	心,肝,气虚(−),气陷(−)
头蒙如裹	头部如被蒙裹的感觉	湿,表,痰
身体酸(困)重	身体酸软沉重的感觉	湿,脾,筋骨,气滞,表,寒,肾,痰,燥(−)
腰膝酸软	腰部、膝部酸软无力的感觉	肾,精亏,阳虚,气虚,阴虚
项背拘急	项部和背部有牵强板滞、活动不灵的不适感	经络,阳亢,寒,湿
肢体肌肤麻木	皮肤甚或肌肉发麻,感觉不灵	经络,肝,阴虚,动风,血虚,血瘀,痰,肌肤,阳亢
口舌发麻	口腔或舌体发麻,感觉减退	经络,动风,血瘀,肝,阴虚,阳亢,痰
皮肤瘙痒	皮肤瘙痒的感觉	肌肤,外风,血虚,湿,脾,阴虚,燥,血热
筋惕肉𥆧	筋肉偶尔不自主的抽掣跳动	动风,血虚,阴虚,肝,寒,痰,阳虚
阴部瘙痒	会阴部瘙痒的感觉	肝,胞宫,经络,湿,热

参　数	概　念	辨　识　意　义
肛门瘙痒	肛门部瘙痒的感觉	虫积,湿
背胀	背部有作胀的感觉	经络,寒
鼻痒	鼻腔瘙痒感	表,外风,燥,虫积,肺,气虚,湿,热
神疲	精神疲倦	气虚,气陷,湿,心神,暑,阳虚,血虚,精亏
失眠	不易入睡或睡后易醒,睡眠时间减少	心神,阴虚,阳亢,血虚,心,肾,肝,胃,胆,热,痰
多梦	睡后容易做梦、做梦多	血虚,心神,阴虚,肝,阳亢,气虚,热
睡眠不实	睡眠不深,容易醒、时时醒	阴虚,血虚,气虚,气滞,心神,痰,阳亢
健忘	记忆力减退	血虚,心神,精亏,肾,肝,阴虚,气虚
嗜睡	想睡,容易入睡,睡眠时间增加。又名多寐	脾,湿,气陷,痰,阳虚,气虚
善悲易哭	容易出现悲哀情绪而好哭流泪	心神,肝,气滞,血虚
心烦	自觉情绪烦乱	心神,阳亢,阴虚,肝,气滞,暑,半表半里,热
烦躁	因情绪烦乱而躁动不安	肝,阴虚,心神,气滞,阳亢,热
急躁易怒	性情急、情绪躁动,容易发怒	阳亢,肝,心神,阴虚,热,气滞
胆怯易惊	胆量小而容易产生惊恐、害怕情绪	心神,血虚,心,气虚,阴虚,气滞,胆
情志抑郁或忧虑、孤僻	情绪低落、不高兴、忧愁,考虑某事物而难以分散精力	肝,气滞,心神
喜叹气	常不自觉地在平常呼吸之后有延长和间歇的深长呼吸。又名太息	气滞,肝
情绪易激动	情绪容易激动	肝,心神,阳亢,阴虚,气滞,热
恐惧、幻觉、多疑、强迫	时常有恐惧感,甚至出现幻觉	心神,肝,气滞,阳亢,气虚,血虚
喜呵欠	时常打呵欠	脾,气陷,气虚,血虚
懒言	精神疲倦而不想讲活	气虚,气陷,脾,阳虚,血虚,肺,脱
声低	说话声音轻迟低微,难以听清	气虚,肺,阳虚,血虚,气陷
声音洪亮	说话声音高亢洪亮	热,阳亢
新病失声	新起、突然声音嘶哑,甚至不能发声。即新起的声音嘶哑	表,外风,津亏,寒,热,痰,阴虚
久病失声	长期、经常声音嘶哑,甚至不能发声。即长期的声音嘶哑	肺,阴虚,气虚,肾,血瘀
声音重浊	声调沉闷重浊,发声欠清。又名声重	表,痰,肺,外风,寒,脾,湿
咳嗽	气流通过喉部而发出"咳、咳"的声音	肺,表,痰,饮
新病咳嗽	新起疾病出现咳嗽	表,(外)风,寒,热,燥
阵发呛咳	突然出现一阵阵的咳嗽	肺,燥,热,痰,肝
干咳	咳而无痰	肺,燥,阴虚,表,湿(−),痰(−)
吐痰	咳出痰液	肺,痰,饮

参　数	概　念	辨　识　意　义
痰多质稠	咳多量黏稠痰	痰,肺,湿(−),饮(−)
痰少质稠	咳少量黏稠痰	肺,痰,阴虚,表,燥
痰黏难咳	痰黏稠而难以咳出	肺,痰,阴虚,燥,湿(−)
痰多质稀	咳多量稀薄痰	饮,肺,寒,肾,脾,阳虚
痰少质稀	咳少量稀薄痰	肺,表,外风,寒
泡沫痰多	咳多量稀薄的泡沫状痰液	饮,肺,心,阳虚,水停,寒
铁锈色痰	咳出的痰呈铁锈色	肺,痰,热,血瘀,动血
痰色白	咳出的痰呈白色	寒,肺,饮,痰,表
痰色绿	咳出的痰呈绿色	肺,毒,痰,脓
痰色黄	咳出的痰呈黄色	肺,热,痰,寒(−),饮(−)
腥臭痰	咳出的痰有腥臭气	脓,肺,痰,毒,热
脓性痰	咳出的痰稠厚呈脓状	脓,毒,肺,痰
痰中带血	咳出的痰中夹有血液或血丝	肺,动血,阴虚,痰,血瘀,热,燥
痰滑易咳	痰滑而容易咳出	痰,肺,饮,湿,燥(−)
喉中哮鸣声	呼吸时喉和肺部有尖锐鸣响声音	肺,饮,肾,痰,表
新病气喘	新起疾病出现呼吸困难、迫促	肺,闭,痰,饮,毒,热
久病气喘	病久而长期出现呼吸困难	气虚,肺,肾,阳虚,心,痰,饮
气喘	泛指未分新久的呼吸困难	肺,心,阳虚,肾,痰,饮,气虚,阴虚
气短	自觉呼吸短促而不相接续,气少不够用。又名短气	气虚,阳虚,肺,血虚,心,气陷,脾,肾,暑
喘不能卧	因呼吸困难而不能平卧,卧则气喘加重	饮,阳虚,心,肺,肾,水停,气虚
口不渴	口不干而不想饮水	寒,阳虚,湿,热(−),燥(−),津亏(−),阴虚(−)
口渴	口中干燥而欲饮水	燥,津亏,热,血热,阴虚,暑
渴欲饮冷	口干而欲饮冷水	热,津亏,毒,阴虚,暑
渴欲饮热	口干而欲饮热水	阳虚,痰,寒,饮,热,血瘀,湿,热(−)
渴不欲饮	虽口干而不欲饮水	湿,血瘀,阳虚,痰
咽干	咽喉部有干燥感觉	阴虚,阳浮,肝,半表半里,肾,燥,肺
新病咽干	新起疾病咽喉部有干燥感觉	表
新病无热而饮多	新起疾病并不发热而喝水多	肺
无热而饮多	并不发热而喝水多	燥,肾,阴虚,津亏,胃,肺,热
纳呆恶食	无饥饿、无要求进食之感,可食可不食,甚至厌恶进食	胃,湿,食积,半表半里,气滞,脾
新病食少	新起疾病而不想进食	胃,食积
久不欲食	长期不想进食。又名食欲不振、纳谷不香	脾,胃,气虚,血虚,阳虚,肾
长期食少	长期实际进食量减少	脾,胃,气虚,阳虚,阴虚

参　数	概　念	辨 识 意 义
进食无味	进食无欣快感,口中无味	气滞,胃,脾,肝,气虚,阳虚,阴虚
食后痞胀	进食后脘腹部有痞胀感	胃,脾,气滞,气虚,食积,阳虚
饥不欲食	虽有饥饿感,但不欲进食或进食不多	胃,气陷,阴虚,脾,气滞,气虚
多食易饥	食欲亢进,每次进食量多,且容易饥饿。又名消谷善饥	胃,热,阴虚,虫积,气虚(-),阳虚(-)
厌油腻	不愿吃油腻食品,闻油烟气味	胆,湿,肝,脾,胃,热
嗜食异物	喜欢吃盐、木炭、谷、米等特殊物质	小肠,虫积
吞食梗塞	吞食时咽喉或胸骨后有堵塞感,吞咽食物不畅甚至完全不能吞下	胸膈,血瘀,气滞,痰,胃,阴虚
口苦	自觉口中有苦味	胆,半表半里,肝,气滞,热,胃,阳亢,阴虚,寒(-)
口淡	味觉减退,自觉口中发淡而无味	脾,阳虚,胃,气虚,血虚,热(-)
口臭	口中有臭秽气	胃,热,寒(-)
口甜	自觉口中有甜味	脾,湿,热,胃
口咸	自觉口中有咸味	肾,寒
口黏腻	自觉口中黏腻不爽	湿,脾,胃,痰
口酸	自觉口中有酸味,甚至闻到酸腐气味	气滞,胃,肝,食积
恶心	自觉胃部有气上逆而欲呕	胃,脾,湿
呕吐	胃内容物从口中吐出	胃,肝,胆,脾,半表半里,湿,气滞
干呕	有呕吐动作、声音而无物吐出	胃,胆,半表半里
呕吐酸水	呕吐物为酸水,或酸水自胃中上至咽喉,随即吞咽而下。又名吞酸	胃,气滞,肝,热,气虚
呕吐苦水	呕吐物为苦水	胆,气滞,胃,肝,热
呕吐清水	呕吐物为清水	饮,胃,寒,阳虚,脾
呕吐痰涎	呕吐物为痰涎	痰,饮,胃,寒
呕吐馊食或宿食	呕吐物为馊食或未消化的食物	食积,胃,气滞
呕吐蛔虫	呕吐出蛔虫	虫积,胆,胃,小肠
吐粪样物	呕吐物如粪样有臭秽气	闭,小肠,大肠,气滞
嗳气	胃中气体上出咽喉所发出的一种长而缓的声音	胃,气滞,肝
嗳气酸馊	嗳出的气体有酸馊味	食积,胃,气滞
呃逆	不自主地从咽喉发出一种"呃、呃"作响的短促冲击声	胸膈,胃,气滞
口气秽臭	口中有臭秽气	毒,胃,脾,肝,肾,脓,热
新起腹泻	新起大便次数增多,便质稀薄不成形	小肠,大肠,湿,脾
经常腹泻	经常大便次数增多,便质稀薄不成形	脾,阳虚,气虚,湿,肾,阳浮
五更腹泻	约于黎明时腹痛、肠鸣,欲解大便,且大便稀薄。又名黎明泄	脾,阳虚,肾,气虚,阳浮

续　表

参　数	概　念	辨　识　意　义
新病便秘	新起排便时间延长,便次减少,便质干燥	大肠,闭,津亏,热,气滞,小肠(−)
经常便秘	经常排便时间延长,便次减少,便质干燥	大肠,阴虚,血虚津亏,胃,脾,血虚,气虚,阳虚,小肠(−)
大便干结	大便水分减少而干燥硬结,不易排出	阴虚,血虚,津亏,大肠,燥,阳亢
经常便溏	经常大便稀软不成形,如溏状。简称便溏	脾,阳虚,气虚,湿
新起便稀	新起大便稀薄、水分多	小肠,湿,大肠,寒
大便如水样/米泔水样	大便清稀如水。又名水泻	小肠,湿,寒,大肠
大便如蛋汤	大便稀水,夹有粪片,水粪杂下,如蛋汤、鸭粪	小肠,湿,热
大便如黄糜	大便色黄质稀,不成形而腐臭,如小米粥样	大肠,湿,小肠,脾,毒,气滞,热,少腹(−)
大便有黏液	大便夹有黏液	大肠,湿,脓,气滞,毒,血瘀,小肠,脾,少腹(−)
大便有脓血/如鱼脑	大便夹有脓血	大肠,脓,血瘀,毒,湿,气滞,热,少腹(−)
大便先干后稀	先排出的大便尚干而成形,后排出的大便则稀而不成形	肝,气滞,气虚,脾,阳虚
大便时溏时结	大便有时干硬燥结,有时稀烂如溏状。又名溏结不调	气滞,肝,脾,气虚
大便色灰白	大便颜色灰白不带黄色	肝,胆,气滞,闭,湿
大便黑如柏油	大便质稀色黑而有光亮,如柏油状	动血,胃,血瘀,肝,脾
大便腥腐臭气	大便气腥腐臭秽难闻	大肠,小肠,食积,湿,热,气滞,毒
完谷不化	大便中有多量未消化的食物。又名下利清谷	脾,阳虚,肾,气虚,食积
大便细扁	大便排出变小,或呈扁形	大肠,血瘀,少腹(−)
大便排虫	蛔虫随大便排出	小肠,虫积
泻势急迫	泻势很急迫,欲解大便就马上泻出。又名泻下如注	小肠,湿,大肠,津亏,热
排便无力	自觉将大便排出的力量不够	气陷,阳虚,气虚,心,肾,脾,肺
排便不爽	排便不通畅,欲解不解,便意未尽,缺乏舒畅感	气滞,大肠,少腹,湿,食积,小肠,脾,胃,肝
肛门灼热	肛门部有灼热的感觉	热,大肠,湿,小肠
肛门坠胀	肛门部时常有重坠下沉、要排大便的感觉	脾,气陷,气虚
排便困难	大便难以排出	血瘀,气虚,阴虚,闭,血虚,阳虚,气滞
里急后重	腹内疼痛,窘迫欲便,肛门重坠,刚欲泻出则突然肛缩,而便出不爽	大肠,气滞,脓,湿,小肠,血瘀,热

续 表

参 数	概 念	辨 识 意 义
大便失禁	大便不能随意控制而自行排出	气不固,肾,心神,闭,脾,阳虚,经络,气虚,痰
腹痛欲泻	腹部时有疼痛,痛则欲排大便,大便质稀	气滞,小肠,脾,大肠,肝,少腹,湿
矢气多	肠道内气体从肛门排出,频频发出声响	小肠,气滞,大肠,胆,肝,脾,湿
矢气无	没有肠道内气体从肛门排出时发出的声响	大肠,闭,气滞,小肠
矢气甚臭	经肛门排出的气体,其气特别臭,有的臭如败卵	食积,小肠,气滞,大肠,湿,热
新病尿频	新近出现小便次数频繁,时时欲解小便	膀胱,湿,热,气滞,气虚(-),肾(-),少腹(-),阳虚(-)
长期尿频	经常小便次数频繁,时时欲解小便	肾,气虚,阳虚,膀胱(-),热(-),湿(-)
排尿无力	自觉将小便排出的力量不够	肾,阳虚,心,气虚,脾,血虚,气陷
夜尿多	夜间小便次数增多	肾,阳虚,气虚
尿短黄	小便色比正常黄,尿量减少	热,阴虚,津亏,燥,暑,阳浮(-)
尿清长	小便量多色清	阳浮,寒,阳虚,气虚,肾,热(-),水停(-),阳亢(-)
尿潴留	小腹(膀胱)部膨胀(有尿)而小便不能排出	膀胱,闭,气滞,血瘀,少腹(-)
尿少	尿量减少(身体不肿)	水停,肾,阳虚,气虚,津亏,热
排尿灼热	排尿时尿道有灼热感	膀胱,热,湿,津亏,阴虚,肾(-),少腹(-),阳虚(-)
排尿涩痛	小便排出不畅而有疼痛感	膀胱,湿,热,动血,气滞,血瘀,少腹(-)
新起小便淋漓	新起的排尿点滴不尽	膀胱,精室,湿,热,气滞,气不固(-)
尿黄褐	尿深黄呈褐色如酱油	胆,湿,肝,热
小便特多	小便量特别多	肾,阴虚,阳虚
遗尿	睡眠中不自主地排尿	气不固,肾,气虚,精亏
余尿不尽	小便完时仍有余尿滴沥不尽	气不固,肾,精室,气虚,阳虚
小便失禁	小便不能随意控制而自行尿出	气不固,心神,肾,经络,痰,亡阳,气虚,阳虚
小便浑浊/如脂膏	小便浑浊不清	膀胱,湿,肾,脾,热,气虚,气陷
尿路砂石	有砂石随小便排出	膀胱,动血,湿
尿后滴浊液	小便后滴白色浑浊液体	精室,膀胱,肾,精亏,痰,湿,气滞,血瘀,少腹(-)
经行不畅	月经流出不畅	胞宫,血瘀,气滞,血寒,寒
月经提前	月经周期提前7天以上,经期正常,连续2个月经周期以上	胞宫,血热,热,气虚,阴虚,气滞,寒(-),血寒(-)
月经推迟	月经周期错后7天以上,甚至3～5个月一行,经期正常,连续2个月经周期以上	血寒,胞宫,寒,阳虚,肝,气滞,血瘀,血虚

续　表

参　数	概　　念	辨　识　意　义
月经错乱	月经有时提前,有时推迟,没有准确时间	胞宫,肝,气滞,血瘀,血虚
月经量多	月经出血量多	胞宫,动血,血瘀,气虚,血热,脾,肝,血虚,热,阴虚,气滞
月经量少	月经出血量少	血虚,胞宫,肝,脾,血瘀,阳虚,气虚,肾,气滞,寒,阴虚
经闭	女子年逾16周岁,月经尚未来潮,或月经来潮后又中断6个月以上	血虚,胞宫,血瘀,气滞,痰,精亏,气虚,脾,寒,肝,肾,阳虚
阴道流血淋漓	阴道出血淋漓不断	胞宫,动血,血虚,脾,气虚,肝,肾
阴道出血如崩	阴道出血量很多	胞宫,亡阳,血虚,血热,血瘀,气虚,动血
月经稀淡	月经质稀薄、色偏淡	血虚,脾,气虚,肝,胞宫,血热(−)
月经深红	月经呈深红色	胞宫,血热,阴虚,热
月经紫暗	月经颜色紫暗不泽	胞宫,血瘀,肝,血寒,气滞,寒
月经夹块	月经中夹有血块	胞宫,血瘀,气滞,肝,寒,血寒
经期延长	月经行经期超过7天	胞宫,动血,气滞,血瘀,血虚,气虚
经间期出血	约于两次月经的中间阶段,阴道有出血现象	肝,湿,热
经断复来	约于围绝经期,月经已停止,后来又出现月经来潮	气滞,阴虚,阳亢,血虚
带下多而稀	阴道内流出多量清稀的液体	脾,肾,胞宫,阳虚,湿,气虚,寒
带下多而黏	阴道内流出多量黏稠的液体	胞宫,湿,热,脾,少腹
带下色黄气臭	阴道内流出色黄而气臭的液体	胞宫,湿,热,毒,脾,肝,寒(−),阳虚(−)
带下夹血	阴道内流出的液体中夹有血液	血热,胞宫,湿,热,血瘀,肝
带下色白气腥	阴道内流出色白而有腥气的液体	胞宫,湿,寒,肝,脾,热(−)
遗精	不因性交而泄出精液	气不固,肾,精亏,阴虚,阳亢
滑精	不因性交、无梦或清醒时精液自行泄出	精亏,气不固,肾,气虚
阳痿	阴茎痿软,勃起不坚,不能进行正常性交	肾,精亏,阳虚,气虚
早泄	性交之始甚至尚未性交,即行排精	肾,精亏,气不固,气虚,阴虚,阳虚
性欲衰退	性交的欲望减退或完全没有	肾,精亏,阳虚,气虚
阳强易举	阴茎时时容易勃起,不易痿软	肾,阳亢,阴虚,气虚(−),阳虚(−)
精液稀少/畸形	泄精量少,或精液检验畸形精子多	精亏,精室,肾,气虚,阳虚,湿,痰
精液清冷	自觉泄出的精液有清冷感。简称精冷	精室,阳虚,肾
女子梦交	女子睡眠中常出现性交的梦境	气滞,阴虚
不孕	育龄期女子有性生活、未避孕而2年未受孕	胞宫,精亏,肾,气滞,血瘀,肝,脾,痰
不育	女方久不受孕是因男方原因所致	精亏,肾,精室
滑胎、堕胎	妊娠12周内胚胎自然殒堕,为堕胎。妊娠12~28周胎儿成形自然殒堕为小产,堕胎或小产连续发生3次或3次以上为滑胎	肾,气不固,气虚,津亏

参　数	概　念	辨　识　意　义
咳血	血液随咳嗽而咳出	动血,肺,阴虚,血瘀,热,痰
呕血	血液经口随呕吐而出。又名吐血	动血,胃,肝,血瘀,气滞,血热,阴虚
眼出血	白睛出现片状高出的红色出血斑	动血,肝,肾,燥,肺,热,阳亢
鼻衄	鼻中出血	动血,肺,热,外风,燥,肝,表,血热,阴虚,阳亢,胃,脾,气虚
齿衄	血自齿缝或牙龈渗出	动血,阴虚,脾,胃,肾,血虚,血瘀,气虚,热
舌衄	舌体上有出血斑点	心,动血,热,血热
乳衄	血从乳头中流出或渗出	动血,肝,热,气滞
尿血	血随小便排出而尿呈红色	动血,膀胱,肾,热,血热,脾,气虚
便血	血从肛门排出,可为大便前、后有血滴出,或大便表面、大便中见有血液	动血,大肠,小肠,气滞,血瘀,热,脾,气虚,阳虚
精液血性	泄出的精液带红色(夹有血液),或夹有血丝。简称血精	精室,少腹(-)
身热斑疹	皮肤出现红色斑块或斑点,并有发热或胸腹部烫手	血热,动血,毒,热
紫斑	皮肤出现不高出肤面的青紫色或紫红色斑块,不伴发热症状	动血,血虚,脾,气虚
出血浅淡	所出之血质较稀薄、颜色较淡	血虚,动血,脾,气虚,热(-),血热(-)
出血色鲜红	所出之血呈鲜红色	动血,热,血热,毒,脾(-)
出血色深红	所出之血呈深红色	血热,动血,热,毒,脾(-)
出血色暗成块	所出之血呈紫暗色、成块状	血瘀,动血,气滞
血中夹不消化食物	吐出的血中含有不消化的食物	胃,脾,血热,气滞,血瘀,气虚,动血
慢性出血	泛指慢性、小量、持续的出血	脾,气虚,血瘀,动血
急性出血	泛指急性、较大量的出血	热,血热,毒,阴虚,气滞,血瘀,动血
阴道流血	泛指阴道出血	胞宫,动血,少腹
恶露不下或不畅	分娩后阴道流出的血和浊液极少,或流出不畅	胞宫,血瘀,气滞
神志恍惚	神志不太清楚,模糊恍惚	心神,闭
神昏	神志完全不清	心神,闭
渐入昏迷	逐渐出现神志不清	心神,闭,湿,痰
晕倒	先有头晕感,然后仆倒而不省人事	闭,血虚,心神,心,痰,气滞,肝,气虚
突然昏仆	无预感而突然仆倒,不省人事	闭,心神,痰
谵语	神志欠清甚至完全不清而胡言乱语,语无伦次,声高有力	闭,心神,血热,热
郑声	神志欠清而语言重复,时断时续,语声低弱模糊	心神,闭,阳虚

参　数	概　念	辨　识　意　义
躁扰不宁	神情烦躁,躁动不安	闭,心神,血热,热,亡阳,阴虚
神志错乱	哭笑无常、默默独语等,精神错乱失常	闭,心神,痰,肝,气滞,热
神志狂乱	打人毁物、裸体叫骂等,精神狂乱失常	闭,心神,热,痰,血瘀,肝
神志痴呆	神志痴呆,反应不灵,意识欠清	心神,闭,痰,经络,血虚,血瘀,湿,肾,精亏
语言不利	舌动不灵,说话不流利,吐词不清。又称言謇、语謇、语言謇涩	经络,痰,动风,心神,闭,血瘀
鼾声不止/酣睡	神志不清,鼾声不停	心神,闭,痰,湿
喉中痰鸣、痰壅	随呼吸而喉部有痰声鸣响,或咽喉部有痰壅堵	痰,闭,心神,肺,饮
昏迷吐涎沫	神志不清而有痰涎从口中溢出	闭,心神,痰
口角流涎	时常有涎液从口角流出	经络,痰,心神,闭
神情淡漠	对事物没有反应,神情默然	心神,闭,血虚,脾,阳虚,湿,脱,亡阳,气虚
夜啼	小儿每于夜间啼哭不休	心神,热,阴虚
智力低下	智力发育迟缓、障碍	心神,精亏
面色少华	面部颜色缺少光泽	血虚,气虚,阳虚,脾,心
面色萎黄	面部颜色偏黄而不润泽	脾,血虚,气虚,虫积,胃,肝
面黄如橘	面色黄而鲜明如橘色	胆,湿,肝,热,气滞,脾
面黄色暗	面色黄而晦暗如烟熏	脾,湿,肝,胃,寒
面色晦暗	面部颜色较黑而暗,缺乏光泽	血瘀,阳虚,气滞,痰,湿,脾,肾
面色淡白	面部颜色较白而缺乏光泽	血虚,心,气虚,阳虚,热(−),阳亢(−)
面色苍白	面部颜色很白而带青紫	阳虚,心,肾,脱,血虚,气虚,寒
面色㿠白	面部皮肤较润,颜色白而略有反光	肾,阳虚,脾,水停,气虚,血虚,心,寒
面色黧黑	面部颜色较黑而略有光泽	肾,精亏,血瘀,阳虚气虚
面色赤	整个面部颜色红	阳亢,热,肝,血热,寒(−),血虚(−)
颧红	两颧部位显红色	阴虚,阳浮
面红如妆	颧赤泛红如妆、游移不定	阳浮,阳虚
颧颊紫红	两颧部位显紫红色	心,血瘀,气虚,阳虚
头面脉络怒张	头面部静脉充盈曲张,青筋显露	水停,血瘀,阳亢,热
头颅增大	小儿头颅大	肾,水停,精亏
囟门未闭	小儿1岁半前囟尚未闭合	肾,精亏
囟门突起	小儿囟门凸起	水停,热
囟门凹陷	小儿囟门凹陷	津亏,阴虚,肾,精亏,气虚
面睑浮肿	面部和眼睑浮肿	水停,肾,脾,气虚,肺,湿,(外)风,阳虚
发枯憔悴/结穗	头发无泽,枯干易折,多根头发粘连在一起,如穗状	血虚,津亏,脾,肾,气虚,肝
发白易脱	头发容易脱落,或头发色白而枯槁	精亏,肾,血虚,肝

参　数	概　念	辨　识　意　义
枕部脱发	枕部头发脱落	气虚,血虚
眼睑淡白	眼睑颜色淡白少红	血虚,脾,气虚,肝
眼睑下垂	上眼睑下垂,不能张目	气陷,脾,气虚,痰
眼窝凹陷	眼眶凹进,眼球深陷	津亏,阴虚
眼周暗黑	眼周围显暗黑色	肾,精亏,阳虚,血瘀,血虚,肝
眼突	眼球突出	阳亢,痰,阴虚,肝,热
直视上窜	眼球向上凝视而不能转动	动风,闭,心神,肝,热
目黄	白睛发黄	胆,湿,肝,热,气滞,脾
目赤无所苦	白睛颜色偏红而无明显痛苦	阳亢,肝,热,阴虚
目赤睑肿	眼球及眼睑色赤而肿	外风,热,肝,表,阴虚
巩膜紫斑	巩膜上出现紫色斑点	血瘀,虫积
睡后露睛	入睡后上睑未闭而眼球外露	脾,气虚
对光反应消失	瞳孔对光线照射无反应,不能起调节作用	心神,热,闭,动风,毒
瞳神散大或缩小	瞳孔散大或者缩小	心神,闭,动风,毒
耳肿流脓	外耳道肿胀,流出脓液	肝,热,湿,毒,胆
鼻翼扇动	鼻翼随呼吸而张开与缩陷	肺,热
吮乳灼热	小儿吮乳时,母亲觉儿口灼热	热
口鼻气灼	口鼻呼出的气体有热感	热
口鼻气冷	口鼻呼出的气体有凉觉	阳虚,亡阳,寒,脱
鼻唇干燥	鼻孔和口唇干燥	燥,津亏,阴虚,肺,热,血热
唇淡	嘴唇颜色浅淡而少红	血虚,脾,气虚,心
唇红	嘴唇颜色红赤	热,阴虚
唇紫	嘴唇颜色紫暗	心,阳虚,肺,血瘀,肾,痰,饮
口吻溃烂	嘴唇溃烂	热,湿,阴虚
口眼歪斜	口眼向一侧偏斜	经络,动风,痰,外风,肝
口腔赤烂	口腔黏膜有红色溃烂面	心,阴虚,热,阳浮,胃
口腔糜烂	口腔黏膜溃烂而颜色不红	心,热,湿,脾,胃,阴虚
牙龈溃烂	牙龈出现溃烂	胃,热,阴虚,毒
牙龈萎缩	龈肉萎缩	肾,精亏,气虚,阴虚,胃(-)
牙齿松动	牙齿松,触之能摇动	精亏,肾,血虚,阳虚,阴虚,气虚
牙龈红肿	牙龈色赤而肿起	胃,热,肾(-)
牙关紧闭	上下牙咬合而不张开	动风,闭,心神,肝,痰,热
睡中磨牙	睡眠中出现上下牙齿互相摩擦的声音	虫积,脾
咽喉红肿	咽喉部颜色红而肿起	表,肺,外风,热,毒,寒,胃
咽喉嫩红不肿	咽喉部颜色红而不肿	肾,阴虚
咽喉肿不红	咽喉部颜色不红而肿起	痰,湿

参　数	概　念	辨　识　意　义
咽喉赤烂	咽喉部出现红色溃烂面	热,阴虚
咽喉白膜	咽喉部出现白色膜片状物	燥,肺,阴虚,胃,热
耳轮干枯	耳轮干枯	肾,阴虚,精亏
牙齿焦黑	牙齿颜色焦黑	阴虚,津亏,血热,肺,热,燥
口腔白屑	口腔黏膜上附有白色碎屑	胃,热,脾,湿
颈脉怒张	颈部两侧静脉充盈显露	心,肺,血瘀,阳虚,肾,气虚
瘿瘤	颈部结喉处(甲状腺)肿大	痰,气滞,阳亢,肝,血瘀
淋巴结肿大	颈部、腋下、腹股沟等处淋巴结肿大	毒,热,肌肤,湿,痰
气息微弱	呼吸时口鼻气息很微弱	脱,亡阳,阳虚,气虚,心神,心,肺
桶状胸	胸廓膨隆,前后径与左右径约相等	肺,心,痰,肾,气虚,阳虚
少乳或无乳汁	妇女哺乳期乳汁很少甚至无乳	血虚,肾,精亏,脾,肝,气虚
乳房结块	触诊乳房内有结节肿块	气滞,肝,血瘀,痰,血虚
腹露青筋	腹壁静脉曲张,青筋显露	血瘀,水停,肝,脾,气虚,湿
胃部振水音	听到胃脘部有水振动的声音	饮,胃,气陷,气滞,阳虚,血瘀,气虚
腹膨隆	腹部膨大隆起	水停,脾,肾,血瘀,肝,气虚
腹水征阳性	检查发现腹腔内积聚过量的游离液体	水停,脾,肾,血瘀,气虚,饮,肝
腹硬满	腹内满实,扪之坚硬如板状	大肠,闭,胃,气滞,肝,津伤,脾,小肠,血瘀
舟状腹	腹部凹陷如舟状	脾,气虚,阴虚
肝肿大	在右肋缘或剑突下扪及肿大的肝脏	肝,血瘀,气滞,湿,脾
脾肿大	在左肋缘下扪及肿大的脾脏	血瘀,肝,脾,气滞,气虚,血虚
胆囊肿大	在右肋缘下扪及肿大的胆囊	胆,气滞,肝,湿
脘腹部肿块	检查发现剑突下脘腹部有肿块	胃,血瘀,气滞,肝
小腹部肿块	检查发现脐下小腹部有肿块	胞宫,膀胱,血瘀,气滞,少腹(−)
少腹部肿块	检查发现脐下左或右侧有肿块	少腹,血瘀,气滞,湿
腹内包块	除外肝、胆、脾肿大和脘腹、小腹、少腹等部位肿块后的腹部肿块	血瘀,虫积,食积,气滞
肠鸣辘辘	听到腹内辘辘鸣响有声	小肠,气滞,饮,寒,阳虚,湿
肠鸣亢进	听诊肠鸣音增多、声音增强	小肠,气滞,脾,湿
肠鸣减弱	听诊肠鸣音减少、声音减弱	小肠,闭,气滞,大肠,气虚
肠鸣消失	听诊未闻及肠鸣音	小肠,闭,气滞,大肠,气虚
肝胆内结石	B超发现肝胆内结石	胆,肝,气滞,湿
子宫下垂	阴道壁甚至子宫脱出于阴道口	气陷,脾,气虚
脱肛	肛管甚至直肠脱出于肛门外	气陷,脾,气虚,血虚
内脏下垂	胃、肝、肾等内脏的位置下垂	气陷,脾,气虚
痔疮	肛门齿线处有肉(血管球或皮瓣等)突起	大肠,气陷,脾,血瘀,气虚,湿
阴部湿疹	会阴部有湿性疹子	湿,肝,热,肾,毒

参 数	概 念	辨 识 意 义
阴囊或睾丸肿	阴囊肿大或睾丸肿大	水停,热,痰
阴部潮湿/湿烂	会阴部出现溃烂流黏液	湿,毒,热
外阴干燥	外阴部皮肤干燥而枯涩不润	肌肤,燥,血虚,阴虚
阴器收缩	阴茎、睾丸、阴囊或阴阜等阴器向内收缩	经络,寒,肝,气滞,阳虚
阴部坠胀	会阴部常有重坠下沉,胀满不舒	精室,湿,肾,热,血瘀,气虚,气陷,气滞
身体素弱	身体历来比较虚弱	血虚,气虚,阳虚,精亏
形体消瘦	身体消瘦,体重减轻	阴虚,虫积,气虚,血虚
形体肥胖	身体肥胖,体重增加	痰,湿,脾,气虚
形体蜷卧	睡或坐时,身体喜欢蜷曲	寒,阳虚,血寒,热(-),阴虚(-)
反复水肿	长期或反复发作的水肿,按之凹陷不能即起	水停,肾,阳虚,脾,心,气虚
新起水肿	突然起、时间短的水肿,按之凹陷不能即起	水停,表,外风,肺,脾(-),肾(-),阳虚(-),气虚(-)
水肿	泛指未标明新久等的水肿	水停,肾,脾,心,肺,阳虚,气虚
局限性水肿	某局部出现不对称的水肿	肌肤,水停,血瘀
皮肤干燥	皮肤干燥而枯涩不润	肌肤,燥,精亏,血虚,阴虚
皮肤弹性差/指端螺瘪	以手牵起皮肤,放开后不即刻恢复	精亏,阴虚
皮肤粗厚硬肿	皮肤变得粗糙、肿厚,甚至变硬	肌肤,阳虚,血虚
身黄	身体(包括面部)皮肤发黄	胆,肝,湿,热,脾
皮肤色素沉着	皮肤颜色变褐、暗黑	精亏,肾,血虚,肌肤,脾,血瘀,阳虚,肝,气虚
肌肤甲错	皮肤干燥粗糙呈褐色,状若鱼鳞	血虚,血瘀,肌肤,阳虚
结节或肿块	肢体出现结节或肿块	痰,血瘀,毒,肌肤,湿
肿块质硬不平	肿块质地坚硬,边界凹凸不平	血瘀
肝掌	手掌大小鱼际及手指充血、潮红	血瘀,肝,气滞,阴虚
丝状红缕	某些局部皮肤的细小血管充盈,如红丝缠绕	血瘀,肝,气滞
指端青紫	手指或足趾颜色变暗呈青紫色	心,血瘀,阳虚,血寒,寒,亡阳,肺
指甲淡白	指甲颜色浅淡无血色	血虚,肾,心,阳虚,气虚,肝,脾
水痘	小儿皮肤出现粉红色斑丘疹,很快变成椭圆形小水疱	肌肤,湿,表,外风,毒
出疹	皮肤出现红色或紫红色、粟粒状疹点	肌肤,外风,毒,肺,热,血热,表
风疹	皮肤骤然出现细小淡红色的疹点	肌肤,外风,表,毒,热,血虚
风团	皮肤骤然出现隆起的斑丘团块	肌肤,外风,表,热,毒
白痦	胸颈部皮肤出现晶莹如粟,高出皮肤,内含浆液,擦破流水的疱疹	湿,热
痈疽疖子	肌肤生痈、疖、疖子等	肌肤,毒,热,血热

参　数	概　念	辨　识　意　义
疱疹	皮肤出现水疱状疹点	肌肤,毒,湿,外风,表,热
患部溃烂	患病处肌肤出现溃烂	肌肤,毒,热,湿
患部红肿	患病处肌肤色红而肿起	肌肤,毒,热,血热
脓肿或流脓	肢体肌肤出现脓肿或流脓液	脓,毒,肌肤,热,血热
角弓反张	项部拘急强硬向后仰	动风,闭,肝,心神,热,血热
两手握固	两手紧握不张开	动风,闭,心神,肝,血热,痰,热
惊跳	突然受惊而肢体跳动	动风,肝,心神,血热,热
肢体抽搐	不自主地四肢挛急与弛张间作,伸缩交替,动作有力。简称抽搐、抽痉	动风,闭,心神,肝,痰,热
四肢麻木	手足部皮肤或肌肉发麻,感觉不灵	血虚,经络,血瘀,动风,肝,湿,痰
瘛疭	手指或下肢不自主的一伸一缩的轻微运动,动作缓慢无力。又名手足蠕动	动风,阴虚,肝,血虚,肾
肢颤、头摇	手足颤抖,头部摇晃不能自主	动风,肝,阳亢,肾,血虚,痰,阴虚
关节、肢体活动不利	关节或肢体活动不灵活,甚至不能活动。又名肢体僵硬	筋骨,寒,经络,湿,肾,血瘀
肢体拘急	手足或腰背等处筋肉拘挛不舒,收紧而难以屈伸	经络,血虚,肝,寒,精亏,动风,阳亢
肢体瘫痪	肢体瘫废,不能随意活动	经络,痰,闭,血瘀
半身不遂	一侧肢体不能随意活动。又名偏瘫	经络,痰,动风,肝,闭,血瘀
肢体痿软	肢体痿软、松弛无力,运动功能减退	气虚,经络,阳虚,血虚,肾,阴虚
肌肉萎缩	肌肉消瘦、萎缩	肌肤,脾,经络,气虚
关节晨僵/僵硬	晨起时关节僵硬,不能活动	筋骨,血瘀,寒,湿,肾,阴虚
关节红	关节部位颜色红	筋骨,湿,热,阴虚
关节肿	关节部位肿起	筋骨,湿,血瘀,热
关节/骨骼畸形	关节出现畸形	筋骨,肾,湿,寒,血瘀,血虚,阴虚,阳虚
小儿生长发育迟缓	小儿智力、生长、发育迟缓,如语迟、行迟等	肾,精亏,血虚,脾,气虚
肢体血肿	肢体出现红色或暗红色高起的血性肿块	血瘀,气滞
关节内作响	活动时关节内作响	筋骨,精亏,寒,肾
毛发脱落	头发甚至毫毛脱落	血虚,肾,精亏,脾
脱屑或皲裂	脚或手、口唇等处脱屑或出现皲裂	肌肤,燥,血虚,阴虚
下肢脉络曲张	下肢静脉充盈曲张,青筋显露	血瘀,气虚
皮肤红斑	皮肤出现不高出肤面的红色斑块	肌肤,热,血瘀
渗液流脂水	创面或患处有脂样液体渗出	肌肤,毒,湿
肿块圆/软或如囊状	肿块形态圆,按之软	痰
步态不稳	走路不稳	肾,经络,筋骨,寒,湿,血瘀,血虚,阳虚,阴虚

参　数	概　念	辨　识　意　义
舌淡红而小	舌体较小，舌色淡红	气虚，气陷，血虚
舌淡白	比正常舌色浅，白色偏多红色偏少	血虚，气虚，阳虚，气陷，热(−)，阳亢(−)，阴虚(−)
舌淡胖	舌色浅淡，舌体胖大	阳虚，水停，痰，寒，湿，气虚
舌淡紫	舌色浅淡而带紫色	阳虚，心，血瘀，肺，肾，痰，气虚，脾
舌红	比正常舌色红，甚至呈鲜红色	热，阳亢，血热，阴虚，寒(−)，血寒(−)，阳虚(−)，亡阳(−)，气虚(−)，血虚(−)
舌绛	舌色深红呈绛色	血热，阴虚，闭，热，动血，心神，毒，阳亢，寒(−)，血寒(−)，阳虚(−)，亡阳(−)，气虚(−)，血虚(−)
舌红嫩小	舌色红，舌体较小，舌质嫩	阴虚，血虚(−)，湿(−)，痰(−)，阳虚(−)
舌红胖	舌色红，舌体胖大	湿，热，痰，血热，血虚(−)，阴虚(−)
舌暗红	舌红而暗	血瘀，血热，热，血虚(−)
舌暗	舌暗	血瘀，气滞，肝，心
舌尖红	舌尖部色红	心，热，阴虚，肺，心神，血虚(−)
舌边红	舌两边色红	热，肝，阴虚，阳亢，血虚(−)，气虚(−)，阳虚(−)
舌质娇嫩	舌质纹理细腻致密，颜色浅淡	气虚，血虚，阴虚，阳虚
舌起芒刺	舌尖等处有红色点状突起如刺，摸之棘手	血热，热，毒，心，阴虚，肝
舌体胖大	舌体比正常舌体大而厚，盈口满嘴	湿，痰，热，毒，脾，气虚，阳虚，阴虚(−)
舌体瘦小	舌体较正常舌体小而薄	血虚，阴虚，气虚
舌有裂纹	舌面出现裂纹、裂沟	阴虚，燥，津亏，热，血热，血虚
舌紫暗	舌体色紫而无光泽	血瘀，心，气滞，肺，痰，阳虚
舌有斑点	舌体有紫色斑点条纹	血瘀，气滞
舌边齿印	舌体边缘有牙齿压迫的痕迹	阳虚，湿，痰，水停，气虚，阴虚(−)
舌体痿软	舌体软弱无力，不能随意伸缩回旋	气陷，气虚，阳虚，阴虚
舌体歪斜	伸舌时舌体偏向一侧，或左或右	经络，动风，痰，闭，心神，肝，血瘀
舌动异常	舌体动态异常	动风，心神，肝，阴虚，闭
舌体颤动	伸舌时舌体震颤抖动，不能自主	动风，血虚，肝，热，阴虚
舌体强硬	舌体失其柔和，卷伸不利，或板硬强直，不能转动	毒，闭，心神，经络，痰，动风，热，血热
舌白如镜	舌色白光，白如镜，毫无血色	血虚，脱，气虚，阳虚，热(−)，阴虚(−)，亡阴(−)
舌红如镜	舌色红光，红如镜	阴虚，亡阴
舌绛深紫	舌色深红带紫，呈绛紫色	亡阴，血热，阴虚，毒，寒(−)，血虚(−)，阳虚(−)
舌体溃烂	舌体出现溃烂	心，热，阴虚

续　表

参　数	概　念	辨识意义
舌体干燥	舌体干燥乏津	津亏,燥,热,阴虚,寒(−),湿(−),痰(−),饮(−),水停(−)
舌下络脉曲张	舌下络脉充盈粗胀、扭曲	血瘀
舌苔薄白	舌苔色白,薄而见底	表
舌苔白	舌苔色白	寒,血寒,湿,阳虚
苔白如积粉	舌苔色白,干燥,如白粉堆积舌面	湿,食积,毒,热
舌苔腐垢	舌苔疏松、垢秽不洁,如豆腐渣堆积舌面,揩之可去	食积,闭,脓,热,湿,痰,毒
舌苔薄黄	舌苔色黄,薄而见底	表,热
舌苔黄	舌苔呈黄色	热,阴虚,血热,血寒(−),寒(−)
舌苔灰黑	舌苔呈灰黑色	热,血热,湿,寒,血寒,津亏,毒
舌苔黄白相兼	舌苔呈黄白相兼颜色	热,外风,湿
舌苔腻	舌腻细腻、致密,如涂油腻之状,紧贴舌面,不易揩去	湿,痰,脓,食积,饮
苔剥、少、无	舌苔剥落,或舌苔少,或无舌苔	阴虚,气虚
苔厚	不能透过舌苔见到舌体	湿,痰,食积,热,胃,脾,大肠
舌苔润滑	舌苔干湿适中而润,或津多而滑	阳虚,饮,水停,湿,热(−),燥(−),津亏(−)
舌苔干燥	舌苔干燥乏津	津亏,燥,热,血热,阴虚,湿(−),饮(−),水停(−)
脉浮	脉位浅表,轻手按之即得,重按则减	表,外风,寒,热,阳浮
脉沉	脉位较深,轻手不应,重手按之明显	阳虚,气虚,气滞,血瘀,食积,饮,表(−)
脉伏	脉体深伏,重按推筋着骨始得,甚则暂伏而不显	寒,闭
脉牢	脉沉取始得,搏动有力,势大形长,脉道较硬	寒,血瘀,气滞
脉迟	脉动慢,每分钟不满60次	阳虚,寒,血寒,热(−),阴虚(−)
脉数	脉动快,每分钟超过90次但少于120次	热,阴虚,外风,血热,气虚
脉疾	脉动快,每分钟超过120次	亡阴,热,血热
脉洪	脉体大而搏动有力,如波涛汹涌	热,血热,阴虚(−),寒(−)
脉细	脉体细小,应指明显	阴虚,血虚,气虚,阳虚,湿,热(−)
脉弱	脉沉细无力	气虚,阳虚,血虚,阴虚,精亏
脉实	脉搏跳动有力	阳虚(−),阴虚(−),气虚(−),气陷(−),气不固(−),血虚(−)
脉虚	脉搏跳动无力	气虚,阳虚,气陷,血虚
脉长	脉动范围超过寸关尺三部	热,气虚(−),血虚(−),阴虚(−),阳虚(−)
脉短	脉动范围不满寸关尺,多在关部或寸部	气虚,气滞

参　数	概　念	辨　识　意　义
脉微	脉体极小,搏动极无力,似有似无	亡阳,脱,阳虚,气虚,血虚
脉缓	脉动不快不徐而和缓,或略显力量不足、稍微偏慢	外风,脾,湿,气虚,热(−),阴虚(−)
脉弦	脉体较硬而欠和缓,如按琴弦	肝,气滞,半表半里,血瘀
脉紧	脉体不大,但脉动有力而有弹指之感	寒,表,热(−)
脉滑	脉动应指有流利圆滑之感	痰,湿,食积,热,脓,阳亢,血虚(−),气虚(−),气陷(−),气不固(−),阳虚(−)
脉涩	脉动应指有滞涩不畅之感	血瘀,气滞,血寒,血虚,痰(−),热(−),湿(−)
脉濡	脉浮细无力	湿,脾,气虚,血虚
脉促	脉动快而有歇止,止无定数	心,阳虚,血瘀,气虚,阴虚,热
脉结	脉动慢而有歇止,止无定数	心,阳虚,血瘀,气虚,阴虚
脉代	脉动慢而有歇止,止有定数	心,阳虚,气虚
尺脉弱	尺部脉跳动欠明显,较寸、关部力量偏弱	肾,精亏,阳虚,气虚,血虚,阴虚
基础代谢高		阳亢,阴虚,肝,热,阳虚(−)
基础代谢低		肾,阳虚,水停,寒,热(−),阳亢(−),阴虚(−)
指纹红	小儿指纹偏红	表,寒,外风,热
指纹紫	小儿指纹紫红	热,外风
指纹淡沉	小儿指纹淡白、沉隐不显	血虚,气虚,阳虚
血压高		阳亢,肝,痰,阴虚,水停
血压低		亡阳,脱,阳虚,血虚,气陷
血红蛋白低		血虚,气虚
红细胞少		血虚,气虚
白细胞少		气虚,血虚,表,不固
白细胞高		热,表,毒
血小板少		动血,脾,气虚,热(−),血热(−),血瘀(−)
血沉加快		筋骨,湿,阴虚
血糖升高		阴虚,燥,肾,痰
血糖低		气虚
总蛋白低		水停,脾,气虚
白蛋白低		水停,脾,血瘀,湿,肝,肾
黄疸指数高		胆,湿,肝,热
谷丙转氨酶高		胆,肝,湿,气滞,热
血清淀粉酶高		胃,气滞,湿,血瘀,肝(−),胆(−),小肠(−)
总胆固醇高		痰,心,湿,血瘀,阳亢

续 表

参　数	概　念	辨 识 意 义
甘油三酯高		痰,心,血瘀,湿
尿有蛋白		肾,水停,脾
尿有管型		肾,水停,脾
尿细胞多		膀胱,肾,水停,动血,湿
尿中有脓细胞		脓,毒,膀胱,肾,湿,热,胞宫(−)
尿糖阳性		阴虚,肾,燥,不固
大便隐血强阳性		动血,胃,血瘀,小肠,大肠
大便有脓细胞		大肠,脓,毒,血瘀,湿,热,气滞,少腹(−)
虫卵多/寄生虫体		小肠,虫积
尿素氮高		毒,肾
尿酸高		痰,湿

注:(−)表示对该证素具有否定意义。

参 考 文 献

[1] 李灿东,杨雪梅,纪立金,等.健康状态表征参数体系的建立与集合分析[J].中华中医药杂志,2011, 26(3):525−528.

[2] 吴大嵘,赖世隆.中医学健康概念及其测量操作化探讨[J].中国中西医结合杂志,2007,27(2):175.

[3] 刘延勃,张弓长,马乾乐,等.哲学辞典[M].吉林:吉林人民出版社,1983:362.

[4] 曲伟,韩明安.当代汉语新词词典[M].北京:中国大百科全书出版社,2004:340.

[5] 李灿东.中医诊断临床模拟训练[M].北京:中国中医药出版社,2009:5.

[6] 陈妍,李灿东.中医证研究的思考与实践[J].福建中医学院学报,2010,20(2):40.

[7] 邸丹,周敏,秦鹏飞,等.中医舌诊、面诊客观化研究进展[J].上海中医药杂志,2012,46(4):89−92.

[8] 蔡骏,周昌乐,黄旭,等.中医脉象信息检测方法研究的新进展[J].生物医学工程学杂志,2007, 24(3):709−712.

[9] 费兆馥.脉诊仪的研究现状及对寸口三部脉象客观检测的初步设想[J].上海中医药大学学报,2012, 26(4):7−10.

[10] 王忆勤,郭睿.中医诊断工程技术研究进展[J].生物医学工程学进展,2013,34(4):228−232.

[11] 闪增郁,张智,陈燕萍,等.对中医四诊现代研究的思考与难点分析[J].中国中医基础杂志,2007,13 (8):573−582.

[12] 王睿清,范赵翔,王春颖,等.中医四诊数字化采集技术的研究现状[J].中医杂志,2013,54(1): 77−80.

[13] 王少贤.中医四诊信息和证候量表的研制[J].中国中医基础医学杂志,2011,17(12):1325−1327.

[14] 王少贤,白明华.关于建立中医证候模型评价量表的思考[J].中华中医药杂志,2011,26(3): 531−534.

[15] 严石林,陶怡,曾跃琴,等.从辨证思维探讨中医证候量表存在的问题及对策[J].中医杂志,2013, 54(24):2082−2084.

[16] 刘丽星,张哲,杜蕊,等.中医证候量表的研究现状[J].辽宁中医药大学学报,2011,13(9):28−30.

[17] 姚魁武,张勇,王阶,等.血瘀证量化诊断流行病学调查数据的 Logistic 回归分析[J].世界科学技术——中医药现代化,2008,10(4):30−33.

[18] 郝元涛,孙希凤,方积乾,等.量表条目筛选的统计学方法研究[J].中国卫生统计,2004,21(4)：209 - 211.

[19] 王阶,姚魁武,衷敬柏,等.基于临床流行病学的血瘀证量化计分表研究[J].中医杂志,2008,49(3)：270 - 272.

[20] 王均琴,李国春,周学平.中医量表的条目筛选方法研究[J].中医研究,2013,26(3)：10 - 12.

[21] 朱文锋.证素辨证学[M].北京：人民卫生出版社,2006：1 - 223.

第三章　中医状态的调整与效果评价

第一节　状态的调整

人体健康是动态变化的。人体健康状态的改变是由于饮食起居、外感内伤等因素干扰了人体内部、人体与自然、人体与社会之间原有的动态平衡。导致人体内外动态平衡失衡加剧的致病因素,产生的是有害作用、破坏作用;而促进人体内外动态平衡恢复稳定的积极因素,发挥的是有益作用、调节作用。认识人体的健康状态时,中医学要借助望、闻、问、切等各种手段,病证结合、审证求因,认识清楚是什么原因、哪些因素导致了健康状态的变化,进而有针对性地应用方药、食疗、针灸、推拿等各种方法来调整人体的健康状态,使人体恢复、保持良好的健康状态。

一、状态调整的原则

人体的生命过程,不断地受到自然环境和社会环境影响。在这个过程中,人体不仅维持着自身的内部协调平衡,也维持着人体内部与外在环境的协调统一。人体以五脏为核心,由经络沟通四肢百骸、表里内外,具有自我调节的能力。人体的阴阳二气会在生理状态下自我协调,也会在病理状态下自我调整、恢复,双方在体内的相互制约、相互作用中维持动态平衡。

人体内部的协调、稳定一旦被干扰,超出了人体自我调节能力所能承受的限度,健康状态就会随之变化,出现生理、心理、社会适应等各方面的异常表现。值得注意的是,不同人群或个体除了共有的健康状态表现之外,还具有与之相应的特殊健康状态。个体的性别、年龄、生活地域、生活习惯、体质不同,不仅其健康状态的表现存在差异,其发病的趋向性、患病后的表现与转归也有所不同。

维持人体的健康状态,改变其异常或失衡状态,必须根据人体当前的健康状态表现进行分析、判断,明确影响健康状态的风险因素,找到导致健康状态改变的具体原因,了解其改变的性质与程度,进而采取相应的方式、方法进行干预、调整,消除或减少风险因素,恢复人体内部原有的协调性。这和中医"治未病"的思想是一致的,也是人体健康状态调整所要遵循的基本指导思想,具体可体现在防治结合、内外兼顾、身心并重等几方面。

（一）防治结合

如何调整人体的健康状态、应对疾病,其关键在于有效地预防疾病发生。正如《素问·四气调神大论》所云,"是故圣人不治已病治未病,不治已乱治未乱"。因此,人体的健康状态调整必须重视防治结合。

1. 未病先防　未病先防,是指在机体未发生疾病之前,充分调动人体的主观能动性来增强体质,颐养正气,从而提高机体抗病能力,能动地适应客观环境,采取各种有效措施,做好预防工作,避免致病因素的侵害,防止疾病的发生。《丹溪心法》也强调:"是故已病而后治,所以为医家之法;未病而先治,所以明摄生之理。"未病先防主要表现为趋利避害的本能和有意识的调摄养生两方面。

（1）趋利避害:无论是根据自然界气候变化来起居作息,还是应用医学知识防病、治病,都是人们趋利避害的本能及其进一步发展。在此基础上,形成了维护健康的各种认识,产生了调摄养生的系统理论。因此,趋利避害不仅渗透至协调阴阳、饮食有节、起居有常、恬淡虚无、精神内守等一系列养生方法中,也贯穿于治未病、标本论治、扶正祛邪、补虚泻实、调整阴阳等一系列的具体治疗方法中。

（2）调摄养生:针对处于不同状态的人群,不论是未病态、欲病态,还是已病态,都可以通过各种调摄保养的方法,使机体的阴阳处于协调的动态平衡状态,增强机体对外界环境的适应能力和抗病能力,减少疾病的发生、延缓疾病的发展,从而保持健康、益寿延年。

2. 既病防变　中医的状态可以分为未病态、欲病态、已病态和病后态等。既病防变主要针对机体的状态从欲病态向已病态转变、已病态内部的传变等,尤其是防止机体在不同的已病态之间的传变。不同的已病态的传变可分为病位的传变、寒热传变以及虚实传变等几方面。在既病防变的过程中,要针对不同的状态做出早期辨识并提早采取适当的状态调整措施,以防止疾病的发展与传变。既病防变主要包括状态的早期辨识与诊治、先安未受邪之地以及截断传播途径三方面。《金匮要略》提出的"夫治未病者,见肝之病,知肝传脾,当先实脾"的观点即是强调了疾病防治中既病防变的重要性。因此,在中医状态调整的过程中,可应用证素辨证的原理,分析每个人是属于未病态、欲病态还是已病态,从而有的放矢地采取相应调整方案。既病防变主要包括扶正祛邪和标本兼顾两方面。

（1）扶正祛邪:人体健康状态的改变过程,往往是人体正气与各种邪气相互斗争的过程。正气与邪气的消长盛衰决定着机体状态的发展变化及转归结局。因此,在状态调整的过程中,如何扶助正气、祛除邪气决定了调整的结局是否会从欲病态、已病态向健康状态转变。在临床上运用扶正祛邪进行状态调整的时候必须注意以下几方面:第一,"虚者补之,实者泻之",应按照机体状态的不同在各阶段灵活应用;其次,"扶正不留邪,祛邪不伤正",在状态调整过程中不可过用扶正或祛邪,以免扶正而留邪,祛邪却伤正;第三,在虚实夹杂的情况下,根据机体状态的实际情况,决定扶正或祛邪的运用方式和前后次序。

（2）标本兼顾:在疾病过程中,疾病的主要矛盾会随着疾病的发展而变化。标本兼治的核心在于随着疾病变化、发展过程中的具体情况来划分标本。例如对于邪正关系而言，正气为本，邪气为标；对于病因和症状而言，病因为本，症状为标；对于先后病而言，病先者为本，病后者为标；对于表里病位而言，脏腑气血病为本，肌表经络病为标。确立了疾病的标本之后就能分清主次，从复杂的疾病矛盾中找出和处理其主要矛盾或主要矛盾的主要方面，根据病情的主次先后、轻重缓急，合理应用正治和反治等各种方法，急则治其标，缓则治其本，或标本兼治。

3. 瘥后防复　疾病初愈，机体正处于恢复期，正气未复，若调养不当，可旧病复发或滋生其他病。有时，疾病的症状虽已消失，但因治疗不彻底、病根未除，在某些因素的刺激下，可破坏原本正邪暂时相安的局面，导致旧病复发。因此，人体在发病之后，不仅需要截断疾病的发展、传变，还要注重疾病瘥愈后的调养来预防复发、巩固疗效、促进健康，以免前功尽弃。临床上常见的引起疾病复发的因素主要有复感新邪、食复、劳复、药复等几种，当然还包括外界气候因素、个人精神因素和地域因素。病后的休养主要针对引起复发的因素进行调养：顺应自然规律起居作息，重视内在精神的调养，注意形体锻炼，重视饮食五味的调和，房事有节，预防外来病邪的侵害等。

（1）复感新邪：主要是针对疾病进入缓解期的患者，此时邪气渐微，正气薄弱，如若再感新邪则会助邪伤正，使疾病恶化。因此应当强调合理的病后防护，适当运动，防寒保暖，扶助正气，以防止复发。

（2）食复：主要指病后因饮食不当而导致疾病的复发。其多因病后脾胃尚弱，受纳腐熟功能低下，此时若不"忌口"，可导致病从口入，诱发疾病。因此各类疾病愈后都应坚持遵从饮食方面的医嘱，例如脾胃虚寒患者忌食生冷、油腻之物，哮病患者忌食海鲜等发物。

（3）劳复：主要指疾病初愈者由于劳神、劳力或房劳的太过导致疾病复发。因此病后应当多加休养，正如《证治准绳》有云，病愈"宜安卧守静，以养其气"。

（4）药复：主要指病后滥服补养之剂，或药物调理失当导致疾病的复发。因此在疾病康复的过程中应当遵循"扶正宜平补，祛邪宜缓攻"的调治原则，不可急于求成，以免因治疗不当而导致疾病的复发或恶化。

（二）内外兼顾
中医学认为，人体是一个有机的整体。构成人体的各个组成部分之间在结构上不可分割，在功能上相互协调、互为补充，在病理上则相互影响。人体与自然界也是密不可分的。自然界的变化随时影响着人体，人类在能动地适应自然和改造自然的过程中维持着正常的生命活动。这种机体自身整体性和内外环境统一性的思想即整体观念，因此在状态调整过程中就要内外兼顾。

1. 顺应自然　尊重自然规律，顺应自然规律。人以天地之气生，四时之法成。人生于天地之间，依赖于自然而生存，同样也受自然规律的支配和制约，即人与天地相参，与日月相应。这种天人相应学说是中医效法自然、顺时养生的理论依据。顺应自然养生包括顺应四时调摄和昼夜晨昏调养。若将昼夜变化比之于四时则日出为春、日中为夏、日落为秋、夜半为冬。白昼阳气主事,夜则阴气主事。四时与昼夜的阴阳变化也影响着人体内部的阴阳变化。所以,生活起居要顺应四时昼夜的变化,动静和宜,衣着适当,饮食调配合理,遵循"春夏养阳、秋冬养阴"的原则。

2. 三因制宜 三因制宜强调因时、因地、因人制宜,这要求中医在评估、维护、调整人体健康状态时,也必须根据季节、地域及人的体质、性别、年龄等差异而采取相宜的措施。

根据四时气候变化特点,制定健康状态调整方法。如外感风寒证,即使是同一患者,在春夏和秋冬不同季节发病,其调护方法也不尽相同。春夏季节,阳气升发,人体腠理开泄,服解表药后不宜覆盖衣服或饮用热饮料,以免开泄太过、耗伤津液。夏天暑热多夹湿邪,还需考虑患者是否需应用解暑化湿之品。秋冬季节,人体腠理致密,阳气内敛,感受风寒之邪时,解表药应在温热时服用,药后可温服热粥等以助药力祛邪。

根据不同地域的环境特点,制定健康状态调整方法。由于地区不同,气候和生活习惯各异,在健康调理上也应有所区别。如西北高原地区,气候寒冷,干燥少雨,可多食生津止渴透表的水果和饮料,并注意保暖,防止冻伤。东南地区气候往往温热、潮湿、多雨,病多痈疡疥肿,要做好防暑降温和祛湿等工作,讲究个人卫生,多食祛暑利湿之品。

根据患者年龄、性别、体质和生活习惯等不同特点,考虑其调理方法。如男女相比,"女子以肝为先天",又有经、带、胎、产等特殊情况,与男子迥异。因此,在健康状态的调整方面,应针对男女的不同特点而各有侧重。

3. 调补阴阳 损其有余,适用于人体阴阳中任何一方偏盛有余的实证,即"实则泻之"之意。若在阳偏盛的同时,由于"阳胜则阴病",每易导致阴气的亏减,此时不宜单纯地清其阳热,而须兼顾阴气的不足,即是在清热的同时配以滋阴之品,也就是祛邪为主兼以扶正。若在阴偏盛的同时,由于"阴胜则阳病",每易导致阳气的不足,此时不宜单纯地温散其寒,还须兼顾阳气的不足,即在散寒的同时配以扶阳之品,同样是祛邪为主兼以扶正之法。补其不足,即"虚则补之",适用于人体阴阳中任何一方虚损不足的病证。

(三)身心并重

中医学的形神统一观是养生防病、延年益寿的重要理论依据,如《素问·上古天真论》所说"故能形与神俱,而尽终其天年"。因此,在维护、调整人体的健康状态时,要形神兼顾,身心并重。

1. 调畅情志 情志活动是脏腑生理功能的外在表现之一,统属于心神,是人感受外界事物的一种内在反应。情志变化可以影响到脏腑的生理功能,进而影响到人体的健康状态。

但是,正常的情志变化不会导致脏气逆乱、疾病产生或恶化,只有在"过"的情况下,才会导致脏气损伤、病变产生。情志致病的条件关键在于"过",即只有在情志刺激强度过大、持续时间过长、超出个体承受能力的情况下,才会致病。不同的情志异常导致的气机紊乱不同,影响的脏腑不同,结果也会有所差异。因此,有怒则气上、喜则气缓、悲忧则气消、恐则气下、惊则气乱、思则气结、怒伤肝、喜伤心、忧伤肺、思伤脾、恐伤肾等不同。

调畅情志,以平常心对待事物,避免情绪的大起大落而出现较严重的脏腑气机逆乱,达到良好维护人体健康状态的效果,如《素问·上古天真论》所说:"恬淡虚无,真气从之,精神内守,病安从来。"

积极调节情志可以对因情志因素引起的脏腑病变起到肯定的治疗作用,是其治疗的关键。《景岳全书·郁证·情志三郁》也提出"以情病者,非情不解"的观点,强调临证必须考虑情志致病的特殊性。结合情志可"积"于心中发挥持续的致病作用、可改变脏腑禀性的观点,《景岳全书·杂证谟·怔忡惊恐》里强调大恐、大惧"然宜必洗心涤虑,尽释病根,则庶可保全也"。《景岳全书·杂证谟·遗精》中也主张因情而病者"尤当以持心为先",或清其心,或释其思,祛除其病源。否则,"然宜不能拔去其病根,徒资药力,不易及也"。

喜能胜忧,悲能胜怒,怒能胜思,思能胜恐,恐能胜喜。因此,可以通过调畅情志来调节脏腑的功能状态。当愤怒等情绪即将爆发时,要有意识地进行身心调节,提醒自己应当保持良好的状态。如怒则气上,气血上冲就容易表现出面色发红、头晕等表现,严重时可出现肢体颤动、中风、昏倒等情况。针对强烈的精神刺激,可采用呼吸悠长的方式进行自我放松、心理暗示,恢复心平气和,冷静地、不抱成见地对待问题,或者改变角度、更换立场看问题,避免情志过极而影响健康。如《素问·上古天真论》所言"外不劳形于事,内无思想之患,以恬愉为务,以自得为功",自然容易保持良好的健康状态。

2. 强身健体　中医重视人体的"形神合一""形动神静"。所谓"形动",即加强形体的锻炼以达到强身健体的目的。合理地锻炼身体可以促进人体周身经络的气血流畅,不仅会使人体的肌肉筋骨得到充分的滋养而变得强健,还会改善脏腑的生理功能,从而使身体更健康。传统的五禽戏、八段锦、太极拳、易筋经等都具有强身健体、预防疾病的作用。

但是,运动锻炼决不能急于求成,应该有目的、有计划、有步骤地进行。在锻炼过程中,要注意循序渐进的原则,持之以恒,日积月累,这样才能取得满意的强身健体效果。锻炼的方式很多,难易程度各有不同,通常要由易到难、由简到繁。不然,不仅难以掌握锻炼的要领,还容易出现各种运动损伤。较难的锻炼方式不仅不容易掌握,还会影响到锻炼的积极性。

一般来说,锻炼初期阶段的运动量、运动强度、运动时间要逐渐地由小到大、由短到长。如果运动时感到身体发热、微微汗出,运动后感到身体轻松、舒畅,食欲及睡眠均比较好,说明运动量和运动强度适当,强身健体的效果也会比较好,可以坚持下去。经过一段时间的锻炼适应后,可以逐渐增加运动量。如果运动时汗出过多,伴有明显的疲倦、乏力甚至心慌、胸闷等不适感觉,运动后感到精力难以恢复,饮食、睡眠不佳时,就有可能是运动强度和量过大了。这样的锻炼不仅起不到强身健体的保健作用,还会消耗人体的正气,诱发疾病。

此外,锻炼身体的时候也要注意"三因制宜",做到因时、因地、因人而异。具体来说,就是要根据季节、气候的不同选择合适的锻炼时机,在安全、舒适的环境里进行锻炼,根据个人的身体条件和体质选择适当的锻炼方式和活动量。如冬季室外健身适宜在较温暖时进行,而夏季室外健身则适宜在比较凉爽时进行。在有雾的时候最好不要在户外锻炼,以避免吸入对人体有害的物质。空腹时不宜锻炼太多,早餐或晚餐后间隔半小时或一小时再开始锻炼较为适宜。腰腿痛的人不适宜做登山运动,而游泳可能是其更好的选择。

总之,人体健康状态调整的根本目的是为了维护健康,可借助各种方式来恢复阴阳的动态平衡,促进身心协调,进而实现阴平阳秘、形神俱佳。同时,健康状态的维护和调理是一个长期的系统工程,不仅不存在一蹴而就、一劳永逸的情况,还需要在专业人士的指导与帮助下进行,不可急于求成、盲目进行。

二、心系常见异常状态的调整方法

(一)心

心居胸中,心包络护卫于外。手少阴心经循臂内侧后缘,下络小肠,与小肠互为表里。心开窍于舌,在体合脉,其华在面。

心主血脉,具有推动血液在脉道中运行不息,以濡养脏腑、组织、官窍的作用。心又主神明,是人体精神和意识思维活动的中枢,生命活动的主宰。

心的病变主要反映在心脏本身及其主血脉功能的失常、意识思维等精神活动的异常,临床以心悸、怔忡、心痛、心烦、失眠、多梦、健忘、神昏、神志错乱、脉结或代或促等为心病的常见症。此外,某些舌体病变,如舌痛、舌疮等症亦常责之于心。

1. 病性为血虚　血液亏虚,心失于濡养,以心悸、失眠、多梦及血虚症状为主要表现。

【临床表现】心悸,失眠,多梦,健忘,头晕眼花,面色淡白或萎黄,唇、舌色淡,脉细无力。

【治疗及调理】以养血安神为主。

(1)中药调理

四物汤加味:当归10克,白芍10克,川芎6克,熟地黄12克,党参10克,柏子仁10克,酸枣仁10克,龙眼肉10克。浓煎,取汁200～300毫升,每日1剂,温服,每日2～3次。

(2)针灸调理

针刺:取穴膈俞、脾俞、通里、神堂、足三里等。均用补法行针,得气后留针15分钟,每日1次。

艾灸:主灸膈俞、心俞、内关,尚可配合脾俞、足三里、三阴交。每次10分钟,每日早晚各1次。

(3)推拿按摩:膈俞、神堂、足三里、三阴交每穴轻揉按压5分钟,每日2～3次。

(4)饮食调理:注意饮食的调节,因心血不足,常见脾胃健运不及,切忌饥饱失常,损伤脾胃,导致气血生化乏源,则心血更虚;食宜清淡,予高蛋白质饮食,易于消化,富于营养,可促进气血生成;忌膏粱厚味,因其易生痰浊,困阻脾阳,壅遏脉中,阻滞心脉诱发心痛。要纠正偏食,尤忌辛辣和过咸食品,以免伤阴,使脉道凝涩,气血不通,发为心痛。

食疗方案:① 红枣20枚去核,黑木耳30克,冰糖适量,文火炖烂,取汁500毫升,饮汤。本方益气养血,适用于气血双亏者。②取母鸡一只,剖洗干净后,浓煎鸡汁,以原汁鸡汤(去浮油)与粳米适量煮粥,先用武火煮沸,再改文火煮到粥稠即成。本方适用于体弱羸瘦、气血亏损所致的衰弱证候。③猪肝 60 克,菠菜适量。猪肝煮熟切丁,菠菜放入沸水略烫数分钟(去掉草酸),捞出后切细,然后一起同粳米适量煮粥。本方能补益气血,适用于心血不足者。

(5)注意事项:因心血不足,心神失养,故要避免外界的恶性刺激,以免突受惊恐,加重心神不宁之症。心血不足,宜安静休息,不宜过劳或思虑过度,暗损心血加重病情。但也不宜过逸,"久卧伤气",应在体力许可范围内做适当的体育锻炼,促进气血畅行。

2. 病性为阴虚 阴液亏损,心失所养,虚热内扰,以心烦、心悸、失眠及阴虚症状为主要表现。

【临床表现】心烦,心悸,失眠,多梦,口燥咽干,形体消瘦,或见手足心热,潮热盗汗,两颧潮红,舌红少苔乏津,脉细数。

【治疗及调理】以养阴清热为主。

(1)中药调理

天王补心汤:生地黄 15 克,玉竹 10 克,丹参 10 克,玄参 10 克,天冬 10 克,麦冬 10 克,五味子 6 克,远志 10 克,柏子仁 10 克,酸枣仁 12 克。水煎,煮取 200～300 毫升,每日 1 剂,每日 2～3 次。也可直接服用中成药天王补心丹。

朱砂安神丸加味:生地黄 12 克,当归 10 克,黄连 6 克,朱麦冬 10 克,柏子仁 10 克,酸枣仁 12 克,百合 15 克,莲子心 10 克,甘草 6 克。水煎,煮取 200～300 毫升,每日 1 剂,每日 2～3 次。

(2)针灸调理:在"厥心痛"或"真心痛"属心阴虚证时,可以下法作为止痛治标的常用方法。取穴厥阴俞、心俞、膻中、内关等,采用平补平泻手法,得气后,留针 15～20 分钟,捻转 3～5 次。

(3)推拿按摩:在"厥心痛"或"真心痛"属心阴虚证时,可以下法作为止痛治标的常用方法。可按压至阳穴(位于第七胸椎棘突下凹陷中,相当于第五胸脊神经所支配区域),取穴方法是垂臂低头,由肩胛骨下角下缘画一水平线,相交于脊背正中线处为至阳穴。心绞痛发作时,可按压该穴 1～6 分钟。预防性按压 3～6 分钟可防止心绞痛发作。

(4)饮食调理:饮食宜忌可参阅心血虚内容。此证虽属阴虚,常兼有虚火一面,因此,饮食宜以高蛋白质饮食,既富营养,又易消化。适当多食甘凉一类鲜果和蔬菜,切忌食用辛辣化火之食物,以免动火耗阴,加重病情。

食疗方案:①芝麻粥:黑芝麻适量,淘洗干净,晒干后炒熟研碎,同粳米按 1∶2 比例煮粥,当作点心或晚餐服食。本粥有润五脏、填骨髓、补气虚的作用,对于心阴亏损,形体羸瘦者服之颇宜。②荷叶粥:将新鲜荷叶一张,洗净煎汤取汁,粳米适量煮粥,加入冰糖,当作早晚餐,温热服食。

(5)注意事项:阴虚内热常消灼津液,在厥心痛、真心痛等发作期中,要特别注意保持大便通畅,防止大便时用力过猛造成心气暴脱而发生猝死。心阴虚损患者,常因虚热内扰而烦躁不宁,因此,病房要求环境幽静,避免大声喧闹,房间的空气不宜过于干燥,要保持一定湿润为好。厥心病或真心痛多在夜间发作或症状加重。此时,护理人员要加强巡视病房,可将患者床头垫高,以减少静脉回流从而减轻心脏负担,有助于防止意外情况发生。

3. 病性为气虚　心气不足,鼓动无力,以心悸、神疲及气虚症状为主要表现。

【临床表现】心悸,胸闷,气短,精神疲倦,或有自汗,活动后诸症加重,面色淡白,舌质淡,脉虚。

【治疗及调理】以补气养心为主。

(1) 中药调理

宅中汤加减:炙黄芪 15 克,炙党参 12 克,茯神 10 克,远志 10 克,当归 10 克,白芍 10 克,丹参 6 克,柏子仁 10 克,酸枣仁 10 克,炙甘草 6 克。水煎,取汁 200～300 毫升,每日 1 剂,温服,每日 2～3 次。

养心汤加减:炙党参 12 克,炙黄芪 10 克,柏子仁 10 克,酸枣仁 10 克,茯神 10 克,当归 10 克,白芍 10 克,百合 12 克,桂枝 6 克,炙甘草 6 克。水煎,取汁 200～300 毫升,每日 1 剂,温服,每日 2～3 次。

炙甘草汤加减:炙甘草 12 克,炙党参 10 克,生地黄 15 克,阿胶珠 10 克,朱麦冬 10 克,火麻仁 10 克,百合 10 克,广木香 6 克,生姜 6 克,大枣 5 枚。水煎,取汁 200～300 毫升,每日 1 剂,温服,每日 2～3 次。

(2) 针灸调理

针刺:取穴心俞、厥阴俞、膻中、内关、足三里等。进针得气后,留针 15～20 分钟,留针期间,间断捻转提插,加强针感。或取 0.5 厘米长的皮内针,刺入厥阴俞、心俞穴位后,用小块胶布固定,持续留针 5～7 天再取出。

(3) 推拿按摩:可推拿心前区、内关、膻中、三阴交、足三里等穴,每穴 3 分钟,心俞每穴 4 分钟。每日早晚各 1 次,20 天为一疗程。

(4) 饮食调理:忌食辛辣,因其逼津外泄,虑其更伤心之气阴;忌食生冷、肥甘,因生冷伤脾阳,肥甘生痰浊,故当禁之。酒易蕴生湿热,耗气伤阴,当戒禁。饮食宜清淡,可进食时令鲜果。亦可食用一些滋补阳气阴精的血肉有情之品,如瘦肉、鱼类、家禽类等。

食疗方案:① 百合 15 克,龙眼肉 15 克,加冰糖少许清炖后,少量频服。② 百合 30 克,莲子肉 30 克,粳米 200 克煮粥早晚服用。③ 龙眼肉 30 克,大枣 15 克,加入糯米 200 克,煮粥食之。

(5) 注意事项:精神及生活护理较为重要,要使患者克服急躁、惊恐、焦虑的不良情绪。患者居处的环境应安静,严禁喧哗,且应空气新鲜,干净舒适,以保证患者能安静休息。心气亏耗患者,一定要高度重视脉象的变化,过快、过慢及促、结、代等间歇脉,要及时调整方药,观察病情,结合病情迅速进行辨证处理。

"厥心痛""真心痛"病中属心气虚的患者,不宜饭后百步走。因饭后血液多集中在消化道以帮助消化食物,而饭后活动则使血液分布到四肢,造成相对的心脏供血不足而诱发"厥心痛"。劳则气耗,导致心气更虚,加重心络痹阻,不通则痛作,不可不注意。

4. 病性为阳虚　心阳虚衰,温运失司,鼓动无力,虚寒内生,以心悸怔忡、心胸憋闷及阳虚症状为主要表现。

【临床表现】心悸怔忡,心胸憋闷或痛,气短,自汗,畏冷肢凉,神疲乏力,面色㿠白,或面唇青紫,舌质淡胖或紫暗,苔白滑,脉弱或结或代。

【治疗及调理】以温通心阳为主。

(1)中药调理

参附龙牡汤加味:炙党参 20 克(或红参 10 克),炮附片 10 克(先煎,久煎),炙黄芪 15 克,煅龙骨 15 克,煅牡蛎 15 克,山茱萸 15 克,肉桂 6 克。水煎,取汁 200～300 毫升,每日 1 剂,温服,每日 2～3 次。

芪附汤加味:炙黄芪 15 克,熟附片 10 克(先煎,久煎),西洋参 10 克,麦冬 10 克,五味子 8 克,山茱萸 10 克。水煎,取汁 200～300 毫升,每日 1 剂,温服,每日 2～3 次。

(2)针灸调理

针刺:镇痛是关键。可立即用杜冷丁 10 毫克,用注射用水稀释至 5 毫升,垂直刺入内关(双),得气后加强刺激,每穴 2.5 毫升,5～10 分钟疼痛消失。若无缓解,可在间使(双)穴各再注 2.5 毫升,可加强镇痛效果。

艾灸:主灸关元、神阙,火炷艾灸,并配合刺关元、气海、足三里行补法,留针 10 分钟。

(3)推拿按摩:按揉心俞、厥阴俞、膈俞、内关,均取双穴,每穴按揉 50 次,揉力以患者感到酸胀,且能耐受为度。

(4)饮食调理:心阳暴脱证是继发在心阳虚基础上,因此,饮食的调理是重要的辅助治疗。应进食高蛋白质、高碳水化合物的饮食,忌辛辣、慎油腻及难于消化的食物。

食疗方案:① 黄芪 30 克,鹿茸 3 克,鸭一只,鸭剖去内脏洗净,文火炖烂。食纳尚好者,食鸭肉并喝汤;若胃纳不佳者仅喝汤即可。② 冬虫夏草 30 克,精羊肉 1.5 千克,小火炖烂后食之。③ 猪心一个,剖开带血,将人参 20 克、当归 30 克装入猪心中煮熟,去药吃猪心。

(5)注意事项:在心阳虚脱证的过程中,出现腹胀、便秘时,必须注意加强床边护理。因为在心阳虚脱时,已无力运行气血,脾胃由多气多血之脏腑变为少气少血,使胃肠功能受到影响,而发生腹胀、便秘。此时可用番泻叶每日 10 克晨间开水泡服,一般 6～8 小时可排便。也可用生脉承气汤(人参 9 克,麦冬 6 克,五味子 3 克,芒硝 4 克,厚朴 10 克,制大黄 6 克),既可扶正益心气,养心阴,又可通里攻下通便,一般 1 剂即见效果。心阳虚脱的患者,常见脉律不整,一旦脉象出现促、结、代脉时,要高度警惕,密切观察脉率的变化,除积极抓紧治疗外,又需防止因严重心气贯脉不匀,心阳进一步虚脱引起心脏骤停而猝死。医护人员要告诫患者在心阳虚脱时,必须绝对卧床休息,不要过早活动,一定要交待卧床休息的必要性。

5. 病性为火(热)　心火内炽,扰神迫血,火热上炎下移,以心烦失眠、口舌生疮、吐衄、尿赤及火热症状为主要表现。

【临床表现】心中烦怒,夜寐不安,面赤口渴,溲黄便干,舌尖红绛,或生舌疮,脉数有力,甚则狂躁谵语,或见吐血衄血,或见肌肤疮疡,红肿热痛,舌红苔黄脉数。

【治疗及调理】以清热泻火为主。

(1)中药调理

泻心汤合凉膈散加减:本方适用于心火上炎证患者,尤其以心神不宁为主症者最宜。大黄 10 克,黄芩 10 克,黄连 6 克,栀子 10 克,连翘 10 克,薄荷 6 克,黄柏 10 克,木通 10 克,生甘草 6 克。冷水煎服,取汁 200~300 毫升,每日 1 剂,每日 2~3 次。

知柏地黄汤合交泰丸加减:知母 12 克,黄柏 10 克,生地黄 15 克,山药 10 克,山茱萸 12 克,牡丹皮 10 克,泽泻 10 克,茯苓 6 克,黄连 6 克,肉桂 3 克。冷水煎服,取汁 200~300 毫升,每日 1 剂,每日 2~3 次。或直接服用中成药知柏地黄丸。

(2)针灸调理

针刺:取穴大陵、心俞、神门,配穴太冲、太溪,均用泻法,留针 20 分钟,中间提插捻转 4~5 次;亦可取廉泉、足三里、合谷、曲池、颊车,每次选 2~3 穴针刺,中等强度刺激,留针 5~10 分钟。

(3)食疗方案:① 绿豆粥:取绿豆适量,洗净后浸泡半天,加入粳米 60 克煮为稀粥,可作早晚餐服,亦可单用绿豆煎汤作清凉解毒饮料。绿豆入心、胃两经,且性味甘寒,有清热解毒、除烦止渴的功效。② 石膏粥:取生石膏 30~60 克,捣碎,入砂锅煎汁去渣,后入粳米 50~80 克同煮稀粥,上下午两次食用,有清热止渴作用,如心火上炎见口干舌燥者颇为相宜。

6. 病性为气闭 因瘀血、痰浊、阴寒、气滞而引起心脉痹(闭)阻不通,以左胸部发作性憋闷、疼痛为主要表现。

【临床表现】心悸怔忡,心胸憋闷疼痛,痛引肩背内臂,时发时止。若痛如针刺,并见舌紫暗有紫斑、紫点,脉细涩或结代,为瘀阻心脉。若为闷痛,并见体胖痰多,身重困倦,舌苔白腻,脉沉滑,为痰阻心脉。若剧痛暴作,并见畏寒肢冷,得温痛缓,舌淡苔白,脉沉迟或沉紧,为寒凝之象。若疼痛而胀,且发作时与情志有关,舌淡红,苔薄白,脉弦,为气滞之证。

【治疗及调理】以行气活血为主,辅以化痰、散寒或理气。

(1)中药调理

血府逐瘀汤加减:当归 12 克,赤芍 10 克,桃仁 10 克,红花 10 克,郁金 10 克,生地黄 10 克,佛手 10 克,橘络 10 克,枳壳 10 克,丹参 10 克。冷水煎取 200~300 毫升,每日 1 剂,温服,每日 2~3 次。本方主要用于瘀血痹阻之证。

瓜蒌薤白半夏汤加减:全瓜蒌 12 克,枳壳 10 克,丹参 15 克,白豆蔻 10 克,桂枝 10 克,檀香 6 克,厚朴 10 克,薤白 10 克,远志 10 克,郁金 10 克。冷水煎取 200~300 毫升,每日 1 剂,温服,每日 2~3 次。本方主要用于痰浊闭阻之证。

当归四逆汤合苏合香丸加减:当归 12 克,桂枝 9 克,细辛 3 克,芍药 9 克,通草 6 克,大枣 8 枚,炙甘草 6 克。冷水煎服,取汁 200～300 毫升,每日 1 剂,温服,每日 2～3 次。本方主要用于寒凝心脉之证。疼痛剧烈、四肢不温者可含服苏合香丸。

柴胡疏肝散加减:柴胡 10 克,陈皮 10 克,川芎 10 克,枳壳 8 克,芍药 10 克,炙甘草 6 克。冷水煎服,取汁 200～300 毫升,每日 1 剂,温服,每日 2～3 次。本方主要用于气滞心胸之证。

速效救心丸:中成药,每日 3 次,每次 4～6 粒含服,急性发作时每次 10～15 粒,可增加冠状动脉血液流量,有效缓解心绞痛。

(2) 针灸调理

针刺方案一:取穴心俞、巨阙、心平(少海穴下 3 寸)。每日或隔日 1 次,10 次为一疗程,疗程间隔时间为 3～5 日。须注意,在刺背部穴位时,应当针尖斜向脊椎,以避免气胸发生。刮针 2 分钟,四肢胸腹得气后留针 20 分钟。

针刺方案二:取穴厥阴俞、膻中、内关。每日或隔日 1 次,10 次为一疗程,疗程间隔时间为 3～5 日。针刺背部穴位时,应当针尖斜向脊椎以切忌气胸发生。刮针 2 分钟,四肢胸腹得气后留针 20 分钟。

(3) 食疗方案:① 桃仁红花羹:红花 10 克,桃仁 15 克,藕粉 100 克。先煎桃仁与红花汤液 200 毫升,滚开后再加入藕粉搅拌即成,须注意脾胃寒凉者慎用本食疗方案。② 薤白粥:用薤白 10～15 克(鲜者可用 30～45 克)同粳米 60 克煮粥。上两种羹和粥可供早晚餐食用,温热服食。③ 党参粥:用党参末 5 克(或人参末 5 克)加冰糖适量(以个人甜淡口味为宜),加粳米 80 克入砂锅同煮粥,早餐食用较佳,也可少量为茶点服用。④ 何首乌粥:取制何首乌 30～60 克,入砂锅煎取浓汁,去渣再入粳米 60 克,大枣 2～3 枚,冰糖适量,同煮为粥,可早餐食用。⑤ 羊肉粥:用新鲜精羊肉 100～250 克,洗净,切块,焯水后同粳米 500 克煮粥,与数片生姜同煮可去腥臊味,加可作早晚餐或上、下午点心,温热服食。阴虚内热者慎用此食疗方案。⑥ 百合粥:用百合干研粉,每次用粉 30 克(或者新鲜百合 60 克),冰糖适量,同粳米 60 克同煮,可供早餐或点心服食。

(4) 注意事项:① 本证病机多为本虚标实、虚实夹杂。本虚可分为心气虚、心血虚、心阴虚和心阳虚几类,故在疾病缓解期因参照本书前面心病各虚证进行调理治疗。② 情志波动易导致脏腑功能紊乱,从而诱发本病。因此防治本证必须注重精神调摄,避免情绪波动过大或喜怒忧思太过,尽量保持心情愉悦,有利于本证的治疗和预后。

(二)心神

1. 病性为痰　痰浊内盛,蒙蔽心神,以神志抑郁、错乱、痴呆、昏迷及痰浊症状为主要表现。

【临床表现】面色晦滞,脘闷作恶,意识模糊,语言不清,喉有痰声,甚则昏不知人,舌苔白腻,脉滑。或精神抑郁,表情淡漠,神志痴呆,喃喃自语,举止失常。或突然仆地,不省人事,口吐痰涎,喉中痰鸣,两目上视手足抽搐,口中如作猪羊叫声。

【治疗及调理】以醒神开窍为主。

中药调理

导痰汤合苏合香丸加减:制半夏9克,胆南星3克,赤茯苓3克,炒枳实3克,橘红3克,炙甘草1.5克,竹沥30毫升,姜汁3茶匙。冷水煎服,取汁200~300毫升,每日1剂,温服苏合香丸,每日2~3次。

2. 病性为痰兼火　火热痰浊交结,扰乱心神,以狂躁、神昏及痰热为主要表现。

【临床表现】发热气粗,面红目赤,痰黄稠,喉间痰鸣,躁狂谵语,舌红苔黄腻,脉滑数,或见失眠心烦,痰多胸闷,头晕目眩,或见语言错乱,哭笑无常,狂躁妄动,打人毁物,不避亲疏。

【治疗及调理】以清热化痰为主。

(1) 中药调理

生铁落饮加减:天冬10克,麦冬12克,胆南星6克,连翘心10克,钩藤10克,远志10克,茯神12克,石菖蒲10克,玄参10克,丹参10克,取生铁落30克先煎30分钟取水熬药,取汁200~300毫升,每日1剂,早晚温服。

泻心汤加味:大黄10克,黄芩10克,黄连6克,知母10克,另用生铁落30克煎汤代水熬药。上药送服礞石滚痰丸10克,痰火渐退,可改为包煎,或减量至3~5克。以上方药,水煎取汁300毫升,每日1剂,早晚温服。

(2) 针灸调理

针刺:取穴水沟、大椎、郄门、大陵,配穴可选丰隆、内关、少商等穴,均取泻法,给予重刺激,持续捻针,直至患者安静,或有睡意时,留针不捻,留针15~20分钟后取针。若患者狂症发作再加环跳(双侧),用4寸粗针进行强刺激,有安神定志的作用,但须在完全控制患者的情况下施针。

(3) 食疗方案

竹沥粥:取鲜竹竿,截成30~50厘米长,两端去节,劈开,架起,中部用火烤,两端即有液汁流出,以碗收集备用。每次用粳米50克左右煮粥,待粥将成,兑入竹沥30~60毫升,再稍煮即可,可供早晚餐或上、下午点心服食。

(三) 脑络

病性为血瘀　瘀血阻滞脑络,以头痛、头晕及血瘀症状为主要表现。

【临床表现】头晕不已,头痛如刺,痛处固定,经久不愈,健忘,失眠,心悸,或头部外伤后昏不知人,面色晦暗,舌质紫暗或有紫斑紫点,脉细涩。

【治疗及调理】以活血化瘀为主。

(1) 中药调理

通窍活血汤加减:赤芍3克,川芎3克,桃仁9克(研泥),红枣7个(去核),红花9克,老葱3克(切碎),鲜姜9克(切碎),人工麝香0.15克(布包)。冷水煎服,取汁200~300毫升,每日1剂,温服,每日2~3次。

(2) 针灸调理

针刺:前额痛(阳明头痛)取穴阳白、印堂、攒竹、合谷、内庭;侧头痛(少阳头痛)取穴头维透率谷、外关、足临泣;后头痛(太阳头痛)取穴天柱、大椎、后溪、金门;头顶痛(厥阴头痛)取穴四神聪、太冲、内关、涌泉;感受外邪者加合谷、列缺;肝阳上亢者加太冲、三阴交;气血虚者加气海、足三里、脾俞。实证为主者针刺用泻法,虚证为主者针刺用补法。

三、肺系常见异常状态的调整方法

肺居胸中,主气,司呼吸,宣发、肃降,通调水道,朝百脉,主治节,开窍于鼻,外合皮毛,与大肠相表里。

导致肺系异常状态出现的原因主要有外感、内伤两方面。一方面,六淫外邪易从口鼻、皮毛而犯肺;另一方面,因肺气贯百脉而通他脏,它脏有病亦可影响到肺。这两方面的因素皆可导致宣发、肃降异常,肺系功能失常。肺系常见异常表现为咽喉疼痛、声音嘶哑、喷嚏、鼻塞、流涕等,其中以咳嗽、气喘、咳痰为特征表现。

此外,肺有通调水道的功能,与脾之运化水湿、肾之主水密切相关,其朝百脉与心主血脉相辅相成,加上肝肺升降相因,脾为金母,金水相生等相互影响,其为病可涉及心、脾、肝、肾、膀胱、大肠等脏腑,与其他多个相关病证有密切的关系,应予以联系处理。

(一)肺

1. 病性为气虚　肺脏功能减退,其主气、卫外功能失司,以咳嗽、气喘及气虚症状为主要表现。

【临床表现】咳喘无力,咳痰清稀,少气懒言,语声低怯,动则尤甚,神疲体倦,面色淡白。自汗,畏风,易于感冒,舌淡苔白,脉细弱。

【治疗及调理】以补肺益气为主。

(1)中药调理

玉屏风散:本方可益气固表止汗,主治表虚自汗、易感风邪。防风 30 克,黄芪 30 克,白术 60 克,研末,每日 2～3 次,每次 6～9 克,开水送服,也可按原方剂量比例酌减煎服,或者直接服用玉屏风颗粒、玉屏风口服液等中成药。

补肺汤加减:本方功能益气敛肺,止咳平喘。黄芪 30 克,人参 9 克,熟地黄 15 克,五味子 9 克,紫菀 12 克,桑白皮 9 克。水煎服,取汁 200～300 毫升,每日 1 剂,温服,每日 2～3 次。

玉屏风散益气固表,适用于表虚自汗、易伤风邪者。补肺汤重在补肺益肾,适用于咳喘乏力、短气不足以息者。

(2)针灸调理

针刺:调补肺气为主。取穴:肺俞、膏肓俞、气海、肾俞、足三里、太渊、太溪等。毫针刺,用补法。

艾灸:可采用雀啄灸,取百劳、膏肓俞、关元、气海、足三里、肾俞、命门等诸穴,每次选3～4 穴,每穴灸 15 分钟,每日 1 次。

(3)推拿调理:调补肺气为主。取穴:肺俞、脾俞、肾俞、孔最、劳宫等。可采用点按、揉、拿、推等手法。

患者坐位,医生以双手拇指点按肺俞、肾俞、脾俞各1分钟,而后医生一手握患者手,另一手揉拿患者手太阴经,并点按孔最、劳宫3遍,再横擦患者前胸上部及背部肺俞区域至透热。

(4)食疗方案

人参粥:取人参末3克(或党参末15克),粳米100克,冰糖少许,同入砂锅煮粥,秋冬季节早晨空腹食用为宜。本方可益元气、补五脏,可辅助治疗年老体弱、五脏虚衰、久病虚弱、过劳虚损、气短等。凡属阴虚火旺体质或身体壮实者,或在炎热、干燥的气候条件下,不宜服用人参粥。同时,在服用人参粥期间,不宜再进食萝卜和茶。

(5)注意事项:适当的运动有助于改善气血的运行和功能状态。但是,过度的运动势必增加消耗,有可能出现气不足息、自汗加重、抵御外邪的功能减退、疲劳难以恢复等一系列症状。因此,肺气虚状态下的人一定要注意运动锻炼的环境、运动量等问题:要在相对比较安全、舒适的环境中锻炼,以免感受外邪;应选择动作轻柔、舒缓的运动方式,如散步、简化太极拳等;要避免做强度较大的剧烈运动,以免加重气的损耗;运动时微有汗意即可,不可使全身汗出淋漓,否则不仅耗气伤津,同时也容易因汗出太多而腠理疏松、感受外邪。此外,在培补肺气的时候,要注意脏腑之间的相互影响,注意调养脾胃以"培土生金"。

2. 病性为阴虚　肺阴亏虚,虚热内生,肺失滋润,清肃失司,可有干咳无痰或痰少而黏等病位在肺的症状,兼有潮热、盗汗、面赤颧红、五心烦热、脉细数等常见阴虚症状。

【临床表现】呛咳气逆,痰少质黏,痰中带血,口干咽痛,发音嘶哑,午后颧红,潮热盗汗,心烦少寐,手足心热,舌红少苔,脉细而数。

【治疗及调理】以滋阴养肺为主。

(1)中药调理

沙参麦冬汤:本方生津润燥,清养肺胃。北沙参9克,玉竹6克,麦冬9克,天花粉4.5克,扁豆4.5克,桑叶4.5克,生甘草3克。水煎服,取汁200~300毫升,每日1剂,每日2~3次。

百合固金汤:本方养阴润燥,化痰止咳。生地黄6克,熟地黄9克,麦冬5克,百合3克,炒白芍3克,当归3克,川贝母3克,玄参3克,桔梗3克。水煎服,取汁200~300毫升,每日1剂,每日2~3次。

两方功能清养肺阴,但前方以润肺养胃生津为主,后方侧重于养肺滋肾化痰。

(2)针灸调理

针刺:以手太阴经穴为主。取穴:肺俞、太渊、膏肓俞、太溪、鱼际、尺泽、足三里等。毫针刺,用补法。

(3)食疗方案

秋梨膏:秋梨3200克,麦冬32克,款冬花24克,百合32克,贝母32克,冰糖640克(具体量可按比例增减)。梨切碎榨汁,梨渣加水再煎煮一次,过滤取汁,两汁合并备用;麦冬、款冬花、百合、贝母加 10 倍量的水煮沸 1 小时，滤出药汁，药渣再加 6 倍水煎煮 30 分钟，取汁，与前汁混合，并兑入梨汁，文火浓缩至溜稀膏时，加入捣碎的冰糖末，搅拌融化，再煎煮片刻，每服 10～15 毫升，每日 2 次，温开水冲服。

秋梨膏具有养阴生津、润肺止咳的功效，但梨性寒凉，凡脾胃虚寒、长期怕冷或手脚发凉、排便不成形者不宜服用，否则容易导致虚寒、腹泻症状加重。即便是易上火、大便干、咳嗽的患者，也应注意避免服食太过。

（4）注意事项：阴虚内热患者往往容易过食寒凉而伤及脾胃，因此在服药、饮食方面应当注意徐徐图之，不可操之过急。同时应当注意顾护患者阴津，避免过用发汗、温燥之药物、食物。运动方式不可太过剧烈，应避免汗出过多。

3. 病性为气虚兼阴虚　肺为娇脏，不耐寒热，肺病日久可有肺气亏虚、阴津亏耗兼见的情况出现，即肺的气阴两虚，以气虚、阴虚的症状兼见为主要表现。

【临床表现】咳嗽痰少，或痰稀而黏，咳声低弱，气短喘促，神疲乏力，面色白，形瘦恶风，自汗或盗汗，口干少饮，舌质红或淡，脉细弱。

【治疗及调理】以益气、养阴、润肺为主。

（1）中药调理

生脉饮：益气生津，敛阴止汗。人参 10 克，麦冬 15 克，五味子 6 克。水煎服，取汁 200～300 毫升，每日 1 剂，温服，每日 2～3 次。也可直接服用中成药生脉胶囊、生脉饮口服液等制剂。

补肺汤：益气敛肺，止咳平喘。黄芪 30 克，人参 9 克，熟地黄 15 克，五味子 9 克，紫菀 12 克，桑白皮 9 克。水煎服，取汁 200～300 毫升，每日 1 剂，温服，每日 2～3 次。

生脉散益气养阴，以气阴不足者为宜。补肺汤重在补肺益肾，适用于喘咳乏力，短气不足以息等肺肾气虚之证。应用时，可视气虚、阴虚的程度差别而有所侧重。

（2）针灸调理

针刺：以手足太阴经穴为主。取穴：尺泽、肺俞、膏肓俞、足三里、太白等。毫针刺，用补法。

（3）饮食调理：可选益气养阴的方法，可根据气虚、阴虚的侧重不同而有针对性地增减相应食材进行调补。

清蒸人参元鱼：活元鱼 750 克，人参 3 克，火腿、姜、熟猪油各 10 克，冬笋、料酒、香菇、葱各 15 克，鸡翅 250 克，清汤 750 克，调料适量。人参切斜片泡入 9 毫升白酒，制成人参白酒液，拣出人参片备用。将元鱼去壳和内脏，洗净，剁成 4～6 块，在加少量葱、姜、料酒的沸水锅中汆烫去腥，冲洗后控去水。冬笋、香菇切片后开水汆烫，将火腿片、香菇片、冬笋片码蒸碗底，放元鱼肉及软边，再放上剩余的火腿、冬笋、香菇、鸡翅、葱、姜、料酒、盐、清汤及人参白酒液。沸水旺火，蒸 1.5 小时左右，待肉熟烂取出。把汤控在锅内，拣去葱、姜、鸡翅，将元鱼翻扣大汤碗内，汤内加味精、姜水、料酒、盐，调好口味，开锅后撇去浮沫，滤去渣，淋上少许明油，浇入元鱼碗内，将人参片放入碗内即成。

元鱼即甲鱼,能滋阴凉血。人参大补元气,生津止渴。二者相配,常食可益气养阴、补虚强身。但要注意,本品脾胃虚寒、湿热内盛之人不宜食用。

(4)注意事项:气阴两虚患者大多体质较差,应注意长期药物治疗配合饮食调补。同时,要注意起居调摄,避免熬夜、过劳等情况,适当坚持采用有氧运动等锻炼方式增强体质。

4. 病性为外风和寒　风寒之邪侵袭肺卫,致使肺气失宣,以咳嗽及风寒表证症状为主要表现。

【临床表现】恶寒发热,无汗,头痛,肢节酸楚,鼻塞流涕,或咳嗽频频,气急喘促,咳痰稀白,痰黏量多,舌苔薄白,脉浮而紧。

【治疗及调理】以疏风、散寒、宣肺为主。

(1)中药调理

三拗汤:本方宣肺解表。麻黄5克,杏仁5克,甘草5克。水煎服,轻煎,取汁200～300毫升服,以衣被覆睡,取微汗,若汗不出,再煎服2～3剂。

麻黄汤:本方发汗解表,宣肺平喘。麻黄6克,桂枝4克,杏仁9克,炙甘草3克。水煎服,轻煎,取汁200～300毫升服,以衣被覆睡,取微汗,若汗不出,再煎服2～3剂。

两方均有宣肺解表、止咳化痰功能,适用于风寒束表、肺气失宣的病证。前方作用较弱,用于风寒轻证;后方散寒作用强,用于风寒重证。值得注意的是,若气血津液偏虚,或兼有里热时,虽有恶寒发热、无汗、头痛、肢节酸楚等症状,仍不可单用麻黄汤治疗。

(2)针灸调理

针刺:以手太阴、阳明经穴为主。取穴:风门、列缺、合谷、肺俞等。毫针浅刺,用泻法,留针或加温针灸。

(3)推拿调理:以疏风散寒解表为主。可采用点按、推法、擦法、揉法等。

取穴:建里、中脘、天突、气户、印堂、攒竹、上星、头维、鱼腰、迎香、太阳、风池、大椎、肺俞、合谷、肩井等。

患者仰卧,医者立于患者左侧,应用少许润滑剂,点按建里、中脘、天突、气户各1分钟,而后医者坐于患者头前,推印堂、揉攒竹、上星、头维、鱼腰、迎香、太阳各1分钟,中指勾揉风池2分钟,而后从颈椎两侧向大椎方向推揉6次。患者改坐位,医者在患者颈肩部反复揉、拿3～5分钟,推擦肺俞1分钟,揉按合谷1分钟,拿揉肩井1分钟。整个推拿过程应当注意环境适宜,手法紧凑连贯,力度略重,以患者汗出为度。

(4)食疗方案:① 紫苏粥:粳米100克,紫苏叶10～15克。将粳米煮稀粥,粥成时加紫苏叶,再煮2～3分钟即可。粥成后趁热服,有助于疏风散寒、宣肺止咳。② 生姜炒鸡蛋:鸡蛋1枚,生姜12克。将鸡蛋打散,生姜切碎末,二者混合搅匀,热油炒熟吃。每日2次,可疏风散寒、宣肺止咳。生姜辛温,易伤阴助火,平素火热内盛、咽干便秘、阴虚内热者慎用。

(5)注意事项:在治疗过程中,要注意避免过用温燥、发汗太过。患者应注意防寒保暖,保证休息时间,同时注意多饮热水,并避免汗出受风,以免导致病情反复。

5. 病性为外风和热　风热之邪侵袭肺卫,致使肺气失宣,以咳嗽及风热表证症状为主要表现。

【临床表现】微恶风寒,发热汗出,鼻流浊涕,咳声洪亮,咳痰黄稠,大便干结,小便黄赤,苔薄黄,脉浮数。

【治疗及调理】以疏风、清热、肃肺为主。

(1)中药调理

桑菊饮:本方疏风清热,宣肺止咳。桑叶 7.5 克,菊花 3 克,杏仁 6 克,连翘 5 克,薄荷 2.5 克,桔梗 6 克,甘草 2.5 克,苇根 6 克。水煎服,轻煎,取汁 200～300 毫升,每日 1 剂,每日 2～3 次。

银翘散:本方辛凉透表,清热解毒。连翘 9 克,金银花 9 克,苦桔梗 6 克,薄荷 6 克,竹叶 4 克,生甘草 5 克,荆芥穗 5 克,淡豆豉 5 克,牛蒡子 9 克,苇根 15 克。轻煎,取汁 200～300 毫升,香气大出即取下服用,不可久煎。病重者可 4 小时一服,日三服,夜一服;轻者 6 小时一服,日两服,夜一服,病不解者可再取 1 剂煎服。此外,也可直接服用中成药银翘解毒颗粒等。

此两方共具辛凉解表、轻清宣肺的功能,适用于风热袭肺,肺失清肃之病证。前方善于疏散风热,宣肺止咳;后方则重在清热解毒。

(2)针灸调理

针刺:以手太阴、手阳明、督脉经穴为主。取穴:外关、合谷、曲池、大椎、肺俞、鱼际等。毫针刺,针用泻法并可放血。

(3)推拿调理:可采用点按、推法、运法、擦法、揉法、掐法等。取穴:建里、中脘、梁门、膻中、天突、气户、印堂、攒竹、上星、鱼腰、迎香、太阳、曲池、外关、合谷、肩井等。

患者仰卧,医生立于患者左侧,揉按建里、中脘、梁门、膻中各 1 分钟,点按天突、气户各 1 分钟,揉按膻中 2 分钟。而后医生由印堂向上星穴方向推 8 次,而后揉印堂、攒竹、太阳、上星、神庭、鱼腰、迎香各 1 分钟,推运颈椎两侧 6 次。患者改坐位,医生在患者颈肩部反复揉、按、推、摩 3～5 分钟,掐按曲池、外关、合谷各 1 分钟,由上向下推腰背两侧膀胱经各 5 次,拿肩井后结束操作。手法结束后患者应微汗出。

(4)食疗方案:① 橄榄煲萝卜:青橄榄 250 克,白萝卜 500～1000 克,二者一起煎汤,代茶饮,频服,可疏风清热、宣肺止咳。② 金银花、鱼腥草冲鸡蛋:鸡蛋 1 枚,金银花 15 克,鱼腥草 30 克。将金银花、鱼腥草浓煎取汁,鸡蛋打散,用滚沸的药汁冲鸡蛋,温服,每日 1 次,可清热解毒化痰。平素脾胃虚寒者慎用。

(5)注意事项:患者应有足够的饮水量和休息时间,避免熬夜、过劳,以免进一步损伤正气。饮食应当清淡,避免进食辛温燥热、油炸、煎烤、烘焙之类的食物。

6. 病性为痰　痰阻于肺,肺失宣降,以咳嗽气喘、痰多为主要表现。

【临床表现】咳嗽反复发作,痰量多,或兼有胸闷气短,舌苔浊腻,脉濡缓或滑。

【治疗及调理】以健脾燥湿,理气化痰为主。

(1) 中药调理

二陈汤加减:本方功能燥湿化痰,理气健脾,适用于痰湿蕴肺,肺气上逆之病证。半夏15克,橘红15克,白茯苓9克,炙甘草5克,生姜3克,乌梅1个。水煎服,取汁200～300毫升,每日1剂,每日2～3次。

(2) 针灸调理:取手足太阴经穴为主,可针刺结合灸法。

毫针刺:取穴肺俞、太渊、章门、太白、丰隆等。用平补平泻法。

灸法:可选大椎、肺俞、膏肓俞。可采用麦粒灸,3～5日治疗1次,5次为一疗程。或采用艾条雀啄灸,每日治疗1次,每次5～10分钟,以皮肤潮红为度。

(3) 饮食疗法:① 柚子炖鸡:新鲜柚子1个,新鲜鸡肉500克,姜片、葱白、百合、盐适量。柚子剥皮,去筋、除核,取果肉500克备用。将鸡肉洗净切块,焯去血水,和柚子果肉同放入炖盅中,边上放姜片、葱白、百合,加适量盐,加开水,炖盅加盖,置大锅中,文火炖4小时,取出即可食。每周2次,连服3周。可健脾消食,化痰止咳。② 半夏山药粥:制半夏20克,山药10克。半夏加适量水先煮30分钟,取汁;山药研成粉,放入半夏汁内,煮沸,搅成糊状即可食用。早晚温服。适用于湿痰、寒痰所导致的咳嗽气逆、痰多色白者,可脾肺两调,标本兼顾。③ 青龙白虎汤:橄榄30克,白萝卜60克。二者洗净,一同入砂锅,加水适量,煎汤,频频服。可清热化痰、消食利咽,适用于痰热壅肺的咳嗽、痰黄、咽喉肿痛、纳呆腹胀者。

(4) 注意事项:痰多应注意避免进食肥甘厚腻的食物,此类食物容易助湿生痰,加重病情。虽说肺为贮痰之器,但脾为生痰之源,因此痰多时应注意吃七分饱,不可恣意饮食,以免助湿生痰。

7. 病性为热　热邪壅肺,肺失清肃,宣降失常,以咳嗽、气喘及里实热症状为主要表现。

【临床表现】咳呛气逆,咳甚咯血,面赤咽干,常感痰滞咽喉,咳之难出,胸胁胀痛,口干且苦,舌苔薄黄少津,脉来弦数。

【治疗及调理】以清肺降火为主。

(1) 中药调理

泻白散加减:本方功能泻肺清热,降火止咳,适用于热邪犯肺,肺失清肃之病证。地骨皮、桑白皮各30克,炙甘草3克,入粳米一撮,加水300毫升,煎取200毫升,食前服,每日1剂,每日2～3次。

(2) 针灸调理

针刺:以手太阴、手阳明经穴为主。取穴:列缺、少商、丰隆、曲池、内关等。毫针刺,用泻法。

(3) 食疗方案:① 石膏粳米汤:生石膏60克,粳米60克。二者加水煎煮至粳米烂熟,去渣取汁,趁热顿服,每日1～2剂,可清肺祛热,除烦止渴。表证未解、里热未盛者,气虚发热者、平素脾胃虚寒者忌用。②芦根茶:芦根30克,白萝卜30克,葱白12克,青橄榄6枚。上药洗净、切碎,放入保温瓶中,冲入沸水适量,盖上盖闷15分钟后频频饮用,1日内饮尽。可清热解毒、利咽润喉,适用于热毒引起的咽喉红肿疼痛。③五汁饮:梨200克,荸荠500克,鲜芦根100克(干品减半),鲜麦冬50克(干品减半),藕500克。梨去皮、去核,荸荠去皮,芦根洗净,麦冬切碎,藕去皮节,榨汁,和匀,凉服。干品可煎汤取汁,与榨得汁液混合后服用。不喜凉服者可隔水炖后温服。本品性凉,适用于燥热伤津者,素体阳虚或脾胃虚寒者不宜多服。

(4)注意事项:患者应注意多饮水、多休息,避免熬夜、吸烟、饮酒、进食辛温燥热食物,以免助热伤津,加重病情。

(二)大肠

1. 病性为热 里热炽盛,腑气不通,以发热、大便秘结、腹满硬痛为主要表现。

【临床表现】高热,或日晡潮热,汗多,口渴,脐腹胀满硬痛、拒按,大便秘结,或热结旁流,大便恶臭,小便短黄,甚则神昏谵语、狂乱,舌质红,苔黄厚而燥,或焦黑起刺,脉沉数(或迟)有力。

【治疗及调理】以泻热通便为主。

(1)中药调理

调胃承气汤:适用于内热燥结之轻证。大黄12克,炙甘草6克,芒硝9克。水煎,取汁200~300毫升,每日1剂,温服,每日2~3次。

麻子仁丸:适用于大便干燥秘结为主症之大肠热结患者。火麻仁10克,白芍15克,枳实10克,大黄10克,厚朴10克,杏仁10克。水煎,取汁200~300毫升,每日1剂,温服,每日2~3次。亦可直接服用中成药麻仁丸。

大承气汤加味:适用于腹痛拒按为主症的大肠热结患者。大黄10克,芒硝15克,厚朴10克,枳实10克,蒲公英15克,紫花地丁15克,金银花15克。水煎,去渣,入芒硝,分2次服。腹痛患者须日服2剂,共煎4次,每4~6小时服1次,一般服药1~2次即可通下,再根据病情随证施方。

(2)针灸调理:针刺合谷、曲池、天枢、上巨虚、中脘穴,用泻法,每日1次。急性阑尾炎取足三里、阑尾穴为主穴,恶心呕吐加上脘、内关,发热加曲池、合谷或尺泽放血,腹膜炎加天枢。手法用强刺激,每日2~4次,每次留针半小时,或强刺激不留针。肠梗阻取足三里、内庭、天枢、曲池、合谷为主穴,呕吐加上脘、中脘、下脘、内关,腹痛加内关、章门,少腹痛加气海、关元。得气后,强刺激,留针30~60分钟,4~6小时1次。

(3)推拿按摩

双手揉拿法:以双手五指平行,作拿物状用力,自上腹部下施术至脐下。反复施术1~2分钟。

(4)饮食调理:本证饮食调理十分重要,一般可进半流质或细软饮食,忌食辛辣、温性、油腻、生冷食物。

食疗方案：① 桃花粥：鲜桃花瓣4克(干品2克)，粳米100克，煮稀粥隔日服1次。桃花无毒，《本草纲目》认为桃花能消肿满、下恶气、利宿气、消痰饮积滞、治大便艰难，配粳米煮粥，可使其作用缓和。便通即停，不可久服。② 硝菔通结汤：鲜萝卜2500克切片，净朴硝150克，加水2500毫升同煮。萝卜煮烂捞出，余汤再入萝卜500克，煮烂捞出。如此连煮5次，得萝卜汁1000毫升，分3次温服，1日服完。身体虚弱不耐通下患者不宜服。便通即停，不可常服。

(5) 注意事项：病室宜安静，避免一切噪声及刺激因素，空气宜新鲜。腹痛患者应卧床休息，避免探视。腹痛诊断未明确者，一般禁用麻醉性止痛剂，如腹痛剧烈，肢冷汗出，面色苍白，血压下降，或呕吐频频，应及时进行抢救。肠梗阻患者，给予禁食，应用胃肠减压，吸出胃内容物，减少腹部膨胀，但要防止过多地吸出消化液，以免加重水与电解质紊乱，要注意观察抽出液的量和颜色，若由草绿色变成淡黄并渐至澄清，则表示病情好转。

若出现下列情况应考虑手术治疗：凡由痛苦面容转为神情淡漠，或烦躁不安，不论腹部体征如何，均应考虑中转手术；腹痛由阵发性转为持续加剧，经积极治疗6~12小时，仍无排气排便者，应中转手术；肠鸣音亢进→减弱→消失，为肠麻痹征兆，应中转手术；若体温骤升至38℃以上，脉细数而弱，血压高低不稳，脉压差缩小，常是肠坏死出现的中毒症状，要中转手术。

2. 病性为津亏　津液亏损，肠失濡润，传导失职，以大便燥结、排便困难及津亏症状为主要表现。

【临床表现】大便干燥如羊屎，艰涩难下，数日一行，腹胀作痛，或可于左少腹触及包块，口干，或口臭，或头晕，舌红少津，苔黄燥，脉细涩。

【治疗及调理】以润肠通便为主。

(1) 中药调理

润肠丸加减：当归12克，生地黄10克，熟地黄10克，火麻仁12克，桃仁10克，杏仁10克，枳壳10克，石斛15克。水煎，取汁200~300毫升，每日1剂，温服，每日2~3次。

(2) 针灸调理：取穴天枢、足三里、三阴交、大肠俞，配穴取太溪、复溜、脾俞、胃俞。先刺天枢、足三里、三阴交，留针15~20分钟，再刺大肠俞，平补平泻。配穴可用灸法。

(3) 推拿按摩：手法可采用一指推、按、摩、揉等。取穴：中脘、关元、天枢、大横、脾俞、胃俞、肝俞、肾俞、大肠俞、八髎、长强、足三里。

(4) 食疗方案：① 冰糖炖香蕉：香蕉2只，去皮加冰糖适量，隔水蒸，每日2~3次，连服数日。消渴病患者不宜用。② 桑椹蜜膏：鲜桑椹1000克，煎煮2次，取煎液1000毫升，文火浓缩，以稠黏为度，加新鲜蜂蜜300毫升，再煮沸停火，冷却即可装瓶。每服20毫升，温水送下，每日2~3次。适宜于老年体弱，气血亏虚的患者。③ 五仁粥：芝麻、松子仁、核桃仁、桃仁(去皮尖、炒)、甜杏仁各10克，五仁混合碾碎，入粳米200克，共煮稀粥，加白糖适量，每日早晚服用。如妇女产后血虚便秘，要去桃仁。④ 菠菜粥：新鲜菠菜100克，粳米100克。先将菠菜洗净放滚水中烫半熟，取出切碎。粳米成粥后，将菠菜放入，拌匀，煮沸即可。日服 2 次,大便干结、痔疮出血患者宜常服用。⑤ 何首乌粥:何首乌 50 克,以砂锅煎取浓汁去渣,入粳米 100 克、大枣 3 枚、冰糖适量同煮为粥。服药期间,忌食葱蒜、萝卜、猪羊肉类。

(5) 注意事项:不论何种原因引起的便秘,都要养成定时排便的习惯,不论有无便意,都应定时去厕所做排便动作,养成习惯,日久则可大便自下。

3. 病性为湿和热　湿热内蕴,阻滞肠道,以腹痛、暴泻如水、下痢脓血、大便黄稠秽臭及湿热症状为主要表现。

【临床表现】身热口渴,腹痛腹胀,下痢脓血,里急后重,或暴泻如水,或腹泻不爽,粪质黄稠秽臭,肛门灼热,小便短黄,舌质红,苔黄腻,脉滑数。

【治疗及调理】以清热利湿为主。

(1) 中药调理

芍药汤加味:本方适用于腹痛、里急后重、下痢赤白脓血为主症的痢疾者。芍药 10 克,黄芩 10 克,黄连 6 克,大黄 6 克,金银花 15 克,槟榔 10 克,当归 10 克,甘草 6 克,木香 6 克。水煎,取汁 200~300 毫升,每日 1 剂,温服,每日 2~3 次。

葛根芩连汤加味:本方适用于腹痛,泻下急迫为主症的泄泻者。葛根 15 克,黄芩 10 克,黄连 6 克,甘草 6 克,金银花 15 克,茯苓 15 克,木通 6 克,车前子 10 克。水煎,取汁 200~300 毫升,每日 1 剂,温服,每日 2~3 次。

(2) 针灸调理

针刺:取穴天枢、足三里、阴陵泉、曲池、委中。发热恶寒身痛者加合谷、曲池;暑热吐泻者加金津、玉液;胃脘胀痛者加中脘、内关;食积者加巨阙;便黏腻、腥臭,里急后重者加上巨虚、下巨虚,强刺激。曲泽、委中、金津、玉液可点刺放血,天枢穴刺后拔罐。休息痢加脾俞、胃俞、关元、肾俞,每日治疗 1 次。

(3) 食疗方案:① 马齿苋绿豆汤:新鲜马齿苋 120 克(或干品 60 克),绿豆 60 克,煎汤服食,每日 1~2 次,连服 3 日。两味合用,对湿热泄泻或热毒血痢甚为有效。② 车前子饮:车前子 30 克,纱布包,加水 500 毫升,煎取 300 毫升,去渣,加粳米煮粥,分 2 次温服 300 毫升,治泄泻。③ 姜连散:生姜 120 克,榨汁,黄连 30 克,锉末,文火烘炒加姜汁拌匀,以干为度,每服 6 克,绿茶清送下,每日 3 次。对湿热泄泻呕吐者大为适宜。④ 石榴皮蜜膏:鲜石榴皮 1000 克(干品 500 克)切碎,砂锅煎煮取汁 2 次,文火浓缩至稠黏时,加蜂蜜 300 毫升,搅匀至沸停火,冷后装瓶,每服 10 毫升,开水冲服,每日 3 次。⑤ 白蜜马齿苋汁:鲜马齿苋 1000 克,温开水洗净榨汁,加白蜜 30 毫升,或白糖适量,一次服下,每日服 2 次。⑥ 绿茶煎:绿茶 100 克,煮取浓汁 300 毫升,每次服 100 毫升,加醋 10 毫升热饮,每日 3 次;或绿茶末 12 克,白痢以姜汤送服,赤痢以甘草水送服,每日 3 次。症状消失后连服 3 日,以巩固疗效。⑦ 苋粥:新鲜紫苋 100 克,去根洗净切碎,同粳米 100 克煮粥,每日 2~3 次,早晚服。此粥对于有急性菌痢、肠炎的老年患者,尤为适宜。⑧ 龙眼肉包鸦胆粉:鸦胆子 10 粒,研粉,以龙眼肉包裹吞服,每日 3 次,治阿米巴痢疾。此方适于饭后服,但不宜久服。

（4）注意事项：环境应清洁、安静，必要时，可以线香点燃，以辟臭秽。泄泻患者应注意休息，特别是重症患者应卧床休息，对于慢性患者应提倡适当锻炼。痢疾患者按消化道传染病常规隔离消毒：每晨以 3% 来苏尔或 0.1% 新洁尔灭溶液擦洗床头柜、方凳一次；凡接触使用的医疗器械应做好消毒工作；每位患者应有自己的食具、便器，其排泄物、呕吐物、剩余食品均需消毒；工作人员接触患者时，须穿隔离衣，并消毒双手；同室患者不准互相接触（如交换食品），以防交叉感染；病室内应有防蝇设备；一切物品应固定使用，出院后要做终末消毒。夏秋季节应做到起居有时，劳作有节，以避免外邪侵袭。

4. 病性为虫积　蛔虫等寄生肠道，耗吸营养，阻滞气机，以腹痛、面黄体瘦、大便排虫等为主要表现。

【临床表现】胃脘嘈杂，时作腹痛，或嗜食异物，大便排虫，或突发腹痛，按之有条索状物，甚至剧痛，呕吐蛔虫，面黄体瘦，睡中啮齿，鼻痒，或面部出现白色斑，唇内有粟粒样白点，白睛见蓝斑。

【治疗及调理】以驱虫和内为主。

（1）中药调理

乌梅汤加减：乌梅 60 克，细辛 3 克，干姜 10 克，当归 10 克，制附片 10 克（先煎），川花椒 10 克，桂枝 10 克，黄连 12 克，黄柏 12 克，党参 15 克，茵陈蒿 30 克，大黄 10 克（后下），芒硝 10 克（兑服）。水煎，取汁 200～300 毫升，每日 1 剂，温服，每日 2～3 次。

安蛔汤加减：乌梅 30 克，川楝子 12 克，川花椒 10 克，茵陈蒿 30 克，白芍 30 克，甘草 10 克。水煎，取汁 200～300 毫升，每日 1 剂，温服，每日 2～3 次。

（2）针灸调理：① 针刺四缝、内关、中脘、足三里、阳陵泉、灵台、督俞：用三棱针刺四缝穴，挤出黄白色黏液；内关、足三里、阳陵泉、灵台针刺用平补平泻法，留针 1 小时；中脘用温针法，温灸 3～5 次，留针 1 小时，督俞拔火罐。此法适用于虫积腹痛者。② 针刺日月（右）、太冲（右）、阳陵泉（右）、足三里（左）：先刺阳陵泉、太冲，得气后针尖斜向上，逆时针方向捻针，使针感向病变部位放散，再用平刺法刺日月，浅刺多捻不提插，使针感向心窝部扩散。各穴也可接电针仪，用疏波通电，留针 30 分钟，适用于蛔厥，右胁剧痛者。③ 针刺大都、太白、足三里、承山、巨阙：巨阙，用艾炷灸 7～10 壮；大都、太白、足三里、承山，针刺用泻法，留针 30 分钟。适用于蛔虫心痛，面黄体瘦者。

（3）推拿按摩：① 仰卧位，以手指顺时针方向摩腹，3～4 分钟，按揉腹部 3 分钟，以行气散结，利大肠。再运用指振法，于痛点处施治，并分推以化虫积。② 按揉患者中脘穴，并旋推气海，各 60～70 次，以调畅气机，行气止痛。③ 俯卧位，用推揉法从背部沿脊柱两侧自上而下，操作 8～10 遍，重点点揉肝俞、脾俞、胃俞、厥阴俞、大肠俞、八髎穴，每穴按揉 30～40 次。④ 在患者下肢承山穴或胆囊穴用拿法操作 2～3 分钟，上肢手三里、手五里用点按之法，以调节周身气机运行，点按手法宜重。本病用推拿疗法，只能起到暂时安虫止痛的作用，要根除虫积，须用药物治疗。

（4）食疗方案：葱白捣汁 1 小杯，先饮下，后喝香油 1 杯；或薏苡根煎浓汁，服后虫即死。

（5）注意事项：忌食生冷及不洁食物，以及辛辣、肥甘厚味；不吃未煮熟的猪、牛肉；重病者应适当休息。

四、脾系常见异常状态的调整方法

脾胃共处中焦，经脉互为络属，具有表里的关系。脾主运化水谷，胃主受纳腐熟，脾升胃降，共同完成饮食物的消化吸收与输布，为气血生化之源、后天之本。脾又具有统血、主四肢肌肉的功能。

脾胃病证，皆有寒热虚实之不同。脾的病变主要反映在运化功能的失常和统摄血液功能的障碍，以及水湿潴留、清阳不升等方面；胃的病变主要反映在食入不化、胃失和降、胃气上逆等方面。

脾病常见腹胀腹痛、泄泻便溏、浮肿、出血等症。胃病常见脘痛、呕吐、嗳气、呃逆等症。

（一）脾

1. 病性为气虚　脾气不足，运化失司，以纳少、腹胀、便溏及气虚症状为主要表现。

【临床表现】纳差食少，脘腹胀满而痛，食后尤甚，口中乏味，大便溏薄，肢体倦怠，少气懒言，面色萎黄或浮肿不华，或形体消瘦，或女子闭经，带下清稀，或小儿疳积，舌质淡或体胖有齿印，苔薄白，脉缓或弱无力。

【治疗及调理】以健脾益气为主。

（1）中药调理

六君子汤：党参 12 克，白术、茯苓、陈皮、法半夏、炙甘草各 10 克。水煎，取汁 200～300 毫升，每日 1 剂，温服，每日 2～3 次。也可直接服用香砂六君子丸等中成药。

参苓白术散：适于脾气虚而夹湿诸症。党参、白术、茯苓、炙甘草、山药各 100 克，炒扁豆 75 克，莲子肉、薏苡仁、缩砂仁、桔梗各 50 克。各药共为细末，每次 9 克，开水或枣汤送下；或者按比例做汤剂，水煎，取汁 200～300 毫升，每日 1 剂，温服，每日 2～3 次。也可直接服用参苓白术散、参苓白术胶囊等中成药。

（2）针灸调理

针刺：取穴内关、中脘、足三里、脾俞、胃俞、关元、建里等，每日或隔日针刺 1 次，用补法或平补平泻法，轮流取穴。对小儿疳积，用三棱针点刺中指第一指节掌面，以稍出血或淡黄色黏液为宜，4 日 1 次，5 次为一疗程。

艾灸：取穴中脘、足三里、神阙、胃俞、脾俞等，用艾条或隔姜灸，每日 1 次。

（3）推拿按摩：在气海、关元、足三里用轻揉的按、揉法治疗，并摩腹，重点在胃脘部。摩法以逆时针方向进行，往下至腹部时则按顺时针方向进行。

（4）饮食调理：脾气虚则运化失司，饮食以易于消化而富有营养、醒脾之品为宜，如粳米、籼米、锅巴(焦锅)、薏苡仁、熟藕、栗子、山药、扁豆、红枣、胡萝卜、马铃薯、香菇等;避免寒凉碍胃之品,如苦瓜、黄瓜、冬瓜、茭白、柿子、梨、西瓜等;味厚滋腻之品容易阻碍脾气运化功能,也非脾气虚者所宜,如鸭肉、芝麻等。

食疗方案:① 益脾饼:白术 120 克,干姜、鸡内金各 60 克,熟枣肉 250 克。将前 3 味轧细焙熟,共和枣肉,同捣为泥,做成小饼,炭火上炙干,晨起空腹,细嚼咽之。② 蜂蜜:取蜂蜜 100～150 毫升,隔水蒸熟后,于食前空腹一次服下,每日 2～3 次,坚持每日服用。③ 薏米莲子粥:薏苡仁 30 克,莲子肉(去皮心)30 克,冰糖适量。先煮薏苡仁,继入莲子肉,待粥成后加入冰糖,作早点食用。④ 山药扁豆糕:鲜山药 200 克,扁豆 50 克,陈皮 3 克,红枣肉 500 克。将山药去皮切成薄片,再将枣肉切碎,共和均匀后蒸糕,做早餐食之,每次 50～100 克。⑤ 大麦汤:羊肉 100 克,草果 5 个,大麦仁 50 克。羊肉切片后,与草果熬汤,过滤后用汤煮大麦仁,熬熟,加盐少许即成,亦可在滤汁后与肉同煮食之。

(5) 注意事项:饭前少用脑,吃饭要专心,饭后稍休息,养成良好的生活习惯。注意保暖,尤其是腹部的保暖,可经常在腹部戴一块棉肚兜。夏季亦不可贪凉露宿。

2. 病性为气陷　脾气亏虚,升举无力而反下陷,以眩晕、泄泻、腹胀重坠、内脏下垂及气虚症状为主要表现。

【临床表现】脘腹重坠作胀,食后尤甚,或便意频数,肛门坠重;或久痢不止,甚或脱肛;或子宫下垂;或小便浑浊如米泔。伴见气少乏力,肢体倦怠,声低懒言,头晕目眩,舌淡苔白,脉弱。

【治疗及调理】以益气健脾升陷为主。

(1) 中药调理

补中益气汤:黄芪 15 克,人参(党参)15 克,白术 10 克,炙甘草 15 克,当归 10 克,陈皮 6 克,升麻 6 克,柴胡 12 克,生姜 9 片,大枣 6 枚。水煎,取汁 200～300 毫升,每日 1 剂,温服,每日 2～3 次。或者直接服用中成药补中益气丸。

举元煎:人参 10～20 克,炙黄芪 10～20 克,炙甘草 3～6 克,升麻 4 克,白术 3～6 克。水煎,取汁 200～300 毫升,每日 1 剂,温服,每日 2～3 次。

(2) 针灸调理:常取百会、脾俞、中脘、气海、足三里等。百会针用补法,以灸为主,每日用艾条熏灸 15 分钟,其余腧穴均用补法,留针加灸。如胃下垂者,可取巨阙透肓俞,并上法隔日交替使用。

(3) 推拿按摩:取穴鸠尾、中脘、气海、天枢,用一指禅、揉、按、摩、托、振手法按摩。取穴肝俞、脾俞、胃俞,用擦法、按法、揉法按摩。

(4) 饮食调理:忌烟酒、浓茶、咖啡等,尽量避免吃有刺激性的药物和食物。给予易消化、富于营养的膳食,少量多餐。避免暴饮暴食。

食疗方案:① 人参粥:人参 10 克切为小块,先用文火煮数小时,再将 50～100 克白米放入煮粥,能补中益气健脾,适用于脾气虚各证。② 黄芪粥:黄芪 30 克,先用水煎,取汁去滓加粳米 50 克煎粥,能益气健脾,适用于脾气虚各证。

（5）注意事项：胃下垂的患者要注意饮食营养，选择食物要富有营养，易消化，动物蛋白质及脂肪的含量要多一些，蔬菜、米、面类食物可以少一些，少食多餐，禁止暴饮暴食，进食后要平卧一段时间。脱肛及子宫脱垂的患者饮食宜清淡，不要过食辛辣及肥甘厚味食物，节制饮酒。脱肛、子宫脱垂的患者还要保持局部清洁，可用高锰酸钾液洗涤坐浴。

3. 病性为阳虚　脾阳虚衰，阴寒内生，以纳少、腹胀、腹痛、便溏及阳虚症状为主要表现。

【临床表现】腹胀纳少，腹痛喜温喜按，畏寒肢冷，大便溏薄、质稀，或肢体困重，或周身浮肿，小便不利，或白带量多质稀，舌淡胖，苔白滑，脉沉迟无力。

【治疗及调理】以温补脾阳为主。

（1）中药调理

小建中汤加减：本方能甘温补中，益气散寒。白芍15克，桂枝10克，干姜10克，黄芪12克，白术10克，陈皮10克，法半夏10克，茯苓10克，饴糖30克（兑服），甘草10克。水煎，取汁200～300毫升，每日1剂，温服，每日2～3次。也可选用小建中颗粒等中成药制剂。

实脾饮加减：本方能温运脾阳，以利水湿。茯苓15克，白术12克，大腹皮10克，干姜10克，草果10克，附片6克，厚朴10克，猪苓10克，泽泻10克，车前子10克，牛膝10克。水煎，取汁200～300毫升，每日1剂，温服，每日2～3次。

苓桂术甘汤加减：本方能健脾益气，温阳化饮。茯苓20克，桂枝12克，白术15克，法半夏10克，干姜6克，黄芪12克，甘草10克。水煎，取汁200～300毫升，每日1剂，温服，每日2～3次。

理中汤：本方治疗脾胃虚寒证。人参、干姜、炙甘草、白术各9克。水煎取汁250～300毫升，分3次温服。也可选用附子理中丸等相应中成药。

（2）针灸调理

针刺：用补法或平补平泻法，每日或隔日1次，取脾俞、胃俞、内关、中脘、足三里等穴。久病体虚加关元。

灸法：取中脘、足三里、胃俞、脾俞，用艾条或隔姜灸，每日1次。

（3）推拿按摩

腹部推拿：先在左上腹部用手掌做轻微按摩，节律中等。若上腹胀实，也可加震颤手法（用手指操作），然后围绕脐部，从右下腹由下向上，从右而左，以掌推做环形揉按，同时有节律地施加压力。全部操作约20分钟，每日1～2次。

全身按摩：患者取坐位，两臂下垂，放松，或双手扶持背上，双肩部稍外展。医生立于患者后侧，先用拇指、示指推背部两侧，从上背到下腰部，5～10分钟，使背部有热感为度；继之改用拇指尖推背部两侧脾俞、胃俞或背部敏感区，每个穴位或敏感区推1分钟左右。然后患者改为仰卧位，用手掌顺时针揉腹部，再取上脘、中脘，用指推、指掐和指振法使之得气后，再轻揉腹部，如有气胀可加天枢、关元、气海等。最后取合谷、足三里，用指掐、指振法使之得气。

（4）饮食调理：脾阳虚，虚寒中生，饮食宜忌除和脾气虚相似外，尤应注意避免性质寒凉、易伤阳气，或滋腻味厚难以消化的食物，如粳米、荞麦、莜麦、鸭肉、松子、花生、黑木耳、苦瓜、茭白等，夏季避免恣食冷饮进一步伤阳。

食疗方案：① 良姜粥：高良姜 60 克（切），高粱米（或粳米）50 克。先煮良姜取汁去滓，用汁煮米成粥，晨起作早餐食之。② 白果鸡蛋：生白果仁 2～3 粒，研末，另取鸡蛋 1 个，开一小洞，将白果末塞入鸡蛋，以纸糊封于饭锅上蒸熟，每日吃鸡蛋 1～2 个，治妇女脾虚带下。③ 椒面羹：川花椒 10 克炒研末，白面 100～150 克（做面条），先煮面条，放入盐豉少许做羹，将熟入川花椒面调匀，当作正餐食之。④ 马铃薯汁：新鲜（未发芽）马铃薯，洗净，不去皮，切碎，捣烂，用纱布包挤汁，每日早晨空腹服 1～2 匙，酌加蜂蜜适量，连服 2～3 周，治胃、十二指肠溃疡。

（5）注意事项：夏季应避免久居寒凉之处、贪凉睡地板，少在外露营，不食或少食冰冷饮料、冰棒、冰激淋、芋仔冰等；冬季外出要注意保暖，以免感寒感冒、腹泻；注意饮食卫生，不吃变质或已腐坏的食物，少吃过于油腻或不易消化的食物。

4. 病性为气虚、动血 脾气亏虚不能统摄血液，血溢脉外，以各种出血及脾气虚为主要表现。

【临床表现】便血，尿血，肌衄，齿衄，或妇女月经过多，崩漏等。常伴见食少便溏，神疲乏力，少气懒言，面色无华，舌淡苔白，脉细弱等症。

【治疗及调理】以补气摄血为主。

（1）中药调理

归脾汤：白术 3 克，当归 3 克，白茯苓 3 克，炙黄芪 3 克，远志 3 克，龙眼肉 3 克，炒酸枣仁 3 克，人参 6 克，木香 1.5 克，炙甘草 1 克。水煎，取汁 200～300 毫升，每日 1 剂，温服，每日 2～3 次。也可选用归脾丸等中成药制剂。

八珍汤：适用于气血双亏者。酒拌当归 10 克，川芎 5 克，白芍 8 克，酒拌熟地黄 15 克，人参 3 克，炒白术 10 克，茯苓 8 克，炙甘草 5 克。水煎，取汁 200～300 毫升，每日 1 剂，温服，每日 2～3 次。也可选用八珍颗粒等相应中成药制剂。

（2）针灸调理

针灸：取隐白、关元、足三里配脾俞、膈俞等，中等刺激，每日 1 次（隐白、关元加艾灸）。

耳针：取脾、肾上腺等，每日 1 次，每次 10～15 分钟。

（3）推拿按摩

脚底按摩：首先，按摩左右两脚之输尿管区，两脚各按摩 10 分钟。其次，按压脾胃区 30 分钟。再次，加强小肠区、大肠区以及肾区，各 10 分钟。最后，按压肾上腺区、扁桃体区、淋巴腺区、胸区等，以强化免疫系统，时间各 5 分钟。

（4）饮食调理：禁辛辣、香燥、过热或过冷，以及鱼、虾、蟹等食物；戒烟酒、浓茶、咖啡等；给予营养丰富而易消化的食物。急性呕血或便血的患者应适当禁食或少量多次进食米汤、牛奶、豆浆等食物。

食疗方案：① 红枣 30 枚，煎汤连枣服。可常服，能补益脾胃。② 大枣 4 份，藕节 1 份，将藕节水煎至黏胶状，再加入大枣同煮，每天吃适量大枣，可健脾益胃止血。③ 花生衣 50 克，红枣 50 克，水煎服，治肌衄。④ 活鲫鱼 1 条去肠杂，腹内纳入当归 10 克、血竭 3 克、乳香 3 克，泥封烧存性，研成细末，用温黄酒送服，每次 3 克，每日 2 次，治脾不统血之妇女血崩。

（5）注意事项：发病急及出血量较多的患者应绝对卧床休息，保持安静，注意保暖。患者宜少活动，多休息，避免劳累，忌提重物、长跑。

5. 病性为寒和湿　寒湿内盛，中阳受困，运化失职，以脘腹闷痛、纳呆、便溏、身重及寒湿症状为主要表现。

【临床表现】脘腹痞闷胀痛，食少便溏，泛恶欲吐，口淡不渴，头身困重，面色晦黄，或肌肤面目发黄，黄色晦暗如烟熏，或肢体浮肿，小便短少，舌淡胖苔白腻，脉濡缓。

【治疗及调理】以祛寒化湿为主。

（1）中药调理

平胃散加味：本方适用于湿阻脾胃而引起的脘腹胀闷诸症。制苍术 15 克，厚朴 12 克，陈皮 10 克，茯苓 12 克，泽泻 12 克，甘草 6 克。水煎，取汁 200～300 毫升，每日 1 剂，温服，每日 2～3 次。

藿香正气散：本方适用于寒湿外侵而引起的吐泻诸症。藿香 10 克，紫苏叶 10 克，大腹皮 10 克，炒白术 10 克，厚朴 10 克，半夏曲 10 克，白芷 10 克，桔梗 8 克，甘草 8 克，茯苓 12 克。水煎，取汁 200～300 毫升，每日 1 剂，温服，每日 2～3 次。也可选用藿香正气散的各种中成药制剂，如丸剂、颗粒剂、水剂等。

实脾饮：本方适用于寒湿困脾的腹满、黄疸诸症。制附子 6 克（先煎），干姜 10 克，炒白术 10 克，厚朴 10 克，大腹皮 10 克，木香 8 克，草果 10 克，茯苓 15 克，甘草 10 克，生姜 5 片，大枣 5 枚。水煎，取汁 200～300 毫升，每日 1 剂，温服，每日 2～3 次。

（2）针灸调理

针刺：取穴中脘、天枢、足三里、脾俞、关元等，轻刺激，留针 5～10 分钟，隔日 1 次。

灸法：灸中脘、天枢、脾俞等，隔日 1 次，配合针刺，寒性泄泻为宜。

（3）推拿按摩：直推脾土 100 次，推上三关 100 次，运内卦 100 次，推后溪 50 次，推鸠尾到神阙，天枢两旁向下直推，顺、逆揉运全腹共 10 分钟，按摩涌泉、足三里各 30 次。寒泻者推上三关次数加倍，手掌擦热按脐 3～5 次；伤食泻者加推大肠 50～100 次，从鸠尾直推中极 5 分钟；脾虚泻者加大补脾土 300～500 次，揉长强穴 50 次。本法以儿科腹泻为最宜。

（4）饮食调理：寒湿困脾，中阳不振，其饮食宜忌与脾阳亏虚相似，饮食应富有营养、易于消化，避免多食滋腻碍阳之品。

食疗方案：① 生姜粥：粳米 50 克，生姜 5 片捣烂同煮，粥将熟时放入葱，宜温服。② 仙术汤：苍术 500 克，茴香 60 克，炙甘草 60 克，干红枣 500 克（去核焙干），共研细末，加面粉 500 克、盐 120 克共拌匀炒热，晨起开水冲服 50 克，每日 1 次。③ 茯苓粉粥：白米 30 克，先煮沸后放入去核红枣 7 个，粥煮好后再加茯苓粉 30 克，搅匀熟透加糖少许。

（5）注意事项：体质肥胖之人多湿，在夏秋之交，尤须注意勿伤湿冒雨露、涉江河，勿贪凉饮冷，以免湿邪外入或内生。霍乱吐泻时宜暂禁食，吐泻已止，亦应逐渐恢复饮食，先以流质或半流质饮食为宜。暴泻者易伤胃气，可予淡盐汤、米汤等以养胃气。臌胀患者忌食煎炸、辛辣、坚硬的食物，以半流质和无渣而富于营养之食物为宜；此外还应记录小便的次数、颜色及数量，定期测定体重及腹围，以了解病情的变化，避免情志抑郁或暴怒，戒除烟酒。臌胀患者，腹围、腹水增加时，应当进无盐或低盐饮食。

6. 病性为湿和热 湿热内蕴，脾失健运，以腹胀、纳呆、便溏及湿热症状为主要表现。

【临床表现】脘腹痞闷，纳呆呕恶，便溏尿黄，肢体困重，或面目肌肤发黄，色泽鲜明如橘子皮色，皮肤发痒，或身热起伏，汗出热不解，舌红苔黄腻，脉濡数。

【治疗及调理】以清热利湿为主。

（1）中药调理

甘露消毒丹加减：本方能清热利湿，芳香化浊。茵陈蒿 15 克，滑石 30 克，黄芩 10 克，藿香 10 克，白豆蔻 6 克，木通 6 克，制半夏 10 克，厚朴 10 克，石菖蒲 6 克。水煎，取汁 200～300 毫升，每日 1 剂，温服，每日 2～3 次。

燃照汤加减：本方能清热化湿，辟秽泄浊。黄芩 10 克，栀子 10 克，滑石 30 克，佩兰 10 克，制半夏 10 克，厚朴 10 克，白豆蔻 6 克，通草 10 克，黄连 6 克，吴茱萸 6 克。水煎，取汁 200～300 毫升，每日 1 剂，宜凉服，每日 2～3 次。

中满分消丸加减：本方能清热利湿，攻下逐水。黄芩 10 克，黄连 6 克，知母 10 克，厚朴 10 克，枳壳 10 克，制半夏 10 克，陈皮 10 克，茯苓 12 克，猪苓 10 克，泽泻 10 克，滑石 30 克，甘草 6 克。水煎，取汁 200～300 毫升，每日 1 剂，温服，每日 2～3 次。

（2）针灸调理

刺法：针刺少商、曲池、委中，或点刺舌下青筋、黑筋处出血。治霍乱、绞肠痧。

体针：取中脘、内关、足三里穴，吐甚加合谷，泻甚加天枢，腹痛加公孙穴，用泻法，治霍乱。

（3）饮食调理：宜多食用一些清热利湿的水果、蔬菜及食物，如赤小豆、山药、薏苡仁、芡实、苦瓜、丝瓜、白扁豆仁等。

食疗方案：① 荷叶粥：白米 50 克常法煮粥，临熟将鲜荷叶一张洗净盖粥上，温火焖少许时，揭去荷叶，粥成淡绿色，调匀服之，能清暑生津。② 田螺汤：大田螺 10～20 个养于清水中漂去泥，取出螺肉，加入少许黄酒拌和，再放入清水中炖熟饮汤，每日 1 次，能清利湿热，通小便。③ 冬瓜汤：冬瓜 500 克煮汤三大碗，分服，能清热利湿。④ 西瓜汁：西瓜榨汁频饮，能清暑利尿。⑤ 绿豆汤：绿豆 30 克，煎汤频饮，能除暑热，利小便。

（4）体育锻炼

呼气治脾法：呼气治脾法是六字诀气法之一。六字诀气法的主体是将六种不同的吐气法与脏腑相配合，有针对性地治疗脏腑疾病，调理机体。六字诀气法的脏腑配合一般为：肺——呬，心——呵，脾——呼，肝——嘘，肾——吹，三焦——嘻。呼气治脾法，着地或着床平坐,两脚向前平伸,自然分开,与肩同宽,用腹式呼吸,鼻吸口呼,呼吸均匀细长,两手按两侧大腿上不动,头徐徐转向左侧,向左上方仰起,上半身随之向左侧转动,转动的过程中徐徐吸气,待转至左侧,头已仰起,两眼睁开,用力呼气,同时发"呼"字音。呼毕,头慢慢改向右侧转,向右上方仰起,上半身随之向右侧转。转动的过程中徐徐吸气,待转至右侧,头已仰起,两眼睁开,用力呼气,同时发"呼"字音。然后,再改为向左侧转动,如此反复,连做 20 遍,共呼 40 次。脾胃有病,属实证者,如脾胃湿热、胃脘气滞等,宜大呼 30 次,接着细呼 10 次。

(5) **注意事项**：① 注意饮食、饮水卫生,夏月不能过于贪凉,保持室内空气流通,消除潮湿。夏令时,宜用鲜藿香、鲜佩兰、鲜荷叶、焦麦芽等适量煎汤作饮料,以芳香化浊、醒脾和中,预防湿阻病的发生。② 霍乱吐泻交作,邪气未清时不能进食,吐泻已止,应逐渐恢复饮食,宜进流质、半流质清淡之食物。③ 本证之臌胀病,腹大坚满胀痛,患者宜取半卧位,宜进低盐或无盐饮食,忌食煎炸、坚硬粗糙、辛辣的食物,以半流质、无渣饮食为宜,少量多餐、晚餐少进,宜进营养丰富的食物。如需服用逐水药物,以清晨空腹为宜。服药后注意大小便的次数、量及颜色。臌胀患者尚须定期测量体重、腹围,了解病情的变化。

(二) 胃

1. 病性为气虚　胃气亏虚,胃失和降,以纳少、胃脘痞满、隐痛及气虚为主要表现。

【临床表现】胃脘隐痛,得食稍减,按之觉舒,不思饮食或食后不易消化,痞满不舒,呃逆嗳气,恶心呕吐,兼见少气懒言,语声低微,面色萎黄,舌质淡,苔白,脉虚。

【治疗及调理】以补气养胃为主。

(1) 中药调理

四君子汤：本方能甘温益气养胃。人参 12 克,白术 10 克,茯苓 10 克,甘草 4.5 克。水煎,取汁 200～300 毫升,每日 1 剂,温服,每日 2～3 次。

黄芪建中汤：本方能益气、温中、补虚。黄芪 30 克,桂枝 10 克,芍药 10 克,炙甘草 10 克,饴糖 30 克,大枣 10 克,生姜 10 克。水煎,取汁 200～300 毫升,每日 1 剂,温服,每日 2～3 次。

(2) 针灸调理

针刺：取穴足三里、中脘、关元、中极、脾俞、胃俞等,针用补法。

艾灸：中脘、足三里、神阙。

(3) 推拿按摩：双手烘热,按摩患处。

(4) 饮食调理：胃气虚,受纳失司,通降失常,腐熟不足,故宜少食多餐,进食易于消化的食物为佳。

食疗方案：① 金橘根煲猪肚：金橘根 30 克,猪肚 100～150 克,切成小块,加清水 4 碗煲至一碗半,以食盐少许调味,饮汤食猪肚。本方具有健脾开胃、行气止痛的功效,用以治疗慢性胃炎,胃、十二指肠溃疡等。② 胡椒酿红枣：红枣 5 个去核,每个红枣纳入白胡椒 2 粒,煮饭时,放在饭面蒸熟食之。本法温中补脾、暖胃止痛,适用于胃虚疼痛,嗳气,口淡,痰涎清稀者。

(5) 注意事项：脾胃病易治难养，取得疗效并不困难，巩固疗效却感棘手。调护是非常重要的一环，不吸烟，不喝酒，不饮茶、咖啡、可乐等；禁辛辣、油煎及硬的食物，宜少食多餐，避免发怒；避免化学药物的刺激，如消炎解热镇痛药、类固醇及降压药物等。

2. 病性为阳虚 阳气不足，胃失温煦，以胃脘冷痛，以及阳虚症状为主要表现。

【临床表现】胃脘冷痛，绵绵不已，时发时止，喜温喜按，食后缓解，泛吐清水或夹有不消化食物，食少脘痞，口淡不渴，倦怠乏力，畏寒肢冷，舌淡胖嫩，脉沉迟无力。

【治疗及调理】以温胃补阳为主。

(1) 中药调理

黄芪建中汤加减：本方能温中补虚，缓急止痛。黄芪 15 克，桂枝 10 克，干姜 10 克，白芍 12 克，郁金 10 克，延胡索 10 克，甘草 6 克，大枣 6 枚，饴糖 20 克(取药汁后加入)。水煎，取汁 200～300 毫升，每日 1 剂，温服，每日 2～3 次。

理中汤加减：本方能温中健脾，和胃降逆。党参 12 克，白术 10 克，干姜 10 克，制半夏 10 克，陈皮 10 克，砂仁 6 克，吴茱萸 6 克，茯苓 10 克，甘草 6 克。水煎，取汁 200～300 毫升，每日 1 剂，温服，每日 2～3 次。

苓桂术甘汤加减：本方能温脾化饮，和胃降逆。茯苓 15 克，桂枝 10 克，白术 10 克，制半夏 10 克，干姜 10 克，吴茱萸 6 克，泽泻 10 克，甘草 6 克。水煎，取汁 200～300 毫升，每日 1 剂，温服，每日 2～3 次。

(2) 针灸调理

针刺：取内关、中脘、足三里，用补法。

灸法：艾灸中脘、神阙、足三里，治虚寒胃痛、腹痛。体虚呃逆不止者，灸膈俞、足三里，或指压膻中穴(两乳之间，胸骨中线上，于第四肋间隙)，或加拔火罐。脾胃虚寒性呕吐宜灸隐白、脾俞。

(3) 推拿按摩：用轻柔的按、揉法在气海、关元、足三里治疗。每穴约 2 分钟，在气海穴治疗时间可适当延长，并可直擦背部督脉。横擦左侧背部(第七至十二胸椎)及腰部肾俞、命门穴，以透热为度。

(4) 饮食调理：宜多食温补胃阳食物，如羊肉、鸡肉、牛肉、生姜等，忌食寒凉败胃食品，如冷饮等。

食疗方案：① 四和汤：芝麻 500 克，茴香 60 克，两味炒熟碾末，面粉 500 克炒黄，盐 30 克，拌匀，晨起开水冲服，能温中散寒，补益脾胃，治胃痛、腹痛。② 姜椒羊肉汤：生姜一块，花椒、大料少许，羊肉 250 克，煮汤饮用，能温中散寒，治脘腹痛。③ 蜜姜汁：姜汁半茶匙，蜜一汤匙，开水调服，能温中止呕。④ 姜末粥：煮白米粥如常法，加入干姜末少许，能温中止呕。

(5) 体育锻炼

拍打脊椎：取坐位，先用双手背从上而下沿脊椎两侧按擦 20 次。双手握空拳，沿脊柱中线自下胸段逐渐向尾骶部方向拍打，最后在尾部用较大力拍打三下，左右手各做 10 次，拍打用力轻重因人而异。脊椎两侧是足太阳膀胱经循行的路线,按擦起到调节脏腑功能的作用。脊椎正中为督脉循行之地,督脉为诸阳之海,可统全身阳气,又可络全身的阴气。此法应注意用力要恰当,以能耐受、无不适感为度。

(6)注意事项:饮食宜软烂且温热,忌食生冷。避免暴饮暴食,忌食辛辣刺激之品。注意保暖,不可过度劳累。

3. 病性为阴虚　胃阴不足,胃失濡润、和降,以胃脘隐隐灼痛、饥不欲食及阴虚症状为主要表现。

【临床表现】胃脘隐痛,饥不欲食,口燥咽干,大便干结,或脘痞不舒,或干呕见逆,舌红少津,脉细数。

【治疗及调理】以滋阴和胃为主。

(1)中药调理

益胃汤加味:北沙参 15 克,麦冬 15 克,生地黄 15 克,玉竹 10 克,白芍 15 克,炙甘草 6 克,石斛 10 克,佛手 10 克。水煎,取汁 200～300 毫升,每日 1 剂,温服,每日 2～3 次。

(2)针灸调理:取穴脾俞、胃俞、中脘、章门、足三里、三阴交等,每日取 3～5 穴,针用补法。

(3)推拿按摩:选择有关的俞、募穴及足太阴、足阳明经穴为主,每日 1 次。

(4)饮食调理

宜食食物:① 具有滋养胃阴作用的食物,如小麦、牛奶、鸡蛋、猪肉、鸭肉等。② 具有润养胃津作用的食物,如银耳、燕窝、枇杷、梨、苹果、番茄、乌梅、豆腐等。

忌食食物:① 性质温热,有助热伤阴作用的食物,如籼米、核桃仁、狗肉、羊肉、鸡肉、河虾、海虾、海参、草鱼、鲢鱼等。② 味辛辣、性温热而燥,易助热耗阴的食物,如韭菜、茴香菜、芥菜、薤白、荔枝、辣椒、肉桂、干姜、花椒、胡椒、小茴香、大蒜、白豆蔻等。

食疗方案:① 冰糖玉竹粥:冰糖 100 克,玉竹 50 克,粳米 250 克,水 2000 毫升。先用砂锅将玉竹煮半小时捞出,再加糯米煮至汤稠,放入冰糖搅匀即成。每日 2～3 次,每次适量。② 山药枸杞薏米粥:鲜山药 100 克;枸杞子 50 克,薏苡仁 100 克,将三物捣碎加水 1000 毫升,文火煮至汤稠即可,随意服之。③ 黄连食醋山楂饮:黄连 500 克,食醋 500 毫升,白糖 500 克,山楂片 1000 克,加沸水 4000 毫升,混合浸泡 7 日即可服用(忌用塑料制品浸泡)。每日 3 次,每次 50 毫升,饭后服用。

(5)体育锻炼:此法与胃阳虚之拍打脊椎法同。

(6)注意事项:胃阴虚者当节房事,慎用辛辣炙烤之食品;平时可多吃水果,或以石斛、麦冬煎汤代茶。

4. 病性为热　火热壅滞于胃,胃失和降,以胃脘灼痛、消谷善饥及实热症状为主要表现。

【临床表现】胃脘灼痛,吞酸嘈杂,或食入即吐,或渴喜冷饮,消谷善饥,或牙龈肿痛,齿衄,口臭,大便秘结,小便短赤,舌红苔黄,脉滑数。

【治疗及调理】以清胃热为主。

（1）中药调理

清胃散加味：适用于牙痛、胃病之胃热证。黄连6克，黄芩10克，生石膏24克，升麻3克，生地黄15克，牡丹皮10克，栀子10克，牛膝10克。水煎，取汁200～300毫升，每日1剂，凉服，每日2～3次。

泻心汤加味：适用于胃中积热、迫血妄行之证。黄连6克，黄芩10克，白及15克，牡丹皮10克，炒栀子10克，大黄10克，地榆炭10克。水煎，取汁200～300毫升，每日1剂，凉服，每日2～3次。

（2）针灸调理：取穴期门、合谷、中脘、梁门、足三里、太冲，重刺疾出，用泻法。

（3）推拿按摩

胃脘部：① 患者仰卧，医生位于患者右侧，自膻中至脐下抹法操作约2分钟。② 沿任脉自膻中至中脘一指禅推法操作，往返3～5遍。③ 按揉上脘、中脘、建里、天枢、气海穴，并配合按揉合谷、足三里穴，约5分钟。④ 按推痛点，局部用摩法、揉法、震颤法或一指禅推法操作共8～10分钟。⑤ 呈螺旋形按摩全腹3～5分钟。⑥ 最后震腹10～20次。

背部：① 患者俯卧，用轻揉滚法沿背部自上而下5～10遍。② 自上而下叠掌按揉两侧膀胱经，并点按揉脾俞、胃俞及胃脘痛处相对应的夹脊穴。③ 自上而下推脊4～5遍，并拿揉肩井以调和气血，3～5分钟。④ 拍打背部，小鱼际击背部结束操作。可加按揉肝俞、内庭、外关穴，并顺时针摩腹。

（4）饮食调理：限制辛辣香燥肥甘之食物和咖啡、浓茶、酒精、汽水等饮料；宜清淡易消化之食品；若有吐血或便血的患者，宜进流质或半流质饮食，大出血者应予禁食。

食疗方案：① 石膏粥：生石膏30克，粳米60克，用水三大碗，煮至米烂，约得清汁两大碗，每日2～3次，每次30～60毫升。② 竹叶地黄粥：淡竹叶30克，生地黄30克，粳米60克，加清水1000毫升。先将两药用中等火煮30分钟，捞出药渣，放入米煮至汤稠，频频饮之，每日1～2剂。③ 葛根粥：葛根粉50克，天花粉30克，乌梅10克，生甘草6克，麦冬10克，白茅根30克，粳米100克，加清水1500毫升。先用水煮乌梅、甘草、麦冬、白茅根30分钟，捞出药渣，再放入葛根、天花粉与粳米煮至米烂，即可食用，每日2～3次，每次适量。以上各方均适用于胃热或胃热伤津之消渴、胃脘痛患者。

（5）注意事项：避免暴饮暴食，忌食辛辣刺激之品；注意保暖，不可过度劳累；避免长期服用某些药物，如阿司匹林之类。

5. 病性为饮　寒饮停积于胃，胃失和降，以脘腹痞胀、胃中有振水声、呕吐清水等为主要表现。

【临床表现】脘腹痞胀，胃中有振水声，呕吐清水痰涎，口淡不渴，眩晕，舌苔白滑，脉沉弦。

【治疗及调理】以祛寒化饮为主。

（1）中药调理

苓桂术甘汤：茯苓12克，桂枝9克，白术6克，炙甘草6克。水煎，取汁200～300毫升,每日1剂,温服,每日2~3次。

桂附二陈汤:陈皮10克,制半夏10克,茯苓15克,甘草6克,桂枝10克,炮附子15克(先煎,久煎),白术10克,干姜10克。水煎,取汁200~300毫升,每日1剂,温服,每日2~3次。

(2)针灸调理:灸膏肓俞穴,数壮;或针刺支沟、阳陵泉、中脘、足三里;或针刺脾、小肠、交感、胃等耳穴。

(3)推拿按摩:正坐,先摩中脘10分钟,接着摩腹10分钟;或俯卧,按脾俞、胃俞及大肠俞。

(4)饮食调理:饮食宜易于消化,且具有温养作用的食物为佳,如生姜羊肉汤,避免寒凉伤胃的食物。

食疗方案:① 清蒸鲫鱼加火腿,能开胃下气,祛水气,助脾气,调五脏。② 辣椒炒猪肉丝或猪肚丝,温中益气,散寒祛水气。③ 菠菜豆腐鸡血汤加花椒粉。

(5)注意事项:饮食要软烂而热,忌食生冷食物;冬天要注意保暖;在夏季或梅雨季节,勿贪凉睡地板,少在外露营。

6. 病性为寒 寒邪侵袭胃肠,阻滞气机,以胃脘或腹部冷痛、痛势急剧等为主要表现。

【临床表现】胃脘、腹部冷痛,痛势暴急,遇寒加剧,得温则减,恶心呕吐,吐后痛缓,口淡不渴,或口泛清水,腹泻清稀,或腹胀便秘,面白或青,恶寒肢冷,舌苔白润,脉弦紧或沉紧。

【治疗及调理】以温胃散寒、行气止痛为主。

(1)中药调理

厚朴温中汤:姜制厚朴、去白橘皮各30克,炙甘草、草豆蔻、去皮茯苓、木香各15克,干姜2克。水煎,取汁200~300毫升,每日1剂,温服,每日2~3次。此外,还可服用良附丸,适用于寒凝气滞之胃痛。

(2)针灸调理:取穴足三里、中脘、上脘、内关、公孙。呕吐甚加胃俞;恶寒发热加大椎、合谷;痛甚加梁丘,并可灸脾俞。疼痛剧烈可先针四肢腧穴,用捻转法合提插法强刺激,间歇留针。待胃痛稍缓,再刺中脘,用平补平泻法,同时可加艾条灸,灸后中脘可加拔火罐。

(3)推拿按摩:用摩、按、揉等法,推拿中脘、气海、天枢、足三里、内关、合谷等穴。用较重的点、按法刺激脾俞、胃俞。时间约2分钟。用擦法在左侧背部治疗,以透热为度。

(4)饮食调理:① 干姜粥:干姜、高良姜各30克,粳米250克,煮粥,主治寒冷气滞胃痛,胸腹胀满。② 生姜粥:生姜15克切细末,和粳米200克煮稀粥,热服,以微汗为佳。主治胃寒作痛呕吐。③ 胡椒粥:胡椒末和米以1:(10~15)的比例煮粥食,主治心腹寒痛。

(5)体育锻炼:可进行适量的慢跑。也可采用巢氏导引法第二十四式:取正坐姿势,两手向后,一手撑托于席,另一手捉撑席手手腕,使腹部鼓起来,鼓收7次,换左右手,再鼓腹7次。

（6）注意事项：不食或少食冰冷饮料、冰棒、冰激凌等；冬季外出要穿暖，以免感冒、腹泻，注意保暖；在夏季或梅雨季节，勿贪凉睡地板，少在外露营。

7. 病性为食积　饮食停积胃肠，以脘腹痞胀疼痛、呕泻酸馊腐臭等为主要表现。

【临床表现】脘腹胀满疼痛、拒按、厌食、嗳腐吞酸，呕吐酸馊食物，吐后胀痛得减，或腹痛，肠鸣，矢气臭如败卵，泻下不爽，大便酸腐臭秽，舌苔厚腻，脉滑或沉实。

【治疗及调理】以消食化积为主。

（1）中药调理

保和丸加减：山楂10克，神曲10克（包），莱菔子10克，炒麦芽10克，制半夏10克，陈皮10克，枳壳10克，茯苓10克。水煎，取汁200~300毫升，每日1剂，温服，每日2~3次。也可选用保和丸的中成药制剂，如保和丸、保和颗粒等。

（2）针灸调理：取胃之募穴、足阳明经穴为主，针刺用泻法，以消食化滞，和胃止痛。常用穴位如胃痛取建里、内关、足三里、里内庭、中脘；呕吐加下脘、公孙；呃逆加膈俞、巨阙；泄泻加天枢。

（3）推拿按摩：用顺时针方向摩腹，中脘、天枢穴为重点。按摩脾俞、胃俞、大肠俞、下髎、足三里。

（4）食疗方案

萝卜粥：萝卜切片和米煮粥，量不限定，具有消食利膈的作用，适用于食积证。

（5）体育锻炼

腹式呼吸：取卧、坐、站位均可，身体自然放松，双目及口腹膨起，闭气一会儿，再徐徐由口将气呼出，然后如上法进行下一次呼吸。呼吸过程中勿令出声，吸气的速度也不宜过快，口中津液满时分3次顺着吸气将其咽下。每日练习2~3次，每次练习10~30分钟。此法具有调补脾胃、疏通肠腑、增进食欲、促进运化的作用。

（6）注意事项：不要暴饮暴食，忌食坚硬、黏腻等不易消化食物。视病情好转后，再逐渐增加易消化饮食。

8. 病性为气滞　胃肠气机阻滞，以脘腹胀痛走窜、嗳气、肠鸣、矢气等为主要表现。

【临床表现】胃脘、腹部胀满疼痛，走窜不定，痛而欲吐或欲泻，泻而不爽，嗳气，肠鸣，矢气，得嗳气、矢气后痛胀可缓解，或无肠鸣，矢气则胀痛加剧，或大便秘结，苔厚，脉弦。

【治疗及调理】以行气、理气为主。

（1）中药调理

四磨汤加味：人参3克，槟榔9克，沉香3克，乌药9克，广木香6克，枳壳6克，白芍12克，甘草6克。水煎，取汁200~300毫升，每日1剂，温服，每日2~3次。也可选用四磨汤口服液等中成药。

（2）针灸调理：取行间、足三里、中脘、天枢、内关，毫针刺，每日1次，3日为一疗程。

（3）推拿按摩

脊旁推揉法：两手平掌，贴附于脊柱两侧，大鱼际部着力，强度以能耐受为宜，由大椎穴两侧,沿足太阳膀胱经由上而下至腰骶部,连推带按揉至背腰肌肉放松,以无紧张感为宜。每日 1 次。对于儿童,医生可用示指与中指微屈分开,指端掌面贴附于脊旁两侧,沿膀胱经由上而下,缓慢按揉至腰骶部,反复操作 5～10 次,至肌肉放松为止。每日 1～2 次。

(4) 食疗方案

橘皮粥:橘皮 3～5 克,粳米 50 克。把晒干的橘皮研成碎末,粳米淘洗干净。锅置火上,加入适量清水,放入橘皮末、粳米,煮粥,用大火烧开后,改用文火煮粥,待橘皮烂、米熟后,即可食用,每日早、晚各饮 1 次。本方可健脾和胃,顺气降逆。橘皮有健脾理气的作用,与补胃肠的粳米煮成粥,适用于胃肠气滞。

(5) 体育锻炼

改善胃肠功能操:有健脾和胃之功效,可提高胃肠道平滑肌张力和蠕动功能,增强腹背肌力,减轻胃脘部不适、腹胀、嗳气等症状,增进食欲,坚持练习对慢性胃炎的治疗和康复有肯定的作用。

具体方法如下。第一节:平卧,做腹式呼吸,口呼鼻吸,呼时收腹,吸时鼓腹,腹壁随呼吸而起伏,以助内脏运动。第二节:平卧,手臂向上伸直,然后分别向两侧下方拉开,最后收回。第三节:平卧,屈下肢,使足跟紧靠臀部,然后伸直,左右腿交替进行。第四节:平卧,用两肘关节着床,支撑上身重量,使胸部挺起。第五节:平卧,抬右腿(伸直),尽量使大腿和躯干成直角,再放下换左腿做,左右腿交替进行。第六节:平卧,屈双腿,做蹬自行车的动作。第七节:平卧,两手交叉置于脑后,两腿不动,缓慢坐起。第八节:平卧,屈右腿,使大腿尽量贴近胸部和腹部,再放下,左右腿交替进行。以上每组动作通常做 5～10 遍。

(6) 注意事项:忌暴饮暴食,应控制饮食,适当进食易消化食物。

五、肝系常见异常状态的调整方法

肝主疏泄,调畅情志,帮助消化,促进人体内气、血、津液的运行,如果疏泄失常,则表现出肝郁气滞,郁而化火则可表现出肝火上炎,火热日久伤阴可引起肝阴虚,日久又可出现肝肾阴虚,阴不制阳,引起肝阳上亢,阳亢失制,导致肝阳化风;寒邪、火邪、湿热之邪侵犯肝及肝经,引起寒滞肝脉、肝火炽盛、肝经湿热;久病失养,或失血,可致使肝血不足。

(一)肝

1. 病性为血虚 肝血不足,机体失养,以眩晕、视力减退、肢体麻木及血虚症状为主要表现。

【临床表现】头晕目眩,面白无华,爪甲不荣,视物模糊或夜盲,或见肢体麻木,关节拘急不利,手足震颤,肌肉瞤动,或见妇女月经量少、色淡,甚则闭经,舌淡,脉细。

【治疗及调理】以补血养肝为主。

(1) 中药调理

四物汤加味:当归 10 克,白芍 10 克,川芎 6 克,熟地黄 12 克,党参 15 克,炙黄芪 15

克,柏子仁 10 克,酸枣仁 10 克,龙眼肉 10 克。浓煎,取汁 200～300 毫升,每日 1 剂,温服,每日 2～3 次。

(2) 针灸调理

针刺:取足三里、血海、肝俞,均用补法行针,得气后留针 15 分钟,每日 1 次。

艾灸:主灸肝俞、足三里,尚可配合脾俞、三阴交。每次 10 分钟,每日早晚各 1 次。

(3) 推拿按摩:按摩血海穴,最好在每天上午 9～11 点,即脾经经气最旺盛时,每侧按揉 3 分钟,以酸胀为度。

2. 病性为阴虚　肝阴不足,虚热内生,以眩晕、目涩、胁痛及虚热症状为主要表现。

【临床表现】头晕眼花,两颧潮红,胁肋隐痛,失眠多梦,五心烦热,潮热盗汗,两目干涩,口咽干燥,舌红少津,脉细数弦。

【治疗及调理】以滋阴养肝为主。

(1) 中药调理

一贯煎加减:生地黄 30 克,沙参 15 克,麦冬 15 克,枸杞子 15 克,川楝子 8 克,何首乌 15 克,白芍 15 克。浓煎,取汁 200～300 毫升,每日 1 剂,温服,每日 2～3 次。

(2) 针灸调理

针刺:取肝俞、肾俞、期门、委中、承山、阳陵泉、三阴交,用补法,得气后留针 15 分钟,每日 1 次。

(3) 推拿按摩:用大小鱼际揉按肾俞、肝俞,30～50 次,然后在背部轻揉。

(4) 食疗方案

山茱萸粥:山茱萸 15～20 克,粳米 100 克,白糖适量。用砂锅煮粥,连食 3～5 日为一疗程。

3. 病性为气滞　肝失疏泄,气机郁滞,以情志抑郁、胸胁少腹胀痛及气滞症状为主要表现。

【临床表现】胸胁或少腹胀闷窜痛,胸闷喜太息,情志抑郁易怒,或咽部梅核气,或颈部瘿瘤,妇女可见乳房作胀疼痛,月经不调,甚则闭经,苔薄白,脉弦。

【治疗及调理】以疏肝解郁为主,必要时配以理气化痰、活血软坚等法。

(1) 中药调理

柴胡疏肝散加减:柴胡 10 克,赤芍 10 克,川芎 10 克,枳壳 10 克,香附 10 克,陈皮 10 克,郁金 10 克,佛手 12 克,炙甘草 8 克。浓煎,取汁 200～300 毫升,每日 1 剂,温服,每日 2～3 次。

(2) 针灸调理

针刺:取太冲、期门、内关、支沟、肝俞、阳陵泉、合谷,用泻法,得气后留针 15 分钟,每日 1 次。

(3) 推拿按摩:在两侧胸胁、背部及少腹区反复揉按,每次 15～20 分钟,每日 1～2 次。

（4）食疗方案

红枣玫瑰饮：干玫瑰花 9 克，山楂 6 克，红枣 5 克。先把山楂、红枣放入锅里，再倒入 1000 毫升的清水，用大火煮滚后转小火熬煮约 10 分钟熄火，加入玫瑰花闷 5 分钟即可，等温热后饮用。

4. 病性为火（热）　火热炽盛，内扰于肝，气火上逆，以头痛、胁痛、急躁易怒、耳鸣及实热症状为主要表现。

【临床表现】头晕胀痛，痛势若劈，面红目赤，口苦口干，急躁易怒，或胁肋灼痛，或见耳鸣耳聋，或耳内肿痛流脓，不寐或恶梦纷纭，或吐血、衄血，大便秘结，小便短黄，舌质红，苔黄，脉弦数。

【治疗及调理】以清肝泻火为主。

（1）中药调理

龙胆泻肝汤：龙胆 12 克，栀子 10 克，黄芩 10 克，柴胡 10 克，生地黄 10 克，泽泻 10 克，木通 6 克，当归 10 克，甘草 6 克。浓煎，取汁 200～300 毫升，每日 1 剂，温服，每日 2～3 次。

（2）针灸调理

针刺：取行间、风池、神门、期门等穴，用泻法，得气后留针 15 分钟，每日 1 次。

耳针：取肝区、胆区、内耳区、皮质区，每次 2～3 穴，中等刺激。

（3）推拿按摩：在胁下、上腹、缺盆等处反复按摩，每日 1～2 次，每次 15～20 分钟。

（4）食疗方案

决明子粥：炒决明子 10～15 克，粳米 100 克，冰糖少许，或加白菊花 10 克。先把决明子放入砂锅内炒至微有香气取出，待冷后煎汁或与白菊花同煎取汁，去渣，放入粳米煮粥将熟时，加入冰糖，再煮一二沸即可服用，5～7 日为一疗程。

（5）注意事项：调情志，慎起居，保持心情舒畅，避免精神刺激；环境宜清静，光线不宜过强；吐血时要卧床休息，并给予静脉输液等支持疗法。

5. 病性为阳亢　肝肾阴亏，阴不制阳，阳亢于上，以眩晕耳鸣、头目胀痛、面红急躁、腰膝酸软等上盛下虚症状为主要表现。

【临床表现】眩晕，耳鸣，头目胀痛，口苦，失眠多梦，遇烦劳郁怒而加重，甚则仆倒，面红目赤，急躁易怒，腰膝酸软，头重脚轻，舌红苔黄，脉弦或数。

【治疗及调理】以平肝潜阳、清火息风为主。

（1）中药调理

天麻钩藤饮：天麻 10 克，钩藤 15 克，石决明 20 克，杜仲 10 克，牛膝 10 克，桑寄生 10 克，益母草 20 克，黄芩 10 克，夜交藤 20 克，茯苓 10 克，栀子 10 克。浓煎，取汁 200～300 毫升，每日 1 剂，温服，每日 2～3 次。

（2）针灸调理

针刺：取风池、肝俞、曲池、足三里、太冲、太溪等，用泻法或平补平泻法，留针 20～30

分钟,每日或隔日 1 次。

耳针:取肝、心、肾、皮质下等穴,每日 1 次。

(3) 推拿按摩:在胁下、脐旁区反复探按,每次 10～20 分钟,每日 2～3 次;或在左幽门、左章门穴区用泻法反复揉按 1～2 分钟。

(4) 食疗方案

牡蛎鲫鱼汤:牡蛎粉 12 克,鲫鱼 200 克,豆腐 200 克,绍酒 10 毫升,鸡汤 500 毫升,酱油 10 毫升,姜、葱各 5 克,青菜叶 100 克。把鲫鱼去鳞、腮、内脏,洗净;豆腐切 4 厘米长、3 厘米宽的块;葱切花,姜切片,青菜叶洗净。把酱油、盐、绍酒抹在鱼身上,将鲫鱼放入炖锅里,加入鸡汤,放入姜、葱和牡蛎粉,烧沸,加豆腐,用文火煮 30 分钟后,下入青菜叶即成。

(5) 注意事项:调情志,节哀乐,减少诱发因素;起居规律,避免过度疲劳;保持环境安静。

6. 病性为阳亢兼动风　阴虚阳亢,肝阳升发无所制,引动肝风,以眩晕、肢麻、震颤为主要表现。

【临床表现】眩晕欲仆,头摇而痛,项强肢颤,语言謇涩,手足麻木,步履不正,或猝然昏倒,不省人事,口眼歪斜,半身不遂,舌强不语,喉中痰鸣,舌红苔白或腻,脉弦有力。

【治疗及调理】以镇肝息风、滋阴潜阳为主。

(1) 中药调理

镇肝熄风汤加减:怀牛膝 30 克,生代赭石 30 克,生龙骨 15 克,生牡蛎 15 克,生龟甲 15 克,生杭白芍 15 克,玄参 15 克,天冬 15 克,川楝子 6 克,生麦芽 6 克,茵陈蒿 6 克,甘草 4.5 克。浓煎,取汁 200～300 毫升,每日 1 剂,温服,每日 2～3 次。

(2) 针灸调理

针刺:百会、曲池、合谷、太冲、三阴交、风池、行间等,用泻法或平补平泻法,留针 20～30 分钟,每日或隔日 1 次。

耳针:肾上腺、耳尖、交感、神门、心,每次选 3～4 穴,针刺或埋针,也可用王不留行贴压,耳尖点刺出血。

(3) 推拿按摩:太冲、太溪穴反复探按,每次 10～20 分钟,每日 2～3 次。

(4) 食疗方案

西瓜饮:西瓜皮、玉米须各 60 克,香蕉去皮,加清水煎煮,纳冰糖,每日分 2 次服。

(5) 注意事项:忌辛辣、肥甘之品,戒烟酒,少饮浓茶,低盐、低脂饮食,勿剧烈运动或情绪波动。

7. 病性为热兼动风　邪热亢盛,燔灼筋脉,引动肝风,以高热、神昏、抽搐与实热症状为主要表现。

【临床表现】高热神昏,燥热如狂,手足抽搐,颈项强直,甚则角弓反张,两目上视,牙关紧闭,舌红或绛,苔黄燥,脉弦数。

【治疗及调理】以平肝息风、清热止痉为主。

（1）中药调理

羚角钩藤汤加减：羚羊角 4 克（水牛角代，15 克，先煎），钩藤 9 克（后下），霜桑叶 6 克，川贝母 9 克，鲜竹茹 10 克，生地黄 15 克，菊花 9 克，白芍 12 克，茯神木 10 克，生甘草 3 克。浓煎，取汁 200～300 毫升，每日 1 剂，温服，每日 2～3 次。

（2）针灸调理

针刺：以督脉、足厥阴经穴为主。取百会、风府、大椎、曲池、涌泉、太冲、十二井穴，用泻法，强刺激，酌情而定针刺时间。

（3）推拿按摩：掐水沟、中冲、合谷、涌泉可缓解牙关紧闭、直视、强直。

（4）食疗方案

天麻粥：天麻 5 克，大米 100 克，白糖适量。将天麻研细，大米淘净加清水适量煮粥，待熟时加入天麻、白糖，再煮一二沸即成，每日 1 剂。

（5）注意事项：注意生活起居，避免感受时邪疫毒。严密观察病情的变化，如体温、神、色、肌肤、汗液、气息、脉象等。同时注意体温的护理，热深厥深时注意保温，汗出及时擦汗并更换干燥衣服等。

8. 病性为阴虚兼动风 肝阴亏虚，筋脉失养，虚风内动，以手足震颤或蠕动及虚热症状为主要表现。

【临床表现】头晕耳鸣，手足蠕动，两目干涩，视物模糊，五心烦热，潮热盗汗，舌红少津，脉细数。

【治疗及调理】以滋阴息风为主。

（1）中药调理

大定风珠加减：生白芍 18 克，干地黄 18 克，麦冬 18 克，莲子心 18 克，火麻仁 6 克，五味子 6 克，生龟甲 12 克，生牡蛎 12 克，甘草 12 克，鳖甲 12 克，阿胶 9 克（烊化），鸡子黄 12 克。浓煎，取汁 200～300 毫升，每日 1 剂，温服，每日 2～3 次。

（2）针灸调理

针刺：取合谷、曲池、阳陵泉、三阴交等穴，用补法，得气后留针 15 分钟，每日 1～2 次。

（3）食疗方案

仙人粥：制何首乌 30 克，粳米 100 克，红枣 5 枚。先将何首乌煮烂，去渣取汁，再同粳米、红枣放入砂锅煮粥，粥将成时，放入少许红糖，稍煮即食。

（4）注意事项：忌食辛辣、油腻、生冷之物，戒烟酒，睡眠要充足，动静要适度。

9. 病性为血虚兼动风 血液亏虚，筋脉失养，虚风内动，以手足颤动、肢体麻木及血虚症状为主要表现。

【临床表现】手足震颤，头晕眼花，失眠多梦，夜盲，肢体麻木，皮肤瘙痒，爪甲不荣，面唇淡白，舌淡苔白，脉细或弱。

【治疗及调理】以养血息风为主。

（1）中药调理

四物汤加味：当归 10 克，川芎 8 克，熟地黄 20 克，白芍 15 克，何首乌 15 克，阿胶 10 克(烊化)，鸡血藤 20 克。浓煎，取汁 200～300 毫升，每日 1 剂，温服，每日 2～3 次。

（2）针灸调理

针刺：取水沟、风池、风府、人迎，用泻法，得气后留针 15 分钟，每日 1～2 次。

（3）食疗方案

当归生姜羊肉汤：当归 10 克，生姜 30 克，羊肉 250 克。水煎取汁，羊肉炖烂，汤肉同服。

（4）注意事项：因肝血不足，肝体失养，故要避免外界的恶性刺激，以免加重疏泄失常。肝血不足，宜安静休息，不宜过劳或思虑过度，以免暗损肝血，加重病情。

10. 病性为寒　寒邪侵袭，凝滞肝脉，以少腹、前阴、颠顶冷痛及实寒症状为主要表现。

【临床表现】少腹冷痛，阴部坠胀作痛，或阴囊收缩引痛，或得温则减，遇寒加甚，或形寒肢冷，或舌淡苔白润，脉象沉紧或弦紧。

【治疗及调理】以温经散寒、暖肝通络为主。

（1）中药调理

暖肝煎加减：当归 10 克，枸杞子 10 克，肉桂 3 克，小茴香、乌药、沉香、茯苓各 6 克，生姜 3～5 克。浓煎，取汁 200～300 毫升，每日 1 剂，温服，每日 2～3 次。

（2）针灸调理

针刺：取足三里、三阴交、中极、关元、气海，用补法，得气后留针 20 分钟，每日 1～2 次。

艾灸：主灸中极、关元、气海，亦可配三阴交，每次 10～15 分钟，每日 2～3 次。

（3）推拿按摩：男性患者在少腹及阴囊部轻轻揉按，并将阴囊轻轻上托，每日 3～5 次，每次 15～20 分钟。

（4）食疗方案

黄芪炖鸡：黄芪 10 克，母鸡 2 千克，加水炖煮，母鸡炖熟食用。

（5）注意事项：禁食生冷之品；疝气发作时应卧床休息，应避免过劳；疝气患者宜穿柔软、宽松的内裤，以免擦伤肿大的阴囊；用布带或弹性绷带托住肿胀的阴囊，以减轻坠胀和疼痛感，但应避免压迫过紧，以免造成局部坏死。

11. 病性为湿和热　湿热内蕴肝胆，肝胆疏泄失常，以身目发黄、胁肋胀痛及湿热症状为主要表现。

【临床表现】胁肋胀痛，口苦厌油腻，恶闻荤腥，身目发黄，小便短少，或淋浊，黄疸，阴肿、阴痒，带下色黄，黏稠臭秽，苔黄腻，脉弦滑数。

【治疗及调理】以清热利湿为主。

（1）中药调理

龙胆泻肝汤加减：龙胆 9 克，黄芩 10 克，栀子 8 克，泽泻 10 克，车前子 10 克，当归 10 克，柴胡 10 克，甘草 6 克，生地黄 12 克。浓煎，取汁 200～300 毫升，每日 1 剂，温服，每日

2～3 次。

（2）针灸调理

针刺：取期门、日月、阳陵泉、关元、太冲、阴陵泉、三阴交、阴陵泉等穴，用泻法，每日 1 次，留针 20 分钟。

（3）食疗方案

赤小豆西瓜饮：赤小豆 50 克，扁豆 50 克，煮烂待凉后加入西瓜汁饮用。

（4）注意事项：忌食辛辣、肥甘厚味，如烟酒、肥肉等。食宜清淡，以食蔬菜、水果为佳。阴痒、淋浊、湿疹、带下者应勤换内衣裤。

（二）胆

1. 病性为痰和热　痰热内扰，胆气不宁，以胆怯易惊、心烦失眠及痰热症状为主要表现。

【临床表现】头晕目眩耳鸣，惊悸不宁，烦躁不寐，口苦呕恶，胸闷太息，舌苔黄腻，脉弦滑。

【治疗及调理】以清热、化痰、解郁为主。

（1）中药调理

黄连温胆汤加减：黄连 12 克，制半夏 10 克，陈皮 10 克，竹茹 15 克，枳实 10 克，生姜 8 克，甘草 8 克，茯苓 15 克。浓煎，取汁 200～300 毫升，每日 1 剂，温服，每日 2～3 次。

（2）针灸调理

针刺：取穴心俞、丰隆、阳陵泉、内关、期门、日月、神门、风池、风府，每次选 3～5 穴，用泻法，留针 20～30 分钟，每日 1 次。

（3）推拿按摩：揉按百会、太阳、风池、风府、睛明、迎香穴，每穴揉按 3 分钟，每日 1 次。

（4）食疗方案

柿饼蒸米饭：柿饼 2 个，切碎，拌米中蒸熟，连吃 2 日，适用于呕恶不适者。

（5）注意事项：因人而异做好思想工作，消除各种精神负担；避免各种不良刺激；疾病发作时要卧床休息，闭目养神，病情缓解后方可活动，并行气功、太极拳锻炼；保持病室安静，避免噪声，室内光线不宜太强，让患者充分休息。

六、肾系常见异常状态的调整方法

（一）肾

1. 病性为气不固　肾气亏虚，失于封藏、固摄，以腰膝酸软，小便、精液、经带、胎气不固及气虚症状为主要表现。

【临床表现】腰膝酸软，神疲乏力，耳鸣耳聋；小便频数清长，夜尿频多，或遗尿，或尿后余沥不尽，或尿失禁；男子滑精、早泄，女子月经淋漓不尽，带下清稀量多，或胎动易滑；舌质淡，舌苔白，脉虚弱。

【治疗及调理】以补肾益气为主。

(1) 中药调理

大补元煎加减：人参 10 克，山药 15 克，杜仲 15 克，枸杞子 15 克，熟地黄 15 克，山茱萸 15 克，当归 15 克，白术 10 克，茯苓 15 克，黄芪 10 克。冷水煎服，取汁 200～300 毫升，每日 1 剂，温服，每日 2～3 次。

桑螵蛸散加减：桑螵蛸、覆盆子、金樱子、菟丝子、龙骨、益智仁、乌药，以上诸药各 30 克为末，每夜临睡前以人参煎汤冲服 6 克，或少量冷水煎服，睡前饮下。

巩堤丸加减：熟地黄 60 克，酒煮菟丝子 60 克，炒白术 60 克，北五味子 30 克，酒炒益智仁 30 克，酒炒补骨脂 30 克，制附子 10 克，茯苓 30 克，炒韭菜子 30 克。粉碎后以山药糊为丸，早晚服用，每次 6 克。或按原方用量比例减量，冷水煎，服用。

金锁固精丸加减：沙苑子 60 克，白蒺藜 60 克，芡实 60 克，莲须 60 克，酥炙龙骨 30 克，煅牡蛎 30 克。莲肉煮粉糊为丸，早晚服用，每次 6 克，或按用量比例做汤剂服用。或者直接服用中成药金锁固精丸。

寿胎丸：桑寄生 15 克，续断 10 克，菟丝子 15 克，阿胶 10 克(烊化)。冷水煎服，取汁 200～300 毫升，每日 1 剂，温服，每日 2～3 次。

(2) 外治法：① 葱白 7 个与硫黄 10 克共捣成泥，每晚睡前敷脐部，次晨取下。适用于小儿遗尿证。② 艾叶、鲜葱各 500 克，捣烂炒热装入布袋内，放置于小腹处，其上再用热水袋热熨 1～2 小时。本方适用于女子肾虚见白带较多者。

(3) 针灸调理

针刺：取穴以肾俞、关元、三阴交为主，遗精者加针大赫、志室、足三里，遗尿者加针中极、膀胱俞，带下者加针带脉。以上穴位针用补法，也可配合灸法。

艾灸：虚寒症状重者可灸肾俞、关元、三阴交，每灸 3～5 壮；大便滑泄者可加灸命门、大枢、中脘、脾俞。

(4) 食疗方案

补骨脂煲羊肚：补骨脂 15 克、羊小肚 200 克，洗净切成小块，加冷水煲汤 2 小时，后入食盐少许调味后食用。适用于肾虚小便频数清长或遗尿、遗精者。

米酒炒鸡肠：每次用鸡肠 2～3 付，剪开洗净后，切成小段，用花生油炒至将热时加入米酒 1～2 汤匙，加少许调味品。适用于肾虚而小便频数甚至遗尿者。

2. 病性为阴虚 肾阴亏损，失于滋养，虚热内扰，以腰酸而痛、遗精、经少、头晕耳鸣及阴虚症状为主要表现。

【临床表现】腰膝酸软而痛，眩晕耳鸣，失眠多梦，形体消瘦，潮热盗汗，五心烦热，咽干颧红，男子阳强易举，遗精早泄，女子经少经闭，或见崩漏，舌红少苔或无苔，脉细数。

【治疗及调理】以滋补肾阴为主。

(1) 中药调理

六味地黄丸加减：熟地黄 240 克，山茱萸 120 克，山药 120 克，泽泻 90 克，牡丹皮 90

克,茯苓 90 克。以上各药研为细末,炼蜜为丸,如梧桐子大,空腹服用,每次 10 克,每日 2～3 次。若改为冷水煎服,用量按原方比例酌减。也可直接服用中成药六味地黄丸。

左归丸加减:熟地黄 240 克,山药 120 克,枸杞子 120 克,山茱萸 120 克,菟丝子 120 克,鹿角胶 120 克,龟甲胶 120 克,川牛膝 90 克。上药共研为末,炼蜜为丸,空腹服用,每次 10 克,每日 2～3 次。也可直接服用中成药左归丸。

大补阴丸:黄柏 120 克,知母 120 克,熟地黄 180 克,龟甲 180 克。诸药为末,猪脊髓蒸熟,炼蜜为丸,早晚各服 10 克,或做汤剂,用量按比例酌减。

(2)外治法:① 五倍子适量,研细为末,临睡时以水或醋调成糊状,敷于脐部,再用暖脐膏盖好,手按至温而后入睡。② 酸枣仁少许,开水浸泡后,去其外皮,剖成两半,置于直径约 1 厘米的胶布中,贴之于两侧的神门、皮质下耳穴处,然后按揉 1 分钟,并嘱患者每晚临睡前自行按揉 1 次,每 5 日换药 1 次,适用于失眠患者。③ 牡蛎、五倍子各适量,研成细末,盐水调敷脐部。本方适用于遗精、滑精、早泄患者。

(3)针灸调理

针刺:取穴肾俞、关元、三阴交,毫针补之,或平补平泻。失眠健忘者加针神门、心俞、百会;耳鸣、耳聋者加针听会、翳风;遗精、滑精者加针志室、大赫、太溪,或心俞、内关;崩漏者加针隐白、内关、太溪。

注意:这种情况一般不用灸法,以免火热伤阴更甚。

(4)食疗方案

桑椹糖水:鲜桑椹 60 克,加清水 2 碗,煎至 1 碗,用白砂糖或冰糖适量调味,过滤去渣后饮之。

黄精炖冰糖水:黄精 30～60 克,冰糖 30～50 克,加清水 300 毫升,隔水炖 2 小时,徐徐饮之,每日 1～2 次。

莲子粥:莲子肉去皮带心 50 克,磨粉后用水调成糊状,放入沸水中,加龙眼肉 30 克,煮成稠粥状,加冰糖或砂糖适量,每晚临睡前服 1 小碗。

枸杞酒:枸杞子 100 克,泡入 500 毫升白酒中,封固 1 周以上,即可服用,每次 1 小盅(约 20 毫升),每晚睡前徐徐啜饮。若肝肾功能不足者,如酒精肝者,不可服用本药酒。

(5)注意事项:羊肉、狗肉、鹿肉、龙眼肉等食物性温热,食用后会加重患者阴虚内热症状,故应少食或忌食。辛辣食物,如辣椒、生葱、生蒜、胡椒、花椒等也会加重患者内热现象,不宜食用。

3. 病性为阳虚 肾阳亏虚,机体失其温煦,以腰膝酸冷、性欲减退、夜尿多及阳虚症状为主要表现。

【临床表现】腰膝酸软冷痛,畏寒肢冷,下肢尤甚,面色白或黧黑,神疲乏力;或见性欲冷淡,男子阳痿、滑精、早泄,女子宫寒不孕、白带清稀量多;或尿频清长,夜尿多,舌淡苔白,脉沉细无力,尺部尤甚。

【治疗及调理】以温补肾阳为主。

（1）中药调理

右归丸：熟地黄 15 克，菟丝子 12 克，当归 10 克，山药 12 克，枸杞子 12 克，杜仲 12 克，山茱萸 10 克，鹿角胶 10 克，肉桂 6 克，熟附子 6 克。以上各药研为细末，炼蜜为丸，如梧桐子大，空腹服用效果最佳，每次 10 克，每日 2～3 次。若改为冷水煎服，用量按原方比例酌减。也可直接服用中成药右归丸。

金匮肾气丸：熟地黄 15 克，山药 12 克，山茱萸 12 克，泽泻 10 克，茯苓 10 克，牡丹皮 10 克，肉桂 6 克，熟附子 6 克。以上各药研为细末，炼蜜为丸，如梧桐子大，空腹服用效果最佳，每次 10 克，每日 2～3 次。若改为冷水煎服，用量按原方比例酌减。也可直接服用中成药金匮肾气丸。

（2）外治法：① 紫皮大蒜 1 枚，蓖麻仁 60 克，捣成糊状，分成 2 等份，分别敷贴双侧涌泉穴，每日 1 次，1 周为一疗程。适用于肾阳虚水肿尿少者。② 食盐 500 克，炒热布包，热熨腰部双侧肾区；或用骨碎补鲜根捣烂，黄酒调匀，敷贴于腰痛之处。适用于肾阳虚而兼寒湿之腰痛。③ 葱白 3 寸，白胡椒 7 粒，共捣如泥状，填敷脐部，适用于阳虚而小便不通者，一般于敷药后 3～4 小时见效。若每日小便总量少于 400 毫升者应尽快就医治疗。

（3）针灸调理

针刺：取穴肾俞、命门、三阴交、关元穴，手法以补为主，或针后加灸，每日 1 次。

艾灸：可用附子饼灸法，选用附子粉末，加黄酒调和做成 5 角钱硬币大小的附子饼，中间以针刺数孔，置于施术之穴位上，再以艾炷置其上而灸之。适用于肾阳虚弱、命门火衰而见诸症者。皮肤过敏者慎用灸法。艾灸过程中如感皮肤灼痛应当立即停止治疗。

（4）推拿按摩：使用手掌掌腹于肾区、命门及少腹部顺时针方向进行推拿，每日 2～3 次，每次 15～20 分钟，力度以感觉舒适为佳。

（5）食疗方案

枸杞羊肾粥：枸杞子 30 克，羊肾 2 对，羊肉 250 克，葱 10 克，佐料适量，煮汤，再加粳米 50 克，煮成粥状，晨服。本法补肾助阳，填精益髓。

黑豆鲤鱼汤：鲤鱼一尾（约 500 克）去鳞及肚肠，将黑豆 30～50 克放入肚中缝合，用水煎至黑豆熟透成浓汁，徐徐温服之。本方可长期服用，能健脾保肾，利水消肿。

鹿茸酒：鹿茸 3～6 克，山药 30～60 克，浸泡在白酒 500 毫升中，封固 7 日后饮用，每日饮 20～30 毫升。本法补益肾阳、固摄膀胱。肝肾功能不足者、酒精肝患者忌服本药酒。

（6）注意事项：阳虚患者可以多食用壮阳作用的食物，如羊肉、狗肉、鹿肉、鸡肉、韭菜等，也可多摄入富含铁质的食物，如动物肝脏、羊肉、鱼、鸡蛋、黑木耳、黑豆和绿叶蔬菜。多吃海带、鱼虾、牡蛎等含碘丰富的食物，可以增强御寒能力。

阳虚患者体质喜暖怕冷，耐春夏而恶秋冬，故应注意秋冬季节的防寒保暖，尤其是面目口鼻的保暖，寒冷季节不要过早出门晨练。有条件的情况下可以经常进行日光浴，尤其是让太阳直射背部的足太阳膀胱经循行部位，每次 15～20 分钟。

4. 病性为水停　肾之阳气亏虚，气化无权，水液泛溢，以浮肿下肢为甚、尿少及肾阳虚症状为主要表现。

【临床表现】全身浮肿,腰以下为甚,按之没指,小便短少,腰膝酸软冷痛,畏寒肢冷,腹部胀满,或心悸气短,咳喘痰鸣,舌淡胖苔白滑,脉沉迟无力。

【治疗及调理】以温肾利水为主。

(1)中药调理

真武汤加味:炮附片10克(先煎、久煎),白术15克,泽泻10克,茯苓30克,车前子12克,怀牛膝12克,干姜6克,肉桂3克。用水煎煮,取汁250~300毫升,每日1剂,分2~3次微温服用。

附子汤:炮附子15克(先煎、久煎),白术12克,人参6克,茯苓9克,芍药9克。用水煎煮,取汁250~300毫升,每日1剂,日两三服。

(2)针灸调理

针刺:取穴水分、气海、三焦俞、足三里、三阴交、脾俞、肾俞等,多用补法,每日1~2次。

艾灸:主灸脾俞、肾俞穴,并配合气海、足三里、三阴交穴。每次灸10~15分钟,每日2~3次。

(3)食疗方案

薏米炖鸡汤:鸡肉1千克,薏苡仁500克,党参30克,生姜20克,葱蒜15克,精盐6克,放入砂锅,加水1000毫升,大火烧开,捞去浮沫,改用小火,至鸡肉炖烂为度,每日2~3次食用。

薏米炖鹌鹑:鹌鹑1只,薏苡仁20克,黄芪10克,肉汤1000毫升,生姜10克,按常法烹调至熟,按需食用。

(4)注意事项:肾虚水泛证者往往伴随血压升高,因此当患者水肿加重时需严格监控血压,按时服药,并每日多次测量,如若血压无法控制,应及时联系医生增加药量或改变处方。

尿少、水肿严重的患者应适当控制每日饮水量,否则会加重水肿,也会引起血压增高。通常每日的饮水量以每日尿量加500毫升为宜,尿量增多后饮水量可适当增加。因此,患者应当每日检测排尿量,若排尿量低于400毫升/日则需及时就医,以免发生尿毒症。

5. 病性为精亏　肾精亏损,脑与骨、髓失充,以生长发育迟缓、生育功能低下、成人早衰等为主要表现。

【临床表现】小儿发育迟缓,身材矮小,囟门迟闭,骨骼痿软,智力低下;性欲减退,男子精少不育,女子经闭不孕;发脱齿摇,耳聋,耳鸣如蝉,腰膝酸软,足痿无力,健忘恍惚,神情呆钝,动作迟钝;舌淡苔白,脉弱或细弱。

【治疗及调理】以滋肾益精填髓为主。

(1)中药调理

左归丸加减:熟地黄20克,山药15克,山茱萸10克,茯苓10克,杜仲12克,枸杞子10克,牛膝10克,菟丝子10克,当归10克,鹿角胶10克(烊化冲服)、龟甲胶10克(烊化冲服),肉苁蓉10克。以上各药研为细末,炼蜜为丸,如梧桐子大,空腹服用,每次10克,每日2～3次。若改为冷水煎服,用量按原方比例酌减。也可直接服用相应中成药。

河车大造丸加减:紫河车粉10克(冲服),龟甲30克,牛膝10克,杜仲15克,熟地黄15克,茯苓10克,麦冬12克,天冬12克,党参15克,枸杞子10克。每日1剂,冷水煎服,取汁250～300毫升,分2～3次温服。

（2）针灸调理

针刺:取穴百会透四神聪,风府透哑门,风池透大杼、大椎。针刺多用补法,每日1～2次。

艾灸:足两踝,每次3壮,每日1次。或灸心俞穴,每次3壮,每日1次。

（3）推拿按摩:补肝胆经10分钟,补三关5分钟,补脾胃经10分钟,清六腑5分钟,揉二人上马穴10分钟。下肢软弱无力者加揉二人上马穴5分钟;摇头哭啼加揉小天心5分钟,一窝风5分钟,掐四横纹各1分钟。

（4）食疗方案:① 醋炒鱼骨50克,胎盘粉7克,炒鸡蛋壳18克,白糖25克。共研细末,每次口服0.5克,每日3次。本方宜久服,用于佝偻病患儿。② 五加皮为细末,稀粥调服,每次3克,每日3次,用于小儿腰膝筋骨弱而行迟者。

（5）注意事项:婴幼儿发育迟缓或佝偻病者应先询问其喂养状况,以排除后天喂养不当,营养不足的原因。6个月内婴儿尽量建议母乳喂养,保证每日8～12次喂养。如果母乳不足或不能母乳喂养,可以在医生的指导下给予一定量的早产儿配方奶粉,并根据婴儿体格发育检测结果逐步过渡到普通配方奶粉。6～36个月的婴幼儿应按照医生建议逐步添加辅食,保证各种营养素的摄入,特别是食物来源钙质的摄入,避免缺钙引起的佝偻病或发育迟缓。排除喂养原因引起本证后再采用中医药治疗。

（二）膀胱

1. 病性为湿和热　湿热侵袭,蕴结膀胱,以小便频急、灼涩疼痛及湿热症状为主要表现。

【临床表现】尿频、尿急、尿道灼痛,小便短黄,或浑浊,或尿血,或尿中见砂石,小腹胀痛,或腰、腹掣痛,或伴发热,舌红苔黄腻,脉滑数。

【治疗及调理】以清热利湿为主。

（1）中药调理

八正散加减:木通10克,车前子12克,瞿麦12克,萹蓄12克,栀子10克,黄柏10克,忍冬藤20克,滑石30克,甘草10克,大黄8克。上药研磨为散,每服6克,加冷水200～250毫升,入灯心草,煎取100～150毫升,临睡前温服。也可做汤剂,冷水煎服,用量按原方比例酌情增减。

萆薢分清饮加减:本方能清热利湿,分清泌浊。萆薢12克,石菖蒲6克,黄柏10克,车前子12克,白术10克,茯苓12克,莲子心12克,丹参12克。水煎,取汁250～300毫升,分2～3次,加入盐少许,微温服。

（2）外治法：① 大蒜 120 克，芒硝 60 克，同捣烂成糊状，外敷肋脊角、肾区。② 芫花 30 克，水煎取汁，温热敷肾区，用于小便不通或小便点滴而下者。

（3）针灸调理

针刺：取穴足三里、中极、三阴交、阴陵泉。可反复捻转提插，强刺激，适用于治疗小便不通或尿点滴而下。

（4）推拿按摩

指压利尿穴：用双手大拇指按压利尿穴（神阙与耻骨联合上缘连线的中点），压力逐渐加大，持续 5～15 分钟，可治疗小便不通。

（5）食疗方案

青小豆粥：通草 5 克，水煎取汁去渣，加入小麦、青小豆各 50 克，煮成粥，作早餐食用，可通淋利尿。

赤小豆粥：赤小豆 30 克，加水煮熟后，再入粳米 100 克做粥，作早餐食用，可利小便、除湿热。

冬瓜汤：冬瓜 50 克，水 1000 毫升，煮汤 3 碗，分 3～4 次服下，可清利湿热。

（6）注意事项：本证以尿频、尿急、尿痛为主要临床表现，部分患者因害怕排尿而减少水摄入，使尿量浓缩，湿热更甚，反而加重病情，故发病期间应该多饮水。饮食方面，温热辛辣炙烤的食物，如羊肉、辣椒、煎炸食物等会加重湿热病情，故在发病期间应忌口。

第二节　状态调整的效果评价

一、状态调整效果评价的原理和方法

（一）状态调整效果评价的原理

1. 基本概念

（1）状态调整：以中医状态辨识结论为指导，遵照中医学原理，选用适当的方案，对个体进行调整、干预，使个体的健康保持在较好的状态，体现了"未病先防，既病防变，瘥后防复"的治未病思想。

（2）效果评价：是指对目标和指标的实现程度的分析和测量，判断项目在实施过程对预定目标和指标的实现程度。效果评价的目的在于对项目计划的价值做出科学的判断。如某项目的目标是减少某种传染病或非传染性疾病的发病率，则评价应通过年发病率与项目初期年发病率的比较来衡量效果。

（3）状态调整效果评价：是通过对治疗（干预）前后状态的测量，判断状态调整方案的实施效果是否达到了预期目标。状态调整效果评价应当整体、动态、个性化地反映人体健康状态的实时变化，从健康状态的三要素对个体进行评估：第一是程度，分未病、欲病、已病；第二是部位，即影响的脏腑、经络等，如心、脾、肾等；第三是性质，是寒还是热，是虚还是实,虚是阴虚、阳虚还是血虚等。

(4) 中医临床疗效评价:是在中医理论指导下验证中医诊断和治疗的临床有效性和安全性,实际上就是评价辨证论治或辨病论治的疗效,集中体现了中医学对人体生理、病理规律的认识及临床治疗水平,是有别于现代医学及其他传统医学的疗效评价。从健康状态的角度说,其是对"已病"状态的疗效评价。

2. 状态调整效果评价与临床疗效评价的关系

(1) 临床疗效评价的现状:临床疗效评价研究是以人体为对象的医学研究。20世纪之后,随着产业社会和高新技术的发展,现代生活节奏的加快,社会因素、心理因素、文化因素对疾病和健康的影响愈发明显。美国医学家恩格尔(G.L.Engle)首先指出生物医学模式的缺陷并提出"生物-心理-社会医学模式"。人们逐渐认识到心理、社会因素在健康与疾病及其相互转化中具有不容忽视的作用。现代医学已注意到传统的疗效评价指标或标准存在的弊病,已不再仅停留于测量特异的生物学标识物或局部的解剖结构指标或生化指标改变,而是十分强调从人体对受试治疗措施的整体反应去选择有关疗效评价指标或标准,正如美国国立卫生研究院(NIH)替代医学办公室的报告所强调的"其疗效必须用人们认可的终点指标来加以证实",提出主要结局指标与次要结局指标,重视主要结局指标在临床疗效评价中的作用。其思辨方式和认识与中医学关于人体生命活动的"整体观"殊途同归。

辨证论治是中医药学的临床模式,对证及其变化的动态观察是指导临床治疗、提高中医药疗效的重要前提。因此,人们普遍认为在评价中医药的临床疗效时,证的改善程度应该是评价指标的内容。"证候疗效"近年来被广泛应用于中医治疗效果的临床评价研究中。2002年发布的《中药新药临床研究指导原则》(以下简称《原则》)在第四章列出专篇对中药新药临床试验的证候及其疗效评价方法进行了论述,此后证候疗效已经成为评价中药新药疗效的重要内容。建立适当的证候疗效评价标准,是完善中医临床疗效评价指标体系、科学评价中医药临床疗效的一个重要部分。

随着中医药界对临床疗效评价的高度重视,证的疗效已经成为不可缺少的研究内容。但长期的基础和临床研究结果提示,完全沿用西医的指标体系来衡量中医中药的疗效,以此来说明中医药的有效性和科学性,忽视了中医"证"疗效的评价,不能客观地反映出疗效。中医临床疗效是通过望、闻、问、切四诊收集资料,进行辨证论治,而不是根据西医的实验室指标进行辨证的。"证"是中医诊断与疗效评价的核心所在,撇开"证"的改善,完全用西医的指标体系评价中医的疗效,无异于本末倒置,不利于中医药的发展,但关于证候疗效评价的内涵、评价内容与指标、评价方法在中医药界并未形成共识。

疾病的复杂性决定临床干预向着多元化和复杂化方向的发展。医学的发展导致治疗方法向多样化和综合化方向发展。中医药治疗涵盖中药、针灸、导引、刮痧、针药并用、内外同治等丰富的内容,因此临床疗效的研究是面对自组织、自适应、自稳态、自平衡的复杂开放的人体巨系统,分析不同干预措施的独立或综合效应。李平提出用复杂系统理念构建临床疗效评价方法论,以及信息技术对临床疗效评价的技术支撑作用。

近几十年来,中医学积极采用临床流行病学原理与方法,开展大量的临床研究:在设计方法上,强调病证结合,以非随机对照研究多见,随机对照研究也逐年增多;在评价指标上,吸纳了许多现代医学公认的评价指标,对生存质量(Quality of Life,QOL)、患者报告结局(Patient-Reported Outcome,PRO)等也给予了高度关注,加之临床研究过程的质量控制、数据管理与统计等专业化队伍的参与中医临床研究,催生了大量中药新药及新型诊疗技术。中医药在慢性重大疑难疾病的治疗,以及在重症急性呼吸综合征(SARS)、甲型流感、艾滋病等传染病防治中所发挥的作用也被社会广泛认可,但被学术界接受的高质量研究报告还很少。中医学自身并没有形成系统、规范的疗效评价方法和推广应用模式。刘保延对此提出应充分利用临床流行病学和循证医学研究成果,建立临床"实际条件下"疗效评价的方法和评价指标,构建临床科研信息一体化技术体系,形成"阶梯递进"的"证据链",提出国内外"公认"与"认可"的高质量的临床证据的建议。

综上所述,临床中被中医广泛应用的各种疗法仍缺乏足够的、公认的科学数据来证实效果,中医临床疗效评价的方法学问题仍是制约中医学广泛应用与国际化的瓶颈问题之一。因此,如何在中医理论指导下,建立什么样的评价指标体系?如何构建反映中医证的转归变化的疗效指标?各评价指标间的关系如何确定?如何看待证候诊断指标与疗效评价指标差异的问题?采用怎样的评价方法?若要建立评价量表,是建立普适性评价量表还是特异性量表?采用何种临床研究设计?如何正确分析复杂试验数据?只有不断探索明晰以上问题并加以解决,建立体现辨证论治思想、适合中医的临床评价标准和评价指标,才是提高本领域研究水平的关键和切入点。

(2)状态评价方法的优势:状态调整的效果评价的优势有三方面。

首先是对干预(治疗)前后的状态进行评估,根据评估结果,制定针对个体的干预方案,真正做到整体、动态、个性化反映人体实时状态,体现了"辨人、辨证、辨病"的科学内涵。具体来说,通过对个体的体质、脏腑功能、气血阴阳等实时状态进行规范、客观、量化的评估,可以将状态分为"未病、欲病、已病、病后"四类,根据不同的状态部位及性质,判断存在的风险,并从膳食指导、运动、经络、茶饮等方面提出不同的中医诊疗方案,特别在未病或欲病的人的健康指导上具有前瞻性。例如,我们会根据个体的生理、病理特点或出现的阴阳偏颇,制定一些以自助为主的日常保健方案,比如起居、饮食注意事项,推荐一些锻炼方法、耳穴疗法、音乐疗法等,来调整个体的健康状态,每隔一段时间,还会与患者沟通方案的执行效果,并对其进行再评估、优化,长此以往,保证身体处于最佳状态,真正地实现中医治未病的目的。

其次,状态调整效果评价方法遵循中医整体思维,改变传统的"以研究目的为导向"的临床疗效评价方法,建立"以患者为中心、状态调整为目标"的中医药临床疗效评价方法体系。

最后,建立适合中国国情、符合中医药诊疗特色的健康状态表征信息采集、健康状态动态辨识、临床疗效评价方法和技术标准,解决中医药疗效评价缺乏客观标准,以及以西医标准替代中医标准等问题。这将为进一步发挥中医辨证论治优势提供科学基础,也为我国"整体医学"发展提供可靠、可行、可拓展的理论基础和方法学平台。

(二)状态调整效果评价体系的构建

中医学在数千年的临床实践中,建立了独立系统的理论体系和诊疗方法。现代中医借鉴了西医的临床疗效评价方法,重视疗效的客观指标,以率(有效率、好转率、痊愈率)的变化以及辅助检查、实验室检查结果等来判断疗效。但由于中西医是两个截然不同的医学体系,简单地运用西医评价指标评价中医疗效,忽略了中医所注重的患者主观感受和客观反应,无法体现中医的特色和优势。有专家认为,中医药临床疗效评价,应在充分重视中医药临床治疗的特点与优势的同时,引进临床流行病学和循证医学等现代临床科研方法学,认真实施随机对照试验,将提高其研究结论的科学性和客观性,推动中医药的发展。因此,我们提出了基于证素辨证原理的状态辨识,通过实时测量治疗前后状态表征参数积分变化,分析状态要素变化,评估状态调整的效果。将现代临床科研方法、证素辨识原理、状态参数研究有机结合在一起,构建状态调整效果评价体系,可以实现对患者(健康管理对象)状态调整的整体动态个性化评价。

1. 借鉴并应用现代临床科研方法学

(1)临床流行病学与效果评价:临床研究的设计、测量和评价,是临床流行病学的核心内容,而临床流行病学在如何设计、如何测量以及如何评价等各方面都有极其严格的评价原则和方法。中医临床疗效评价可以参照这些科学方法,从科研设计到最终的疗效评估按照临床流行病学的研究方法进行,使自己的结论更具科学性。

(2)循证医学与效果评价:循证医学强调利用发表的文献证据进行严格的评价和分级,在此基础上结合患者的需求和意愿制定具体的临床实践指南。循证的实践包括五个步骤:提出临床相关的问题;查找相关的临床证据;对获取的证据进行真实性和临床应用性的严格评价;结合患者的具体情况谨慎、准确、明智地加以应用;对应用证据后患者的诊疗效果进行评价。循证医学遵循证据的核心思想也应该是成为中医临床疗效评价的指导思想。

(3)随机对照与效果评价:大样本、多中心的临床随机对照试验可提高临床研究的真实性,已成为近代循证医学证据的主要来源。随机对照试验也被引入了中医临床治疗的疗效评价中,但其随机化方法特别是盲法对照组的设立常存在各种问题,亦成为文献质量不高的客观原因之一。因此,如何在中医临床疗效研究中建立适用的随机对照分组方法是亟待解决的问题之一。

2. 建立证的标准化 证的诊断标准的建立是实现中医诊治标准化、规范化的基础环节,是中医临床疗效评判的关键。建立证的诊断标准包括了两个环节:"症"的诊断标准和"证"的诊断标准。

(1)建立"症"的诊断标准:中医的"症"包含了症状和体征,"症"的规范化是证的诊断规范的前提和基础,"症"的名称及内涵界定以及"症"的量化是"症"规范化的重要内容。中医学在长期的发展过程中,各医家对同一临床症状形成了许多不同的称谓,如"口渴"又称"口干""咽干"。即使到了现代,经过数十年中医标准化和规范化建设,这种现象仍比较普遍,比如"食欲不振",邓铁涛在《中医证候规范》中将其称作"纳减",《中医诊断学·脾与胃病辨证》将其称作"纳少"。名称上存在不统一,内容描述的界定也不够明确,容易引起混淆。这种症状名词术语的不规范会严重影响中医科研设计以及最终的研究成果。

除了症状术语的规范,还必须对症状形成量化规范。近代中医科研常使用量表进行研究,而在量表研究中很重要的一点就是要对症状进行分级量化处理。虽然在古籍中已经存在着对症状的量化,可以反映病情的轻重,比如《伤寒论》将汗出分为无汗、微似汗、微汗、汗出、汗多、大汗等情况,但这种量化是比较模糊的,缺乏严格和明确的界定。因此,对中医"症"的定性和定量的规范是十分必要的,这些将构成"症"的诊断标准。

(2)建立"证"的诊断标准:在"症"的标准化和规范化之上,可以进行证的诊断标准的建立。而其标准的建立首先也要进行命名的规范化,其次是对证的具体内涵和外延进行明确的界定。命名的原则应符合中医学理论及"证"的逻辑概念,还应遵循科学性、实践性、传统性、精炼性的原则,然后在命名规范的基础上再进行证的诊断标准的建立。目前证的诊断标准大概有以下两类:一类是定性诊断标准,一般以主、次症模式呈现,以满足其中的若干条目为诊断标准,其中还含有轻、中、重程度的分级,可以作为疗效评判的依据。一类是定量诊断标准,即根据症状对证的贡献度,将所有症状权值累加,以积分达到一定阈值作为标准。除此之外,某些诊断标准中也纳入了微观指标(实验室检测指标)和宏观参数(气候、环境等)的考量。朱文锋在《证素辨证学》中,根据四诊信息在诊断中的权重,以加权阈值法确定病理要素和证素。每一症状的轻重以中等程度为准,若该症状重时,其定量诊断值乘以 1.5,若该症状轻时,乘以 0.7。证素贡献度之和<70,归为 0 级,说明基本无病理变化;70≤积分<100,归为 1 级,说明存在轻度病理变化;100≤积分<150,归为 2 级,说明存在中度病理变化;积分≥150,归为 3 级,说明存在严重病理变化。各证素的诊断确定以 100 作为通用阈值,各症状对各证素贡献度之和达到或超过 100 时,即可诊断为这些证素,并可以根据临床对这些证素进行组合,将定性、定量有机地结合在一起,充分考虑了证的兼杂,并减少了人为因素干扰,不失为一个很好的方法。

另外针对已病和病后阶段,可借鉴多中心大样本的模式分别对不同疾病进行证候规律的研究,摸清各个疾病的基础证,在疾病各个阶段的常见证是什么,可能出现的变证又是什么,统计分析后进行归纳总结,确立病证结合模式下的证的诊断标准。这些建立诊断标准的方法各有利弊,总而言之,证的诊断标准应既能反映群体共性,又能考虑个体特征,具备中医因人、因地、因时制宜的特色。

效果评价很大程度上依赖于对证候(症状、体征)及其变化情况的全面考察,从"症"的规范到证的规范,进一步到病证结合模式下的证的规范,将成为中医疗效评判标准的基础。

3. 健康状态要素提取　应用"降维升阶或降维降阶"的方法,形成健康状态要素提取的规范化流程,这样就可以为临床医生在四诊信息指标筛选和等级的划分方面提供科学依据,从而克服当前临床试验和临床研究中指标等级划分的主观性和随意性。

维指连结、计度、隅,含有角度、视角、方面之义。其作为数学名词又称维数,是几何学及空间理论的基本概念。阶有不同层次、不同等级的意义,如计算机领域中的树状结构实际就包含了等级、层次的"阶度"概念。

中医的证是机体在内因和外因综合作用下的整体反应状态,在病证发展过程中,随着病邪的强弱、正气的盛衰可发生证的演变、转化或兼杂。证在其构成要素上及演变过程中都具有高维性的特征:病因、病位、病性、邪正等不同维度均包含了各自不同的表征信息;空间上和时间上的证既是不同的维度,又各含众多的组成因素。我们也利用高维性的诊断和辨证方法对状态进行判断和解读,如我们用望、闻、问、切四诊采集患者信息,采用不同的辨证方法进行辨证等。这些高维性反映了中医天人相应及整体观念的特征,是对病证全面综合的认识,但是这又成为影响证候标准化和规范化的重要原因,还限制了对证的量化、证的机制的深入研究。因此,我们在研究中可以对状态进行"降维",梳理出状态究竟包含了多少维度,每个维度又包含了何种表征,提取出公认的特征性状态要素;然后对有关表征信息的适用范围、定性和定量描述等进行界定,依据临床调查验证其可重复性、敏感性与可靠性。

状态的组成要素体现了状态的维度,状态的"阶度"则体现于临床实践中状态有关各要素之间相互关系的复杂程度,比如证之间相兼错杂的复杂关系,表征之间的组合或排斥关系,内因外因的互相作用及影响,患者个体差异及医生的非理性因素影响等。在某个阶度(层次)上进行规范,既体现状态的共性,又体现辨证论治的灵活性,需要根据具体情况对状态阶度进行升阶或降阶的处理。对"但见一症便是""有是证则用是方"的线性对应关系,可以降阶处理;而对复杂病证的度量,则可以通过对不同表征信息组合效应的分析以达到升阶的目的,使其实现辨证论治的灵活性和动态性。

4. 合理应用量表技术　生命质量是建立在一定的文化价值体系之上,以健康概念为基础,包括躯体功能状态、精神心理活动、社会功能健康感觉以及与疾病相应的自觉症状等的多维概念。自古以来,中医对疾病的治疗就包含了提高生命质量的观点。除了病因治疗以外,它更加重视提高人对环境(自然、社会)的适应能力,强调阴阳平衡、天人相应、形神合一,重视调整和改善人体脏腑经络气血功能活动及整体功能状态,强调不治已病治未病。从某种意义上说,生命质量在中医理论体系中早有体现。

生命质量的评定主要通过量表的形式实现。在临床和科研中,常将普适性量表和特异性量表结合起来进行运用。普适性量表可用于评价较广范围疾病患者的健康状况,各种疾病之间具有可比性。如 WHO 生命质量测定量表(WHOQOL-100),WHOQOL-100 简表(WHOQOL-BREF),SF-36(SF-36),诺丁汉健康问卷(NHP),疾病影响量表(SIP),欧洲五维度健康量表(EQ-5D)。这些量表都是目前世界上公认的具有较高信度和效度的普适性生命质量评价量表,具有各自的特色和优势,在临床的运用比较广泛。这些普适性量表的测试对象是一般人群和患不同慢性病的群体,但由于不同的慢性病各有其自身的特点,如果只应用普适性量表评价某种慢性病的生存质量,必然会漏掉一些特性。

特异性量表是用于评价特定状态或疾病对患者健康状况的影响。例如冠心病特异性量表就包括西雅图心绞痛量表(SAQ)、心肌梗死多维度量表(MIDAS)、心肌梗死后生命质量量表(QLMI)、冠状动脉血管重建结局问卷(CROQ)、冠心病心绞痛生命质量问卷(APQLQ)、心绞痛生命质量问卷、心绞痛相关工作限制问卷、心脏健康量表(CHP)、生命质量指数(QLI)、心血管症状及功能受限评价量表(CLASP)。目前国外量表的研制与应用相对成熟,而我国虽然对量表的翻译、使用及设计研究等已经逐步增加,但仍存在极大不足。

由于量表容易受多种因素影响,特别在不同文化和价值体系中的个体对量表的反应存在很大不同,因此制定适合中国人群以及不同层次人群的量表显得尤为必要。

5. 状态调整效果评价体系

(1) 指标体系的构建:状态调整效果评价体系采用分级、分类的方法构建,主要包括中医干预措施作用后疾病的生物学的结局或变化、证候转归和变化、患者报告结局(PRO)、代诉者报告结局以及医生报告结局(CRO)、安全性和卫生经济学指标等。其中临床结局指标是重要的指标。

临床结局指标可以从不同的角度进行测量或由不同的报告者反映出来,包括主要结局指标与次要结局指标、终点指标与替代指标、硬指标与定性或半定量的软指标,以及从报告者的角度分为临床医师报告、实验室报告、照顾者报告及患者报告。结局指标的分级根据 WHO 对疾病状态的分类(死亡除外),结局指标可相应地分为以下四个水平:① 病理,即和疾病有因果关系的生物学参数。② 损害,即病理损害所致的各种症状、体征。③ 能力减退,如日常生活活动能力的减退等。④ 残障,即疾病对社会功能的影响。此外,还有一些替代指标,主要指某些实验室理化检测和体征。其中病理水平相对客观、稳定、易于测量,经常是临床医生关心最多的问题,但对患者的意义较小、不直接;和患者直接相关、患者最关心的指标依次是残障、能力减退和损害水平,还包括日常生活活动能力和生存质量。

主要结局指标是指那些对患者影响最大、最直接、患者最关心,与患者的切身利益最为相关的临床事件。它涵盖了终点指标,主要包括患者的生存或死亡、残障水平或疾病复发等其他一些重要临床事件,往往可以用率来表示,例如生存率、病死率、治愈率、缓解率、复发率等。随着医学模式的发展,生存质量的指标得到了越来越多的应用,也被认为是与患者最直接相关、患者最关心的结局指标。

次要结局指标是指能完全反映干预所引起的主要结局指标的变化,并在主要结局指标不可行(如时间过长)的情况下对其进行替代的间接指标。替代指标一般易于测量,如常用的单纯生物学指标,诸如血脂、血糖、血压等,还包括了体征发现。由于它在特定情况下可以替代主要结局指标进行疗效评价,所以又被称为替代指标。

临床研究应该结合研究目的以及不同疾病的临床疗效特点,选择合适的结局指标进行评估。比如对直肠癌中医临床研究的结局指标选择可以分为以下三个步骤。首先是早期术后抗转移复发的临床研究,以降低术后复发转移率和提高生存质量为主要目的,其临床结局评价指标则选择复发转移率、无病生存时间、肿瘤标志物、免疫功能等实验室指标和生存质量评测为评价指标;其次是放化疗减毒增效的临床研究,以减轻患者的毒副反应和提高生存质量为主要目的,主要结局指标选择消化道反应、骨髓抑制、末梢神经炎及手足综合征等毒副反应,瘤体大小的变化是次要结局指标;最后是晚期抗肿瘤的临床研究,以稳定瘤体、缓解症状使患者长期带瘤生存及提高生存质量为主要目的,选取反映患者生存获益情况的中位生存期、生存率或无进展生存期、疾病进展时间等硬指标,并与中医证的评价指标、生存质量或患者报告结局等软指标相结合。

三观参数的整体合参构建了与个体人健康状态相关的完整信息环境,这为健康状态表征参数的筛选及完整参数体系的建立提供了前提,也为健康状态辨识提供了可靠的依据,而整体健康状态变化是状态调整效果评价的核心。因此状态调整效果评价体系的具体指标如下(图3-1)。

第一级指标:延长患者的生存时间(寿命)——病死率、治愈率、缓解率、复发率、致残率和生存率。

第二级指标:实时状态——病的生物学的结局或变化(痊愈、显效、有效、无效、死亡);证的转归/变化(轻重、标本、有无、新旧、主次)

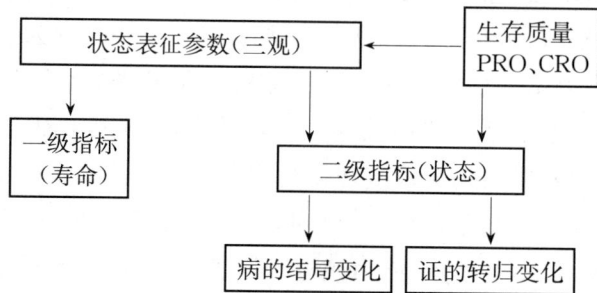

图3-1　状态调整效果评价体系示意图

(2)应用要求:状态调整效果评价体系应具备个性化、动态化以及直接性的特点,但在实施过程中可受到诸多因素的干扰,并带有一定的主观性。因此,我们在应用时应充分考虑可能影响状态判断的因素,避免状态误判的情况出现,具体要求如下:① 实时评估状态:实时根据健康状态的三要素为患者做评估。首先分清程度,分未病、欲病、已病;其次辨明部位,即影响的脏腑、经络等;最后辨别性质,是寒还是热、是虚还是实等。评估是否状态有变化以及可能的趋势。② 出具个性化干预方案:根据评估结果,我们会出具针对其个人的干预方案。③ 反馈及优化干预方案:每隔一段时间(按评价时间分级节点),依据状态要素变化,对其个性化干预方案进行再评估、优化,并及时与患者沟通干预方案效果。

最后,我们在评估实时状态的同时也要考虑不同个体、不同的年龄、性别具有一些特定的生理、病理的特点,比如女性会经历围绝经期,虽然这并不一定是一种疾病,但可能影响相应的脏腑,会出现寒热虚实的变化和一些不适的症状。

二、状态调整效果评价的内容

(一)状态调整效果评价的过程

1. 状态调整效果评价的步骤 状态调整效果评价方法遵循中医整体思维,改变传统的"以研究目的为导向"临床疗效评价方法,建立"以人为中心、以健康为目标"的状态调整效果评价体系。

具体评价步骤:

(1)系统调查、筛选与疗效评价有关的信息。

(2)将指标量化和聚类分析,形成状态调整效果评价指标。

(3)制定出明确的干预措施、实施步骤、评价时间、中止治疗原则。

(4)评价结果,阐述选择指标的意义、说明的问题、适用的范围、等级、阈值等。

2. 状态调整效果评价过程的特点

(1)辨证论治的思辨方式:中医学在发展的过程中十分重视在获得临床证据的基础上,运用中医基础理论进行思辨,因此"辨证论治"就是最好的证明,"辨证论治"中的"证"就是要求临床医生根据望、闻、问、切收集的信息、"证据",经过分析综合得出"证候",然后确定相应的治则,再根据治则治法给予相应的方药。疗效的好坏可以检验辨证的正确与否。"辨证论治"集中体现了中医学对人体生理、病理规律的认识和临床治疗水平,是有别于现代医学诊疗体系的一大特色和优势。

循证医学曾经被认为是当前对指导临床实践、制定计划、解释结果和临床决策具有极其重要价值的方法学。随着循证医学的发展,2000 年包括 WHO 在内的 19 个国家和国际组织共同成立了推荐等级的评估、制定与评价(The Grading of Recommendations Assessment,Development and Evaluation,GRADE)工作组,制定出国际统一的证据质量分级和推荐强度标准,于 2004 年颁布。GRADE 适用于制作系统评价、卫生技术评估及指南、标准。该标准代表了当前对研究证据进行分类分级的国际最高水平,意义和影响重大。GRADE 突破了过去主要从研究设计角度考虑证据质量的局限性,综合考虑研究设计、研究质量、研究结果的一致性和证据的直接性。除随机对照试验外,观察性研究也是重要的证据来源。

高质量的观察性研究同样对于有效性和安全性的评价也具有重要意义。观察性研究又称非实验性研究或对比研究,确切地说应是非随机化对比研究。中医药强调针对个体进行辨证论治,多归属于观察性研究。刘为民等主张将 GRADE 引入中医药临床评价,进一步发展中医药临床评价体系。但是由于历史的原因和学科的特点,中医的"证"和循证医学的证据有着本质的区别，前者强调个体的临床证候，后者重视临床人群的研究证据。循证医学是通过大规模、随机、有对照的研究来评价治疗方案的有效性、安全性以及对患者长期预后的影响。它通过统计学处理，可能会屏蔽掉具体个体在某一治疗方案下的有效性。它用于疗效评价忽略了个体差异性，而中医强调因人制宜，此个体差异性乃是中医临床辨治的精华。中医状态调整效果评价要能充分考虑到此问题。

（2）人本思想的治疗理念：中医临床治疗不是以"病"为治疗对象，而是以患病的"人"作为研究对象，通过调动或调整机体内在机制以养生而防病。"阴平阳秘，精神乃治""正气存内，邪不可干""邪之所凑，其气必虚"是中医对健康和疾病富有哲理的认识；"因人制宜"，"谨察阴阳所在而调之，以平为期"是重要的临床疾病的治疗模式，也就是说治疗疾病重在调整阴阳平衡，而不仅仅是症状的改善。循证医学提倡"以患者为中心"，主张判断一种疗法是否有效，应使用与患者密切相关的临床指标，如病死率、日常生活能力、生命质量等作为主要的终点指标，而不是单纯的生物学指标或影像学改变如血脂、血糖、血肌酐、尿素氮、X线改变等中间指标，这些中间指标只有在被证实与真正重要临床结局具有相关性，并确定是由于治疗所带来的结果时才具有意义。这和中医"治病求本"极为相似。

（3）天人相应的整体观念：中医学历来强调"整体观念"，重视人的禀赋、体质、七情以及社会环境、自然环境对人体健康与疾病的影响。中医学认为"人禀天地之气而生"，"天食人以五气，地食人以五味"，春生夏长秋收冬藏的四时变化以及社会的变迁等因素都对人的生理功能和病理变化产生影响，因此强调因人、因时、因地制宜，主张春夏养阳、秋冬养阴以护正气；认为西北地高气寒少雨，病多燥寒，治宜辛润，寒凉之药慎用，东南地低气温多雨，病多温热或湿热，治宜清化，温热及助湿药慎用。循证医学在世界临床医学领域蓬勃兴起和迅速发展的众多理由之一就是同样的病情在不同地区临床实践的差异极大，因而要求根据不同地区、不同的人重新定义治疗效果，同时更加重视其自身整体功能的调节及对于环境的适应能力，这和中医"因时因地因人制宜"的天人相应观殊途而同归。

（二）状态调整效果评价的时间

1. 未病态及欲病态的效果评价时间点　在未病态及欲病态的状态中，人体处于一个相对比较健康的阶段。在这个阶段中，状态调整采用的干预手段往往运用一些食疗、药膳、锻炼等长期进行的方式维持人体阴阳平衡。因此，对于干预后的效果评价可以基于"四时五脏阴阳"理论以及"五天一候，三候一气，六气一时，四时一岁"的节气变化规律，选择评价的时间点。

"四时五脏阴阳"理论是在"天人相应"思想指导下形成的藏象研究。心、肝、脾、肺、肾各脏分别与四时相应，主导着相应季节时令中五脏之间的协调与控制，维持着人体生命活动。而"五天一候，三候一气，六气一时，四时一岁"是我国古代劳动人民将每个节气的"三候"根据当时的气候特征和一些特殊现象分别起了名字，用来简洁明了地表示当时的天气等特点。如立春：立春之日东风解冻，又五日蛰虫始振，又五日鱼上冰（鱼陟负冰）。"东风解冻"为一候，"蛰虫始振"又一候，"鱼上冰"再一候，此三候为一气，乃立春；立春、雨水、惊蛰、春分、清明、谷雨六气为一时,属春季。

在评价未病态及欲病态的调整效果时可以把自然现象与生物的生命现象统一起来,把自然气候变化和人体发病规律统一起来,建立以下的评价时间方式,应用中将分级评价和分类评价有机结合起来。

(1) 分级评价:分三级评价。从冬至日起,每5日评价1次(即每一候评价1次)为第一级;每15日再评价1次(即每一气评价1次)为第二级;每90天再评价1次(即每一时评价1次)为第三级。未病态可以用三级评价方式,而欲病态应根据具体情况采用一级或二级评价方式。

(2) 分类评价:由于老人、小孩和妇女生理特点不一,因此评价不同人群时应充分考虑其生理特点。如一年四季都有不同的疾病,春季可能对小孩影响大,冬季可能对老年人影响大,妇女经期可能对健康状态的评价会有些影响,因此不同人群在选择分级评价时要考量其生理特点,按照其年龄及性别特点分类后进行评价。

2. 已病态的效果评价时间点

(1) 不同疾病的评价时间点:关于疾病与时间关系的论述,古而有之。如《伤寒论·辨太阳病脉证并治》中记载:"病有发热恶寒者,发于阳也;无热恶寒者,发于阴也。发于阳,七日愈,发于阴,六日愈,以阳数七,阴数六故也。太阳病,头痛至七日以上自愈者,以行其经尽故也。若欲作再经者,针足阳明,使经不传则愈。太阳病欲解时,从巳至未上。风家表解而不了了者,十二日愈。"提示对于太阳病的疗效评价的时间点在病发后7日或12日。再如《伤寒论·辨阳明病脉证并治》中记载:"阳明病欲解时,从申至戌上。"《伤寒论·辨少阳病脉证并治》中记载:"少阳病欲解时,从寅至辰上。"指出了阳明病及少阳病病机转折的时间点,即可作为评价时间点。

从以上可以看出,不同的疾病具备不同的病理演变过程,其病情变化的时间规律不同,病程不同,干预的手段也不同。因此,根据不同疾病的种类选择不同的评价时间点是十分必要的。

在疾病分类通用标准《国际疾病分类》(简称ICD)中,疾病按照"流行性疾病""全身性或一般性疾病""按部位排列的局部疾病""发育性疾病"和"损伤"分组,之下的分类是以病因、解剖、病理、临床表现为轴心的多轴心分类。其种类繁多数量庞大,难以据此归纳出评价时间规律。而中华人民共和国国家标准《中医病证分类与代码》以内、外、妇、儿、眼科、骨伤等7个临床分科为一级类目,按病性、病位、病因等疾病属性分为49个二级类目,但仍存在着相互交叉或子类病种多,部位不明等问题,亦不能很好地满足需要。因此,我们根据时间因素将疾病分为急性病和慢性病两大类,并据此提出效果评价时间点的选择原则。

慢性病全称是慢性非传染性疾病,不是特指某种疾病,而是对一类起病隐匿,病程长且病情迁延不愈,缺乏确切的传染性生物病因证据,病因复杂,且有些尚未完全被确认的疾病的概括性总称。如高血压、糖尿病、代谢综合征、慢性支气管炎等,具有病程长、病因复杂、健康损害和社会危害严重等特点。对慢性病的状态调整的效果评价可以参考欲病态的评价方式,采用一级或二级的评价方式,病情不太稳定时用一级,5 日之内评定 1 次,病情稳定后用二级,15 日评定 1 次。完全缓解则可以用三级,3 个月评定 1 次。

急性病,指发病急剧、病情变化很快、症状较重的疾病,实际上包括了急性传染性疾病及急性非传染性疾病。这类疾病的整个病程很短,一般从很急速的几分钟、几小时、几天至 2～3 周。出现这样病程急速的疾病大都是传染病、血液循环急性衰竭性疾病、神经系统受到突然伤害的疾病、应激反应性疾病以及某些严重的器官损伤疾病等,例如霍乱、急性阑尾炎、心肌梗死、脑卒中等。因为其病程很短,所以效果评价的时间点也要相应缩短,结合疾病特点,每小时或每日评价 1 次。

急慢性疾病之间有区别,又有联系,一些急性病失治或误治后,可迁延为慢性病,而一些慢性病又往往有急性发作期。发生这种情况时,可以根据上述原则选择效果评价的时间点。

另外,药物及干预手段的起效时间存在差异,有的起效快,有的较慢,我们在评价时也要将其考虑进去。

(2) 特殊疾病的评价时间点:有些疾病的发作常常与季节变化、情绪变化等外在因素相关。比如冠心病常在寒冷的冬季发作,那么在冬季对其状态调整的评价时间就应当在一级以内。应当根据疾病的特点选择评价时间点。

(三) 状态调整效果评价的参数

1. 评价参数　状态调整效果评价的参数主要来源于状态表征参数体系,涉及中观评价参数及微观评价参数。当然,同样的参数在两个体系中所代表的意义不尽相同。在状态表征参数体系中,参数反映的是机体在何种状态。而在效果评价体系中,参数反映的是疗效,是调整的效果。所以在应用中观或微观参数来评价效果时,往往可以根据流行病学调查后的结果设定相应的阈值或等级判断标准。同时,效果评价的参数还应当包括病死率、治愈率、缓解率、复发率、致残率和生存率、痊愈率等。

(1) 中观评价参数:最具代表性的是证候参数,证候包括症状和体征。体征是客观存在的,在一定条件下可以测量,但症状是患者的主观感受,不易测量,不能作为计量资料。临床上很多运用证候的变化来评价临床疗效,由于症状的变化主要来自患者自身的前后对照,其受患者的性格、职业、年龄、敏感程度、表达能力等方面的影响,因此,致使对症状的陈述难以准确,从而影响疗效评价的准确性。因此,目前,有学者建议采用粗线条的等级划分法,根据临床实际划分为加重、无明显变化、减轻、消失四个等级。其优点是医患双方均容易区分和把握,可操作性强,也是临床最常见的表达方式。等级界定标准如下:① 消失 (治愈):原有症状不存在。② 减轻 (显效):包括程度轻微,频次减少,范围缩小,伴随情况减轻等。③ 无明显变化(无效):包括症状产生后既无加重也无减轻,持续存在,时轻时重,中等程度或服药后基本稳定,变化不显著等。④ 加重 (无效):包括程度加重,频次增多,范围扩大,伴随情况加剧等。就单一症状而言,消失为治愈,减轻为显效,加重与无明显变化为无效。

(2) 微观评价参数:包括了理化检查如影像学资料、生化指标、病理检查等,也包括脉诊仪、舌诊仪、嗅诊仪等采集的参数。如影像学参数,在肿瘤疾病中可以作为效果评价的主要参数之一。临床对实体肿瘤的疗效评价,无论是中医还是西医,主要采用的是实体瘤大小的评价,如罗春蕾等对实体瘤的疗效评价参照《实体肿瘤近期疗效的分级标准》制定。① 完全缓解(CR):治疗前见到的病灶完全消失。无新的病变出现,并持 1 个月以上。② 部分缓解(PR):肿瘤两个最大的相互垂直的直径乘积缩小到治疗前的 50％或更小,并持续 1 个月以上;多灶性病变时,多个病灶两最大垂径乘积之和减少 50％以上。③ 稳定(SD):肿瘤两个最大的相互垂直的直径乘积缩小不足 50％,或增大不超过 25％。④ 进展(PR):单个病灶两个最大的相互垂直的直径乘积或多个病灶总面积比治疗前增大 25％及以上,或出现新的病变(包括转移)。

2. 参数选择与确定的原则与方法　如前所述,效果评价参数由中观参数、微观参数及各种率组成。在具体应用中,必须结合观察对象有所侧重。比如对欲病态调整的效果评价参数选择,就当侧重于中观参数。

而不同疾病的病程病理特点不同,评价参数选择的侧重点更加不同。急性病,因为病程比较短,效果评定上可以用治愈来测量,如感冒,最终的有效无效判断应当是治愈与否。对于病程长、死亡低的疾病,如一些代谢病或者内分泌疾病(如高血压、糖尿病、高血脂、代谢综合征等)采用治愈率、缓解率、复发率等体现。对于病程长、死亡低但是致残率高的疾病如风湿性关节炎、类风湿关节炎以及某些骨科疾病(如腰椎颈椎疾病)、精神分裂症、多发性硬化病等,致残率是评价干预效果的重要参数。对于病程长,致死性疾病,如肿瘤、艾滋病等,生存率是其最关心的指标之一,也是评价的主要参数之一。

三、效果评价的分析与反馈

(一)疗效效果评价的分析

1. 疗效效果评价结果的分析与解释　结合状态调整效果评价和隐马尔可夫模型(Hidden Markov Model,HMM)。隐马尔可夫模型是统计模型,它用来描述一个含有隐含未知参数的马尔可夫过程。其难点是从可观察的参数中确定该过程的隐含参数,然后利用这些参数来做进一步的分析。例如模式识别,用隐马尔可夫模型的状态转移矩阵能够从某方面客观地反映疗效评价。

具体用状态转移矩阵做疗效评价的过程是,首先选取能代表疾病的症状组成向量的维度,假如能代表肝癌的主要症状为 12 个,那么每个向量有 12 个维度。每个患者的一次诊疗行为中有大于 2 个向量,这取决于每个患者在每次入院所做的体格检查的次数和项目数,运用隐马尔可夫模型算法做疗效评价,在构建的应用程序上运行出来的结果,将数据统一分为轻(0)、中(1)、重(2)三个状态。状态的解释:在划分的过程中考虑到这个因素,即某个单项积分值与整体均值的关系在将状态与临床的病情对应起来之后,我们就可以接着进行疗效评价的环节。疗效评价的一个关键指标是好转率,通俗地讲,就是从状态重转移到状态中,甚至转移到状态轻的转移概率,也就是患者从比较严重的状态转移到缓解状态的可能性,或者是症状减轻的患者的百分比,在临床研究中可以运用队列研究的方法对比观察每种药物或者方法的治疗或检测手段的效果对比。下图为中医治疗肝癌的疗效评价矩阵图(图3-2)。

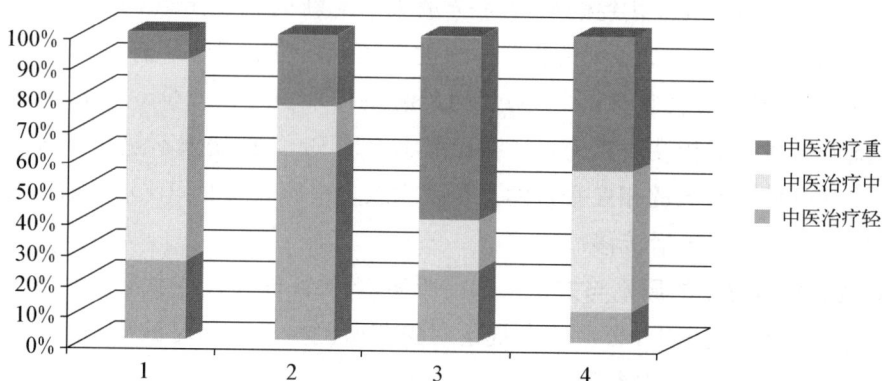

图3-2 中医治疗肝癌的疗效评价矩阵图

运用正确的疗效评价工具对于疗效的评价将做到客观化,对疗效评价的主体或客体都会有效。对于患者来说,通过疗效评价的结果,可实时了解健康状态;对于医生来说,通过疗效评价辨清疾病的动态演变,有助于疾病下一步诊疗。

2. 疗效评价结果的报告结局研究(Outcome Research) 是当前国内外临床评价方法学研究的热点。所有的干预措施都是以改善患者的结局为目的,评价就是明确干预措施所改善的是哪个层面的结局以及量的改变。

(1)患者报告结局的临床疗效评价:整体观的思想始终贯穿于中医治疗疾病的整个过程中,其不仅仅注重疾病,更注重患病的"人",不单单强调疾病躯体症状的减轻或消除,更强调对患者心身整体平衡的调节。这一点与 PRO 理念提出的出发点是一致的。因此将 PRO 作为中医药疗效评价指标是完全可行的。PRO 的正确使用应能够弥补仅采用单一的客观疗效指标的不足,从而较全面准确地反映中医药的治疗效果。在古代的医案或其他文献中通过患者信息来判断疗效是一种常见的方法。

尽管如此,亦需清楚地认识到不是所有疾病干预措施的评价都适合使用 PRO 这一指标的。PRO 量表收集的是患者某一时点与自身健康相关的报告,具有不可回溯性且多属软指标,容易受到测量偏倚、期望偏倚等影响,因此在研究的设计、实施阶段以及结论的推导过程均需注意对各种偏倚的控制。应根据研究目的和疾病特点,结合中医药的治疗优势恰当运用 PRO 这一疗效评价指标,精心挑选与研究目的相符并有良好心理测量学特性的量表、重视测量过程中的质量控制、确定能真实反映测量结果的最小重要差异(minimal important difference, MID)是患者报告结局效应指标真实性的重要保障。

(2)医生报告结局的临床疗效评价:在古代文献中有大量的、医生通过患者特殊表现所反映的病机变化来判断疗效的记载。这是古代中医判断疗效的一种重要的、特有的方法,充分体现了中医辨证论治的特点,但常常被忽视了。这种方法不只是停留在患者描述的临床表现上,而应是医生在中医理论的指导下,根据其治疗目的,通过对患者临床表现所反映的病机变化,对治疗效果和疾病预后的判断,在健康管理的过程中尤为重要。

(二)疗效评价的反馈

1. 个性化的干预方案的设计

(1)设计根据状态要素变化:辨证论治的原则在中医临床实践中表现为诊疗的"个体化","同病异治"和"异病同治",即患有西医诊断的同一种疾病的患者或疾病前期病理生理改变者,根据中医证型的不同,采用不同的治疗方法,而患有不同疾病、具有同一中医证型的患者,可采用同一种中医的治疗方法。并且这种辨证论治在个体治疗上也是动态变化的。个性化的干预方案是根据健康状态的三要素即程度、部位和性质等变化而设计,体现了"辨人、辨证、辨病"的科学内涵。

(2)设计应体现人文特征:中医的治疗、预防、康复是综合的复杂干预过程,所取得的效果不仅仅是干预本身的特异性疗效。它也可通过调动人体的自愈机制,促进机体从不平衡向平衡状态转化。个性化的干预方案设计也需要体现人文特征。因此,评价设计的构成应包括机体的自愈过程(疾病自然史)、均数回归效应(一种指标测量过程中的统计学现象)、心理作用、非特异性疗效、安慰剂效应和干预本身的特异效果。

(3)设计应体现定性与定量结合:个性化的干预方案设计应体现定量与定性研究方法相结合的模式,从循证医学"证据体"的概念看证据的连续性。循证医学对干预措施疗效的评价提出了证据的分级体系,强调干预措施的证据构成不是任何单一的研究证据构成,比如随机对照试验,而是一系列的研究证据构成,即"证据体"。该模式认为来自不同研究设计所获得的结果指向一致的证据最具有说服力,比如评价某项中医干预的效果,如果从个案病例的治疗经验总结、病例系列观察、对比研究,一直到随机对照试验,都表明该干预措施治疗某病具有疗效,那么,这种证据体应当是最具有说服力的(表 3-1)。

表 3-1　干预措施疗效评价中证据的连续统一体

定　性　研　究	定　量　研　究
基于经验的观点→描述性研究→调查→队列研究→非随机研究→随机对照试验	
表象学	实证论
从社会科学的角度解释自然现象	建立在自然科学基础上
认为社会由群体构成	关心外部真实性
研究具有探索性,可产生假说	检验假说
关心意义和价值	基于客观的观察与测量
强调对象的观点所涉及的问题	强调量化的描述,建立在统计学检验的基础之上,关注因果关联
方法	方法
深度访谈,案例研究、参与者观察、焦点组、人种志研究	随机对照试验、队列研究、病例对照研究、流行病学调查、统计学分析、资料库分析

　　状态调整效果评价应当分三个阶段,包括对临床实践现状的调查和观察记录、对状态构成要素的解析、对中医干预措施的系统疗效进行评价研究。参与观察法和深度访谈法可用于研究中医辨证论治诊疗过程,获得状态调整过程疗效的构成要素,包括望闻问切的诊疗过程中医患的交流和互动、建立良好医患关系、提高患者依从性,实施中医药物治疗、动态随访及调整的治疗、情志调理、行为(生活方式和饮食)干预,这些要素对状态调整效果评价的产生发挥重要作用。

　　2. 个性化的干预方案的优化　　"整体观念"和"辨证论治"是中医药学的两大基本特点,状态调整效果评价应反映中医"复杂干预"及"个体化诊疗"多维特点。完善的状态调整效果评价指标体系可从以下几方面进行优化：① 对于"病"的公认的常规疗效评价指标。② 构成证候、症、征变化的评价指标。③ 生命质量的评价指标,包括通用的生命质量评定量表、体现中医学特点的通用生命质量量表、疾病特异性的生命质量量表。

　　个性化的干预方案依据实时状态要素变化而优化。我们通过采集三观(宏观、中观、微观)参数,应用辨识技术与原理,测量评价时间前后节点的前后状态差别,通过对个体人的体质、五脏功能、气血阴阳等实时状态进行规范、客观、量化的评估,分析健康状态的三个状态要素(程度、部位和性质)的变化,反映当前机体处于未病、欲病、已病、病后的具体状态,从而判断存在的风险。针对不同的病变部位及性质,从膳食指导、运动、经络、茶饮等方面提出不同的中医诊疗方案。比如起居、饮食注意事项,推荐一些锻炼方法、耳穴疗法、音乐疗法等,来调整其个人健康状态。

　　同时我们应做到每隔一段时间,依据状态要素变化,对其个性化干预方案进行再评估、优化,并要与患者沟通处方效果。这种改变传统的"以研究目的为导向"的临床疗效评价方法,建立"以患者为中心、以状态调整为目标"的中医药临床疗效评价方法体系,真正做到了整体、动态、个性化反映人体实时状态,因此可以最大程度地保证身体一直处于最佳状态,真正地实现中医治未病的目的。

参 考 文 献

[1] 李灿东,吴承玉.中医诊断学[M].第3版.北京：中国中医药出版社,2012：1-233.
[2] 周仲瑛.中医内科学[M].第2版.北京：中国中医药出版社,2007：1-521.
[3] 石学敏.针灸学[M].第2版.北京：中国中医药出版社,2012：1-352.
[4] 李翼.方剂学[M].第3版.北京：中国中医药出版社,2012：1-291.
[5] 马烈光.中医养生学[M].第2版.北京：中国中医药出版社,2014：1-266.
[6] 邓中甲.方剂学[M].第2版.北京：中国中医药出版社,2011：1-357.
[7] 孙国杰.针灸学[M].上海：上海科学技术出版社,2001：1-351.
[8] 干永炎.中医内科学[M].第2版.上海：上海科学技术出版社,1999：1-430.
[9] 倪世美,金国梁.中医食疗学[M].第2版.北京：中国中医药出版社,2004：1-449.
[10] 沈庆法.中医食疗学[M].上海：上海科学技术文献出版社,2000：1-661.
[11] 王金贵.常见病实用推拿治疗[M].北京：人民军医出版社,2007：1-344.
[12] 吴敦序.中医基础理论[M].上海：上海科学技术出版社,1994：1-194.

［13］ 杨天潼,尤萌.国际疾病分类(ICD)的发展史［J］.证据科学,2014,22(5)：622-631.

［14］ 张艳宏,刘保延,刘志顺.PRO 与中医临床疗效评价［J］.中医杂志,2007,48(8)：680-682.

［15］ 徐涛,吴承玉.中医脾系证候的规范化研究思路与设想［J］.南京中医药大学学报,2002,18(5)：264-265.

［16］ 李梢.从维度与阶度探讨中医证候的特征及标准化方法［J］.北京中医药大学学报,2003,26(3)：1-4.

［17］ 孙军鸽,肖践明.冠心病健康相关生命质量量表的应用进展［J］.临床合理用药,2014,7(2)：169-171.

［18］ 刘保延.患者报告结局的测量［M］.北京：人民卫生出版社,2011：25-35.

［19］ 郭新峰,赖世隆,梁伟雄.中医药临床疗效评价中结局指标的选择与应用［J］.广州中医药大学学报,2002,19(4)：251-255.

［20］ 何斌,杨宇飞.结直肠癌中医临床研究的结局指标探讨［J］.辽宁中医杂志,2013,40(10)：2014-2017.

［21］ 李明,朱邦贤,周强.中医疾病分类体系的思考与实践［J］.中医研究,2011,13(1)：78-81.

第四章 中医文献与中医状态学

第一节 健康状态的认知

数千年来,人们在对维持自身健康状态的不断探索中,发现机体存在着不同年龄阶段、不同性别之间的差异,个体之间也存在着较大的生理性差别。文献记载了各种健康状态特征及其与自然相应的生活起居、饮食、劳逸等方式,加深了我们对生命的认识和对疾病的研究与了解,为防治疾病积累了经验,同时也促进了中医学理论的不断完善,为维护人类健康做出了重大贡献。《素问·生气通天论》将人体的健康状态高度概括为:"阴平阳秘,精神乃治,阴阳离决,精气乃绝。"本章节主要介绍中医古代文献对人体健康状态的认识。

一、状态与生命

早在数千年前,中医就对人体生命生、长、壮、老、已的自然过程有一定的认识与了解。

《素问·宝命全形论》曰:"夫人生于地,悬命于天,天地合气,命之曰人。""天覆地载,万物悉备,莫贵于人,人以天地之气生,四时之法成。"

《素问·六节藏象论》曰:"夫自古通天者,生之本,本于阴阳,其气九州九窍,皆通乎天气。故其生五,其气三,三而成天,三而成地,三而成人,三而三之,合则为九,九分为九野,九野为九藏,故形藏四,神藏五,合为九藏以应之也。"

《素问·灵兰秘典论》曰:"心者,君主之官也,神明出焉。肺者,相傅之官,治节出焉。肝者,将军之官,谋虑出焉。胆者,中正之官,决断出焉。膻中者,臣使之官,喜乐出焉。脾胃者,仓廪之官,五味出焉。大肠者,传道之官,变化出焉。小肠者,受盛之官,化物出焉。肾者,作强之官,伎巧出焉。三焦者,决渎之官,水道出焉。膀胱者,州都之官,津液藏焉,气化则能出矣。凡此十二官者,不得相失也。"

《灵枢·决气》曰:"两神相搏,合而成形,常先身生,是谓精。何谓气?岐伯曰:上焦开发,宣五谷味,熏肤,充身泽毛,若雾露之溉,是谓气。何谓津?岐伯曰:腠理发泄,汗出溱溱,是谓津。何谓液?岐伯曰:谷入气满,淖泽注于骨,骨属屈伸,泄泽,补益脑髓,皮肤润泽,是谓液。何谓血？岐伯曰：中焦受气取汁,变化而赤,是谓血。何谓脉？岐伯曰：壅遏营气,令无所避,是谓脉。"

《灵枢·经脉》曰："人始生,先成精,精成而脑髓生,骨为干,脉为营,筋为刚,肉为墙,皮肤坚而毛发长,谷入于胃,脉道以通,血气乃行。"

《灵枢·本神》曰："天之在我者德也,地之在我者气也,德流气薄而生者也。故生之来谓之精,两精相搏谓之神,随神往来者谓之魂,并精而出入者谓之魄,所以任物者谓之心,心有所忆谓之意,意之所存谓之志,因志而存变谓之思,因思而远慕谓之虑,因虑而处物谓之智。"

生命源自天地精气交感,父母之精媾和,而后形成五脏六腑、精、气、血、津液、筋、骨、脉、肉、皮肤,并随之产生神、魂、魄、意、志、思虑、智等思维意识活动。

当机体处于不同的年龄段,机体的气血功能、脏腑盛衰状态不同,外在的表征特点也随之有别。

《灵枢·天年》曰："人生十岁,五脏始定,血气已通,其气在下,故好走。二十岁,血气始盛,肌肉方长,故好趋。三十岁,五脏大定,肌肉坚固,血脉盛满,故好步。四十岁,五脏六腑十二经脉,皆大盛以平定,腠理始疏,荣华颓落,发颇斑白,平盛不摇,故好坐。五十岁,肝气始衰,肝叶始薄,胆汁始灭,目始不明。六十岁,心气始衰,苦忧悲,血气懈惰,故好卧。七十岁,脾气虚,皮肤枯。八十岁,肺气衰,魄离,故言善误。九十岁,肾气焦,四脏经脉空虚。百岁,五脏皆虚,神气皆去,形骸独居而终矣。"这段文字是以每 10 岁为变化周期描述机体的变化。40 岁以前为机体生长发育逐步完善时期;40 岁之后的 10 年为鼎盛和转折发生期,50 岁开始进入逐渐衰退期,直至百岁五脏衰败,神气丧失,生命就此而终。

《素问·上古天真论》指出："女子七岁,肾气盛,齿更发长。二七而天癸至,任脉通,太冲脉盛,月事以时下,故有子。三七,肾气平均,故真牙生而长极。四七,筋骨坚,发长极,身体盛壮。五七,阳明脉衰,面始焦,发始堕。六七,三阳脉衰于上,面皆焦,发始白。七七,任脉虚,太冲脉衰少,天癸竭,地道不通,故形坏而无子也。丈夫八岁,肾气实,发长齿更。二八,肾气盛,天癸至,精气溢泻,阴阳和,故能有子。三八,肾气平均,筋骨劲强,故真牙生而长极。四八,筋骨隆盛,肌肉满壮。五八,肾气衰,发堕齿槁。六八,阳气衰竭于上,面焦,发鬓颁白。七八,肝气衰,筋不能动,天癸竭,精少,肾脏衰,形体皆极。八八,则齿发去。"在生长发育过程中,女性、男性生长发育分别呈现每 7 岁或 8 岁为一显著变化周期。女性前三个七、男性前三个八时段为生长发育周期,随着肾气充盛,"天癸"至,表现出齿、发、筋、骨和性功能逐渐生长发育完善;女性四七、男性四八在体格和生理功能方面都达到相对巅峰,属于鼎盛期;而女性五七、男性五八时段则为转折期,此后开始进入体格与生理功能的逐步衰退期。

尽管以上两段文字对于人生、长、壮、老、已变化周期的表述有所不同,但均表示生命过程有一定的规律可循,且对生理功能的鼎盛与转折期的特点认识一致,区别仅在于提出男女有不同的特点。临床上可以通过观察年龄变化来把握该阶段生命的特点。

二、状态与健康

《素问·生气通天论》曰:"凡阴阳之要,阳密乃固……阴平阳秘,精神乃治"。《素问·阴阳应象大论》曰:"阴阳者,天地之道也,万物之纲纪,变化之父母,生杀之本始,神明之府也。治病必求于本。"《素问·调经论》曰:"阴阳匀平,以充其形,九候若一,命曰平人。"以上论述体现了阴阳平衡是维持和保证人体生命活动健康的基础。

《灵枢·本脏》曰:"人之血气精神者,所以奉生而周于性命者也。经脉者,所以行血气而营阴阳,濡筋骨,利关节者也。卫气者,所以温分肉,充皮肤,肥腠理,司关合者也。志意者,所以御精神,收魂魄,适寒温,和喜怒者也。是故血和则经脉流行,营复阴阳,筋骨劲强,关节清利矣。卫气和则分肉解利,皮肤调柔,腠理致密矣。志意和则精神专直,魂魄不散,悔怒不起,五脏不受邪矣。寒温和则六腑化谷,风痹不作,经脉通利,肢节得安矣。此人之常平也。五脏者,所以藏精神血气魂魄者也。六腑者,所以化水谷而行津液者也。此人之所以具受于天也,无愚智贤不肖,无以相倚也。然有其独尽天寿,而无邪僻之病,百年不衰,虽犯风雨卒寒大暑,犹有弗能害也;有其不离屏蔽室内,无怵惕之恐,然犹不免于病,何也? 愿闻其故。"

五脏六腑、精气血、精神意识、情志的调和,共同维护着人体的健康状态。

(一)小儿的健康状态特征

小儿多形气未充,脏腑娇嫩,生化不足,从而患病也有一定的倾向性。而随着年龄的增长,其脏腑功能逐渐增强,生理功能逐步完善,抗病能力也随之提高。

《格致余论·慈幼论》曰:"人生十六岁以前,血气俱盛,如日方升,如月将圆,惟阴长不足,肠胃尚脆而窄,养之之道,不可不谨。"

《景岳全书·传忠录中·小儿补肾论》曰:"小儿于初生之时,形体虽成而精气未裕,所以女必十四,男必十六,而后天癸至。天癸既至,精之将盛也。天癸未至,精之未盛也。"

《濒湖脉学·四言举要·妇儿脉法》曰:"小儿之脉,七至为平。更察色症,与虎口纹。"

小儿初生之时,气血未充,脏腑娇弱,但是生长旺盛,机体代谢力强,表现为小儿脉搏七至为平脉,经常一日数餐,易饥易饱,由于脾胃功能尚弱,时有消化不良的表征出现。小儿的生理特点具体表现在以下几方面。

1. 脏腑娇弱　《灵枢·逆顺肥瘦》对小儿的体质特点描述道:"婴儿者,其肉脆血少气弱。"这是有关小儿生理特点的较早记载。

《诸病源候论·小儿杂病·养小儿候》曰:"小儿脏腑之气软弱。"

《温病条辨·解儿难》谓:"肌肤嫩,神气怯,易于感触。"

钱乙在《小儿药证直诀·原序》中指出:"脏腑柔弱,易虚易实,易寒易热。"

《小儿药证直诀·脉证治法·变蒸》曰:"小儿在母腹中,乃生骨气,五脏六腑,成而未全。"

《圣济总录·小儿门·小儿中风》曰："小儿气血未定,肌肉脆弱,腠理虚疏,为邪风所冲。"

《陈氏小儿病源方论·养子十法》曰："小儿一周之内,皮毛、肌肉、筋骨、髓脑、五脏六腑、荣卫气血皆未坚固,譬如草木茸芽之状,未经寒暑,娇嫩软弱,今婴孩称为芽儿故也。"在这里,陈氏明确提出了小儿脏腑娇嫩、形气未充的特点。

曾世荣《活幼口议·小儿咳嗽》曰："所言牙儿及婴儿咳嗽难治之者,盖为初生血气微弱,五脏未充,肌体未固……不可强生攻治,妄吐妄下,妄汗妄补,皆令儿疾转盛,不惟无益,甚有伤害……宜先滋润脾肺。"

明代儿科大家万全在《小儿药证直诀》"脏腑柔弱"的启发下,其《幼科发挥》进一步提出了小儿"气血未定,易寒易热,肠胃软脆,易饥易饱","肠胃脆薄兮,饮食易伤,筋骨柔弱兮,风寒易袭","小儿脾常不足,尤不可不调理也"。

《巢氏病源》曰："小儿脏腑之气软弱,易虚易实。"

2. 阳常有余 《颅囟经》关于小儿体属"纯阳"的论述颇为引人注目。《颅囟经》在开篇即提出:"凡孩子三岁以下,呼为纯阳,元气未散。"这是我国医学史上明确提出"小儿纯阳"的最早记载。

《医学源流论·幼科论》曰："盖小儿纯阳之体,最宜清凉,今人非太暖,即太饱。而其尤害者,则在于有病之后,而数与之乳。乳之为物,得热则坚韧如棉絮。况儿有病则食乳甚稀,乳久不食,则愈充满,一与之吮,则迅疾涌出,较平日之下咽更多。前乳未消,新乳复充,填积胃口,化为顽痰,痰火相结,诸脉皆闭而死矣。"

叶天士《临证指南医案·幼科要略》中说："襁褓小儿,体属纯阳,所患热病最多。"同时在《临证指南医案·幼科要略·痢》中指出:"小儿热病最多者,以其体属纯阳,六气着人,气血皆化为热也。"

小儿虽然脏腑娇弱,但是体质多为阳有余而阴不足,易患热病。

3. 稚阴稚阳 《温病条辨·解儿难·俗传儿科为纯阳辨》曰："小儿稚阳未充,稚阴未长者也。"

《医原·儿科论》曰："小儿,春令也,木德也,花之苞,果之萼,稚阳未充,稚阴未长者也。稚阳未充,则肌肤疏薄,易于感触;稚阴未长,则脏腑柔嫩,易于传变,易于伤阴。"

《幼幼集成·勿轻服药》曰："至于云纯阳者,以无阴而谓,乃稚阳耳,其阳几何?"

《医述·幼科集要·纲领》曰："幼科谓小儿纯阳,当用凉药。非之者曰:是稚阳,非纯阳也,宜补阴以配阳。夫既曰稚阳,则阳亦不足可知,而偏于补阴,可乎? 阴阳二气,本无偏胜,小儿躯壳,气水所贯,何异于成人? 其所以异于成人者,特气水未充,不能免于柔脆耳。"

小儿脏腑未盛,气血渐生,为稚阴稚阳之体,需要悉心呵护。

（二）不同性别的健康状态差异

由于男女生理结构、生理特点及阴阳特性有所不同,因此性格、情绪及患病的特点也存在一定的差异。

《普济本事方·妇人诸疾》认为："盖男子以精为主，妇人以血为主。"

《格致余论·阳有余阴不足论》指出："故人之生也，男子十六岁而精通，女子十四岁而经行。是有形之后，犹有待于乳哺水谷以养，阴气始成，而可与阳气为配，以能成人，而为人之父母。古人必近三十、二十而后嫁娶，可见阴气之难于成，而古人之善于摄养也。"

《弄丸心法·妇科·妇人虚劳》曰："男子与妇人一阴一阳，其道不相同也。偏阴偏阳，其病不相同也。"并将男女之别精辟地归结为三方面："一曰男子外阳而内阴，女子内阳而外阴，此阴阳之不同也。男子之气血为荣为卫，行流不息，女子之气血，盈则必亏，此荣卫之不同也。男子以阴气为本，女子以阳气为根，此根本之不同也。"

《女科百问·第一问》指出："男子以精为本，女子以血为源。"

男女性别不同，生长发育和生理特征差别较大，妇女一生要经历经、带、胎、产，均需以血为本，否则病变乃生。男子属阳，十六岁而精通，故有子。

1. 妇人妊产脉象特征　《黄帝内经》在妇女妊娠这一特殊生理特点上有许多精辟的论述。如《素问·阴阳别论》曰："阴搏阳别谓之有子。"《素问·腹中论》曰："何以知怀子之且生也？岐伯曰：身有病而无邪脉也。"《素问·平人气象论》指出："妇人手少阴脉动甚者，妊子也。"

另外，《濒湖脉学·四言举要·妇儿脉法》曰："妇人之脉，以血为本；血旺易胎，气旺难孕。少阴动甚，谓之有子；尺脉滑利，妊娠可喜。滑疾不散，胎必三月；但疾不散，五月可别。左疾为男，右疾为女；女腹如箕，男腹如釜。欲产之脉，其至离经；水下乃产，未下勿惊。新产之脉，缓滑为吉；实大弦牢，有证则逆。"

妇人怀孕后，气血旺盛，脉道通畅，往来流利，如盘走珠，表明脏腑功能正常，胎儿健康，气血充足，故妇人妊娠后的脉象多为滑脉。

2. 女性的健康状态特征　妇人以肝为先天，以血为本。

《灵枢·五音五味》说："今妇人之生，有余于气，不足于血，以其数脱血也。"

陈自明《妇人大全良方·调经门》首先明确提出"妇人以血为本"。他在调经门中说道："男子调其气，女子调其血。气血，人之神也，不可不谨调护。然妇人以血为基本，气血宣行，其神自清。"

《景岳全书·妇人规上·经脉类·经不调》指明了月经与脏腑、气血、经络的关系："经血为水谷之精气，和调于五脏，洒陈于六腑，乃能入于脉也。凡其源源而来，生化于脾，总统于心，藏受于肝，宣布于肺，施泄于肾，以灌溉一身，在男子则化而为精，妇人则上为乳汁，下归血海而为经脉。"

《医学源流论·妇科论》说："凡治妇人，必先明冲任之脉……此皆血之所从生，而胎之所由系。明于冲任之故，则本源洞悉，而后其所生之病，千条万绪，可以知其所从起。"阐明了冲任二脉在女性生理上的重要性。

《针灸甲乙经·妇人杂病》中在运用针灸治疗妇科疾病时也考虑了从肝论肝经穴位，

如"女子漏血,太冲主之"。其后,刘完素在《素问病机气宜保命集·妇人胎产论》中提出："妇人童幼天癸未行之间,皆属少阴。天癸既行,皆从厥阴论之。"其认为二七至七七的妇人应从肝论治,这可以说是女子以肝为先天理论的雏形。

《临证指南医案·淋带奇虚脉》中提出"女人以肝为先天"。

《妇人大全良方·调经门·月经绪论》亦有记载："然冲为血海,任主胞胎,肾气全盛,二脉流通,经血渐盈,应时而下。"

《孟河费伯雄先生医案·妇科》说："男以肾为先天,女以肝为先天。盖缘肝为血海,又当冲脉,故尤为女科所重。"

《外经微言·救母篇》说："女子阴有余,阳不足,故满而必泄。"

女性特有的经、带、胎、产生理特征,导致女性更易于耗损阴血。而肝主疏泄,调畅气机,主藏血,体阴而用阳,冲任二脉隶属于肝,故女性以肝为先天,以血为本。肝的功能正常,气血充足,气机条达,则机体维持正常的生理功能。

3. 男性的健康状态特征　古籍中关于男性的生理特点论述较少,大致有以下几种观点。

《类经·移热移案》中提出："胞,子宫也,在男则为精室。"

《血证论》提出："男子胞一名精室,乃藏格之所。"

《医经精义·五脏九窍》书中明确地指出："又前阴有精窍,与溺窍相附,而各不同。溺窍内通于膀胱,精窍则内通于胞室。"

男性8岁,肾气开始充实,头发生长旺盛,开始换牙,16岁则肾气盛,天癸至,精气溢泻,具有生殖能力。

综上所述,男为阳,女为阴。在生长、发育、性功能成熟等方面,男性略滞后于女性;男子主气(精),女子主血;男子以肾为先天,女子以肝为先天。男女状态特征大致可归纳出以下几点。

(1) 妇人愁思苦虑较多,敏感性高,个性多忧愁,易出现情绪波动。男性则相对情绪稳定,敏感性较低。

(2) 妇人妊养胎儿,气血旺盛,脉象多为滑脉。男性则体力劳动强度较大,骨骼强壮,肌肉结实,体质较强。

(3) 妇人一生具有经、带、胎、产的特征,耗损阴血较多,故以血为本,以肝为先天。

三、状态与疾病

《素问·生气通天论》曰："凡阴阳之要,阳密乃固,两者不和,若春无秋,若冬无夏,因而和之,是谓圣度。故阳强不能密,阴气乃绝,阴平阳秘,精神乃治,阴阳离决,精气乃绝。"体现人体阴阳失衡是疾病的根源。

《素问·调经论》曰："人有精气津液,四支九窍,五脏十六部,三百六十五节,乃生百病,百病之生,皆有虚实。今夫子乃言有余有五,不足亦有五,何以生之乎?岐伯曰:皆生于五脏也。夫心藏神,肺藏气,肝藏血,脾藏肉,肾藏志,而此成形。志意通,内连骨髓,而成身形五脏。五脏之道,皆出于经隧,以行血气,血气不和,百病乃变化而生,是故守经隧焉。"

《灵枢·决气》曰:"六气者,有余不足,气之多少,脑髓之虚实,血脉之清浊,何以知之?岐伯曰:精脱者,耳聋;气脱者,目不明;津脱者,腠理开,汗大泄;液脱者,骨属屈伸不利,色夭,脑髓消,胫酸,耳数鸣;血脱者,色白,夭然不泽,其脉空虚,此其候也。"

(一)女性的疾病状态特征

中医很早就认识到女性不仅在生理上有别于男性,而且在疾病状态上更异于男性。

1. 妇人性格多忧愁 《素问·阴阳别论》云:"二阳之病发心脾,有不得隐曲,女子不月;其传为风消,其传为息贲者,死不治。"

《严氏济生方·妇人论治》谈到妇女发病特点及治疗时也指出:"若是四时节气,喜怒忧思,饮食房劳为患者,悉与丈夫同也。有如七癥、八瘕、九痛、十二带下、产蓐,乃男子所无之证,此其生病倍于男子也。又况慈恋、爱憎、嫉妒、忧恚,抑郁不能自释,为病深固者,所以治疗十倍难于男子也。"

《景岳全书·妇人规上·总论类·论难易》指出:"盖以妇人幽居多郁,常无所伸,阴性偏拗,每不可解。加之慈恋爱憎,嫉妒忧恚,罔知义命,每多怨尤,或有怀不能畅遂,或有病不可告人,或信师巫,或畏药饵,故染着坚牢,根深蒂固,而治之有不易耳,此其情之使然也。"

《杂病广要·诸气病·郁证》曰:"女属阴,得气多郁。"

妇人由于经、带、胎、产等生理特点,多有精血耗伤,从而易于出现"气有余而血不足"的现象,加之女性多有家庭、工作、生活等烦扰而出现七情失和,致使脏腑失调,气机失于调畅,则易进一步导致妇人忧愁多思的性格,所以妇人的疾病防治要充分考虑以上的特点。

2. 妇人患病多癥聚

《素问·骨空论》中载有"任脉为病……女子带下癥聚。"

《灵枢·水胀》中有"石瘕"的记载,曰:"石瘕生于胞中,寒气客于子门,子门闭塞,气不得通,恶血当泻不泻,衃以留止,日以益大,状如怀子,月事不以时下。皆生于女子,可导而下。"

《理虚元鉴·女人虚劳》曰:"女人虚劳,有得之郁抑伤阴者,有得之蓐劳者,有得之崩带者。其郁抑伤阴,虽以调肝为急,终是金能克木。蓐劳、崩带,虽以补肾为急,终是金能生水。此阴虚成劳,总不离乎清金以为治也。蓐劳非即是劳嗽,蓐劳重,然后伤肺,而劳咳以成。治当以归脾、养荣兼清金主之。别有气极一种,短气不能言者,却不在阳虚例,乃肺病也,此症虽陈皮亦在所忌。"

女性生理状态特征表现为以血为主,易损耗阴血,病理状态特征表现为女子多与"郁"相关,而郁久容易化火,火热灼伤津液,炼液为痰,痰凝聚于体内形成包块,诸如癥、聚、乳癖等病证,故而有"女子以肝为先天"之说。

妇人患病多有气滞、痰阻等因素作祟,如郁病、癥聚、乳癖等。而男性若饮酒、嗜欲过度,则易于损伤肾精。

(二)小儿的疾病状态特征

由于小儿"阳常有余""脏腑娇弱"的特点,使得小儿患病时常表现出以下特征。

1. 易见热证　由于小儿脏腑柔弱、阳热有余的生理特点,其患病多以热证、惊风等为主。

《素问·通评虚实论》曰:"乳子而病热,脉悬小者何如?""手足温则生,寒则死。"此外,《灵枢·论疾诊尺》曰:"婴儿病,其头毛皆逆上者,必死。耳间青脉起者,掣痛。大便赤瓣飧泄,脉小者,手中寒,难已;飧泄,脉小,手足温,泄易已"。这对于婴儿疾病的诊断以及预后的判断做出了示范。

《儒门事亲·过爱小儿反害小儿说》曰:"小儿阳热,复以热毒之药,留毒在内,久必变生……世俗岂知号哭者,乃小儿所以泄气之热也。"

《景岳全书·传忠录·小儿补肾论》曰:"凡小儿之病最多者,惟惊风之属。而惊风之作,则必见反张戴眼、斜视抽搐等证,此其为故,总由筋急而然。"

2. 脏腑虚实有别　《育婴秘诀·五脏证治总论》曰:"五脏之中肝有余,脾常不足肾常虚;心热为火同肝论,娇肺遭伤不易愈。""人皆曰:肝常有余,脾常不足。予亦曰:心常有余而肺常不足。有余为实,不足为虚。《内经》曰:邪气盛则实,真气夺则虚。此所谓有余不足者,非经云虚实之谓也。盖肝之有余者,肝属木,旺于春。春乃少阳之气,万物之所资以发生者也。儿之初生曰芽儿者,谓如草木之芽,受气初生,其气方盛,亦少阳之气,方长而未已,故曰肝有余。有余者,乃阳自然有余也。脾常不足者,脾司土气。儿之初生,所饮食者乳耳,水谷未入,脾未用事,其气尚弱,故曰不足。不足者,乃谷气之自然不足也。心亦曰有余者,心属火,旺于夏,所谓壮火之气也。肾主虚者,此父母有生之后,禀气不足之谓也。肺亦不足者,肺为娇脏,难调而易伤也。脾肺皆属太阴,天地之寒热伤人也,感则肺先受之,水谷之寒热伤人也,感则脾先受之,故曰脾肺皆不足。"《育婴秘诀·五脏证治总论·脾脏证治》曰:"幼科方中脾病多,只因乳食致沉疴,失饥失饱皆成疾,寒热交侵气不和。《内经》曰:脾胃者,仓廪之官。谓为水谷之所聚也。儿之初生,脾薄而弱,乳食易伤,故曰脾常不足也。"后世将此见解概括为"三不足,二有余"。

基于小儿脏腑柔弱,阳常有余,阴常不足,故易见热证;小儿生理特点表现为"三不足,二有余"特点,所以在分辨小儿状态过程中应该有一定的倾向性。

四、健康状态的影响因素

健康状态的变化取决于人体阴阳、脏腑、气血的关系变化。阴阳平衡,脏腑协调即呈现未病状态,而阴阳的偏颇、脏腑的失衡、气血的失调则表现出欲病态或已病态,这种偏颇与失衡的形成多关系着先天与后天两方面。

《素问·上古天真论》曰:"今时之人不然也,以酒为浆,以妄为常,醉以入房,以欲竭其精,以耗散其真,不知持满,不时御神,务快其心,逆于生乐,起居无节,故半百而衰也。"

《素问·调经论》曰:"夫邪之生也,或生于阴,或生于阳。其生于阳者,得之风雨寒暑。其生于阴者,得之饮食居处,阴阳喜怒。"

《理虚元鉴·虚症有六因》曰:"因先天者,指受气之初,父母或年已衰老,或乘劳入房,或病后入房,或妊娠失调,或色欲过度,此皆精血不旺,致令所生之子夭弱。故有生来而或肾或肝心或脾肺,其根蒂处先有亏,则至二十左右易成劳怯……因后天者,不外酒色、劳倦、七情、饮食所伤。或色欲伤肾……或劳神伤心……或郁怒伤肝……或忧愁伤肺……或思忧伤脾……或发于十五六岁,或二十左右,或三十上下。病发虽不一,而理则同归耳。"

《医学源流论·医道通治道论》曰:"而人之病,有由乎先天者,有由乎后天者。由乎先天者,其人生而虚弱柔脆是也。由乎后天者,六淫之害,七情之感是也。"

(一)后天因素的影响与变化

1. 地域因素　"天人相应"体现了人与自然、社会、环境协调统一的状态,从而形成相同地域人群患病相似的特点。

《素问·宝命全形论》曰:"人以天地之气生,四时之法成。"

《素问·异法方宜论》曰:"故东方之域,天地之所始生也,鱼盐之地,海滨傍水,其民食鱼而嗜咸,皆安其处,美其食,鱼者使人热中,盐者胜血,故其民皆黑色疏理,其病皆为痈疡,其治宜砭石,故砭石者,亦从东方来。

"西方者,金玉之域,沙石之处,天地之所收引也,其民陵居而多风,水土刚强,其民不衣而褐荐,其民华食而脂肥,故邪不能伤其形体,其病生于内,其治宜毒药,故毒药者,亦从西方来。

"北方者,天地所闭藏之域也,其地高陵居,风寒冰冽,其民乐野处而乳食,脏寒生满病,其治宜灸焫,故灸焫者,亦从北方来。

"南方者,天地所长养,阳之所盛处也,其地下,水土弱,雾露之所聚也,其民嗜酸而食胕。故其民皆致理而赤色,其病挛痹,其治宜微针。故九针者,亦从南方来。

"中央者,其地平以湿,天地所以生万物也众,其民食杂而不劳,故其病多痿厥寒热,其治宜导引按跷,故导引按跷者,亦从中央出也。"

《素问·五常政大论》曰:"地有高下,气有温凉,高者气寒,下者气热。"

我国疆土纬度差别悬殊,并呈现西高东低,东西南北跨度大,高山、丘陵、平原、盆地各具特点,物产丰富而多样。正是这种地域环境和物产的差异,造成民众的生活起居、饮食习惯以及性格等方面存在很大的差别,正所谓"靠山吃山,靠水吃水",《黄帝内经》这段文字就是对这种现象的描述。如其认为东方濒临大海,盛产鱼类及海盐,人们多食鱼而重盐,形成肌肤色黑,肌理松疏,且易患痈疡特征;西方多高山、大风,饮食为鲜美脂膏骨肉之类,人们多体肥,从而不易被外邪侵犯,却易形成内伤类疾病。

2. 季节因素　自然界四季顺序更迭，人体的阳气也呈现顺应四时春生、夏长、秋收、冬藏的特点，五脏也分别有当旺的时令。

《素问·四时刺逆从论》曰："是故春气在经脉，夏气在孙络；长夏气在肌肉，秋气在皮肤，冬气在骨髓中。""春者，天气始开，地气始泄，冻解冰释，水行经通，故人气在脉。夏者，经满气溢，入孙络受血，皮肤充实。长夏者，经络皆盛，内溢肌中。秋者，天气始收，腠理闭塞，皮肤引急。冬者盖藏，血气在中。内着骨髓，通于五脏。是故邪气者，常随四时之气血而入客也。至其变化不可为度，然必从其经气，辟除其邪，除其邪则乱气不生。"

《素问·水热穴论》曰："春者木始治，肝气始生，肝气急，其风疾，经脉常深，其气少，不能深入，故取络脉分肉间。

"夏者火始治，心气始长，脉瘦气弱，阳气留溢，热熏分腠，内至于经，故取盛经分腠，绝肤而病去者，邪居浅也。所谓盛经者，阳脉也。

"秋者金始治，肺将收杀，金将胜火，阳气在合，阴气初胜，湿气及体，阴气未盛，未能深入，故取俞以泻阴邪，取合以虚阳邪，阳气始衰，故取于合。

"冬者水始治，肾方闭，阳气衰少，阴气坚盛，巨阳伏沉，阳脉乃去，故取井以下阴逆，取荥以实阳气。故曰：冬取井荥，春不鼽衄。"

《格致余论·夏月伏阴在内论》指出："人与天地同一橐籥，子月一阳生，阳初动也；寅月三阳生，阳初出于地也。此气之升也。巳月六阳生，阳尽出于上矣。此气之浮也。人之腹属地气，于此时浮于肌表，散于皮毛，腹于虚矣。经曰：夏月经满，地气溢满，入经络受血，皮毛充实。长夏气在肌肉，所以表实，表实者里必虚。"

《医学源流论·阴阳升降论》曰："人身象天地。天之阳藏于地之中者，谓之元阳。元阳之外护者谓之浮阳。浮阳则与时升降，若人之阳气则藏于肾中而四布于周身，惟元阳则固守于中，而不离其位。"

人与天地相参，与四时相应。人体五脏六腑、四肢九窍、皮肉筋骨脉等组织的功能活动与季节变化息息相关。肝应春，心应夏，肺应秋，肾应冬，脾应长夏，五脏在不同季节、节气各自发挥其主导作用。正常情况下，五脏顺应四时而进行相应的生、长、化、收、藏，如若违背四时规律，不能与天地相应，不注意身体和精神的调养，就会损耗机体的真气，导致阴阳失衡而出现偏盛偏衰，而产生病变，如"肝气内变""心气内洞""肺气焦满""肾气独沉"等。

3. 饮食因素　饮食过于偏颇，或失于节制，会导致脏腑功能异常，形成疾病；另一方面，也可由于人体阴阳的盛衰，而形成饮食的偏好。

《素问·生气通天论》曰："味过于酸，肝气以津，脾气乃绝。味过于咸，大骨气劳，短肌，心气抑。味过于甘，心气喘满，色黑，肾气不衡。味过于苦，脾气不濡，胃气乃厚。味过于辛，筋脉沮弛，精神乃央。是故谨和五味，骨正筋柔，气血以流，腠理以密，如是则骨气以精，谨道如法，长有天命。"

《素问·腹中论》曰："黄帝问曰：有病心腹满，旦食则不能暮食，此为何病？岐伯对曰：

名为鼓胀。帝曰:治之奈何?岐伯曰:治之以鸡矢醴,一剂知,二剂已。帝曰:其时有复发者何也?岐伯曰:此饮食不节,故时有病也。虽然其病且已,时故当病,气聚于腹也。"

《素问·痹论》曰:"帝曰:其客于六腑者何也?岐伯曰:此亦其食饮居处,为其病本也。六腑亦各有俞,风寒湿气中其俞,而食饮应之,循俞而入,各舍其腑也。""饮食自倍,肠胃乃伤。"

《素问·厥论》曰:"帝曰:热厥何如而然也?岐伯曰:酒入于胃,则络脉满而经脉虚,脾主为胃行其津液者也,阴气虚则阳气入,阳气入则胃不和,胃不和则精气竭,精气竭则不营其四支也。此人必数醉若饱以入房,气聚于脾中不得散,酒气与谷气相薄,热盛于中,故热遍于身,内热而溺赤也。夫酒气盛而慓悍,肾气有衰,阳气独胜,故手足为之热也。"

《素问·奇病论》曰:"帝曰:有病口甘者,病名为何?何以得之?岐伯曰:此五气之溢也,名曰脾瘅。夫五味入口,藏于胃,脾为之行其精气,津液在脾,故令人口甘也,此肥美之所发也,此人必数食甘美而多肥也。肥者令人内热,甘者令人中满,故其气上溢,转为消渴。治之以兰,除陈气也。"

《素问·调经论》曰:"因寒饮食,寒气熏满,则血泣气去,故曰虚矣。"

《脾胃论·序》曰:"水谷之寒热,感则害人六腑,谓水谷入胃,其精气上注于肺,浊溜于肠胃,饮食不节而病者也。"

《脾胃论·饮食劳倦所伤始为热中论》曰:"若饮食失节,寒温不适,则脾胃乃伤;喜、怒、忧、恐,损耗元气。"

《格致余论·面鼻得冷则黑论》曰:"多酒之人,酒气熏蒸,面鼻得酒,血为极热,热血得冷,为阴气所抟,污浊凝结,滞而不行,宜其先为紫,而后为黑色也。须用融化滞血,使之得流,滋生新血,可以运化,病乃可愈。予为酒制四物汤,加炒片茯苓、陈皮、生甘草、酒红花,生姜煎,调五灵脂末饮之,气弱者加酒黄芪,无有不应者。"

食物都具有一定的寒、热、温、凉偏性,过食易致偏差。如过食辛辣刺激之物易致火盛,患痤疮、口舌生疮、便秘等病证;过食冷凉之物,则易伤人阳气,患寒冷、腹痛、腹泻等病证;过食肥甘厚味,易酿湿生痰,患痰饮气滞之证。而若摄入过少,水谷精微不足,易产生气血不足,形成虚劳病证。有些饮食习惯则与体质有关,阳盛者,往往喜进冷食;而偏寒者,却喜热食。长此以往,极易导致偏差,如阳盛者,却因过食寒凉伤阳,形成内寒证;而偏寒者,却因过服温热之品,反生内热。这种情况常有发生,但却容易被人们忽视。故饮食不可过之,不可过于偏好,亦不可过于节制。尤其是个体的体质有差异,在食物的选取方面更应注意可能对身体产生的影响,如体热者应少食热性食物,体寒者应少食寒凉食物。痰湿体质、湿热体质忌食肥甘厚味等。所以机体可因饮食因素致病,也可通过饮食的属性来调节疾病状态。

总之,饮食失度不仅导致脏腑的损伤,还可形成气血失常以及机体阴阳的偏颇。

4. 生活起居因素 长期较为单一的生活方式,最常见为劳逸失度,极易对人体产生影响,患病具有一定的特点。

《素问·厥论》曰："帝曰：寒厥何失而然也？岐伯曰：前阴者，宗筋之所聚，太阴阳明之所合也。春夏则阳气多而阴气少，秋冬则阴气盛而阳气衰。此人者质壮，以秋冬夺于所用，下气上争，不能复，精气溢下，邪气因从之而上也，气因于中，阳气衰，不能渗营其经络，阳气日损，阴气独在，故手足为之寒也。"

《素问·腹中论》曰："帝曰：有病胸胁支满者，妨于食，病至则先闻腥臊臭，出清液，先唾血，四支清，目眩，时时前后血，病名为何？何以得之？岐伯曰：病名血枯，此得之年少时，有所大脱血。若醉入房中，气竭肝伤，故月事衰少不来也。"

《望诊遵经·居养望法相参》曰："形志苦乐不同，气体居养各异，老少强弱既讲，富贵贫贱须详。藜藿之家，原难例于肉食，文绣之体，岂可比之布衣？贫贱者，形容枯槁，面色黧黑，因受酷热严寒之困。富贵者，身体柔脆，肌肤肥白，缘处深闺广厦之间。此居养之不齐，而气色所由异者也。"

过劳则易耗伤气血，损伤脏腑功能，久而久之，则会积劳成疾，出现少气乏力、四肢困倦、懒于言语、精神疲惫、形体消瘦等病症。过逸则机体肌肉筋骨活动过少，易使人体气血运行迟滞，脏腑功能活动减退，出现食少、乏力、精神不振、肢体软弱瘦削，或发胖臃肿等病症。

生活起居习惯一旦养成，具有一定的惯性，如长期早睡早起、生活起居作息相对规律的人，患病概率相对减少；而长期熬夜或劳逸失度或寒暑失调的人，则患病概率相对增加，其所患疾病与个人生活习惯密切相关。如长期过于劳作，极易损伤筋骨肌肉，消耗气血阴阳，致使脏腑精气不足、功能减退，形成虚性病证；而过于安逸，肢体少动，长期养尊处优，易使机体气血不畅，可形成气血瘀滞病证；久之或因纳食减少，脾胃功能减退，也可致虚。

5. 情志因素　《素问·调经论》曰："喜怒不节则阴气上逆，上逆则下虚，下虚则阳气走之，故曰实矣。""喜则气下，悲则气消，消则脉虚空。"

《素问·举痛论》曰："帝曰：善。余知百病生于气也，怒则气上，喜则气缓，悲则气消，恐则气下，寒则气收，炅则气泄，惊则气乱，劳则气耗，思则气结，九气不同，何病之生？岐伯曰：怒则气逆，甚则呕血及飧泄，故气上矣。喜则气和志达，荣卫通利，故气缓矣。悲则心系急，肺布叶举，而上焦不通，荣卫不散，热气在中，故气消矣。恐则精却，却则上焦闭，闭则气还，还则下焦胀，故气不行矣。寒则腠理闭，气不行，故气收矣。炅则腠理开，荣卫通，汗大泄，故气泄。惊则心无所倚，神无所归，虑无所定，故气乱矣。劳则喘息汗出，外内皆越，故气耗矣。思则心有所存，神有所归，正气留而不行，故气结矣。"

《素问·痿论》曰："肺者，脏之长也，为心之盖也，有所失亡，所求不得，则发肺鸣，鸣则肺热叶焦。故曰：五脏因肺热叶焦，发为痿躄。此之谓也。""悲哀太甚，则胞络绝，胞络绝则阳气内动，发则心下崩数溲血也。故《本病》曰：大经空虚，发为肌痹，传为脉痿。思想无穷，所愿不得，意淫于外，入房太甚，宗筋弛纵，发为筋痿，及为白淫。"

《素问玄机原病式·六气为病·热类》曰："夫五脏者，肝、心、脾、肺、肾也。五脏之志者，怒、喜、悲、思、恐也。若志过度则劳，劳则伤本脏。凡五志所伤皆热也。如六欲者，眼、耳、鼻、舌、身、意也。七情者,喜、怒、哀、乐、惧、爱、恶、欲。情之所伤则皆属火热。所谓阳动阴静,故形神劳则躁不宁,静则清平也。是故上善若水,下愚若火。先圣曰:六欲七情,为道之患,属火故也。如中风偏枯者,由心火暴甚,而水衰不能制之,则火能克金,金不能克木,则肝木自甚,而兼于火热,则卒暴僵仆,多因五志七情过度,而卒病也。又如酒醉而热,则五志七情竞起,故经曰:战栗、惊惑、悲笑、谵妄歌唱、骂詈癫狂,皆为热也。故热甚癫狂者,皆此证也。"

《理虚元鉴·知节》曰:"虚劳之人,其性情多有偏重之处,每不能撙节其精神,故须各就性情所失以为治。其在荡而不收者,宜节嗜欲以养精;在滞不化者,宜节烦恼以养神;在激而不平者,宜节忿怒以养肝;在躁而不静者,宜节辛勤以养力;在琐屑而不坦夷者,宜节思虑以养心;在慈悲而不解脱者,宜节悲哀以养肺。此六种,皆五志七情之病,非药石所能疗,亦非眷属所可解,必病者生死切心,自讼自克,自悟自解,然后医者得以尽其长,眷属得以尽其力也。"

情志失调,如喜怒无常、过于忧思、惊恐过度等,则易损伤脏腑,导致脏腑气机失调而产生病变。如过喜则损伤心气,易出现心悸、失眠、健忘等;过于忧悲,易于伤肺,出现咳嗽、气短、胸闷等;过思则伤脾,出现食少、纳呆、腹胀等;过怒则伤及肝,出现抑郁、喜叹息、烦躁等;恐伤肾,可见大小便失禁、腰膝酸软、耳鸣等。

6. 外邪因素　《素问·调经论》曰:"夫邪之生也,或生于阴,或生于阳。其生于阳者,得之风雨寒暑。其生于阴者,得之饮食居处,阴阳喜怒。""风雨之伤人也,先客于皮肤,传入于孙脉,孙脉满则传入于络脉,络脉满则输于大经脉,血气与邪并客于分腠之间,其脉坚大,故曰实。实者外坚充满,不可按之,按之则痛。""寒湿之中人也,皮肤不收,肌肉坚紧,荣血泣,卫气去,故曰虚。虚者聂辟气不足,按之则气足以温之,故快然而不痛。"

《素问·痹论》曰:"黄帝问曰:痹之安生?岐伯对曰:风寒湿三气杂至,合而为痹也。其风气胜者为行痹,寒气胜者为痛痹,湿气胜者为着痹也。"

《素问·疟论》曰:"黄帝问曰:夫痎疟皆生于风,其蓄作有时者何也?岐伯对曰:疟之始发也,先起于毫毛,伸欠乃作,寒栗鼓颔,腰脊俱痛,寒去则内外皆热,头痛如破渴欲冷饮……此皆得之夏伤于暑,热气盛,藏于皮肤之内,肠胃之外,此荣气之所舍也。此令人汗空疏,腠理开,因得秋气,汗出遇风,及得之以浴,水气舍于皮肤之内,与卫气并居。卫气者,昼日行于阳,夜行于阴,此气得阳而外出,得阴而内薄,内外相薄,是以日作。""夏伤于大暑,其汗大出,腠理开发,因遇夏气凄沧之水寒,藏于腠理皮肤之中,秋伤于风,则病成矣。"

《素问·举痛论》曰:"帝曰:愿闻人之五脏卒痛,何气使然?岐伯对曰:经脉流行不止,环周不休,寒气入经而稽迟,泣而不行,客于脉外则血少,客于脉中则气不通,故卒然而痛……岐伯曰:寒气客于脉外则脉寒,脉寒则缩踡,缩踡则脉绌急,绌急则外引小络,故卒然而痛。得炅则痛立止,因重中于寒,则痛久矣。寒气客于经脉之中,与炅气相薄则脉满,满则痛而不可按也,寒气稽留,炅气从上,则脉充大而血气乱,故痛甚不可按也。寒气客于肠胃之间,膜原之下,血不得散,小络急引故痛。按之则血气散,故按之痛止。寒气客于侠脊之脉,则深按之不能及,故按之无益也。"

《诸病源候论·伤寒诸病上·伤寒候》曰:"其伤于四时之气,皆能为病,而以伤寒为毒者,以其最为杀厉之气也。即病者,为伤寒;不即病者,其寒毒藏于肌骨中;至春变为温病;夏变为暑病。暑病者,热重于温也。是以辛苦之人,春夏必有温病者,皆由其冬时触冒之所致,非时行之气也。其时行者,是春时应暖而反寒,夏时应热而反冷,秋时应凉而反热,冬时应寒而反温,非其时而有其气。"

《金匮要略·脏腑经络先后病脉证治》曰:"千般疢难,不越三条:一者,经络受邪,入脏腑,为内所因也;二者,四肢九窍,血脉相传,壅塞不通,为外皮肤所中也;三者,房室、金刃、虫兽所伤。"

风寒暑湿燥火六气过度或非其时而至,则为六邪,常易导致机体致病。六邪伤人,虽皆能为病,但亦有偏好,如寒邪易伤关节、经络、脏腑等,燥邪易伤肺,湿邪易于趋下等。

(二)先天因素的影响与变化

先天禀赋的特点往往在体质中得到极大程度的表达。通常所说的体质特点包含两方面,分别是"强弱"与"偏性"。"强弱"决定着患病与预后的难易,体质的"偏性"决定着患病的性质与特点。体质特点本身并不是机体病理状态的体现,但在外在因素影响人体时起着重要作用,直接影响着健康状态的变化,所以在分析判断时要同时考虑两方面的因素。

不同的体质对外邪有不同的易感性,患病后的发展、转归也存在一定的倾向性,甚至还可决定生命的寿夭。因而,在防病、治病过程中应结合体质综合考虑。

1. 体质对发病的影响 《素问·逆调论》曰:"黄帝问曰:人身非常温也,非常热也,为之热而烦满者何也? 岐伯对曰:阴气少而阳气胜,故热而烦满也。帝曰:人身非衣寒也,中非有寒气也,寒从中生者何? 岐伯曰:是人多痹气也,阳气少,阴气多,故身寒如从水中出。帝曰:人有四支热,逢风寒如炙如火者何也? 岐伯曰:是人者阴气虚,阳气盛,四支者阳也,两阳相得而阴气虚少,少水不能灭盛火,而阳独治,独治者不能生长也,独胜而止耳。逢风而如炙如火者,是人当肉烁也。"

《医宗金鉴·伤寒心法要诀》曰:"六经,谓太阳、阳明、少阳,太阴、少阴、厥阴也。为病尽伤寒,谓六经为病,尽伤寒之变化也。气同,为天之六气,感人为病同也。病异,谓人受六气生病异也。岂期然,谓不能预先期其必然之寒热也。推其形脏原非一,谓推原其人形之厚薄,脏之虚实非一也。因从类化故多端,谓人感受邪气虽一,因其形脏不同,或从寒化,或从热化,或从虚化,或从实化,故多端不齐也。"

《医门棒喝·温暑提纲》曰:"盖夏至以后,相火湿土二气交会,合而为暑。或值时令热盛,或人禀体阳旺,而成阳暑之证,是暑而偏于火者;或值时令湿盛,或人禀体阳虚,而成阴暑之证,是暑而偏于湿者,非同伤寒之阴证也。"

体质与疾病密不可分,四时致病之邪对不同的体质具有不同倾向性,即使同一邪气致病,但不同之人的反映性质不一,多由于顺应人体的特质而形成变化。例如寒邪易侵寒湿体质,热邪易侵湿热体质等,即"同气相求";而即使感受寒邪,也可因体质属热,而致邪气从阳化热,邪气可顺应人体的特质而形成变化,即"从化现象"。中医学所说的"阳盛则热""阴盛则寒""阳虚则寒""阴虚则热",强调人们的所患病证与机体阴阳盛衰密切相关,实则表明机体患病与个体体质关系密切,个体体质的偏颇对患病的倾向性具有一定的决定作用。

2. 体质对预后转归的影响 《儒门事亲·补论》曰:"人之所禀,有强有弱。强而病,病而愈,愈而后必能复其旧矣;弱而病,病而愈,愈而后不必复其旧矣。"

《医门棒喝·六气阴阳论》曰:"如寒邪始在阳经不解,传里而变为热邪,此阴邪随人身之阳气而变也。""邪之阴阳,随人身之阴阳而变也。"

《临证指南医案·暑·暑伤气分上焦闭郁》曰:"大凡六气伤人,因人而化。"

疾病的预后转归与体质状态密不可分。体质强,则预后良;体质弱,则预后较差。阳气盛,虽感受寒邪,亦可从阳化热。所以邪气伤人的预后转归是因人而异。

3. 体质对寿夭的影响 《灵枢·寿夭刚柔》曰:"余闻人之生也,有刚有柔,有弱有强,有短有长,有阴有阳。""黄帝问于伯高曰:余闻形有缓急,气有盛衰,骨有大小,肉有坚脆,皮有厚薄,其以立寿夭奈何? 伯高答曰:形与气相任则寿,不相任则夭。皮与肉相果则寿,不相果则夭。血气经络胜形则寿,不胜形则夭。黄帝曰:何谓形之缓急? 伯高答曰:形充而皮肤缓者则寿,形充而皮肤急者则夭。形充而脉坚大者顺也;形充而脉小以弱者气衰,衰则危矣。若形充而颧不起者骨小,骨小则夭矣。形充而大肉䐃坚而有分者肉坚,肉坚则寿矣;形充而大肉无分理不坚者肉脆,肉脆则夭矣。此天之生命,所以立形定气而视寿夭者,必明乎此立形定气,而后以临病人,决死生。黄帝曰:余闻寿夭,无以度之。伯高答曰:墙基卑,高不及其地者,不满三十而死;其有因加疾者,不及二十而死也。黄帝曰:形气之相胜,以立寿夭奈何? 伯高答曰:平人而气胜形者寿;病而形肉脱,气胜形者死,形胜气者危矣。"

体质是人类生命活动的一种重要表现形式,是指人体生命过程中,在先天禀赋和后天获得的基础上所形成的形态结构、生理功能和心理状态方面综合的、相对稳定的固有特质,是人类在生长、发育过程中所形成的与自然、社会环境相适应的人体个性特征。一般来说,体质强,则气血旺盛,脏腑功能正常,身体健康无病,或患病率低,预后良好,则寿者居多;体质弱,则气血衰少,脏腑功能失常,身体虚弱,易于患病,预后较差,则夭者居多。

第二节　健康状态的辨识

古文献虽未见"健康状态"一词,但各家学说已对人体健康状态有了详细的描述,并从不同的角度归纳出健康状态的特征,总结不同人群或个体的健康特点,丰富了中医学关于人体健康问题的认知,为后人开拓了思路。

一、健康状态的四诊信息

状态的辨识是建立在四诊信息的基础上,通过望闻问切四诊方法收集被检查者的整体信息,进而辨识被检查者是处于未病、欲病或已病等各种不同的状态。《景岳全书·传忠录中·藏象别论》曰:"所谓气主煦之,血主濡之,而血气为人之橐籥,是皆人之所同也。若其同中之不同者,则脏气各有强弱,禀赋各有阴阳。脏有强弱,则神志有辨也,颜色有辨也,声音有辨也,性情有辨也,筋骨有辨也,饮食有辨也,劳逸有辨也,精血有辨也,勇怯有辨也,刚柔有辨也。强中强者,病其太过,弱中弱者,病其不及,因其外而察其内,无弗可知也。"

《医门棒喝·人身阴阳体用论》曰:"夫医为性命所系,治病之要,首当察人体质之阴阳强弱,而后方能调之使安。察之之道,审其形气色脉而已。"

(一)望诊

"望而知之谓之神",望诊居四诊之首,在收集信息资料的时候具有非常重要的作用。

《素问·五脏生成》曰:"五脏之气,故色见青如草兹者死,黄如枳实者死,黑如炲者死,赤如衃血者死,白如枯骨者死,此五色之见死也。青如翠羽者生,赤如鸡冠者生,黄如蟹腹者生,白如豕膏者生,黑如乌羽者生,此五色之见生也。生于心,如以缟裹朱;生于肺,如以缟裹红;生于肝,如以缟裹绀;生于脾,如以缟裹栝楼实;生于肾,如以缟裹紫,此五脏所生之外荣也。""凡相五色之奇脉,面黄目青,面黄目赤,面黄目白,面黄目黑者,皆不死也。面青目赤,面赤目白,面青目黑,面黑目白,面赤目青,皆死也。"

《望诊遵经·四时望法相参》曰:"春肝木旺,其色当青,若甚而浮清,是谓太过,病在外,微而沉浊,是谓不及,病在内,春以泽为本,春时色青,如以缟裹绀曰平,青多泽少曰病,但青无泽如草滋曰死。

"夏心火旺,其色当赤,若甚而浮清,是谓太过,病在外,微而沉浊,是谓不及,病在内,夏以泽为本,夏时色赤,如以缟裹朱曰平,赤多泽少曰病,但赤无泽如衃血曰死。

"长夏脾土旺,其色当黄,若甚而浮清,是谓太过,病在外,微而沉浊,是谓不及,病在内,长夏以泽为本,长夏色黄,如以缟裹栝萎实曰平,黄多泽少曰病,但黄无泽如枳实曰死。

"秋肺金旺,其色当白,若甚而浮清,是谓太过,病在外,微而沉浊,是谓不及,病在内,秋以泽为本,秋时色白,如以缟裹红曰平,白多泽少曰病,但白无泽如枯骨曰死。

"冬肾水旺,其色当黑,若甚而浮清,是谓太过,病在外,微而沉浊,是谓不及,病在内,冬以泽为本,冬时色黑,如以缟裹紫曰平,黑多泽少曰病,但黑无泽如煤炲曰死。"

《医门棒喝·人身阴阳体用论》曰:"假如形瘦色苍,中气足而脉多弦,目有精彩,饮食不多,却能任劳,此阳旺阴虚之质也。每病多火,须用滋阴清火。若更兼体丰肌厚,脉盛皮粗,食啖倍多,此阴阳俱盛之质。平时少病,每病多重,以邪蓄深久故也……如体丰色白,皮嫩肌松,脉大而软,食啖虽多,每生痰涎,此阴盛阳虚之质。目有精彩,尚可无妨,如无精彩,寿多不永,或未到中年,而得中风之病……若更兼形瘦脉弱,食饮不多,此阴阳两弱之质。倘目有精彩,耳轮肉厚端正,其先天尚强,神清智朗者,反为大贵。若目无彩,神气昏庸,必多贫夭。凡阴阳俱弱之质,常多病,却不甚重,亦不能受大补大泻大寒大热之药。"

(二)问诊

问诊可以获得较大部分的信息资料,可以获知个体未病状态、欲病状态或患病状态的各种痛苦和不适,既往病史等都必须通过问诊才能获得。

《养老奉亲书·下籍·饮食调治》曰:"若少年之人,真元气壮,或失于饥饱,食于生冷,以根本强盛,未易为患。其高年之人,真气耗竭,五脏衰弱,全仰饮食以资气血,若生冷无节,饥饱失宜,调停无度,动成疾患。"

《格致余论·饮食色欲箴序·饮食箴》曰:"人身之贵,父母遗体,为口伤身,滔滔皆是。人有此身,饥渴荐兴,乃作饮食,以遂其生。眷彼昧者,因纵口味,五味之过,疾病蜂起。病之生也,其机甚微,馋涎所牵,忽而不思。病之成也,饮食俱废,忧贻父母,医祷百计。山野贫贱,淡薄是谙,动作不衰,此身亦安。均气同体,我独多病,悔悟一萌,尘开镜净。曰节饮食,《易》之象辞,养小失大,孟子所讥。"

《景岳全书·杂证谟·饮食门》曰:"素喜冷食者,内必多热;素喜热食者,内必多寒。故内寒者不喜寒,内热者不喜热。然热者嗜寒,多生中寒;寒者嗜热,多生内热。此《内经》所谓久而增气,物化之常也;气增而久,夭之由也。故凡治病养生者,又当于素禀中察其嗜好偏胜之弊。""饮食致病,凡伤于热者,多为火证,而停滞者少;伤于寒者,多为停滞,而全非火证。大都饮食之伤,必因寒物者居多,而温平者次之,热者又次之。故治此者,不可不察其所因。"

(三)脉诊

脉诊是中医学的特色,脉象反映的是个体与季节、环境、体质、疾病等密切相关,具有应时而变的特征。

《伤寒论·辨脉法》曰:"问曰:脉有阴阳,何谓也?答曰:凡脉大、浮、数、动、滑,此名阳也。脉沉、涩、弱、弦、微,此名阴也。凡阴病见阳脉者生,阳病见阴脉者死。""寸口脉浮而紧,浮则为风,紧则为寒。"

《察病指南·诊五脏四季常脉》曰:"春肝脉微弦而长,夏心脉洪大而散,四季脾脉娜娜而缓,秋肺脉浮涩而短,冬肾脉沉滞而滑。"

《察病指南·定四季六脏平脉》曰:"春肝脉欲弦而长,心脉欲弦而洪浮,脾脉欲弦而缓,肺脉欲弦而微浮,肾脉欲弦而沉濡,命门脉欲弦而滑;夏心脉欲洪大而散,脾脉欲洪而迟缓,肺脉欲洪而浮涩,肾脉欲洪而沉滑,命门脉与肾同,肝脉欲洪而弦长;秋肺脉欲浮而短涩,肾脉欲微而伏,命门脉欲微而滑,肝脉欲浮而弦细,心脉欲浮而洪,脾脉欲浮而微缓;冬肾脉欲沉而滑,命门脉与肾同,肝脉欲沉而弦,心脉欲沉而洪,脾脉欲沉而缓,肺脉欲沉而涩。"

《濒湖脉学·四言举要·四时脉象》说:"春弦夏洪,秋毛冬石,四季和缓,是谓平脉。太过实强,病生于外;不及虚微,病生于内。春得秋脉,死在金日;五脏准此,推之不失。"

脉象是人体脏腑与四时相应的一种体现,春暖、夏热、秋凉、冬寒,在脏腑功能表现为肝、心、脾、肺、肾五脏的相应性,进而在脉象上体验为春微弦、夏微洪、秋微毛、冬微沉。

二、健康状态的辨识

作为每一位个体的人,由于所处的地域环境、饮食习惯、生活起居等因素不同,发生疾病时或多或少带有了各自的特点,故有"同病异证""异病同证"之别。

(一)辨人

《医学源流论·病同人异论》指出:"天下有同此一病,而治此则效,治彼则不效,且不惟无效而反有大害者,何也? 则以病同而人异也。夫七情六淫之感不殊,而受感之人各殊,或气体有强弱,质性有阴阳,生长有南北,性情有刚柔,筋骨有坚脆,肢体有劳逸,年力有老少,奉养有膏粱藜藿之殊,心境有忧劳和乐之别,更加天时有寒暖之不同,受病有深浅之各异。"因而了解不同人的体质特点对于防病治病十分必要。古代医家从不同角度对体质进行分类,并归纳总结出相应的特点,主要包括以下几方面。

1. 五态之人　五态之人有太阴、少阴、太阳、少阳、阴阳和平之分,乃阴阳的平衡或偏颇所致。凡五人者,其态不同,其筋骨气血各不等,故形成心理、性格情绪、形体形态、季节气候的适应力、病理特点等不同。

《灵枢·通天》曰:"少师曰:盖有太阴之人,少阴之人,太阳之人,少阳之人,阴阳和平之人。凡五人者,其态不同,其筋骨气血各不等。黄帝曰:其不等者,可得闻乎? 少师曰:太阴之人,贪而不仁,下齐湛湛,好内而恶出,心和而不发,不务于时,动而后之,此太阴之人也。少阴之人,小贪而贼心,见人有亡,常若有得,好伤好害,见人有荣,乃反愠怒,心疾而无恩,此少阴之人也。太阳之人,居处于于,好言大事,无能而虚说,志发于四野,举措不顾是非,为事如常自用,事虽败而常无悔,此太阳之人也。少阳之人,諟谛好自贵,有小小官,则高自宜,好为外交,而不内附,此少阳之人也。阴阳和平之人,居处安静,无为惧惧,无为欣欣,婉然从物,或与不争,与时变化,尊则谦谦,谭而不治,是谓至治。"

就其各自特点而言,太阴之人,贪婪而不仁,表里不一,内心阴暗,计较得失;少阴之人,贪图小利,幸灾乐祸,伤害他人,嫉妒心强,不知感恩;太阳之人,个性张扬,好于表现,好高骛远,言过其实,常自以为是,不知悔悟;少阳之人,做事细致,自尊虚荣,稍有地位则自夸自大,爱好交际,不愿埋头苦干;阴阳和平之人,心胸坦荡,淡定从容,不以物喜,不以己悲,与世无争,静观其变,高贵而谦逊,以理服人而不以权势压人,无为而治。可见五态人的分类不仅考虑了身体气血的盈亏、筋骨的强弱,还分析了心理、性格特征及其为人处世的方式,体现了从生理、心理与社会环境不同角度观察,尽可能地全方位分析问题。

2. 阴阳二十五人　在辨木、土、火、金、水五形人的基础上,依据头面、四肢不同状态以及季节的耐受适应能力,再根据经络循行人体时的气血盛衰,确定阴阳二十五人。

《灵枢·阴阳二十五人》曰:"先立五形金木水火土,别其五色,异其五形之人,而二十五人具矣……木形之人……其为人苍色,小头,长面,大肩背,直身,小手足,好有才,劳心,少力,多忧劳于事。能春夏不能秋冬,感而病生,足厥阴佗佗然……火形之人,比于上徵,似于赤帝。其为人赤色,广䏶,锐面小头,好肩背髀腹,小手足,行安地,疾心,行摇,肩背肉满,有气轻财,少信,多虑,见事明,好颜,急心,不寿暴死。能春夏不能秋冬,秋冬感而病生,手少阴核核然……土形之人,比于上宫,似于上古黄帝。其为人黄色,圆面,大头,美肩背,大腹,美股胫,小手足,多肉,上下相称,行安地,举足浮,安心,好利人,不喜权势,善附人也。能秋冬不能春夏,春夏感而病生,足太阴敦敦然……金形之人,比于上商,似于白帝。其为人方面,白色,小头,小肩背,小腹,小手足,如骨发踵外,骨轻,身清廉,急心,静悍,善为吏。能秋冬不能春夏,春夏感而病生,手太阴敦敦然……水形之人,比于上羽,似于黑帝。其为人黑色,面不平,大头,廉颐,小肩,大腹,动手足,发行摇身,下尻长,背延延然,不敬畏,善欺绐人,戮死。能秋冬不能春夏,春夏感而病生,足少阴汗汗然。大羽之人,比于右足太阳,太阳之上颊颊然。少羽之人,比于左足太阳,太阳之下纤纤然。众之为人,比于右足太阳,太阳之下洁洁然。桎之为人,比于左足太阳,太阳之上安安然。是故五形之人二十五变者,众之所以相欺者也。"

阴阳二十五人分类法是在五行人的基础上,结合阴阳学说,具体到身体各个部位的特征以及对自然界的适应性和做事的态度等多维度,更加细致地探讨体质的差异。

3. 胖瘦之人　《黄帝内经》依据体型的胖瘦分为肥人、瘦人、肥瘦适中人,膏人、脂人、肉人,并描述了其各自内在的特点。

《灵枢·卫气失常》曰:"伯高对曰:人有肥有膏有肉。黄帝曰:别此奈何?伯高曰:腘肉坚,皮满者,肥。腘肉不坚,皮缓者,膏。皮肉不相离者,肉……膏者其肉淖,而粗理者身寒,细理者身热。脂者其肉坚,细理者热,粗理者寒……膏者,多气而皮纵缓,故能纵腹垂腴。肉者,身体容大。脂者,其身收小……膏者多气,多气者热,热者耐寒。肉者多血则充形,充形则平。脂者,其血清,气滑少,故不能大。此别于众人者也……是故膏人,纵腹垂腴;肉人者,上下容大;脂人者,虽脂不能大者。"

《望诊遵经·诊手望法提纲》曰:"以形言之,则形盛为有余,形瘦为不足。"

体型分类主要是以身体肌肉的结实程度和肌肉的多少来对胖瘦之人进行分类,运用中医的望诊可较好地观察,具有可操作性。

4. 禀赋强弱之人　与禀赋密切相关,往往体现机体的阴阳偏颇。

《医门棒喝·人身阴阳体用论》曰:"人生与天地同根,阴阳之理,原无二致,但各具一形。若不察其体用偏胜厚薄之异,焉能识其迁流变化,以至疾病之因,故不可不究其源而详辨之。""故人禀质,各有偏胜强弱之殊,或有阳胜阴弱者,或有阴盛于阳者,或有阴阳两弱者,或有阴阳俱盛者。""夫医为性命所系,治病之要,首当察人体质之阴阳强弱,而后方能调之使安。察之之道,审其形气色脉而已。"

禀赋强弱主要从体形的外在表现、机体的功能状态及神的盛衰等方面结合起来进行综合判断。禀赋强者,多为机体骨骼健壮,肌肉充实,胸廓宽厚,皮肤润泽,筋强力壮等,说明气血旺盛,脏腑坚实,所以抗病力强。即使患病,邪气多从阳化热。禀赋弱者,多为机体骨骼细小,肌肉瘦削或肌肉不实,胸廓狭窄,皮肤干枯,筋弱无力等,为形气不足,说明气血不足,体质虚弱,脏腑功能脆弱,抗病力弱。即使患病,邪气多从阴化寒。

5. 勇怯之人　根据人们对疼痛的忍受性、性格的勇怯等特点分为勇敢之人、怯懦之人、中庸之人。

《灵枢·论勇》曰："黄帝曰：夫勇士之不忍痛者，见难则前，见痛则止；夫怯士之忍痛者，闻难则恐，遇痛不动……少俞曰：夫忍痛与不忍痛者，皮肤之薄厚，肌肉之坚脆缓急之分也，非勇怯之谓也……少俞曰：勇士者，目深以固，长衡直扬，三焦理横，其心端直，其肝大以坚，其胆满以傍，怒则气盛而胸张，肝举而胆横，眦裂而目扬，毛起而面苍，此勇士之由然者也。黄帝曰：愿闻怯士之所由然。少俞曰：怯士者，目大而不减，阴阳相失，其焦理纵，䯏骭短而小，肝系缓，其胆不满而纵，肠胃挺，胁下空，虽方大怒，气不能满其胸，肝肺虽举，气衰复下，故不能久怒，此怯士之所由然者也。"

可见勇怯分类是以人的性格特点、对疼痛的耐受性为基础。而性格的特点则是以脏腑功能强弱为前提，勇者多为脏腑功能正常，尤其是肝胆旺盛，充分发挥了"肝为将军之官"和"胆主决断"的功能，而怯者多是肝胆功能稍弱，减弱了其疏泄和决断功能，并不是以能否忍受疼痛来判断。

（二）辨证

在不同状态下，证是不一样的，具有应时、应地、应人而变化的特征。所以，辨证就是根据四诊所收集的资料，通过分析、综合，辨清疾病的病因、病位、病性以及邪正之间的关系，进而可以对不同的证施以不同的治法。

《素问·三部九候论》强调致病必先辨别虚实，提出："必先度其形之肥瘦，以调其气之虚实，实则泻之，虚则补之。必先去其血脉而后调之，无问其病，以平为期。"

《伤寒论·辨太阳病脉证并治》曰："太阳之为病，脉浮，头项强痛而恶寒。""太阳病，发热，汗出，恶风，脉缓者，名为中风。"

《丹溪心法·喘》曰："喘病，气虚、阴虚、有痰。凡久喘之证，未发宜扶正气为主，已发用攻邪为主。气虚短气而喘甚，不可用苦寒之药，火气盛故也，以导痰汤加千缗汤。有痰亦短气而喘。阴虚，自小腹下火起，冲于上喘者，宜降心火、补阴。有火炎者，宜降心火，清肺金；有痰者，用降痰下气为主。上气喘而躁者为肺胀，欲作风水证，宜发汗则愈。有喘急风痰上逆者，《大全方》千缗汤佳，或导痰汤加千缗汤。有阴虚挟痰喘者，四物汤加枳壳、半夏，补阴降火。诸喘不止者，用劫药一二服则止。劫之后，因痰治痰，因火治火。劫药以椒目研极细末一二钱，生姜汤调下止之，气虚不用。又法：萝卜子蒸熟为君，皂角烧灰，等分为末，生姜汁炼蜜丸，如小豆子大，服五七十丸，嚼化止之。气虚者用人参蜜炙、黄柏、麦门冬、地骨之类。气实人，因服黄芪过多而喘者，用三拗汤以泻气。若喘者，须用阿胶。若久病气虚而发喘，宜阿胶、人参、五味子补之。若新病气实而发喘者，宜桑白皮、苦葶苈泻之。"

《丹溪心法·痿》曰："痿证断不可作风治而用风药。有湿热、湿痰、气虚、血虚、瘀血。湿热，东垣健步丸，加燥湿、降阴火，苍术、黄芩、黄柏、牛膝之类；湿痰，二陈汤加苍术、白术、黄芩、黄柏、竹沥、姜汁；气虚，四君子汤加黄芩、黄柏、苍术之类；血虚，四物汤加黄柏、苍术，煎送补阴丸；亦有食积、死血妨碍不得下降者，大率属热，用参术四物汤、黄柏之类。"

《伤寒论·辨太阳病脉证并治》曰："伤寒中风，有柴胡证，但见一证便是，不必悉具。"

《医学心悟·伤寒类伤寒辨》曰："伤寒者，冬令感寒之正病也。类伤寒者，与伤寒相似而实不同也。世人一见发热，辄曰伤寒，率尔发表，表之不去，则以和解、清凉诸法继之，其间有对证而即愈者，有不对证而不愈者，有幸愈而垂危复生者，皆由施治之初，辨证未明也。"

《医门法律·胀病论》曰："凡治水肿病，不察寸口脉之浮沉迟数，弦紧微涩，以及趺阳脉之浮数微迟紧伏，则无从辨证用药，动罹凶祸，医之罪也。"

《幼幼集成·腹痛证治》曰："夫腹痛之证，因邪正交攻，与脏气相击而作也。有冷有热，有虫痛，有食积，辨证无讹，而施治必效。"

《杂病广要·脏腑类·肺痈》曰："肺痈属在有形之血，血结宜骤攻；肺痿属在无形之气，气伤宜徐理。肺痈为实，误以肺痿治之，是为实实；肺痿为虚，误以肺痈治之，是为虚虚，此辨证用药之大略也。"

可见证不同则治不同，治疗的前提是辨证。根据望闻问切四诊信息资料，进行分析判断患者的寒热虚实病性以及在脏在腑等病位，从而施治用药。

（三）辨病

一种具体的病往往具有特定的病因、病机和症状，具有一定的发展规律和演变过程。根据不同疾病的各自特征，做出相应的诊断，并针对不同疾病而进行相应治疗，这就是辨病论治。辨病论治也是中医学的一种论治方法，如殷墟甲骨文记载了疟、疥、蛊、龋等 20 余种疾病的名称，西周《山海经》有瘿、痔、痈、疽、痹等 23 种固定病名；长沙《五十二病方》共载医方 280 多个，所治疾患涉及内、外、妇、儿、五官各种疾病 100 多种。

《素问·奇病论》曰："帝曰：有病口甘者，病名为何？何以得之？岐伯曰：此五气之溢也，名曰脾瘅。夫五味入口，藏于胃，脾为之行其精气，津液在脾，故令人口甘也，此肥美之所发也，此人必数食甘美而多肥也，肥者令人内热，甘者令人中满，故其气上溢，转为消渴。治之以兰，除陈气也。"

《素问·通评虚实论》曰："凡治消瘅仆击，偏枯痿厥，气满发逆，肥贵人，则高粱之疾也。隔塞闭绝，上下不通，则暴忧之病也。暴厥而聋，偏塞闭不通，内气暴薄也。不从内外中风之病，故瘦留著也。跖跛，寒风湿之病也。"

《灵枢·百病始生》曰："黄帝问于岐伯曰：夫百病之始生也，皆生于风雨寒暑，清湿喜怒。喜怒不节则伤脏，风雨则伤上，清湿则伤下。三部之气，所伤异类，愿闻其会，岐伯曰：三部之气各不同，或起于阴，或起于阳，请言其方。喜怒不节，则伤脏，脏伤则病起于阴也；清湿袭虚，则病起于下；风雨袭虚，则病起于上，是谓三部。至于其淫泆，不可胜数。"

《四圣心源·七窍解·鼻口根源·口病根源·牙痛》曰："牙痛者，足阳明之病也。手阳明之经，起于手之次指，上颈贯颊而入下齿。足阳明之经，起于鼻之交頞，下循鼻外而入上齿。手之三阳，阳之清者，足之三阳，阳之浊者。浊则下降，清则上升，手阳明升，足阳明降，浊气不至上壅，是以不痛。"

《医学发明·病分昼夜气血衰旺论》曰："夫百病昼则增剧，遇夜安静，是阳病有余，乃气病而血不病也。百病夜则增剧，昼则安静，是阴病有余，乃血病而气不病也。昼则发热，夜则安静，是阳气自旺于阳分也，昼则安然，夜则发热烦躁，是阳气下陷入阴中也，名曰热入血室。昼则发热烦躁，夜亦发热烦躁，是重阳无阴也，当亟泻其阳，峻补其阴，夜则恶寒，昼则安静，是阴血自旺于阴分也。夜则恶寒，昼亦恶寒，是重阴无阳也。当亟泻其阴，峻补其阳，夜则安静，昼则恶寒，是阴气上溢于阳中也。"

《医学发明·淹疾疟病》中同时对五脏病变的特征及其治法提出了很好的见解，如："肝病，面青、脉弦、皮急，多青则痛，形盛胸胁痛，耳聋、口苦、舌干，往来寒热而呕。以上是形盛，当和之以小柴胡汤也。如形衰骨摇而不能安于地，此乃膝筋，治之以羌活汤。《本草》云：羌活为君也，疟证取以少阳。如久者，发为痹疟，宜以针刺绝骨穴，复以小柴胡汤治之。心病，面赤脉洪身热，赤多则热，暴病壮热恶寒，麻黄加知母石膏黄芩汤主之。此证如不发汗，久不愈，为疟。淹疾颐肿，面赤身热，脉洪紧而消瘦，妇人则亡血，男子则失精。脾病，面黄脉缓，皮肤亦缓，黄多则热，形盛，依《伤寒》说，是为湿温。其脉阳浮而弱，阴小而急，治在太阴。湿温自汗，白虎加苍术主之。如久不愈，为温疟重暍，白虎加桂枝主之。淹疾肉消，食少无力，故曰热消肌肉，宜以养血凉药。《内经》曰：血生肉。肺病，面白皮涩，多白则寒，暴病，涩痒气虚，麻黄加桂枝，令少汗出也。《伤寒论》曰：夏伤于暑，汗不得出则痒。若久不痊为风疟。形衰面白，脉涩皮肤亦涩，形羸气弱，形淹卫气不足。肾病，面黑身凉，脉沉而滑，多黑则痹，暴病形冷恶寒，三焦伤也，治之以姜附汤或四逆汤。久不愈为疟，暴气冲上，吐食，夜发，俗呼谓之夜疟。太阳经，桂枝证，形衰淹疾，黑瘅羸瘦，风痹痿厥不能行也。"

《丹溪心法·癫狂》曰："癫属阴，狂属阳，癫多喜而狂多怒，脉虚者可治，实则死。"

《丹溪心法·中暑》曰："暑乃夏月炎暑也，盛热之气者，火也。有冒、有伤、有中，三者有轻重之分，虚实之辨。"

《诸病源候论·疮诸病·土风疮候》曰："土风疮，状如风疹而头破，乍发乍瘥。此由肌腠虚疏，风尘入于皮肤故也。俗呼之为土风疮。"

《诸病源候论·小儿杂病四·滞颐候》曰："滞颐之病，是小儿多涎唾，流出渍于颐下，此由脾冷液多故也。脾之液为涎，脾气冷，不能收制其津液，故令涎流出，滞渍于颐也。"

每一疾病都有各自的病名，如消渴、红丝疔、中暑等，有一定的临床特点，其发病原因、病机和预后转归也都有一定的规律可循，因此辨病论治有时在中医学诊疗中可发挥比较明显的优势。

第三节　健康状态的调摄

一、健康状态的调摄原则

（一）法阴阳，有节制

《素问·上古天真论》曰："上古有真人者，提挈天地，把握阴阳，呼吸精气，独立守神，肌肉若一,故能寿敝天地,无有终时,此其道生。中古之时,有至人者,淳德全道,和于阴阳,调于四时,去世离俗,积精全神,游行天地之间,视听八达之外,此盖益其寿命而强者也,亦归于真人。其次有圣人者,处天地之和,从八风之理,适嗜欲于世俗之间,无恚嗔之心,行不欲离于世,被服章,举不欲观于俗,外不劳形于事,内无思想之患,以恬愉为务,以自得为功,形体不敝,精神不散,亦可以百数。其次有贤人者,法则天地,象似日月,辩列星辰,逆从阴阳,分别四时,将从上古合同于道,亦可使益寿而有极时。"

《素问·上古天真论》指出:"夫上古圣人之教下也,皆谓之虚邪贼风,避之有时,恬惔虚无,真气从之,精神内守,病安从来。是以志闲而少欲,心安而不惧,形劳而不倦,气从以顺,各从其欲,皆得所愿。故美其食,任其服,乐其俗,高下不相慕,其民故曰朴。是以嗜欲不能劳其目,淫邪不能惑其心,愚智贤不肖,不惧于物,故合于道。所以能年皆度百岁而动作不衰者,以其德全不危也。"

《素问·上古天真论》曰:"上古之人,其知道者,法于阴阳,和于术数,食饮有节,起居有常,不妄作劳,故能形与神俱,而尽终其天年,度百岁乃去。"

《素问·四气调神大论》曰:"夫四时阴阳者,万物之根本也,所以圣人春夏养阳,秋冬养阴,以从其根,故与万物沉浮于生长之门。逆其根,则伐其本,坏其真矣。故阴阳四时者,万物之终始也,死生之本也,逆之则灾害生,从之则苛疾不起,是谓得道。道者,圣人行之,愚者佩之。从阴阳则生,逆之则死,从之则治,逆之则乱。"

《备急千金要方·养性·道林养性》曰:"养性之道,常欲小劳,但莫大疲及强所不能堪耳。且流水不腐,户枢不蠹,以其运动故也。养性之道,莫久行久立,久坐久卧,久视久听,盖以久视伤血,久卧伤气,久立伤骨,久坐伤肉,久行伤筋也。仍莫强食,莫强酒,莫强举重,莫忧思,莫大怒,莫悲愁,莫大惧,莫跳踉,莫多言,莫大笑,勿汲汲于所欲,勿悁悁怀忿恨,皆损寿命。若能不犯者,则得长生也。"

《养生类要·无心得大还》曰:"大还之道,圣道也。无心常清常静也。人能常清静,天地悉皆归。圣道之不可传,大还之不可得哉!清净经已尽言之矣。修真之士体而行之,欲造夫清真灵妙之境,若反掌耳。"

《饮膳正要·养生避忌》曰:"善摄生者,薄滋味,省思虑,节嗜欲,戒喜怒,惜元气,简言语,轻得失,破忧阻,除妄想,远好恶,收视听,勤内固,不劳神,不劳形,神形既安,病患何由而致也。故善养性者,先饥而食,食勿令饱,先渴而饮,饮勿令过。食欲数而少,不欲顿而多。"

《医学心悟·保生四要》曰:"一曰:节饮食…… 二曰:慎风寒…… 三曰:惜精神……四曰:戒嗔怒。"

(二)治未病,重防控

《素问·阴阳应象大论》曰:"故邪风之至,疾如风雨,故善治者治皮毛,其次治肌肤,其次治筋脉,其次治六腑,其次治五脏。治五脏者,半死半生也。"

《素问·四气调神大论》中提出:"是故圣人不治已病治未病,不治已乱治未乱,此之谓也。夫病已成而后药之,乱已成而后治之,譬犹渴而穿井,斗而铸锥,不亦晚乎!"

《理虚元鉴·二守》曰:"二守者,一服药,二摄养。二者所宜守之久而勿失也。"

《理虚元鉴·三候》指出:"是惟时时防外邪,节嗜欲,调七情,勤医药,思患而预防之,方得涉险如夷耳!"

"未"指原有的状态没有发生明显的变化;"病"指疾病。"未病"不是仅指未有患病,这种未变的状态大致可视为健康未病、已病未传、病愈未复三种。"治"应当着眼于"调养"与"治疗"两方面。因此,"治未病"就是针对三种状态,采取相应的未病先防、既病防变和病愈防复措施。三种不同状态虽都体现出"防"的意识,但着眼点有所不同。"未病先防"在于强身避邪,顺应四时,起居规律;"既病防变"重视掌握疾病的发展规律,"先安未受邪之地";而"病愈防复"当明确导致复发的因素,提出禁忌,重视规避。

总之,维护健康的原则首先体现"天人相应"的理念,顺应自然四时阴阳消长的规律,并且注意强体避邪,调畅情志,减少欲念,劳逸适度,饮食有节,随遇而安。简而言之,健康状态调摄原则提倡的是有时、有度、有节、有法,并重视"治未病"。

二、健康状态的调摄方法

根据健康状态的维护和调养原则,历代医家提出了相应的调摄方法,包括:不同年龄的膳食调养方法,四时起居的注意事项,精神、情绪的调节,强身健体的功法等,可谓详尽矣。

(一)生活起居,有法有度

1. 顺应四时 《素问·四气调神大论》曰:"春三月,此谓发陈,天地俱生,万物以荣,夜卧早起,广步于庭,被发缓形,以使志生,生而勿杀,予而勿夺,赏而勿罚,此春气之应,养生之道也。逆之则伤肝,夏为寒变,奉长者少。

"夏三月,此谓蕃秀,天地气交,万物华实,夜卧早起,无厌于日,使志无怒,使华英成秀,使气得泄,若所爱在外,此夏气之应,养长之道也。逆之则伤心,秋为痎疟,奉收者少,冬至重病。

"秋三月,此谓容平,天气以急,地气以明,早卧早起,与鸡俱兴,使志安宁,以缓秋刑,收敛神气,使秋气平,无外其志,使肺气清,此秋气之应,养收之道也。逆之则伤肺,冬为飧泄,奉藏者少。

"冬三月,此谓闭藏,水冰地坼,无扰乎阳,早卧晚起,必待日光,使志若伏若匿,若有私意,若已有得,去寒就温,无泄皮肤,使气亟夺,此冬气之应,养藏之道也。逆之则伤肾,春为痿厥,奉生者少。

"逆春气,则少阳不生,肝气内变。逆夏气,则太阳不长,心气内洞。逆秋气,则太阴不收,肺气焦满。逆冬气,则少阴不藏,肾气独沉。"

《素问·生气通天论》曰:"苍天之气,清净则志意治,顺之则阳气固,虽有贼邪,弗能害也,此因时之序。故圣人传精神,服天气,而通神明。"

《医学心悟·保生四要》在论"惜精神"时指出:"亥子丑月,阳气潜藏,君子固密,以养微阳,金石热药,切不可尝。积精全神,寿考弥长。"在论"慎风寒"时指出:"四时俱谨,尤慎三冬,非徒衣厚,惟在藏精。"

对于小儿《诸病源候论·小儿杂病一·养小儿候》指出:"宜时见风日,若都不见风日,则令肌肤脆软,便易伤损……天和暖无风之时,令母将抱日中嬉戏,数见风日,则血凝气刚,肌肉硬密,堪耐风寒,不致疾病。若常藏在帏帐之内,重衣温暖,譬如阴地之草木,不见风日,软脆不任风寒。又当薄衣,薄衣之法,当从秋习之,不可以春夏卒减其衣,则令中风寒。从秋习之,以渐稍寒,如此则必耐寒。冬月但当著两薄襦,一复裳耳,非不忍见其寒,适当佳耳。爱而暖之,适所以害之也。又当消息,无令汗出,汗出则致虚损,便受风寒。昼夜啼寐,皆当慎之。"

四时、昼夜、时辰——在"法于阴阳"的大法指导下,提倡生活有规律,以顺应自然阴阳消长为原则,对于小儿更应细致有别,与四时相应,即春、夏季可晚睡早起,秋季可早卧早起,冬季可早卧晚起,添衣加被要与季节、天气变化一致。做到天人合一,不违反自然规律,这样才能健康。

2. 适度节制 包括饮食、起居、劳逸等方面。

《脾胃论·摄养》曰:"忌浴当风,汗当风。须以手摩汗孔合,方许见风,必无中风、中寒之疾。遇卒风暴寒,衣服不能御者,则宜争努周身之气以当之,气弱不能御者病。如衣薄而气短,则添衣,于无风处居止。气尚短,则以沸汤一碗熏其口鼻,即不短也……如久居高屋,或天寒阴湿所遇,令气短者,亦如前法熏之。如居周密小室,或大热而处寒凉,气短,则出就风日。凡气短皆宜食滋味汤饮,令胃调和。或大热能食而渴,喜寒饮,当从权以饮之,然不可耽嗜。如冬寒喜热物,亦依时暂食…… 饥而睡不安,则宜少食,饱而睡不安,则少行坐。遇天气变更,风寒阴晦,宜预避之。大抵宜温暖,避风寒,省语,少劳役为上。"

《备急千金要方·养性·道林养性》曰:"故善摄生者,常少思少念,少欲少事,少语少笑,少愁少乐,少喜少怒,少好少恶,行此十二少者,养性之都契也。"

《千金翼方·养性》曰:"所以老人于四时之中,常宜温食,不得轻之。老人之性,必恃其老,无有藉在,率多骄恣,不循轨度。忽有所好,即须称情,即晓此术,当宜常预慎之。故养老之要,耳无妄听,口无妄言,心无妄念,此皆有益老人也。"

《养生导引秘籍·修龄要指·导引却病歌诀·淡食能多补》曰:"五味之于五脏,各有所宜。若食之不节,必致亏损。孰若食淡谨节之为愈也?然此淡亦非弃绝五味,特言欲五味之冲淡耳。仙翁有云:断盐不是道,饮食无滋味。可见其不绝五味也。"

《尊生要旨·杂忌篇·附录:养生所忌》曰:"寒来衣不顿多,暖来衣不顿减。久劳则安闲,以保极力之处;久逸则行动,以为引导之方。暑汗当风,则荣卫闭结,过汗不可以风。夏热卧湿,气散血凝,大热不可亲湿。冬居极热,则肾受虚阳,而春夏肝与心有壅蔽之疾。夏冒极凉,则心抱浮寒,而秋冬肺与肾有沉滞之患。太饥则伤胃,食毋极饱,极饱复伤脾。大渴则伤血,饮勿过多,过多反伤气。极视则昏睛,极听则伤肾,多睡则神浊,频醉则气散,多汗则损血,多思则伤神。奔车走马,则气乱而神惊;登峻望高,则力疲而胆怯。及夫汲汲所欲,戚戚所怀,久谈语笑,寝息失时,拽弓引努,耽酒呕吐,饱食便卧,饥而强行,跳步喘息,叹呼哭泣,不知所节,皆非宜也。"

《养老奉亲书·饮食调治》曰:"若有疾患,且先详食医之法,审其疾状,或食疗之。食疗未愈,然后命药,贵不伤其脏腑也。""老人之食,大抵宜其温热熟软,忌其黏硬生冷。""尊年之人,不可顿饱,但频频与食,使脾胃易化,谷气长存。"

《养老奉亲书·宴处起居》曰:"凡行住坐卧,宴处起居,皆须巧立制度,以助娱乐。栖息之室,必常洁雅,夏则虚敞,冬则温密。其寝寐床榻,不须高广,比常之制,三分减一,低则易于升降,狭则不容漫风。裀褥厚藉,务在软平。三面设屏,以防风冷。其枕宜用夹熟色帛为之,实以菊花,制在低长,低则寝无罅风,长则转不落枕。其所坐椅,宜作矮禅床样,坐可垂足履地,易于兴起,左右置栏,面前设几。缘老人多困,坐则成眠,有所栏围,免闪侧之伤。其衣服制度,不须宽长。长则多有蹒绊,宽则衣服不著身。缘老人骨肉疏冷,风寒易中。若窄衣贴身,暖气著体,自然血气流利,四肢和畅。虽遇盛夏,亦不可令祖露,其颈后连项,常用紫软夹帛,自颈后巾帻中垂下著肉,入衣领中至背甲间,以护腠理。尊年人肌肉瘦怯,腠理开疏,若风伤腠中,便成大患,深宜慎之。"

《养老奉亲书·春时摄养》曰:"当春之时,其饮食之味,宜减酸益甘以养脾气。肝气盛者,调嘘气以利之。顺之则安,逆之则少阳不生,肝气内变。"《养老奉亲书·夏时摄养》曰:"当夏之时,其饮食之味,宜减苦增辛,以养肺气。"《养老奉亲书·秋时摄养》曰:"当秋之时,其饮食之味,宜减辛增酸,以养肝气。"《养老奉亲书·冬时摄养》曰:"当冬之时,其饮食之味,宜减咸而增苦,以养心气。"

《养生导引秘籍·修龄要指·起居调摄》曰:"夜膳勿饱,饮酒勿醉,醉后勿饮冷,饱余勿便卧。"

在饮食起居方面讲究顺应四时,适度节制,尤其对小儿也提出了特别注意事项。

《备急千金要方·少小婴孺方上·初生出腹》曰:"凡乳儿,不欲太饱,饱则呕吐。每候儿吐者,乳太饱也。"

《圣济总录·小儿门·小儿初生法》曰:"儿之乳哺,宜令多少有常。"

《陈氏小儿病源方论·养子调摄》曰:"养子若要无疾,在于摄养调和。吃热,吃软,吃少,则不病。吃冷,吃硬,吃多,则生病。忍三分寒,七分饱,频揉肚,少洗澡。"

《景岳全书·小儿则上·护养法》曰:"小儿饮食有任意偏好者,无不致病,所谓爽口味多终作疾也,极宜慎之。"

针对老幼有别、季节差异,均提出了不同的颐养方法,具有一定的意义。

人的饮食口味、寒热调摄、劳作安逸、情志都要适可而止,不能太过,过犹不及,影响人的健康状态。

（二）防治结合,养护为先

1. 未病先防　《素问·上古天真论》曰:"虚邪贼风,避之有时,恬淡虚无,真气从之,精神内守,病安从来。"

《素问·刺热》说:"肝热病者左颊先赤,心热病者颜先赤,脾热病者右颊先赤,肾热病者颐先赤。病虽未发,见赤色者刺之,名曰治未病。"

《理虚元鉴·虚症有六因》曰:"宜调护于未病之先,或预服补药,或节养心力,未可以其无寒无热,能饮能食,并可应接世务而恃为无惧也。"

《理虚元鉴·知防》曰:"所以一年之内,春防风,又防寒;夏防暑热,又防因暑取凉而致感寒;长夏防湿;秋防燥;冬防寒,又防风。此八者,病者与调理病人者,皆所当知。即医师亦须深明五运六气之理,每当时序推迁,气候偏重,即宜预为调摄挽救,以补阴阳造化之偏,而制其太过,扶其不足。经云:毋翼其胜,毋赞其复,闲其未然,谨其将然,修其已然。即此之谓也。"

可见未病先防着力于未雨绸缪,防止疾病的发生。其主要针对的是健康人群,在"防"的过程中要注意积极调摄养生,颐养正气,提高机体抗病能力,同时还要依据四时季节特点进行相应的防范,适应客观环境,抵御外邪的侵袭;还要有良好的心态,劳逸结合,饮食适当等各种有效措施,做好预防工作,避免致病因素的侵害,以防止疾病的发生。

2. 既病防变　《难经·五十三难》曰:"七传者,传其所胜也。间脏者,传其子也。何以言之? 假令心病传肺,肺传肝,肝传脾,脾传肾,肾传心,一脏不再伤,故言七传者死也。间脏者,传其所生。假令心病传脾,脾传肺,肺传肾,肾传肝,肝传心,是子母相传,竟而复始,如环无端,故曰生也。"

《难经·五十四难》曰:"脏病所以难治者,传其所胜也;腑病易治者,传其子也。与七传、间脏同法也。"

《难经·五十六难》曰:"肝之积名曰肥气……肺病传于肝,肝当传脾,脾季夏适王,王者不受邪,肝复欲还肺,肺不肯受,故留结为积。故知肥气以季夏戊己日得之。心之积名曰伏梁……以秋庚辛日得之。何以言之? 肾病传心,心当传肺,肺以秋适王,王者不受邪,心复欲还肾,肾不肯受,故留结为积。故知伏梁以秋庚辛日得之。脾之积名曰痞气……以冬壬癸日得之。何以言之? 肝病传脾,脾当传肾,肾以冬适王,王者不受邪,脾复欲还肝,肝不肯受,故留结为积。故知痞气以冬壬癸日得之。肺之积名曰息贲……以春甲乙日得之。何以言之? 心病传肺,肺当传肝,肝以春适王,王者不受邪,肺复欲还心,心不肯受,故留结为积。故知息贲以春甲乙日得之。肾之积名曰贲豚……以夏丙丁日得之。何以言之? 脾病传肾,肾当传心,心以夏适王,王者不受邪,肾复欲还脾,脾不肯受,故留结为积。故知贲豚以夏丙丁日得之。此五积之要法也。"

《难经·七十七难》曰:"所谓治未病者,见肝之病,则知肝当传之与脾,故先实其脾气,无令得受肝之邪,故曰治未病焉。"

《金匮要略·脏腑经络先后病脉证治》曰:"上工治未病,何也? 师曰:夫治未病者,见肝之病,知肝传脾,当先实脾,四季脾旺不受邪,即勿补之;中工不晓相传,见肝之病,不解实脾,惟治肝也。"

《医学源流论·躯壳经络脏腑论》曰："故邪之伤人，或在皮肉，或在筋骨，或在脏腑，或在经络。有相传者，有不相传者，有久而相传者，有久而终不传者。其大端则中于经络者易传。其初不在经络，或病甚而流于经络者，亦易传。经络之病，深入脏腑，则以生克相传。惟皮肉筋骨之病，不归经络者，则不传，所谓躯壳之病也。"

《温热论》曰："务在先安未受邪之地，恐其陷入易易耳。"

患病后，需要注意积极治疗、调养，截断疾病的发展、传变。除了预防外在的邪气侵扰以防止病情加重外，还要根据脏腑生克传变规律，把握外感病的传变规律及脏腑之间的关系，提前巩固病变脏腑所克之未病脏腑，及时发现变化，注重"先安未受邪之地"，防止疾病进一步传变加重。

3. 病愈防复　《备急千金要方·伤寒下·劳复（食忌、阴阳易、理发附）》曰："时病瘥后未满五日，食一切肉面者，病更发，大困；时病瘥后，新起饮酒及韭菜，病更复；时病新瘥，食生鱼鲊，下利必不止；时病新瘥，食生菜，令颜色终身不平复；时病新汗解，饮冷水者，损心包，令虚人不复；时病新瘥，食生枣及羊肉者，必膈上作热蒸；时病新瘥，食犬羊等肉者，作骨中蒸热；时疾新瘥，食鱼肉与瓜生菜，令人身热；时疾新瘥，食蒜鲙者，病发必致大困。"所以饮食当慎，并指出"病新瘥后，但得食糜粥，宁少食令饥，慎勿饱，不得他有所食，虽思之，勿与之也。引日转久，可渐食羊肉白糜，若羹汁雉兔鹿肉，不可食猪狗肉也。""新瘥后当静卧，慎勿早起，梳头洗面，非但体劳，亦不可多言语用心，使意劳烦，凡此皆令人劳复。"

《外台秘要·口疮久不瘥方》曰："凡患口疮及齿，切禁油、面、酒、酱、醋、腻、干枣，瘥后七日断之弥佳。若不久慎，寻手即发，发而更疗，其瘥稍迟。慎之！慎之！"

《圣济总录·叙例·禁忌》曰："凡伤寒、时气忌羊肉、杂食。及病差后、尤忌肉食。"

《圣济总录·伤寒门·伤寒统论》曰："若劳复阴阳易之类，虽差后犹宜节慎。变态多端，不可备举。"

《集验方·伤寒、温病瘥后禁忌》曰："凡热病新差，及大病之后，食猪肉及肠血肥鱼油腻等，必大下痢，医不能治也，必至于死。若食饼饵粢黍饴脯鲙炙枣栗诸果，及坚实难消之物，胃气尚虚弱，不能消化，必更结热，适以药下之，则胃中虚冷，大利难禁，不下必死，下之复危，皆难救也。热病之后，多坐此死，不可不慎也。""病新差，但得食糜粥，宁可少食令饥，慎勿饱，不得他有所食，虽思之勿与，引日转久可渐食羊肉糜若兔雉鹿肉，慎不可食猪犬肉也。""新差后，当静卧，慎勿令人梳头洗面，非但体劳，亦不可多言语用心使意劳，凡此皆令劳复。"

《理虚元鉴·知防》曰："虚人再经不得一番伤寒，或一番痢疾，或半年几月疟疾，轻伤风感冒，亦不宜辄受。"

病愈防复主要在于强调病后的养生调养。大病初愈要多休息，尤要重视忌口，如热病后慎食肉，脾胃虚弱病愈后慎食肥甘厚味难以消化之品等。

另外，疾病防复发方面应注意：患大病之后，或疾病症状虽已消失，因治疗不彻底，病根未除，潜伏于体内，若有诱因可再发，注意疾病痊愈后预防复发，巩固疗效。或由于病后脾胃之气未复,正气尚虚,"虚人"易感,且更不耐受。若调养不当,旧病也易复发或滋生其他病变。所以除慎防过劳以外,常以补虚调理为主。如果余邪未尽而复发者,应以祛邪为主;或根据正气之强弱,二者兼顾之。

(三)调畅情志,精神愉悦

《养老奉亲书·性气好嗜》曰:"眉寿之人,形气虽衰,心亦自壮,但不能随时人事遂其所欲。虽居处温给,亦常不足,故多咨煎背执,等闲喜怒,性气不定,止如小儿。全在承顺颜色,随其所欲,严戒婢使子孙,不令违背。若愤怒一作,血气虚弱,中气不顺,因而饮食,便成疾患,深宜体悉。常令人随侍左右,不可令孤坐独寝……养老之法,凡人平生为性,各有好嗜之事,见即喜之。有好书画者,有好琴棋者,有好赌扑者,有好珍奇者,有好禽鸟者,有好古物者,有好佛事者,有好丹灶者。人之僻好,不能备举,但以其平生偏嗜之物,时为寻求,择其精纯者,布于左右,使其喜爱,玩悦不已,老人衰倦,无所用心。若只令守家孤坐,自成滞闷。今见所好之物,自然用心物上,日日看承戏玩,自以为乐,虽有劳倦,咨煎性气,自然减可。"

古人强调内心宁静,并非要求人们完全做到静灭思想,无欲无为,而在于体现自我调整修复的能力,遇事能心平气和。另外舒畅情绪的方式多种多样,有琴棋书画、起舞弹唱、吟诗垂钓、种树养花、弈棋篆刻等。人们可以根据自己的体质、素养以及爱好选择自己喜好之事及适合本人身心条件的方式,这样相对容易集中思想,专心致志,而不易被外界的纷扰诱惑,更易舒缓心情。

(四)强身健体,抵御外邪

《景岳全书·杂证谟·瘴气》曰:"凡居岭南者,必慎起居,节饮食,寡欲清心,虽有岚,邪勿能害也。惟内境不出,则外境不入,此理之自然。其有感而病者,皆不知所慎耳。"又曰:"居瘴地者,虽曰节慎起居,而防病之药不可不为之备,如人参、附子、干姜、当归、熟地黄、紫金锭、苏合丸、不换金正气散之类,皆不可须臾离也。从宦兹土,则政事多繁,上下交际,为商往来,则经营贸易,其势不容于自逸,稍觉不快,即宜如法服药以解之。微邪易伏,固不致病也,惟其不能防微,而势必至于渐盛,故曰不治已病治未病。此之谓也。"

我国各地气候环境差异明显,如南方多湿热,北方多寒冷,西北多干燥等,不同地域环境对疾病的产生有一定的影响,因而针对特定地区的特点提出特定疾病的防范措施非常有意义。

《养性延命录·导引按摩》曰:"清旦未起,先啄齿二七,闭目握固,漱满唾,三咽气,寻闭不息自极,极乃徐徐出气,满三止。便起,狼踞鸱顾,左右自摇,亦不息自极,复三。便起下床,握固不息,顿踵三。还,上一手,下一手,亦不息自极三。又叉手项上,左右自了捩,不息复三。又伸两足及叉手前却,自极复三。皆当朝暮为之,能数尤善。平旦以两掌相摩令热,熨眼三过;次又以指按目四(眦),令人目明。按经文,拘魂门,制魄户,名曰握固,与魂魄安门户也。此固精明目,留年还白之法,若能终日握之,邪气百毒不得入。"

《理虚元鉴·二护》曰:"寒从足起,风从肩俞、眉际而入。病者常护此二处,则风寒之乘于不意者少矣。其间有最紧要者,每当时气不佳之际,若肩背经络之间,觉有些少淅沥恶寒,肢节酸软拘束,周身振颤,立身不定光景,即刻断食一周;其稍重者,略散以煎剂,自脱然而愈。若时气初染,不自觉察,再加以饮食斗凑,经邪传里,轻者蒸灼几日,重者恒致大害。"

《审视瑶函·动功六字延寿诀》曰:"春嘘明目本持肝,夏至呵心火自闲,秋呬定知金肺润,冬吹惟要坎中安,三焦嘻却除烦热,四季长呼脾化飡,切忌出声闻口耳,其功尤甚保神丹。""心呵顶上连叉手……肝若嘘时目睁睛……肾吹抱取膝头平……肺病呬气手双擎……脾病呼时须撮口……三焦客热卧嘻嘻……"

通过导引、功法,可强体避邪,减少患病概率。自古沿袭下来,为大家所熟悉的常用的强身健体方式方法有以下几种。

1. 太极拳　是民间较为熟悉的一种功法,其动作柔和优美,可以强身健体防病。太极拳有不同的流派与套路,如杨氏太极拳、陈氏太极拳,四十二式太极拳、二十四式简易太极拳等,其中二十四式简易太极拳最为普及。尽管它们存在差异,但都秉承了中国古代哲学思想和太极阴阳的理念,用意念统领动作的全过程。练太极拳讲究松柔,包括心灵和肢体的放松。始终手如抱球,即此虚圆随拳式变换之形容。通过入静放松、以意导气、以气催形,达到修身养性、陶冶情操、强身健体、益寿延年的目的。

2. 五禽戏　主要模仿虎、鹿、猿、熊、鹤的神态和动作,从而达到舒筋活络、强身健体的作用。华佗在《庄子》"二禽戏"("熊经鸟伸")的基础上创编了"五禽戏"。其名称及功效据《后汉书·方术列传·华佗传》记载:"吾有一术,名五禽之戏:一曰虎,二曰鹿,三曰熊,四曰猿,五曰鸟。亦以除疾,兼利蹄足,以当导引。体有不快,起作一禽之戏,怡而汗出,因以著粉,身体轻便而欲食。普施行之,年九十余,耳目聪明,齿牙完坚。"

南北朝时陶弘景在其《养性延命录·导引按摩》中有比较详细的记载:"虎戏者,四肢距地,前三掷,却二掷,长引腰,侧脚仰天,即返距行,前却各七过也。鹿戏者,四肢距地,引项反顾,左三右二,伸脚左右,伸缩亦三亦二也。熊戏者,正仰以两手抱膝下,举头,左擗地七,右亦七,蹲地,以手左右托地。猿戏者,攀物自悬,伸缩身体,上下一七,以脚拘物自悬,左右七,手钩却立,按头各七。鸟戏者,双立手,翘一足,伸两臂,扬眉鼓力,各二七,坐伸脚,手挽足距各七,缩伸二臂各七也。夫五禽戏法,任力为之。以汗出为度,有汗以粉涂身,消谷食,益气力,除百病,能存行之者,必得延年。"陶弘景在该书中不但对五禽戏的具体操作步骤进行了描绘,而且提出了五禽戏的锻炼原则——"任力为之,以汗出为度"。

3. 八段锦　通过调节呼吸,配合肢体的拉伸、摇摆和旋转等动作,达到柔筋健骨、行气活血、调节五脏六腑的目的。此功法历史悠久,简单易学,功效显著。其名称出自北宋洪迈所著《夷坚志·众妙》:"政和七年,李似矩为起居郎……尝以夜半时起坐,嘘吸按摩,行所谓八段锦者。"南宋曾慥《道枢》辑其基本功法为:仰手上举所以治三焦;左肝右肺如射雕;东西单托所以安其脾胃;返而复顾所以理其伤劳;大小朝天所以通五脏;咽津补气左右挑起手;摆鲜鱼尾所以祛心疾;左右攀足所以治其腰。其后世经过发展演变形成八个段节。练习时应做到柔和舒缓,圆活连贯,松紧结合,动静相兼,神与形合,气寓其中。

4. 易筋经 主要锻炼肌肉、筋骨,也练气和意,是一种意念、呼吸、动作紧密结合的锻炼方法。其出处现在还存有一定的分歧。其功法既有以呼吸吐纳为主的导引内功,又有练掌、臂、指、腿的硬功。内功通过修炼丹田真气打通全身经络,硬功体现力量,两者配合练习可达到无坚不摧的神功威力。一般的健体多以内功为主。

5. 六字诀 六字诀是一种吐纳法,通过吐气、纳气来锻炼内脏,调节气血。其具体方法最早记载于南北朝时代陶弘景的《养性延命录》一书中。其曰:"凡行气,以鼻纳气,以口吐气,微而引之名曰长息。纳气有一,吐气有六。纳气一者,谓吸也。吐气六者,谓吹、呼、唏、呵、嘘、呬,皆出气也。欲为长息吐气之法,时寒可吹,时温可呼。委曲治病,吹以去风,呼以去热,唏以去烦,呵以下气,嘘以散滞,呬以解极。"其法以吸气而采天地之清气补气,以呼气而泻去脏腑之毒气。

受这些功法的影响,不断派生出更多简单易学但也有一定效果的方法,现举例如下。

1. 发宜常梳 用梳子轻轻梳头100～300下,从前发际梳至后发际,反复数十遍,以头皮有温热感为宜。早晚各梳一次。脑力劳动者,当脑疲劳时,亦可随时运用此法,以解除脑疲劳。

2. 面宜多擦 站立或取坐位,两眼微闭,将两手掌相互搓热后,覆于两腮及下颌部,五指并拢,手小指贴于鼻侧,掌指上推,经眉间印堂,上推至额部发际,然后向两侧擦至两鬓,再向下搓擦,经面颊至腮部、下颌。

3. 目宜常运 取坐位,两眼微闭,缓缓转动眼球。先按左、上、右、下方向连续转动9圈,再向右、上、左、下反方向转动9圈。

4. 耳宜常弹 取坐位,将两手掌相互搓热后,以手掌的掌心分别掩紧两耳,手指并拢贴于枕部,示指叠在中指上,然后让示指着力下滑弹击枕部,使耳能听到鼓鸣的声响。

5. 齿宜常叩 为健齿之法。早晨醒来后,先不说话,全身放松,静心宁神,摒弃杂念,口唇微闭,双目轻合,然后使上下牙齿有节奏地互相叩击。刚开始锻炼时,可轻叩20次左右,随着锻炼的不断进展,可逐渐增加叩齿的次数和力度,一般以36次为佳。

(五)脏腑调治,遵循法则

饮食、药物、情志等对五脏的影响各有偏重,由于五脏各自的生理特点不同,调治的原则也有差异。

《金匮要略·脏腑经络先后病脉证治》曰:"夫肝之病,补用酸,助用焦苦,益用甘味之药调之。酸入肝,焦苦入心,甘入脾。脾能伤肾,肾气微弱,则水不行;水不行,则心火气盛;心火气盛,则伤肺,肺被伤,则金气不行;金气不行,则肝气盛。故实脾,则肝自愈。此治肝补脾之要妙也。肝虚则用此法,实则不在用之。"

《理虚元鉴·治虚三本》曰:"治虚有三本,肺脾肾是也。肺为五脏之天,脾为百骸之母,肾为性命之根。治肺、治脾、治肾,治虚之道毕矣。"

饮食、药物、情志对脏腑都有影响,但各有偏重,如酸入肝、咸入肾、甘入脾、喜伤心、怒伤肝、恐伤肾等，所以饮食过于偏嗜或情志刺激过度，会对脏腑产生一定的影响，而脏腑功能的调治亦可通过饮食或药物的性味偏颇来纠正。如肝主疏泄全身气机，肝气得疏，则全身气机调和；心主神志，调心安神，陶冶性情，恬淡虚无，使心神稳定，不良的情绪及时得以调整，就能改善脏腑的生理功能。

　　食物和药物一样，具有寒热温凉和辛甘酸苦咸等性味，可以通过其性味之偏颇来调整脏腑的功能。如肝色青，宜食甘，粳米枣葵皆甘，用甜味来缓肝之急。

　　中医古代文献从多角度对中医健康状态进行了描述，为后人提供了丰富而宝贵的经验与理论依据。当代中医应该取其精华，发扬光大。

参 考 文 献

［1］徐灵胎著；刘洋校注.医学源流论［M］.北京：中国中医药出版社，2008：1-102.

［2］汪宏著；李海波校注.望诊遵经［M］.北京：中国医药科技出版社，2011：1-110.

［3］章楠著；李玉清，曹金虎，黄娟，等校注.医门棒喝［M］.北京：中国医药科技出版社，2011：1-166.

［4］朱震亨撰；浙江省中医药研究院文献研究室编校.丹溪医集·格致余论［M］.北京：人民卫生出版社，1993：1-980.

［5］曹炳章著；樊正伦主校.中国医学大成·巢氏病源［M］.上海：上海科学技术出版社，2013：1-10384.

［6］吴瑭著.温病条辨［M］.北京：人民卫生出版社，2005：1-215.

［7］钱乙著；阎孝光编次；赵安民，邓少伟注译；钱超尘审订.小儿药证直诀［M］.北京：中国医药科技出版社，2011：1-91.

［8］赵佶编.圣济总录［M］.北京：人民卫生出版社，1962：1-2423.

［9］陈文中撰；宋咏梅，林super志点校.两宋名家方书精选·陈氏小儿病源方论［M］.上海：上海科学技术出版社，2003：1-133.

［10］万全著；傅沛藩校注.幼科发挥［M］.北京：中国中医药出版社，2007：1-146.

［11］张如青，朱锦善主编；秦葆平，张如青校审.中医古籍珍本集成·颅囟经［M］.长沙：湖南科学技术出版社，2013：1-752.

［12］石芾南撰；苗彦霞，张淑珍注释.医原［M］.上海：上海浦江教育出版社，2011：1-143.

［13］陈复正编撰；杨全萍，臧守虎，杨佃会整理.幼幼集成［M］.北京：人民卫生出版社，2006：1-291.

［14］程杏轩撰.医述［M］.合肥：安徽科学技术出版社，1983：1-1121.

［15］吴谦等编.医宗金鉴·第三分册［M］.北京：人民卫生出版社，1980：1-410.

［16］张子和撰；邓铁涛，赖畴整理.儒门事亲［M］.北京：人民卫生出版社，2005：1-406.

［17］演山省翁著；陈玉鹏校注.活幼口议［M］.北京：中国中医药出版社，2015：1-177.

［18］陈士铎著；张灿玾，柳长华，皋永利，等点校.石室秘录［M］.北京：中国中医药出版社，2008：1-364.

［19］杨凤庭著；鲍晓东校注.弄丸心法［M］.北京：中国中医药出版社，2015：1-342.

［20］齐仲甫著；申玮红校注.女科百问［M］.北京：中国医药科技出版社，2012：1-102.

［21］许叔微著；刘景超，李具双校注.普济本事方［M］.北京：中国中医药出版社，2007：1-178.

［22］丹波元简编.杂病广要［M］.北京：人民卫生出版社，1983：1-1228.

［23］严用和著；刘阳校注.严氏济生方［M］.北京：中国医药科技出版社，2012：1-172.

［24］孙思邈著；焦振廉，胡玲，张琳叶，等校注.备急千金要方［M］.北京：中国医药科技出版社，2011：1-538.

［25］李时珍著；周璇点校.濒湖脉学［M］.上海：上海第二军医大学出版社，2012：1-198.

［26］陈自明著；刘洋校注.妇人大全良方［M］.北京：中国中医药出版社，2007：1-426.

[27] 叶天士著;徐灵胎评.临证指南医案[M].上海:上海科学技术出版社,1959:1-848.

[28] 费伯雄,费绳甫著.孟河费氏医案[M].上海:上海科学技术出版社,2010:1-254.

[29] 陈士铎述.外经微言[M].北京:中医古籍出版社,1984:1-340.

[30] 汪绮石撰;谭克陶,周慎整理.理虚元鉴[M].北京:人民卫生出版社,2005:1-51.

[31] 张介宾著;李延荃,王新民,王润平,等校注.类经[M].太原:山西科学技术出版社,2013:1-1098.

[32] 唐容川著;谷建军校注.血证论[M].北京:中国医药科技出版社,2011:1-178.

[33] 唐容川著;张立光点校.医经精义·医易通说·医学见能·本草问答[M].北京:学苑出版社,2014:1-347.

[34] 汪宏著;李海波校注.望诊遵经[M].北京:中国医药科技出版社,2011:1-192.

[35] 施发等撰;叶宏,马素春,赵恒业,等校注.察病指南·丹溪脉法·指掌三指禅[M].太原:山西科学技术出版社,2010:1-351.

[36] 李东垣著;张年顺校注.脾胃论[M].北京:中国中医药出版社,2007:1-96.

[37] 吴谦等编.医宗金鉴·第二分册[M].北京:人民卫生出版社,1973:1-113.

[38] 陈直著;陈可冀,李春生订正评注.养老奉亲书[M].北京:北京大学医学出版社,2014:1-411.

[39] 刘完素著;宋乃光点校.素问玄机原病式[M].北京:中国中医药出版社,2007:1-51.

[40] 董沛文主编.养生类要·大成捷要[M].北京:宗教文化出版社,2011:1-229.

[41] 程国彭著;田代华,朱世杰,王长民点校.医学心悟[M].天津:天津科学技术出版社,1999:1-261.

[42] 忽思慧撰;张工彧校注.饮膳正要[M].北京:中国中医药出版社,2009:1-95.

[43] 周德生.养生导引秘籍[M].太原:山西科学技术出版社,2010:1-378.

[44] 蒋学成辑;许乐善增补;罗宝珍校注.尊生要旨[M].北京:中国中医药出版社,2015:1-66.

[45] 叶桂撰;张志斌整理.温热论[M].北京:人民卫生出版社,2010:1-60.

[46] 陶弘景集;王家葵校注.养性延命录[M].北京:中华书局,2014:1-299.

[47] 傅仁宇撰;李点,谢立科整理.审视瑶函[M].太原:山西科学技术出版社,2013:1-292.

[48] 喻昌著;史欣德整理.医门法律[M].北京:人民卫生出版社,2006:1-404.

第五章　系统科学与中医状态学

21世纪以来,以还原论指导的关注各个器官、组织、细胞以及分子结构等的形态结构和功能转变的思维模式已经无法适应"生物-心理-社会"医学模式的转变。传统的医学模式忽略了生命整体表现出的运动状态,也忽略了心理因素、社会环境等变化对生命活动的影响,在面对复杂的生命机体和疾病,往往陷入难以解释的窘境,因此研究人体生命状态势必由还原论向整体系统论回归。本章介绍中医状态学方法论基础,探讨中医学蕴含的系统科学思想。

第一节　复杂系统科学方法

系统的状态是指系统可以被观察和识别的情况与特征。人体是一个开放的复杂巨系统,人体系统状态也必然是复杂的、非线性的。因此只有从复杂系统科学方法论出发,全面地考察相互作用和复杂性系统中的状态,才有可能更科学地揭示人体生命系统内各个要素间复杂的相互作用关系、生命活动以及疾病发展演变的本质规律。为了更好地展开本章的论述,下面介绍系统科学的相关理论基础。

一、系统方法论的形成与发展

(一)系统科学的形成

系统的概念是伴随着古代人类长期的生产、生活和社会实践活动而逐步产生的。人类很早就有关于系统思想的萌芽,古代中国和古希腊的唯物主义思想家就把自然界当作一个统一体,提出整体、组织、结构、等级等概念。我国古代医学家认为,人和自然界是统一的,强调人体内部各脏腑是有机联系的,并强调生理和心理联系,这就包含朴素的系统思想萌芽。德国系统科学家哈肯也指出:"系统科学的概念是中国学者较早提出来的,这对理解和解释现代科学,推动它的发展是十分重要的。中国是充分认识到系统科学重要性的国家之一。"但是,这些朴素的系统思想缺乏对整体各个细节的认识,对事物的整体性和统一性的认识也不全面。钱学森指出:"19世纪自然科学本质上是整理材料的科学,是关于过程、关于这些事物的发生和发展以及联系——把这些自然过程结合为一个大的整体的科学。"马克思、恩格斯也辩证地认为:"物质世界是由无数相互联系、相互依赖、相互制约、相互作用的事物和过程所形成的统一整体。"20 世纪上半叶,随着科学技术的发展,系统科学也逐步发展起来,量子论的创始人普朗克认为:"科学是内在的整体,它被分解为单独的部门不是取决于事物的本身,而是取决于人类认识能力的局限性。"20 世纪下半叶,非线性科学和复杂性研究的兴起,系统科学有了较大的发展。21 世纪以来,系统科学在人类的生产、生活以及社会经济的可持续发展等领域发挥着越来越重要的作用。生命科学把生命体看作是一个复杂巨系统,研究也逐步向多层次、非线性的方向发展。

(二)系统科学的发展

人类对系统和系统科学的认识是一个不断发展的过程,经历了古代朴素系统思想、近代辩证哲学系统思想和现代系统科学三个阶段。

1. 古代朴素系统思想阶段　从奴隶社会中后期到公元 15 世纪,由于科学技术和生产力的低下,人们对自然和事物的认识手段有限,只能根据朴素的感知和经验进行归纳和总结,随着对自然界和事物的认识逐步加深,萌发了各种系统观念,经过总结和概括,形成朴素的系统思想。春秋时期《孙子兵法》就曾尝试运用系统思想从全面战略的高度讨论战争,运用动态系统运动观点来对战争进行分析,与我国现代的"综合国力论"相似。

2. 近代辩证哲学系统思想阶段　15 世纪到 19 世纪末期,伴随着欧洲资本主义国家的文艺复兴和宗教改革运动,近代自然科学迅速发展,原来朴素的系统思想逐步被辩证哲学系统思想取代,主要代表有黑格尔唯心主义辩证系统观和马克思主义辩证系统观。黑格尔把整个世界看成是绝对的自我运动、变化、发展的体系,认为自然界和人类社会都是绝对精神的外化,具有唯心性。这种思辨性虽然克服了传统的机械论和还原论的桎梏,深入到事物和思维的内部,揭示事物和思维的运动变化规律,但它脱离了近代科学基础,只依靠纯粹的思辨构建起辩证系统观。马克思主义唯物辩证系统观是在实践的基础上强调物质第一性,精神第二性,认为社会系统、自然系统都是一个有机整体,任何社会形态、自然状态都是该机体演化过程中的某种存在形式,现代系统科学的兴起也不断丰富和发展了马克思主义唯物辩证法。

3. 现代系统科学发展阶段

(1)系统分支理论的产生:19 世纪末到 20 世纪 20 年代,强调整体研究的若干系统分支理论在各个领域兴起,它们主要研究对象的整体性、结构性、动态性和关联性等。这些理论的出现为现代系统科学的发展奠定了前期基础,拉开了系统科学的序幕。

(2)从"老三论"到系统工程:20 世纪 40～60 年代,科学家明确地把系统作为研究对象,是以贝塔朗菲提出的"一般系统论"概念为标志。一般系统理论认为,无论各种具体系统的性质和种类多么不同,它们都具有某些共同的属性。它强调有序才能使系统稳定,系统走向最稳定的结构就是走向自己的目的,从而把系统的稳定性和目的性同有序性联系在一起。与一般系统论几乎同时诞生起来的还有信息论、控制论,它们通常被称为"老三论"。这三者的关系极为密切,只是侧重点不同。系统论产生的另外一方面是系统工程的兴起。随着当时生产规模不断扩大，涉及的部门越来越多，客观上需要制订一套复杂系统和组织工作的方法和程序。在此背景下，美国贝尔电话公司于 20 世纪 40～50 年代首先使用了"系统工程"一词，并逐步被推广应用。

（3）从"新三论"到非线性科学："老三论"虽然认识到系统的一般概念、系统内部以及系统与环境间的关系，但它没有回答系统是如何组织在一起以及它是如何演化的。在这背景下，耗散结构理论、协同论、突变论应运而生，它们通常被称为"新三论"。几乎与此同时诞生的还有混沌学、分形理论和超循环理论。它们都是跨学科的，又都是非线性的，主要以复杂系统为研究对象，从不同角度揭示复杂现象的规律，因此这些学科又被统称为非线性科学。它被誉为是继 20 世纪量子力学和相对论之后的第三次科学革命。

（4）从复杂性、复杂系统到复杂适应系统理论：自 20 世纪 80 年代中期开始，圣菲研究所（SFI）集中了一批来自不同领域、不同学科的科学家，专门从事跨学科、跨领域的复杂系统、复杂性研究，在国际上兴起一股研究复杂性的热潮。科学家们运用自组织、混沌概念、涌现、复杂适应系统理论来研究复杂性。研究发现，事物的复杂性是从简单性发展起来，是在适应环境的过程中产生。

（5）复杂性科学：21 世纪，圣菲研究所的创始人考温把复杂性科学誉为"21 世纪的科学"。它是研究复杂性与复杂系统中各组成部分之间相互作用所涌现出的复杂行为、特性与规律的科学。虽然它目前仍处于萌芽和发展阶段，但已受到国内外科学家的广泛重视。关于复杂性科学的研究领域目前还没有一个统一的界定，但复杂性科学具有以下几个特征：① 从研究方法论来界定或定义复杂性科学及其研究对象，是复杂性科学的重要特征，其度量标尺和框架就是非还原的研究方法论。② 它不是一门具体的学科，而是力图打破各个学科间的界限，寻找各学科间相互联系、相互合作的机制，贯穿于政治、经济以及人类生活的各个角落，尝试从新的理论框架体系或者范式来解决传统的科学方法论无法解决的问题。③ 复杂性科学在突破传统科学方法论的基础上采用一些传统科学不认可或不常用的科学方法，而这些方法在复杂性科学中获得新的含义，反过来丰富这些科学方法。人体是一个复杂巨系统，在人体生命活动过程中所表现出来的各层次的整体功能态（人体系统状态）也必然是十分复杂的，传统的科学方法论已经无法满足人们对于复杂系统的研究。钱学森认为"复杂性科学更像是一场思维方式的变革"，因此从复杂性科学方法论的角度来研究人体系统状态的复杂性，这不仅为我们研究中医人体状态学提供了一条可行的途径，也促进了中医学与其他科学的相互沟通，推进了中医现代化、国际化进程。

二、现代复杂系统科学方法论的特征

现代系统科学方法论作为 20 世纪以来认识世界、改造世界的基本方法论，具有如下特征。

（一）整体性

整体性是系统科学方法论的基本出发点，它把研究对象作为一个整体，认为世界上的事物和过程是由各要素有机地组合成的整体。整体是由各个要素组成的，是相对于各要素而存在的;一个整体相对于另一个更大的整体则是要素。中医学虽然没有直接提出"系统"的概念,但它却早已蕴含着系统观念。如"心系统",相对于脉、面、舌、汗、小肠、脑(神明)等组成要素就是整体;相对于人体系统,它则是人体系统的组成要素。

(二)综合性

综合方法是把系统的各个组成要素、各要素的结构和性能、各要素间的联系及其历史的发展和演化过程等综合起来考察,从中发现共同性和规律性的方法。中医学认为人体是一个有机的整体,人体内各个组成要素间,在结构上是不可分割的,在功能上是相互协调、相互为用的,在病理上是相互影响的。同时,人体也受外界环境的影响。如人生活在一定环境中,离不开空气和食物,肺主皮毛,司呼吸,大肠负责传导食物。如果人体卫气虚弱,自然界中的风、寒、暑、热、湿、燥等外邪就有可能会侵袭人体,就有可能出现感冒发热等症状,如咳嗽、咽喉痛等,甚至可能出现较为严重的疾病。

(三)定量化

系统科学方法论与传统方法论的主要区别之一就是定量化。系统的定性特征决定定量特征,定量特征反映定性特征。人体系统是一个时变非线性的复杂系统,脉象是人体系统的输出信号,但其常存在"脉理精微,其体难辨,在心易了,指下难明"的窘境。将现代系统科学理论和信号处理方法与中医传统的脉象学相结合,对收集到的人体脉象信号进行预处理和特征提取,应用模糊集理论对脉象信号进行分类识别,进而建立系统全面的脉象客观化理论研究方法,就是采用现代系统科学方法论定量化研究中医学理论一个很好的切入点。

(四)信息化

信息论是现代系统科学方法论的基础理论之一,现代系统科学方法论认为系统要维持有序状态,就要不断地与外界环境进行物质、能量、信息的交换,交换过程中所引入的信息流对系统具有支配调节和控制作用。奥地利科学家薛定谔指出:"一个生命有机体在不断地增加它的熵——你或者可以说是在增加正熵——并趋于接近最大值的熵的危险状态,那就是死亡。要摆脱死亡,就是说要活着,唯一的办法就是从环境里不断地吸取负熵。"这里的"负熵"就是信息,通过信息流的摄入以抵抗人体新陈代谢过程中不得不产生的熵。

三、复杂系统科学方法论对中医研究的意义

现代医学认为,人体的基本生命活动主要包括神志活动、呼吸运动、消化吸收、血液循环、水液代谢、生长生殖等。在健康状态下,机体表现为正常的生理功能活动;在病理状态下,则为异常的生命现象。中医学认为,人体本身是一个有机的整体,人与自然界、社会环境具有统一性,其内部各部分在结构和功能上相互统一、相互联系,不同层次的子系统作为整体活动时,不是简单的数学关系,而是通过复杂的非线性的相互联系、相互作用。此外,它还不可避免地会受到各种外界干扰,从而形成各种功能状态。这种在人体生、长、壮、老、已的生命过程中所表现出来的各层次的整体功能态就是人体系统状态,而这种整体功能状态可能是生理的,也可能是病理的,研究人体状态,就是探讨人体系统从某一状

态转移到另一状态的演化规律。而对于这种复杂的、非线性的人体系统状态变化，仅依靠机械唯物、排斥主观作用特征的方法是无法解决的。钱学森认为可以尝试使用"定性与定量相结合的综合集成法"，运用系统的观点和复杂系统科学的方法有助于我们对人体生命活动过程中某一阶段表征参数进行分析归纳，辨别程度、部位、性质等状态要素，并做出状态判断，然后采取必要的防治措施，维持或者改变人体系统所处的状态，以达到防病和治病的效果。

第二节　系统科学与中医状态学

一、系统论、控制论、信息论与中医状态学

（一）系统论与中医状态学

1. 系统的概念　"系统"是一个古老的概念，我国古代早已有之。中医学就是其中之一，它把人体看作是由若干脏腑、形体、官窍组成的系统。但系统真正具有明确而科学的定义是从贝塔朗菲发表的《一般系统论》开始。不同学者对系统的定义不同，但总体上来说系统的概念主要包含以下五个共同特征。

（1）多元性：系统是由至少两个可以明确区别的要素构成的有机整体。系统是多样性的统一、差异性的统一。

（2）组织性：系统内部的各要素不能随意组合，必须按特定的方式才能组合成一个有机的整体。

（3）关系性：包括要素与要素间的关系、要素与系统的关系、系统与环境的关系。首先，系统内部的要素并不是孤立存在，而是相互联系、相互作用的。其次，系统内的要素不能脱离系统而单独存在，一旦离开系统，就不再作为该系统的要素，也就失去作为该系统要素的性质和作用。系统任何一个要素的缺失，都有可能影响到其他要素，甚至影响系统的功能。再次，每一个具体系统在时空上都是有限的，它与环境间有一定边界，既依赖于环境，又与环境保持相对独立性，一旦系统的边界消失，则系统瓦解，同属于环境。

（4）整体性：整体性是系统最突出、最基本的特征之一。首先，系统内部各要素是相互联系、相互作用的，各要素按一定的秩序组织成有机的整体，具有不可分性。其次，系统内部各要素之间具有组织性，而这种关系是复杂的非线性关系，因此系统内部各要素间的加和关系失效，系统整体表现出其要素及要素的总和所不具有的性质和特点。最后，系统的整体性具有不可还原性，较高层次不能向较低层次还原，了解部分并不能了解整体。用贝塔朗菲的话说，就是："组合性特征不能用孤立部分的特征来解释。这种复合体的特征与其要素相比似乎是'新加的'或'突现的'。"

（5）统一性：首先，对内的统一性。系统是由系统内部各要素按一定秩序组织起来的有机统一体，任何要素不能脱离系统而单独存在。其次，对外的统一性。单个要素的活动

不能形成系统的整体功能,系统的功能是系统内部各要素活动的统一性外在表现。系统整体具有不同于各组成要素的新功能,没有统一功能的要素集合体不是一个系统。

根据系统的共同特点,可以给系统下一个定义:系统是由相互联系和相互作用的若干组成部分按特定的方式组合起来的具有特定功能的有机整体,而且这个系统本身又从属于另外一个更大的系统。和这个定义相类似,贝塔朗菲把系统定义为:"处于一定的相互关系中并与环境发生关系的各组成部分(要素)的总体(集)。"钱学森则主张系统是"由相互作用和相互依赖的若干组成部分合成的具有特定功能的有机整体,而且这个系统本身又是它所从属的一个更大系统的组成部分"。

2. 系统的主要分类　系统无处不在,我们可以从不同的角度和不同的层次对系统进行理解。下面是常见的几种系统分类。

(1) 按系统与外界环境的关系,系统可分为孤立系统、封闭系统、开放系统。孤立系统是指与外界没有物质交换也没有能量交换的系统。封闭系统是指与外界只有能量交换但无物质交换的系统。开放系统是指与外界有物质、能量、信息交换的系统。

(2) 按系统包含要素的多少,系统可分为简单系统、简单巨系统和复杂系统。简单系统是指系统组分不多,其相互关系也比较简单的系统。而对于巨系统,原中国科学院院长路甬祥指出:"系统科学本来研究的重点是巨系统,其中一类是简单巨系统,一类是复杂巨系统。"简单巨系统虽然组分数量庞大,但种类不多,其相互关系比较简单;而复杂系巨系统不仅组分巨大,而且种类繁多,并有许多层次交叉重叠,相互关系极其复杂。

(3) 按系统的能量能否保持,系统可分为耗散系统和保守系统。如果系统的能量随时间而不断变化,这就是耗散系统;相反则是保守系统。随着系统科学研究的发展,它可以推广到系统的物质、能量和信息能否得到保持,耗散系统需要不断地与外界进行物质、能量、信息的交换才能保持。

(4) 根据系统变化的方向,系统可分为可逆系统和不可逆系统。这里的"可逆"不仅指系统可以恢复到原来的状态,更重要的是在恢复原来状态的过程中不产生任何新的后果。而"不可逆"指系统一旦发生了某种变化或运动,它就不能"自发地"和"无后效地"回复到原来的状态。

(5) 按系统形成机制,系统可分为自组织系统和他组织系统。自组织和他组织都是组织的一种,它们的区别主要在于组织力或组织指令来源于系统内部还是来源于系统外部。来自系统内部的是自组织,相反则是他组织。

(6) 按组成系统的要素间的关系,系统可分为线性系统和非线性系统。在线性系统中,各个部分相互作用是线性的,在时空上是均匀的、对称的,系统整体作用等于各部分作用之和,满足"叠加原理";而非线性系统内部各要素的相互作用是非线性的,不满足叠加原理,系统的整体功能大于各部分之和。

(7) 按与外界发生作用状态不同,系统可分为平衡系统、近平衡系统、远离平衡系统。平衡系统是指系统在宏观上处于平衡的状态。系统一旦达到平衡态,就不再与外界环境进行物质、能量、信息的交换,系统内部也不再有任何宏观不可逆过程。平衡态是一种极为稳定的状态,例如,晶体结构。在晶体内部,各个要素的位置和排列方式是固定的。在这种平衡状态下,系统只能自然自发地从有序走向无序。近平衡系统是指系统在外界的影响下可能会偏离平衡态,但这种偏离并不大,系统仍很接近于平衡态的情况,即处于近平衡态,在这个区域内,系统不断地朝着无序、混乱、复杂性降低的方向发展。平衡态和近平衡态系统不可能产生新的有序结构。在远离平衡态下,系统不断与外界进行物质、能量、信息的交换,从外界交换来的负熵流就有可能使整体系统的有序性增加大于无序性的增加,系统从无序走向有序、从低级有序走向高级有序。

从以上可以看出,我们所研究的人体系统是一个开放的、远离平衡的、自组织的、非线性的复杂巨系统。

3. 开放系统的主要特征　开放系统除具有系统的一般特征之外,它更强调系统的开放性、稳定性和自组织性。

(1)开放性:系统必须与外界环境不断地进行物质、能量、信息的交换才能维持,如果与外界环境的交流中断了,系统就不可能生存和发展。如人体系统就是这样一个开放的系统。

(2)稳定性:一个系统之所以能够存在和发展,关键在于它具有一定的稳定性。系统对外开放,必然受到外界各种干扰,开放系统具有一定的自稳能力,能够在一定范围内自我调节,减轻或者消除外界干扰对系统的影响,使系统保持和恢复其原有的有序状态、结构和功能。相反,如果没有这种相对的稳定性,系统受到外界微小的扰动就变得面目全非,甚至瓦解。

(3)自组织性:自组织与他组织最主要的区别是其组织力或组织指令来源于系统内部而非系统外部。系统在获得空间、时间或功能的结构过程中,没有外界的特定干预,系统就是自组织的。它是开放系统特有的性质,自组织离不开环境的支持。传统中医理论虽没有提出"自组织"概念,但它实际上蕴含着自组织思想。中医把人体理解为一种自组织系统,人体具有很强的自我调节功能,并注重改变环境促进阴阳动态平衡,以实现自我调节、自我康复。

4. 系统的结构与功能　系统内,除了要素间的关联之外,还有更高层次的整体关联,这种整体关联就是系统整体秩序、整体构架,而这一整体构架称为系统结构。这里的"秩序"是指"系统内部各要素之间的相互联系,以及这种联系在时空结构和功能结构中的表现"。它不仅包括时空有序结构,还包括功能结构。

(1)系统的结构:系统具有整体的形态结构和功能。曾国屏对系统结构的表述是:"系统内部各个要素之间的相对稳定的联系方式、组织秩序及其时空关系的内在表现形式。"这些联系方式、秩序并不是固定不变的,它会随着时空变化而变化,但又在一定程度上保持相对的稳定性。如中医人体五行图(图5-1)形象地刻画了人体系统内五个生理病理子系统的内部关系。五行间存在着生克制化胜复的关系,维持着五行结构系统的平衡与稳定。中医五行图描述的人体结构,在今天看来依然十分准确地表达了系统的整体性、组织性和统一性。

许国志认为:"系统研究最关心的是把所有元素关联起来形成统一整体的特有方式(包括关联力)。"由此可见,系统的结构不仅仅是针对系统要素的秩序而言,还体现系统是各要素间相对稳定的关联而形成的整体架构,它在整体上规定着系统的整体结构和功能。

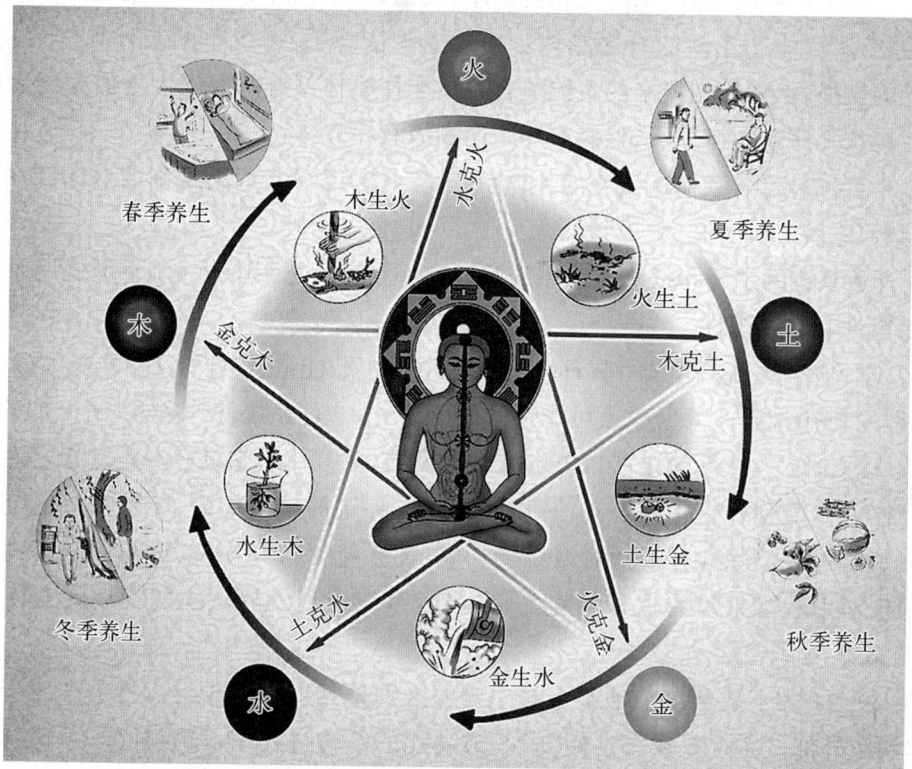

图 5-1　中医人体五行图

系统在持续运行中(系统在与环境交换中)所表现出来的状态、态势、特征就称为系统的状态,它由一组称为状态量的参量来表示。状态变化也可以解释为关联力的变化,状态量允许在一定范围内变化,可以取不同的数值,又称为状态变量。不同的系统由不同的状态变量来描述,状态变量有时间和空间之分。"系统所有可能状态的集合,称为系统的状态空间。"从小的时间尺度上来看,系统在某种程度上保持相对稳定,但如果时间跨度足够大,任何系统都是动态的。中医学认为:要正确把握疾病的整个发展过程,要以"病"为经,以"证"为纬。中医"证"是对疾病过程中所处一定阶段的病位、病性等病理本质所做的概括,是机体作为整体对致病因素做出反应时所处的一种功能状态,对外表现为疾病的症状和体征,随着疾病的发展、传变,"证"也会发生变化。从系统科学角度看,在某一疾病发展过程中,"证"的变化可以看作是人体系统从某种定态向另一种定态转变,而这种转变有可能使身体恢复健康,也有可能使疾病进一步恶化。

(2)结构变化直接导致系统功能的变化:系统的性质是由系统结构决定的,在系统的演化中,结构的变化直接对应着系统质变。而系统功能是系统本身具有的能力,它只有在系统与环境的相互作用过程中才能体现出来,揭示了系统整体行为与环境的关系,结构和功能便获得了相互对应和统一的性质。一般情况下,结构决定功能,结构是功能的基础,结构是系统保持整体性并具有一定功能的内在依据。反过来,功能也会影响结构的稳定。处于一定环境中的系统在发挥其本身功能的时候,必然受到外界各种随机涨落的影响,这些随机涨落可能会通过系统的功能反作用于系统,并由于系统内部各要素的非线性信息作用,与系统内部的涨落发生相干效应,从而使系统的结构发生改变。

5. 中医学所蕴含的系统观

(1) 中医整体观与系统的特性:中医学认为,人体是一个内外联系、自我调节和自我适应的有机整体。人体系统内的各个脏腑、形体、官窍结构和功能虽各不同,但它们却是相互联系、相互制约和相互为用的,是一个完整的统一体;人的形体和精神也是相互依附、不可分割的,这是生理上的整体性。在病理上,脏腑间的病变也是相互影响的,某一脏腑有病,可影响他脏;某一局部的病变大都是整体生理功能失调在局部的反映;形体的病变和精神情志的失常往往也都是相互影响的。

现代看来,中医五脏关系观是非线性关系的科学思路描述。中医五脏一体观认为人体是由五脏、六腑、形体、官窍等构成的具有多层次结构的有机整体。其内部的各个组成部分是相互联系、相互制约和相互为用的,具体表现为:① 以五脏为中心,通过经络系统,对内属于腑脏,对外络于肢节,相互联系构成心(心-小肠-脉-舌-面)、肝(肝-胆-筋-目-爪)、脾(脾-胃-肉-口-唇)、肺(肺-大肠-皮-鼻-毛)、肾(肾-膀胱-骨髓-耳-发)五个生理子系统。② 人体系统各组成部分在结构上彼此衔接、沟通,不可分割,功能上相互为用,生理上相互联系,病理上相互影响,具体体现在五脏的系统分属关系、五脏的生克制化关系、五脏的精气阴阳关系等方面。③ 心、肝、脾、肺、肾五个子系统,又通过经络系统的沟通、联络,构成一个在结构上完整统一的人体生理系统,不断地与外界进行物质、能量、信息的交换,以保证机体整体生理功能的正常运行。④ 每个生理系统的局部或子系统,都是整体的一个部分,缺一不可,无法单独脱离系统而存在,否则就是一个“死”的器官或组织,也就没有了其作为五脏系统要素存在的相应的性质和功能。⑤ 以五脏为中心的五个生理子系统是相互协调统一的,它们的功能是整体功能的一个组成部分,但整体功能不是这五个生理子系统功能的简单加和。五脏系统各要素之间的相互作用,并不是简单的线性关系,而是多重嵌套的、复杂的、网络状的。五脏子系统间的复杂非线性作用关系使五脏系统具有更高层次上的综合功能,对外表现为不同的阶段的生理、病理状态。某一阶段人体的生理、病理状态,就有可能通过四诊信息等的获取,得以辨识,然后通过一定手段使人体系统维持某种健康稳态或者使人体系统由某种疾病状态向健康态转变,以达到防病、治病的目的。

此外,中医学还认为人生活在自然环境和社会环境中,人体系统对自然环境、社会环境是开放的,同时人与自然、社会环境构成更大的有机整体性。

人类生活在自然界之中,自然环境中存在着人类赖以生存的必要条件,同时自然环境的变化又直接或间接影响人体的生命活动。中医学"天人合一"的整体观就是对人与自然环境息息相关的认识。这既是系统论中的整体观念，又是统一观念。此外，人是社会的一员，具备社会属性，社会地位、人际关系、经济状况等的不同都可能会影响人的身心健康状态。

（2）阴阳平衡与系统的平衡、稳定性：在系统科学的观点里，平衡总是相对的。中医学常用"阴阳动态平衡"来解释人体的生理、病理现象。阴阳间的这种相对的动态的常阈平衡，说明阴阳双方的比例是不断变化的，但又稳定在正常限度内，它标志着人体生命活动的稳定、有序、协调。但阴阳二气间自动维持和自动恢复动态平衡的能力是有限的，当外界的扰动过大，超过人体系统的自我调节能力，机体的稳态很快就会被打破，系统失衡，这时人体就有可能进入某一阶段的病理状态，随着外界控制参量（致病因素或者治疗措施都是施加控制参量的一种方式）的不断改变，这种相对的稳定性也有可能再次被打破，对外表现为疾病的传变、恶化或者疾病好转，中医学中用"证"的变化来解释这一过程。在这过程中，人体某一子系统或者整个人体系统有可能再次转变为另一种新的稳定有序状态。

（3）中医发病机制与系统的自组织性：中医学认为疾病的产生、发展与转归都是人体在一定的因素作用下，正气与邪气相互作用的结果。一般情况下，邪气只是发病的条件，而不是决定疾病发病与否的唯一因素。正气充实，一旦邪气入侵，机体的正气必然奋起反抗，正邪相争的胜负不仅决定疾病的发生与否，而且关系到发病的轻重缓急。而正、邪间的相互作用是自发进行的而不是外力施加给予的。"任何致病因素或治病因素，都要经过人体自身的自组织过程，才能被组织、转化为发病或愈病等效应"，即"人体的自组织机制是发病和愈病的内在枢机"。换而言之，人体状态（健康、亚健康、疾病状态）间的相互转变都与人体系统的自组织过程密切相关。

（二）控制论与中医状态学

控制论是由美国著名科学家维纳于 1948 年创立的，他把世界看作是一个有机体，主张以机体论取代机械论。

1. 控制论的主要思想　维纳认为，一切有生命和无生命的系统都可以看作是信息系统，具有信息交换的过程，信息是系统内外普遍存在的联系；而系统之所以能够保持自身的稳定性，正是因为它具有获得运用、保持和传递信息的方法和功能；在信息的联系和变换过程中，总是存在着反馈信息的过程。信息反馈机制和信息变换机制的存在，控制系统才能达到其控制目的。

反馈可分为负反馈和正反馈。负反馈的信息与原输入信息起相反作用，使系统趋于原稳定状态，是一种趋向于目的的行为；而正反馈则与原输入信息起相同作用，它会破坏系统原有的稳定状态，使系统趋于不稳定。信息是系统与外界环境交换来的东西，接收信息和使用信息的过程就是系统依靠足够的信息有效生活着的过程。

2. 控制论与中医状态学　近年来，控制论在中医学中的应用越来越多。现归纳常见的几个观点。

（1）黑箱方法与中医状态学：所谓"黑箱理论"就是在不破坏和干扰被研究对象本身

结构的基础上,从外部对它建立输入与输出的联系,进行试验观察,获得被研究对象内容的推理。其主要体现在中医阴阳、藏象、中医诊疗观等方面。

1)黑箱理论与人体阴阳状态:许多学者尝试使用黑箱理论即通过人体外部的现象判断人体内部的阴阳状态变化。王雪生等认为阴阳学说是黑箱理论输出和输入的主要内容和基本纲领,从生理到病理、从疾病的诊断到疾病治疗都贯穿着阴阳学说。有人还明确指出:阴阳学说是控制调节人体黑箱平衡的基本方法。此外,还有人提出阴阳辨证是自发地运用黑箱理论建立起来的调控方法。

2)黑箱理论与人体脏腑功能状态变化:由于科学技术条件的限制,我国古代医学家更多的还是从表现于外的各种征象去推测人体系统内部各个脏腑的活动情况,即"视其外应,以知其内藏",这也是中医藏象学说的主要内容。人体的各个脏腑虽各有所司,生理功能也不同,但各个脏腑的功能活动是在心的统领下进行的,各脏腑间不是孤立的,每一个脏腑间都具有特定的络属关系,人体的五脏与形体诸窍、人的精神、意识、思维活动以及自然环境等都密切相关。从生理和病理过程来看,脏变决定象变,从认识和诊疗疾病的角度看,要先认识象变,然后根据象变去推测脏变的情况,以判断人体脏腑功能状态变化。

3)黑箱方法与中医状态学:人体好比是一只无法打开的"黑箱",人体内部结构尚不能(或不便)直接去观测。中医学认为"有诸内,必形诸外",局部的病变也可以反映全身的病理变化,因此,中医学诊断疾病是通过望、闻、问、切四诊方法诊察显现在外的症状和体征,视其外应,知其内脏,推测内部的生理与病理变化情况,然后根据中医辨证论治的原理,判断为某种"证",再进行相应的治疗。从现代系统科学的角度看,"证"是对疾病过程中一定阶段的病位、病因、病性及病势等的病理状态的概括,是致病因素作用于机体后产生的具有个体特征的偏离正常状态的整体动态反映,而中医辨证论治就是对通过显现于外的症状和体征,在中医学理论的指导下进行人体健康状态辨识的过程,进而通过一定的治疗促进已经偏离正常状态的机体恢复新的正常有序功能态。

(2)信息反馈与中医状态学:反馈是控制过程中很重要的一个环节,而反馈过程的中介是信息。关于反馈方法在中医学中应用的研究主要集中于阴阳五行学说、中医诊治观上。

1)反馈与阴阳五行学说:有学者研究认为,阴阳五行学说与反馈论有着较为密切的关系。他们认为人体是一个自稳体系,阴阳双方具有自动维持和自动恢复协调平衡状态的能力和趋势,而这归根结底是依靠反馈来实现的。依靠这种信息反馈,阴阳相互对立制约、互为消长,在一定程度上保持动态平衡。此外,也有人认为五行学说中的五行构成一个反馈系统,五行间的生克制化各自成循环,又融于一体,通过这种复杂的多层的正负反馈,机体保持相对的稳定。但如果这种反馈作用失调,人体原有的生克关系就有可能被打破,机体偏离原来正常的状态而进入一种失序状态,从而产生疾病。

2)反馈与辨证论治:辨证,就是根据四诊所收集的资料,通过分析、综合,辨清疾病的病因、性质、部位,以及邪正之间的关系,概括、判断为某种性质的证,然后根据辨证的结果,确定相应的治疗方法。从控制论的角度看,中医把人体看作是一个系统,辨证论治的过程就是对系统进行信息的输入和输出、控制和调节的过程。医生对患者作用的方向性正是从对患者的影响中总结出来的,是负反馈控制的一个明证。复诊中的二次诊断,即在治疗过程中以药探病,据服药后的病情变化,调整方药以使诊疗得到修正、补充和完善,也是一个负反馈调控的过程。从系统科学角度看,负反馈调控治疗疾病的过程就是不断的人体状态调整的过程,通过一定的治疗手段输入信息,使疾病过程中的人体状态发生一定的变化,然后再进一步分析辨证,调整治疗(再输入信息),反复进行,把机体重新调整回原来有序的正常状态,以达治愈的目的。

(三)信息论与中医状态学

信息是表征事物状态的普遍形式,它不是事物本身,而是对事物存在方式或者运动状态直接或者间接的表述。它广泛存在于一切事物中。人的生命运动状态都以一定的信息表达出来,从而为我们所认识。因此,从信息学的角度有可能探讨和辨识人体健康状态。

1. 信息的概念与基本特征

(1)信息的概念:从不同的角度出发,信息可以有不同的理解和解释。这里只介绍几个比较常见的信息概念。

1)本体论角度的信息概念:钟义信指出,信息是"事物运动状态和状态改变的方式。"这里的"事物"泛指一切物质,包括外部世界的物质客体(人类社会、自然界、宇宙),也包括主观世界的精神现象(思维)。"运动"泛指一切意义上的变化,既可以是机械运动、物理运动、化学运动,也可以是思维运动和社会运动等。"运动状态"是指事物运动在空间上所展示的性状和态势;"运动状态的变化方式"是指事物运动变化在时间上所呈现的过程和规律。宇宙间一切事物都在产生信息,信息的存在与否与认识主体无关,即使没有认识主体,信息也依然存在,只不过没有人感知、感觉到而已,这是最广义的信息概念。

2)通讯论角度的信息概念:申农从通讯的角度去研究信息传递和质量问题,把信息看作用以消除信宿对信源发出何种消息的不确定性的东西。"信息是用以消除随机不确定性的东西","信息是指有新内容、新知识的消息"。他用数学的方法(概率原理)研究信息的实质,第一次对看不见、摸不着的信息强调了"信息量"。在信息论中可以用熵作为某事件不确定度的量度,信息量越大,体系的结构越有规则,功能越完善,熵就越小;反之,则体系的不确定度越大,熵越大。从这意义上看,信息的实质是一种负熵,与不确定性的概念相对立,它反映了事物在时空中的有序化和组织程度。

3)控制论角度的信息概念:维纳把信息概念与人的认识、动物的感知活动联系了起来,从控制论角度提出"信息这个名称的内容就是我们对外界进行调节并使我们的调节为外界所了解时而与外界交换来的东西"。

(2)信息的基本特征

1)信息存在于一切事物之中:信息广泛存在于宇宙万物、人类社会和人类精神世界之中。宇宙中的信息包括天体信息、自然界信息,自然界信息又包含非生命信息和生物信息等;人类社会中的信息主要包括人类自身交流活动产生的信息和人类认识、改造客观世界的实践过程所产生的信息；人类精神世界中的信息主要是指人类精神空间活动的信息，如人通过感觉、知觉、意识、思维所获得的信息。

2）信息指的是事物的表征：信息是表征事物状态的普遍形式，是事物之间普遍联系的特殊方式，是某一事物区别于其他事物的唯一标识。

3）信息运动是事物普遍现象：一切事物都在发展变化之中，千变万化的事物之间的联系是信息，信息运动是事物发展变化的普遍现象。

4）信息存在的双重性："世界是统一于物质基础上的，物质和信息（直接存在和间接存在）双重存在于世界"。根据这种存在观，信息存在可分为"直接存在"和"间接存在"。"直接存在"是指能够直接被认识主体感知、感觉得到的实在的部分或者已经外化、物化出来的部分，是一种有形的信息；而"间接存在"指不能直接被认识主体感知、感觉得到的，不实在的部分，或者尚未被感知、认识的部分，是一种无形的信息。因此，我们在研究事物的信息时应注意区分主观范畴的信息（认识论层次的信息）以及客观范畴的信息（本体论层次的信息），客观范畴的信息有的已经被认识主体所感知，是有形的，而有些则未被感知，是无形的。事实上，被主体感知的事物信息只是冰山之一角，而未被感知信息或称之为未被感知的世界才是值得科学永远探索的。

5）信息具有相对性和动态性：一切事物都会产生信息，而事物又都是不断运动的。因此，伴随事物运动而产生的信息也必然是运动的。信息运动是事物的普遍现象，世间万物的运动都离不开信息的运动与作用，因此信息具有相对性和动态性。

2. 信息论与中医状态学　信息观念是"人们将信息作为一种区别于物质和能量的基本存在，以及对其本质、存在方式、意义和价值所做的一般性理解、规定和认识"。信息观念虽然是现代科学中占主导地位的思维方式，但在中国传统医学，却已经孕育了人类最初的信息观念和信息思维萌芽。

人体系统内也存在各种各样的信息。依托信息的中介作用，人体系统内的五个生理子系统相互协同、相互制约，共同完成机体统一的功能活动，维持人体协调平衡，保证人体生命活动的正常运行。控制论创始人维纳这样形象描述："接收信息和使用信息的过程，就是我们适应外界环境发生的一切偶然性事件的过程，也是我们在这个环境中有效地生活的过程。"他把人与外界相互作用的关系，归结为信息和信息的反馈过程。在他看来，"任何组织所以能够保持自身的内稳定性，是由于它具有取得、使用、保持和传送信息的方法"。

（1）信息观与人体阴阳状态

1）通过阴阳认识和表述人体系统的属性：广义的阴阳学说是研究所有事物的运动变化规律，是古人探索宇宙本源和解释宇宙变化的一种世界观和方法论。阴阳学说认为，世界是整体性的，是阴阳对立统一的结果。狭义的阴阳学说则是中医的思维方式，用以广泛解释人体的生命信息现象和运动规律，包括疾病发生和病理变化，以及人的生老病死。相互联系且相互对立的事物或现象都可以用阴阳来概括、分析其各自的属性。阴和阳的相对属性引入中医学领域，将人体中具有中空、外向、推动等特性的事物及现象统属于阳，而将具有实体、内守、宁静等的事物及现象统属于阴。中医对于人体系统内部各部位的规定,其实就是给予人们一种信息,表征的是人体系统的属性。"阴阳"是中医用于描述事物特征的信息专用名词,中医学通过阴阳认识和表述人体系统的属性,反映的是人体某一阶段的阴阳状态。

2) 信息运动与阴阳状态变化:中医学认为,阴阳双方是相互对立的,但它们间又相互依存、相互依赖,任何一方都不能脱离另一方而单独存在;它们并不是处于静止不变的状态,而是始终处于此盛彼衰、此增彼减、此进彼退的运动变化之中,它们在彼此消长运动过程中保持着动态平衡。阴阳双方的消长运动发展到一定程度,事物内部的阴与阳比例会出现颠倒,事物的总体属性就有可能发生改变,而这是阴阳二气不断相互作用、运动变化的结果。它十分生动和贴切地描述了事物运动变化的特征,人们从事物表征中解读出信息运动的规律。"阴阳"关系正是隐喻人体各生理子系统之间存在的信息及其信息运动变化,也正由于这种信息运动变化从而推动和调控机体生命活动的有序稳定进行,表现出各种复杂的生理病理现象,而这种信息运动变化正是对人体阴阳状态变化发展的描述。

(2) 信息观与五行运动变化

1) 通过五行描述人体系统内部的相互作用关系:中医以五行描述人体脏腑、经络、形体、官窍等组织器官和精神情志等各种功能活动变化的关系,构建以五脏为中心的人体系统生理病理系统关系观。人体系统内的五脏功能活动不是孤立的,而是相互联系的,它们之间存在着既相互资生又相互制约的关系。通过五脏的生克制化关系,五脏紧紧联系成一个有机的统一体,从而保证了人体内环境的统一性。在病理状态下,五脏之间也是相互影响的,某脏有病可以传至他脏,他脏疾病也可以传至本脏。无论是在生理上还是在病理上,人体系统内的五脏都是相互联系、相互作用的,而这种相互联系和相互作用正是以信息为中介的。

此外,中医学还认为人体与自然环境、社会环境是紧密联系的,自然环境、社会环境的变化可能直接或间接地影响人体的生命活动。自然界的五方、五气、五色、五味等通过五行与人体系统的五脏紧密联系起来,将人体内外环境联结成一个有机整体,体现了天人相应的整体系统关系观。人体内外环境的这种紧密联系作用关系也是以信息为中介的,人体系统不断与外界环境进行信息的交换,在信息的不断作用下推动人体生理活动的正常运行。

从信息论的角度看,五行关系是中医对人体系统内各个脏腑组织间以及人体与外界环境之间的相互作用关系及其存在状态的概括。

2) 信息运动与五行运动规律:中医学认为,五行运动规律主要表现为五行生克乘侮和子母相及。五脏中的每一脏都具有生我、我生和克我、我克的生理联系,只有保持生克相对平衡,才能保证人体系统生理活动的正常进行。如果五行发生太过或不及,就会出现相生相克的异常现象,称为相乘、相侮与子母相及。此外,人体系统还不断地与外界环境进行物质、能量、信息的交换,将人体内外环境联结成一个有机的统一体。

"五行"关系及其运动变化正是隐喻人体各生理子系统之间存在的信息及其信息运动

变化,它十分生动和贴切地描述了人体生命系统内、外各个脏腑组织间的存在状态及其状态变化规律。

综上所述,"活"的人体系统内的任何一个脏腑都始终处于物质、能量、信息不断的运动交换变化中,在运动的过程中伴随着信息量的变化,不同的信息量通过经络系统传导,作用于其他相关的脏腑、组织,有可能以某种形式外化出来,表现为各种不同的外在的生理、病理征象,即所谓的"有诸内,必形诸外"。这种内在的信息变化是无形信息或客观信息的运动变化,而外显的信息(症状、体征)是内在信息运动变化的表征,是中医赖以判断人体生理、病理变化的依据。在中医学理论的指导下,我们可以通过这些外部状态(症状)和存在方式(体征)来把握疾病的特征——"证"(生命的时空状态),进而了解人体系统某一阶段所处的状态及其状态变化情况。当然,对于复杂的人体系统来说,这些外显出来的被我们所认识到的信息只是冰山一角,更多的隐性信息还没有被我们理解和读出。

二、耗散结构理论、协同学、突变论与中医状态学

(一)耗散结构理论与中医状态学

1. 耗散结构概念 耗散结构理论是比利时著名物理学家普里高津于 1969 年创立的。它在经典热力学的基础上,借助于系统同外界进行物质、能量、信息交换形成的负熵流,解决了开放系统从原来无序态向新的有序态转化的问题。在客观世界中,耗散结构是一种普遍存在的现象,无论在自然界还是人类社会,只要是开放系统都普遍存在着耗散结构现象。而生物人作为一个典型的开放的自组织系统,同样存在着耗散结构现象,因此用耗散结构理论解释人体生命无序、有序状态间的变化是很有意义的。

一切开放的系统都普遍存在耗散结构现象,耗散结构产生的前提条件要求系统保持开放。系统的开放性,说明系统与外界环境存在某种"耗散"关系。"凡具有耗散结构和耗散关系的系统,都可称之为耗散系统。"耗散结构是耗散系统中的一种普遍现象。普里高津等人通过研究发现:"一个开放系统(不管是力学的、物理的、化学的还是生物的系统)在达到远离平衡态的非线性区时,一旦系统的某个参量的变化达到一定的阈值,通过涨落,系统可能发生突变,即非平衡相变,由原来的无序的混乱状态转变到另一种时间、空间或功能有序的新的状态。这种有序状态需要不断地与外界交换物质和能量才能维持,并保持一定的稳定性,不因外界的小扰动而消失。这种在远离平衡的非线性区形成的新的稳定有序结构称为耗散结构。"

耗散结构是一种"活"的有序结构,它需要不断地与外界进行物质、能量、信息的交换才能维持其有序状态。由于系统的开放性、内部自催化环节,系统与环境之间不断进行物质、能量、信息交换,这样系统就必然存在一些随机的涨落,系统不可能始终处于平衡态,当外界的扰动增大到一定程度,系统就会远离平衡态,在这个区域内由于系统内部各要素的非线性相干作用和协同效应,涨落就有可能被放大为巨涨落,通过涨落系统有可能发生突变,形成一个新的暂时稳定结构(耗散结构)。这种新的稳定有序结构由于与外界环境

的交换,它会在一定程度上保持相对的稳定性,对外表现出新的开放系统的功能。但它并不是固定不变的,当外界控制参量继续改变到一定阈值时,它仍有可能会失稳,转变为另一种新的稳定状态,它有可能意味着进化和生存,也有可能面临着退化、解体以及回到原稳态的可能性。

2. 耗散结构的生成过程　任何开放性系统都具有的耗散结构,本质上都是系统自组织的结果。在这里,我们将进一步探讨耗散结构形成的自组织运动机制和过程。

现代科学研究证明,孤立系统必然熵增。如果系统保持开放,系统就会与外界进行物质、能量、信息的交换。由于外界环境的复杂性,必然存在各种扰动对系统产生直接或间接的影响,使系统产生涨落,闪现新信息。如果外界的扰动较小,由扰动所引起的涨落由于系统内部的自我调节反馈机制就会逐渐减弱或消失,不会使系统偏离原有的状态太远,系统在原有的状态附近徘徊,表现为惯性回归,系统渐进稳定,不可能产生新的稳定有序结构,此时,新的信息如昙花一现便瞬间消失。但如果外界的扰动超过一定的阈值,系统就会偏离原有的状态较远,此时系统内部的自我调节反馈机制无法发挥正常的作用,由于系统内部的非线性相干作用,涨落就有可能被放大为巨涨落,这种携带新信息的巨涨落就有可能使原有系统失稳,系统失稳后的演化由增长最快的涨落决定。通过涨落,系统可能发生突变,产生新的稳定有序状态,即耗散结构产生。至于这种新结构的产生,系统是发展还是衰退,主要由系统凝结的信息来决定。当系统从外界输入的负熵流大于内部熵产生时,系统的总熵就会逐渐减少,系统就有可能形成新的更高级的稳定有序结构,系统由无序状态向有序状态或者由低级有序向高级有序状态发展;但如果系统从外界获取的负熵流不足以抵抗系统内部的熵增,系统的总熵就会不断增加,系统就有可能从有序逐步走向无序,系统产生新的结构,但是新结构的有序程度比原结构的低,系统衰退。任何系统要生存和发展,都必须通过一定的方式不断地从外界环境中获取足够的信息,通过这种开放性的信息交流活动来确立和调整系统活动的状态,以维持系统的稳定有序。

中医学认为,气机升降出入功能状态的正常与否直接影响着人体的健康与寿命。从耗散结构理论角度看,气机运动是人体系统与外界环境间进行熵流代谢的过程。气机升降出入正常,机体能从外界获取必要的信息,以推动机体新陈代谢的正常运行,人体系统处于低熵有序状态,对外表现为各种正常、协调的生理功能活动;而如果气机失调,人体系统某一局部或整个人体系统可能熵增,机体从有序逐步走向无序,从而进入病理状态,对外表现为不同阶段的病理状态。

3. 耗散结构理论与中医状态学　近年来,耗散结构理论在中医学中的应用越来越受重视,许多学者用该理论来解释中医的阴阳平衡观。祝世讷认为中医的平衡观不是直观上的量或质的相等,而是一种稳定而有序的状态,强调"阴平阳秘"是一种远离平衡的"有序稳态","阴平阳秘"作为人身健康态,不仅只是"稳定",更重要的是"有序"。长期以来,人们认为一个人处于健康状态就是一种平衡态,生病就是一种非平衡态,这是一种错误的解释,因为平衡并不能正确解释生长、繁殖、进化等生命现象。如果从非平衡热力学和耗散结构理论的角度看，"健康可以看成非平衡系统的一种定态，而疾病则是非平衡系统的另一种定态"。此外，程薇薇等从耗散结构形成的"非平衡态"条件出发，论述五行相克是一种在非平衡态时形成的"活"结构，也是一个系统在非平衡态时形成新的结构的内部条件，通过"我克""克我"而呈现出"所胜"与"所不胜"之关系的有序状态。李军等也从耗散结构论来探讨中医五行学说，认为五行相生相克反映了五行之间始终处于非平衡态，还提出五行乘侮就是开放系统中的涨落机制，当五行相生相克处在临界点时，由于系统内部的相互作用比较复杂，可以出现相乘或相侮，从而形成不同类型的耗散结构。江觉民认为处于阴阳相对平衡的人体，非平衡非线性相互作用产生各因素之间的协同效应，从而达到生理功能有序结构，但当外邪入侵人体达到一定程度，人体有序结构被破坏，从而发生疾病，为了使人体结构趋于有序，就必须采取一定措施使人体处于非线性非平衡区域，使人体生理功能由无序趋于有序状态。雷四兰和叶秀汉运用耗散结构论对气功进行解释，认为气功属于生命系统中某种耗散性动力学机制，在它的作用下，机体功能局部会呈现远离平衡态，当气功锻炼到一定程度，就有可能使处于病态的人体生命系统恢复动态稳定的有序状态。易耀森以"气"为例，从小尺度时间上探讨其中蕴含的耗散结构现象。人体系统内部信息运动的过程就是人体系统熵流代谢的过程，其中"负熵流"是抑制机体混乱、无序，保证机体的健康有序。"正熵流"就是噪声，如中医所指致病因素如六淫、七情内伤、饮食失宜、外伤等。人体在负熵流和正熵流的影响下，人体系统总熵就有可能发生变化，从而对外表现为人体不同的整体功能状态（耗散结构），而这种状态有可能是生理状态，也有可能是病理状态。

（二）协同学与中医状态学

1. 协同学的内涵　协同学是 20 世纪 70 年代初德国理论物理学家哈肯创立的。研究协同系统在外参量的驱动下和在子系统之间的相互作用下，以自组织的方式在宏观尺度上形成空间、时间或功能有序结构的条件、特点及其演化规律。协同系统的状态由一组状态参量来描述。这些状态参量随时间变化的快慢程度是不相同的。当系统逐渐接近于发生显著质变的临界点时，变化慢的状态参量的数目就会越来越少，有时甚至只有一个或少数几个。这些为数不多的慢变化参量就完全确定了系统的宏观行为并表征系统的有序化程度，故称序参量。那些为数众多的变化快的状态参量就由序参量支配，并可绝热地将他们消去。这一结论称为支配原理，它是协同学的基本原理。序参量随时间变化所遵从的非线性方程称为序参量的演化方程，是协同学的基本方程。协同学的主要内容就是用演化方程来研究协同系统的各种非平衡定态和不稳定性（又称非平衡相变）。

2. 协同学与中医状态学　许多学者通过研究认为，人体系统有序状态、无序状态，健康、亚健康、疾病状态间的转变，往往在某个临界点处有一个"序参量"在决定人体的整体宏观行为或者状态。章恪认为系统从无序走向有序，是由系统固有的属性所决定的。人体系统内各个子系统很有规律地合作着，通过系统内部各个子系统之间的协同耦合和反馈作用形成了自组织机构，不断地与外界进行物质、能量、信息的交换，维持自身的存在。

而患病的机体在不稳定的基础上，也会通过有目的的自组织形成新的结构恢复原来正常的机体结构和功能。虽然"阴阳自和"能力是疾病得以痊愈的内在因素，但是机体从外界摄入的营养或者药物所引入的信息是诱发患病机体做整体调节，出现新的良性涨落的关键。在调节的过程中，虽然没有刻意去消灭致病生物或局部病灶，但随着机体内良性涨落的出现，原来的致病因素就可能被这种日益加大的涨落所吞没。李福利把人体看成开放系统，"气"可看作是人体的序参数，生死的界限是一个临界点，气是人体的各个部分共同产生的，反过来又支配和统率人体的各个部分，决定人体的整体的宏观行为或状态。影响和决定人体健康状态的基本因素是控制参数，疾病使人体发生不利的相变，中医的治疗手段则是调节控制参数使人体发生有利的相变，趋向健康态。郭蕾等认为由于人体系统结构和功能的极端复杂性，目前还未能建立起关于人体系统序参量的演化方程，但在长期实践经验的基础上，中医学形成了一套独特有效的对人体系统稳定性进行判断的方法，即通过对人体系统的序参量——阴阳在宏观上的变化及动态来完成的。中医学中的"证"从协同学角度看，是对整个人体系统当前整体状态有序程度的判断，是对序参量所代表的运动模式及其发展方向的判断和预测。虽然阴阳作为序参量，目前还难以用序参量方程进行定量描述，但中医学已经可以对序参量——阴阳做出较为准确的估计和判断。吴经才从协同学角度探讨扶正法治疗恶性肿瘤。他认为人体内普遍存在着"有序"和"无序"这一现象。若把人体看作一个系统，当有规则的子系统——正常细胞、抗癌基因占主导时，机体出现有序现象；当出现无规则的独立运动的子系统——癌细胞、癌基因占主导时，机体则表现出病理状态的无序现象。预防和治疗肿瘤首要的是要增强机体的防御能力，使有规则的子系统——抗癌基因和正常细胞以及免疫因子占据主导地位，影响癌细胞的分化，逆转为正常细胞。

（三）突变论与中医状态学

1. 突变论的内涵 突变论是由法国数学家雷内托姆于 1972 年创立。突变论认为，系统所处的状态可用一组参数描述。当系统处于稳定态时，标志该系统状态的某个函数就取唯一的值。当参数在某个范围内变化，该函数值有不止一个极值时，系统必然处于不稳定状态。雷内托姆指出：系统从一种稳定状态进入不稳定状态，随参数的再变化，又使不稳定状态进入另一种稳定状态，那么，系统状态就在这一刹那间发生突变。突变论给出了系统状态的参数变化区域。突变论能解说和预测自然界和社会上的突然现象，在许多领域被广泛应用。

2. 突变论与中医状态学 突变论从量的角度研究自然界、人类社会等各种领域的突变现象，揭示量变-质变的规律。突变论为中医状态学的研究提供新的角度。中医学认为，病与不病是由两个对立统一的因素"正""邪"所决定的，正、邪有强弱，可视为连续变量，从病到不病或者从不病到病都是突变现象，还有学者由此给出"辨证论治"的总模型，即托姆所分类的尖顶突变模型，那么，由病到不病就需要在控制参量平面上提高"正"轴的数值，进而证明中医治疗中"扶正祛邪"原则的科学性。还有学者认为证经过治疗后证状态的改变、人的死亡都蕴含着突变论的思想。郭蕾等认为机体所出现的许许多多的不稳定定态是在为人类群体向更高级程度进化提供了可能；此外，由于健康稳态也是人体系统的定态之一，因此系统在定态中不断地转移，也为它返回健康稳态提供了可能，机体从健康稳态进入到不稳定定态的证候状态或从某一证候状态向另一证候状态转化则说明系统结构失稳，发生了突变。由此可见，任何突变现象的发生必然伴随着人体状态的改变，但这种改变对于人体系统来说可能是有益的，也可能是有害的，它可能表现为人体从健康状态转到疾病（包括疾病过程中不同阶段证的变化）甚至死亡状态的过程，也有可能使人体从疾病状态转为正常的健康状态。

第三节　系统科学与中医状态学展望

一、生命科学与系统科学相互融合的切入点

从人体科学的角度看，人生活在一定环境中，人和环境这个超巨系统是辩证统一的。人体要生存下来就必须与外界环境进行物质、能量、信息的交换，而在交换的过程中必然受到外界的各种干扰，这时人体就会自卫，排除这种干扰对人体的影响，对外表现为各种整体的功能态。这种功能态可能是正常的，也有可能是非正常的，即有可能是生理状态、亚健康状态或者疾病状态等。人体是一个开放的复杂巨系统，其内部各个子系统具有复杂性和统一性。它们在做整体活动时，就绝不会仅仅是简单的加和关系；机体在不同的生命过程、不同的生理病理阶段都有可能表现出不同的特定的整体功能态。因此它必定是复杂的、非线性的。对于它的研究，正确的方法应当是采取钱学森院士倡导的研究开放复杂巨系统的"从定性到定量综合集成研究方法"。在继承和发扬中医学原有的特色和优势的基础上，充分利用现代科学技术的最新成就，分别从理论和临床角度对人体复杂功能态特征进行深入系统的研究。换句话说，对于复杂的人体状态学的研究，只有用系统的观点和系统科学的方法才能将人体科学置于现代科学中。人体状态学的研究是系统科学与生命科学相互融合的一个很好的切入点。

二、系统科学在中医状态学中的应用

自 20 世纪 80 年代以来，系统科学对医学产生深远的影响，从根本上改变着医学的生命观、人体观、疾病观和防治观，推动医学模式的转变，也导致了医学方法论从还原论转向系统论。传统的中医学有丰富的系统论思想。许多学者尝试探讨系统论、控制论、信息论、耗散结构理论、突变论等在中医学中的应用，也取得了一定的进展，促进了中医系统论、中医系统工程逐步形成和发展。但从目前的研究情况来看，大多数研究还处于比较粗浅的阶段，更多的是侧重于探讨系统科学相关理论与中医学理论间的相关关系，多采用的是简单类比的方法，还没有对人体系统演化的具体机制及其演化过程中的各种功能态进

行更深入的研究。

三、复杂系统科学与中医状态学展望

社会学家莫兰曾指出:"现代文化呼唤对人的启蒙性认识。"之所以为启蒙,是由于人体系统的巨复杂性,目前还没有对生命形成系统完善的认识,有关人体的科学认识常表现得较为破碎,这导致我们无法及时、正确评估人体健康状态并适时做出调整,容易造成误诊、漏诊、医疗费用较高等医疗难题,严重影响人们的身体健康和社会的可持续发展。解决这一难题的根本途径在于发展新的医疗知识体系,而这一体系的基础就是人体复杂系统模型。以中医状态学为切入点,将人体生命科学与系统科学进行有机对接,我们才能更好地讨论人体复杂系统科学的意义、方法和技术,才能进一步推动中医现代化和科学化,有助于人体复杂系统科学这一新的医疗知识体系的形成与发展。

人体复杂系统科学的研究是一个长期的任务,先期阶段的重点在于借鉴复杂性科学的研究方法和手段,探索复杂系统科学与中医理论及其实践体系的有机结合。中医状态学的研究是一个很好的切入点,中医学是从整体功能态来认识、预防和治疗疾病的,从本质上来看,它是一种整体功能态医学。钱学森指出:"用人的整体功能态来描述人体这个巨系统的各种功能特征,这已不是一个科学设想了,而是一个已有科学证明的事实了。"中医辨证论治的"证",用系统科学的语言说就是功能状态,这种功能态具有整体性、复杂性、可调节性的特点。针对这种开放的复杂巨系统的研究,钱学森认为采用综合集成研讨的方法更为合理。目前,综合集成研讨的方法在社会、经济、生物等方面的研究较多,也取得了一定的成绩。中医状态学的研究可以借鉴这些研究方法,并结合中医人体不同复杂性特点进行相应改进,以解决其复杂性问题。

参 考 文 献

[1] 刘晓平,唐益明,郑利平.复杂系统与复杂系统仿真研究综述[J].系统仿真学报,2008,20(23):6303-6313.

[2] 钱学森.钱学森讲谈录——哲学、科学、艺术[M].北京:九州出版社,2009:1-240.

[3] 李士勇,田新华.非线性科学与复杂性科学[M].哈尔滨:哈尔滨工业大学出版社,2006:5.

[4] [美]冯·贝塔朗菲著;林康义,魏宏森译.一般系统论基础、发展和应用[M].北京:清华大学出版社,1987:51.

[5] 中国社会科学院情报研究所.科学学译文集[M].北京:科学出版社,1980:315.

[6] 钱学森.论系统工程[M].长沙:湖南科学技术出版社,1982:10.

[7] 苗东升.系统科学精要[M].北京:中国人民大学出版社,2006:68.

[8] 邬焜.信息哲学理论、体系、方法[M].北京:商务印书馆,2005:206.

[9] 邬焜.信息哲学的基本理论及其对哲学的全新突破[J].西安交通大学学报(社会科学版),2006,26(2):2.

[10] 钟义信.信息科学原理[M].北京:北京邮电大学出版社,1996:38.

[11] H.哈肯.信息与自组织[M].成都:四川教育出版社,1998:29.

[12] 颜泽贤.耗散结构与系统演化[M].福州:福建人民出版社,1987:177.

[13] 许国志.系统科学[M].上海：上海科技教育出版社,2000：1-413.

[14] 孙广仁.中医基础理论[M].北京：中国中医药出版社,2002：1-317.

[15] 祝世讷.中西医结合临床研究思路与方法学[M].北京：科学出版社,2002：186.

[16] 王雪生.中医辨证论治与控制论[J].河北中医,1980(3)：8-13.

[17] 钟义信.信息科学原理[M].北京：北京邮电大学出版社,1996：38.

[18] [美]诺伯特·维纳著；陈步译.人有人的用处：控制论与社会[M].北京：商务印书馆,1978：1-174.

[19] 邬焜.信息哲学的基本理论及其对哲学的全新突破[J].西安交通大学学报(社会科学版),2006,26(2)：2.

[20] 邬焜.信息哲学问题论辩[M].西安：西安交通大学出版社,2008：69.

[21] N.维纳著；郝季仁译.控制论[M].北京：科学出版社,1985：160.

[22] 赵铁锤.系统辩证管理[M].北京：煤炭工业出版社,1994：122.

[23] 普里高津.耗散结构[J].自然科学哲学问题丛刊,1981(1)：8.

[24] 祝世讷.阴平阳秘不等于阴阳平衡[J].山东中医学院学报,1989,13(5)：2-6.

[25] 祝世讷.再论阴平阳秘不等于阴阳平衡[J].山东中医学院学报,1996,20(2)：74-78.

[26] 祝世讷.中医系统论与系统工程学[M].北京：中国医药科技出版社,2002：304-308.

[27] 卢侃.振荡、涨落与药物作用[J].自然杂志,1981,4(2)：88.

[28] 程薇薇,曲峰,周文泉.耗散结构理论——中医五行学说结合中医养生学说[A].中国中西医结合学会养生学与康复医学专业委员会.第三次全国中西医结合养生学与康复医学学术研讨会论文集[C].中国中西医结合学会养生学与康复医学专业委员会,2002：3.

[29] 李军,施一帆.中医五行学说的耗散结构原理[J].中医研究,1992,5(3)：5-7.

[30] 江觉民.耗散结构与疾病的中医治疗原则初探[J].贵阳中医学院学报,1986(3)：5-7.

[31] 雷四兰.耗散结构与气功[J].中国气功,1999(7)：15-16.

[32] 叶秀汉.气功与耗散结构[J].医学与哲学,1988(1)：24-26.

[33] 易耀森.耗散结构理论角度的中医人体生命信息现象[D].福州：福建中医药大学,2008：1-46.

[34] [德]赫尔曼·哈肯著；凌复华译.协同学——大自然构成的奥秘[M].上海：上海译文出版社,2013：1-231.

[35] 章恪.从现代系统理论看中医整体调节[J].河南中医,2003,23(12)：13-14.

[36] 李福利.协同学与中医学[J].中国医药学报,1988,8(4)：32-35.

[37] 郭蕾,王永炎,张俊龙,等.阴阳——人体系统序参量解读(二)[J].中医药学刊,2004,22(12)：2208-2210.

[38] 吴经才.协同学思想对扶正法治疗恶性肿瘤的启迪[J].山东中医学院学报,1993,17(2)：27-22.

[39] [法]雷内·托姆著.结构稳定性与形态发生学[M].成都：四川教育出版社,1992：1-438.

[40] 郭蕾,张俊龙,窦志芳,等.运用系统科学理论诠释证候的动态时空特征[J].中华中医药学刊,2007,25(3)：463-464.

第六章　现代医学与状态学

中西医学伴随着中西文化和社会发展的不同历程,传承了不同的学术思想,创建了迥异的医学范式,发展和完善了各自的理论体系,这决定了他们对人体状态认知在思维和方法上的显著差异。现代医学对人体结构、生理和心理三方面都进行了深入的研究,积累了大量有关人体健康状态的基础知识和基本数据。现代医学以一般人群的平均数据为依据,形成了不同状态的基本判定标准,针对判定标准建立了系统的检查指标和相应的检测方法,开展了大量关于疾病的病理变化和发病机制的基础研究,总结了疾病与健康的有关影响因素,为维护人类健康发挥了极大的作用。中西医在认知思维上有根本差异,决定了两者在对人类健康和疾病的描述、诊断和治疗的差异,但"人"作为中西医学的共同研究对象,其构成的物质基础和内在运行机制应该是完全统一的,因此现代医学在其发展过程中积累的可靠的人体数据、科学的研究方法和先进的研究技术手段可以被中医状态研究有选择地积极利用,从而为中医状态研究发挥积极的促进作用。

第一节　现代医学对人体状态的认识

一、人体状态

（一）人体状态的基础——生命

人类对自身了解的渴望和永生的希冀,是对人体状态的认识动力。人体状态的认识与人类对生命的探索是密不可分的,只有把握了生命的基本特征和普遍规律,才能进一步认识生命的正常状态和异常状态,从而达到维持健康趋向永生的目的。

1. 生命的物质构成　中医学认为精气是构成生物体和维持生物体生命活动的最基本物质。与此不同,在还原论的指导下,现代医学对生命组成的认识是由宏观到微观,由器官、组织到细胞,逐步发展到分子水平。现代生物学研究发现,核酸和蛋白质是绝大多数生命类型的基本组成。目前已经发现的最简单的生物种类是朊病毒,仅由蛋白质构成,能引起哺乳动物和人的中枢神经系统的传染性病变。越高等的生物,其组织成分越复杂,高等生物的细胞成分除了核酸和蛋白质之外,还有糖类和脂肪等有机分子,以及水、无机盐、金属离子等多种成分。由生物分子构成的复合体,只要具有生命的基本特征,即能够进行自我复制、自我更新和自我调控,无论其存在形式如何,都可视为生命。

2. 生命的起源　科学发展至今,地球仍是宇宙中已知的唯一有生命的星球,但关于生命起源还是未解之谜。目前普遍认同的生命起源的假说是化学进化说,即在远古地球的自然环境下,偶然合成了简单的有机物,逐渐进化而成的。人类作为自然界中最高等的生命形式,大约是在 500 万~800 万年前从远古的猿类一支分离进化而来,基因组的分析证明黑猩猩是人类亲缘关系最密切的近亲。在自然条件下,人类个体生命的形成是通过两性的交配,精子和卵子受精结合成受精卵,在母体的子宫中经过细胞分裂、胚胎发育并经母体产出成为独立的个体。形成受精卵的生殖细胞所携带的基因组对该个体表型的形成提供了基本框架。除了父母双方的基因对子女的状态有决定性的作用外,胎儿所处的子宫环境也会对其产生影响。例如,研究发现"第二次世界大战"期间处于饥饿状态的荷兰孕妇所生的孩子及其后代在体型上偏瘦小,且易于患肥胖症和糖尿病。这种疾病易感性的改变并非由 DNA 序列改变造成的,而是由于 DNA 的甲基化作用,归属于表观遗传学机制的范畴。由此可知,生命状态的特征在生命起源时,就已经受到内在遗传物质和外在环境的共同影响。

3. 生命的规律　世界上的事物和现象都存在其规律,生命也不例外。随着现代生物学和医学的发展,人们对生命的规律的认识由宏观到微观,从外在到内在,不断积累丰富。以人为例,最初人们在日常生活中就观察到,新生、生长、衰老和死亡是普遍的生命过程,每个生命阶段都有各自的生理特点和发展规律;而后深入人体内部,阐明各器官组织的结构、功能及其相互关系;进而发现细胞是人类机体的基本构成单位,每个细胞也遵循一定的细胞周期的规律,即在存在一定时间后也将启动程序性的死亡;在更深入的层面,细胞内的分子是如何工作以维持细胞活性和稳定地完成周期,比如细胞的遗传物质 DNA 一般是以双螺旋的结构存在的,在 DNA 进行复制的时候,双螺旋的结构会在解旋酶的作用下打开,并在聚合酶的作用下进行新的 DNA 链的合成。以上这些都是存在于生命中的普遍规律,一旦正常的规律被打破,机体的正常状态也会受到影响,危害机体健康。例如,偶然获得永生性的细胞如果未能被免疫系统清除,则会不断分裂形成肿瘤,危害人体健康。现代医学对人类的巨大贡献就是不断发现人类生命的规律,并指导疾病的治疗,提高人类的健康水平。

(二) 健康、疾病和亚健康

1. 健康　中医学将人的状态分为未病、欲病和已病,与此类似,现代医学认为人体的状态可以分为健康、亚健康和疾病。健康的定义与科学进展密切相关,传统意义上认为无病即健康。1947 年 WHO 提出了新的健康定义,健康是指生理、心理及社会三方面全部良好的一种状态。1989 年 WHO 又为健康的定义补上了道德健康这一条。新的健康概念将人体的健康分为生理健康、心理健康、道德健康及社会适应健康四个层次。

2. 疾病 疾病一般是指机体发生了功能性改变或相应的器质性病变。但是,对疾病的界定不应该单纯依据生物学标准来定义。由于患病的主体是人,患病时不仅在身体上有生物学改变,而且还会有心理及社会功能的改变。因此判断疾病常常有以下几个标准:第一,躯体器官有功能性或器质性病变的客观症状和体征;第二,心理上有主观的不适感觉,我们称之为病感;第三,难以履行自己应负的许多社会责任,例如不能正常学习、工作,生活需别人照顾等。

3. 亚健康 传统的健康状态中并没有亚健康一说,20世纪80年代,苏联学者Berkman首次提出人的一般状态分为健康状态、病理状态及亚健康状态,WHO也把亚健康称为第三状态。亚健康状态是指人的身心处于疾病与健康之间的一种健康低质状态,此时机体虽无明确的疾病,但在躯体上、心理上出现种种不适应的感觉和症状,从而呈现活力和对外界适应力降低的一种生理状态。WHO做的全球性调查显示,完全健康的人只占人群的5%左右,疾病状态的人约占20%,多达75%的人处于亚健康状态。由此可见,当今社会处于亚健康状态的人在人群中占绝大多数,如何调整亚健康使其趋于健康是今后医学发展的重要课题。

4. 健康、亚健康与疾病的关系 健康、亚健康和疾病三者之间是一个动态演变过程及存在相互转化关系,是相互依存、相互转化的统一体。从疾病最严重状态到健康最顶峰状态是一个生命的连续过程,它处于经常变化而非绝对静止状态,并呈现不同层次的适应水平。如果个体与环境保持良好的适应,就意味着健康状态(广义的健康概念)良好;反之,如果适应不良,陷入疾病状态,就意味着健康状态不良;当个体在某些方面与环境存在程度较轻的不适应,就处于亚健康状态。

二、躯体健康与疾病

(一)躯体健康

躯体健康是人体健康的基础和前提。躯体健康是指人的肉体的健康状态,能精力旺盛地、敏捷地、不感觉过分疲劳地从事日常活动,保持乐观、蓬勃向上及具有应激能力。它包括三个层次内容:一是形体健康,即身高、体重等发育指标健康;二是体态健康,即没有疾病和残疾,坐姿和行姿健康;三是体能健康,即个体活动的力量、速度、耐力和灵活性等良好。其具体可以归纳为以下几点:① 有充沛的精力,能从容不迫地担负日常繁重的工作。② 处世乐观,态度积极,乐于承担责任,事无巨细不挑剔。③ 善于休息,睡眠良好。④ 应变能力强,能适应环境的各种变化。⑤ 能抵抗一般的感冒和传染病。⑥ 体重适中,身体匀称,站立时头、肩、臂位置协调。⑦ 眼睛明亮,反应敏捷,眼和眼睑不发炎。⑧ 牙齿清洁,无龋齿,不疼痛,牙龈颜色正常,无出血现象。⑨ 头发有光泽,无头屑。⑩ 肌肉丰满,皮肤有弹性。

(二)躯体疾病

躯体疾病总体上可分为传染性疾病和慢性非传染性疾病两大类。传染性疾病包括以下几大类：① 肠道传染病：霍乱、痢疾、伤寒、甲肝、戊肝、脊髓灰质炎、感染性腹泻等。② 呼吸道传染病：重症急性呼吸综合征、肺结核、流行性感冒、麻疹、流脑、流行性腮腺炎、百日咳、白喉、猩红热、风疹等。③ 血源性传染病：乙肝、丙肝、丁肝、艾滋病等。④ 虫媒传达及自然疫源性传染病：鼠疫、狂犬、钩端螺旋体病、乙脑、疟疾、登革热、黑热病等。⑤ 性传播疾病：艾滋病、淋病、梅毒、尖锐湿疣、软下疳等。⑥ 其他：炭疽、布鲁菌病、急性出血性眼结膜炎（红眼病）等。慢性非传染性疾病按照国际疾病系统分类法（ICD - 10）标准可分为：① 精神和行为障碍：老年痴呆、精神分裂症、神经衰弱、神经症等。② 呼吸系统疾病：慢性支气管炎、肺气肿、慢性阻塞性肺疾病等。③ 循环系统疾病：高血压、动脉粥样硬化、冠心病、心肌梗死等。④ 消化系统疾病：慢性胃炎、消化性胃溃疡、胰腺炎、胆石症等。⑤ 内分泌、营养代谢疾病：血脂紊乱、痛风、糖尿病、肥胖、营养缺乏等。⑥ 肌肉骨骼系统和结缔组织疾病：骨关节病、骨质疏松症等。⑦ 恶性肿瘤：肺癌、肝癌、胃癌、食管癌、结肠癌等。在古代，传染性疾病对人类的威胁较大，多次瘟疫对古代中国的经济、政治、人民生活造成严重混乱。随着社会经济、文化和医疗卫生事业的发展，导致患者死亡的原因发生了根本的变化，威胁人类健康的主要疾病已不再是传染病，而被心脑血管疾病和恶性肿瘤所取代，糖尿病和高血压等非传染性疾病的患病率也呈逐年上升的趋势，严重影响着人类的健康和生活质量。

（三）影响躯体健康的因素

人类的躯体健康受到各种因素的影响，自 20 世纪 70 年代加拿大学者从预防医学角度提出影响健康的四大因素是"行为和生活方式、环境、生物学和卫生服务"以来，得到了世界各国学者的认可，国内学者在此基础上还增加了心理因素。因此归纳起来影响健康的五大因素分别是行为和生活方式、环境因素、生物因素、心理因素以及卫生服务，这些因素与生理健康状态有密切关系。

1. 行为和生活方式与健康　在影响健康的五大致病因素中，行为和生活方式高居首位，它直接或间接参与其他致病因素的发病过程。行为和生活方式因素是指因自身不良行为和生活方式，直接或间接给健康带来的不利影响。不良的行为和生活方式严重地影响人体健康，造成社会危害。一些慢性病，如冠心病、脑卒中、糖尿病、肥胖症、血脂异常和癌症等疾病的病因与不科学的饮食习惯密切相关。在过去的一个世纪里，不良生活方式导致的慢性非传染性疾病已经逐步取代传染性疾病，成为人类"健康的主要杀手"。现代人类所患疾病中有 45％与生活方式有关，而导致死亡的因素中有 60％与生活方式有关。

2. 环境因素与健康　环境因素是指以人为主体的外部世界，或者说围绕人们的客观事物的总和，包括自然环境和社会环境。人类健康状态与环境的性质及演变密切相关，许多疾病与特定的环境相联系。

（1）自然环境对健康状态的影响：自然环境包括阳光、空气、水、气候、地理等，是人类赖以生存的物质基础，是人类健康的根本。人类与自然环境之间有着相互依赖和制约的关系，人类的健康状态与环境质量息息相关。目前在全球范围内都不同程度地出现了环境污染问题,其中具有全球影响的方面有大气环境污染、海洋污染、城市环境问题等。生态环境的日益恶化,特别是环境污染对人类的健康状态构成严重的威胁,其对机体造成的危害包括急性危害、慢性危害及致癌、致畸等远期危害。如水污染引起中毒事件;大气污染可能引起慢性支气管炎、支气管哮喘、肺气肿及肺癌等疾病;放射性污染会导致人群白血病和各种癌症的发病率增加,同时也会使造血器官、心血管系统、内分泌系统和神经系统等受到损害。

(2)社会环境对健康状态的影响:社会环境,包括社会制度、法律、经济、文化、教育、人口、民族、职业等,也包括工作环境、家庭环境、人际关系等。人类健康状态和疾病是一种社会现象,健康水平的提高和疾病的发生、发展及转归也直接或间接受到社会环境的影响和制约。环境因素影响生理健康状态主要包括以下几方面:① 社会制度:社会制度主要是通过分配制度、通过对卫生政策的决定作用,以及通过社会规范来规范人的行为等途径影响健康。② 社会经济:经济对健康状态的影响是通过多渠道综合作用的。经济发展能够推动卫生改善,健康水平提高同样推动着社会经济的发展。③ 社会文化:健康观念和文化教育、文化素质与健康状态有直接关系,特别是人的卫生习惯、风俗习惯。④ 人口变化:健康与人口增长是不可分割的整体。性别、年龄结构、人口数量、分布及流动情况等都对健康状态及保健服务产生重要影响。

3. 生物因素与健康 影响健康状态的生物学因素主要是指病原微生物引起的传染性疾病和感染性疾病以及某些遗传或非遗传的内在缺陷、变异、老化而导致人体发育畸形、代谢障碍、内分泌失调和免疫功能异常等。生物性致病因素主要包括生物遗传及病原微生物两大方面。

(1)遗传因素对健康状态的影响:遗传与人类健康状态息息相关,随着科学技术的进步,人类对遗传疾病的种类和基因的认识日益深化,目前已知遗传病达到4000多种。许多严重威胁人类健康和生命的常见病,如肿瘤、心血管疾病、高血压、糖尿病、精神疾病等均与遗传有关。据估计,全世界受遗传病危害的人占世界总人口的15%,人群中平均每个人都携带有5~6个隐性的有害基因,这些人被称为致病基因携带者,可能将这些有害基因传递给后代。另外,随着我国工业化进程的加速,我国正面临环境污染的问题,环境污染必将增加基因突变率,这些都可能使人群中的遗传负荷增高。降低生物遗传因素对人类危害的工作重点在于加强预防,提高科学婚姻,优生优育,促进民族世代繁衍,增强体质,提高生活质量。

(2)病原微生物对健康状态的影响:病原微生物是指可以侵犯人体,引起感染甚至传染病的微生物,或称病原体。病原微生物包括细菌、病毒、寄生虫、原虫和螺旋体等,它们多来自人类粪便、排泄物、污水和自然灾害,以细菌和病毒的危害性最大。病原微生物可通过水、空气、食物及其他载体侵入人体。病原微生物对人类的危害极为严重,从古代到本世纪初,人类死亡的主要原因是病原微生物引起的传染病及感染性疾病。目前,由于免疫科学的进展,抗生素的应用,传染病已不再是主要的致死疾病,有些传染病已经被消灭,有些得到了控制,但随之而来的某些非传染性疾病在不断增加。

4. 心理因素与健康 心理因素是指在特定的社会环境条件下,导致人体在社会行为及系统器官功能方面产生变化的因素。现代医学、心理学研究证明,情绪剧烈地波动会影响大脑功能的正常发挥,使身体内环境失调,引起许多疾病。社会生活中受到的精神打击、心理应激等,常是冠心病、心绞痛发作、心肌梗死及心源性猝死的诱因。强烈或持久的消极情绪会造成众多心理疾病,导致机体生理功能紊乱,如失眠、溃疡、消化不良、紧张性头痛、心动过速、阵发性心律不齐和高血压等的发生。心理冲突对肿瘤的发生也起到一定的作用,而且对肿瘤的发展有很大影响。因此,当诸多心理因素刺激超过了人类自我调节功能即可成为致病因素,从而引起人体功能或器质性损伤。

5. 卫生服务与健康 卫生服务对个人和群体的健康状态有着重要的影响,而效益的高低、覆盖面的大小从一个侧面反映了社会的经济发展状况和卫生政策的优劣,影响着人群对卫生服务的需求和健康水平的提高。卫生服务的范围、内容与质量直接关系到人的生、老、病、死及由此产生的一系列健康问题。卫生医疗机构不健全、指导思想上的重治轻防、卫生资源分配和布局不尽合理、卫生经费投入不足、没有形成合理完善的服务网络、过分追求经济效益、忽视医德医风及医疗水平低等都是影响健康状态的不利因素。

三、心理健康与疾病

(一)心理健康

理论研究与社会实践都证明,人不仅是个生物体,而且还有着复杂的心理活动。"立体健康观"提出健康应由医学尺度、心理尺度和社会尺度来评价,健康观念已从传统的"生物医学模式"走向"生物-心理-社会模式",现在又走向"生物-心理-社会-道德模式"。

1. 心理健康的含义 心理健康指的是人们的身体、精神和适应社会的完满状态,表现为个人具有生命的活力、积极的内心体验、良好的社会适应,能够有效地发挥个人的身心潜力以及作为社会一员的积极的社会功能。个体与外部环境相适应是心理健康的重要标志。

2. 心理健康的标准 综合国内外学者的观点,心理健康的标准主要应包括以下内容。

(1)积极的自我观念:自我观念是指个人对自己的认识与理解,它是一种多维度、多层次的心理系统。一个心理健康的人首先要有积极的自我观念,而积极的自我观念首先表现在自知上,然后自尊、自爱。只有在自知、自尊、自爱的基础上,才能自我控制,自我激励,充分地展示自己,并不断地完善自己。

(2)良好的人生态度:良好的人生态度是由健康向上的人生观和价值观所决定的。只有确立了健康向上的人生观和价值观,才能明确人生的目的和方向,人生才有动力。良好的人生态度还来自完整统一的人格,只有将自己的需要、愿望、理想、目标与自己的行为统一起来,人格才完整。

(3)坚强的意志:心理健康的人,具有健全的、积极的意志品质,表现为具有自觉性、坚持性、果断性和自制力等优良品质。心理健康的人,能随着环境的变化对决策及时做出调整,在对自己的心理与行为的调节、控制方面有一定的自制能力。

(4) 较强的沟通、协调能力:一个心理健康的人,能够较好地与周围的人进行沟通、交往,这是人类得以生存和发展的前提。同时,心理健康的人都注重协调上下左右各方关系,能保持适当和良好的人际关系。

(二) 心理疾病

心理疾病是由各种原因引起的心理异常的总称,指的是由于精神上的紧张和心理上的干扰,而使思维上、情感上和行为上,发生了偏离社会生活规范轨道的现象。心理和行为上偏离社会生活规范程度越厉害,心理疾病也就愈严重。心理疾病种类很多,表现各异。

1. 心理因素引起的疾病类型　根据生物-心理-社会医学模式的观点,疾病和病痛都不是单一因素造成的,而是包括个体行为和社会环境在内的各方面因素综合作用的结果。以下这些疾病主要是由心理因素引起的。

(1) 神经症:神经症也译为神经官能症,是公认的心理因素引起的疾病,是心理治疗的主要对象。神经症包括一些性质相同而临床表现各异的病痛,主要涉及以下几种疾病:神经焦虑症、癔症、恐怖症、强迫症、抑郁症、神经衰弱、人格障碍、疑病症和其他神经症性障碍。它们的共同点是:① 都有心理症状,尽管表现不同,轻重各异。② 都是由心理因素引起的,有的是当前的、现实的心理冲突,有的是过去的、意识不到的心理症结。③ 都没有器质性病征,虽然表现为各种躯体症状或功能障碍。④ 不像精神病那样完全失去自知力,患者还能分清自己主观体验和现实之间的界限。

(2) 反应性精神病:反应性精神病也叫心因性精神病,是由于剧烈或持续的精神紧张性刺激直接引起的,其临床表现的主要内容与精神创伤密切相关,并伴有相应的情感体验,容易被人所理解,致病因素一旦消除或环境改变,并经适当的治疗,精神状态即可恢复正常。急性精神创伤如亲人突然死亡、重大的生活事件使人在短时间内不能适应而出现精神失常是相当常见的。慢性持续的心理冲突和痛苦也可引起精神异常,患者可出现幻觉和相应的思维障碍。

(3) 心身疾病:心身疾病是一组发生发展与心理社会因素密切相关,但以躯体症状表现为主的疾病,具有形态学病理改变。其主要特点包括:① 心理社会因素在疾病的发生与发展过程中起重要作用。② 表现为躯体症状,有器质性病理改变或已知的病理生理过程。③ 不属于躯体形式障碍。患者在综合性医院的初诊过程中,由于非精神科医生很少关注他们的心理因素,因此患者往往接受的是躯体治疗,心理社会因素方面很少得到关注。

2. 心理症状在疾病诊断上的意义　心理症状也叫精神症状,心理症状是诊断各种精神疾病的重要依据,对某些精神病的诊断,例如精神分裂症,甚至是主要根据。但是,心理症状也常出现在一些躯体病,作为躯体病症状的一部分,因此,它也是诊断躯体病的依据之一。在某些躯体病中,其首要症状甚至就是心理症状,因此,心理症状就成了早期诊断的重要依据。许多非精神科医生往往因为不熟悉心理症状，不了解心理症状对躯体病的诊断，尤其是早期诊断的重要性而造成难以挽回的误诊或漏诊。

(三)影响心理健康的因素

人的心理健康是一个极为复杂的动态过程，包括许多相对独立的特质。因此，影响心理健康、造成心理障碍的因素也是复杂多样的，既有客观因素，又有主观因素。

1. 影响心理健康的客观因素

(1)社会文化环境：人们生活与其所处的社会文化环境息息相关，当人们的社会文化环境发生变化时，人们所形成的内在心理品质与行为方式都会做出适应性的改变。如果这种变化过于迅速、频繁或强烈，例如战争、社会动乱、经济危机、文化性大迁徙等强烈文化冲击，超出人们适应能力的范围，很可能会发生适应困难的情况，并导致心理异常，严重时则会造成精神疾病。另外，一些不良的社会文化因素如种族或性别歧视、宗教迷信、不良的社会制度、社会风气和文化习俗的流行等对社会文化环境产生冲击，都会影响个体的心理健康状态。

(2)家庭环境与文化教育：家庭环境在个体心理发生、发展中起决定性作用。良好的家庭环境是个体心理健康状态的重要保证。不良的家庭环境往往导致个体对事情冷漠、偏执、不合作甚至把家中的精神折磨迁移到别人身上发泄，以求心理平衡，有的容易产生各种精神症或行为紊乱。文化教育包含家庭教育、学校教育和社会教育三方面，它们对心理健康状态都有很大的影响。首先，家庭教育是孩子进入社会接受集体教育(幼儿园、学校教育)之前孩子身心健康发展的重要保障，家长不良的教育方法往往是导致学生不健康心理行为的重要因素。其次，学校校风校纪、教师的教育方法、教育态度等方面的问题也会影响学生的心理健康状况。最后，不同的社会文化对人的心理健康也有重大影响，不同文化中精神病的发病率与临床表现形式都存在明显的差异。

(3)生活事件：生活事件指的是人们在日常生活中遇到的各种各样的社会生活的变动，如升学、结婚、亲人亡故等。生活事件不仅会影响人的心理健康，也是预测身体和心理健康的重要指标。生活事件对心理健康的影响，主要是由于生活事件的产生增加了个体适应环境的压力。当很多生活事件同时发生时，人们所遇到的心理应激就会增加，而心理应激的增加则会影响个体的生理反应和心理平衡，从而对躯体和心理健康状态产生不良的影响。

(4)遗传因素：遗传是心理发展的必要物质前提，奠定了个体心理发展差异的先天基础。虽然人的心理主要是在后天环境影响下形成和发展起来的，但是心理健康状态与遗传因素的关系也十分密切，尤其是一个人的体型、气质、神经结构的活动特点、能力与性格的某些成分等都受遗传因素的明显影响。各种类型的神经症、人格障碍等精神疾病均有不同程度的遗传风险。但是存在遗传风险并不意味着一定就会患精神疾病，更何况精神疾病大多是多基因遗传，其发病与否由遗传因素和环境因素共同作用来决定。

(5)躯体疾病与病毒感染：某些严重的躯体疾病或生理功能障碍的影响可能会成为

心理障碍与精神失常的原因。例如碘缺乏症,对儿童可引起智力发育迟滞;对成人不仅可造成智力受损害,性格上还会变得幼稚、保守和狭隘,引起整个心理活动过程的迟钝。由细菌、病毒、螺旋体、真菌、原虫及寄生虫侵入机体时可能会损害人的神经组织结构,导致器质性心理障碍或精神失常。这一点对高龄者、儿童及体质弱者的影响尤为严重,是造成智力迟滞或痴呆的重要原因。

2. 影响心理健康的主观因素

(1)心理冲突与挫折:心理冲突是指个体在有目的的行为活动中,存在着两个或两个以上相反或相互排斥的动机时所产生的一种矛盾心理状态。它往往发生于难以做出选择的情境,这种冲突情境在很多情况下,都会对个体的心理和躯体健康产生不良的影响。而心理挫折是指人们在某种动机的推动下所要达到的目标受到阻碍,因无法扫除障碍而产生的紧张状态或情绪反应。挫折带来的压力如果尚未超过个体的承受力,则在某种程度上具有积极作用。然而,若挫折过于强烈,超过个体的耐受能力,则可能引起情绪紊乱,心理失去平衡,以至于行为偏离,发生躯体及心理疾病。

(2)特殊的人格特征:每个人自己独特的人格特征,是影响心理健康的一个不容忽视的重要因素。特殊的人格特征对心理健康的影响也是极为明显的。这是因为具有不同类型人格特征的人对各种致病因素的认知是不同的,对各种社会生活事件及心理冲突等的情绪反应也不同。同样的疾病发生在不同的人身上,其病情表现、病程长短、转归也可能不同。人格特征对心身疾病的发病产生影响,是因为患者常依其人格特征来体验疾病,并建立了对特殊应激的反应模式。

(四)不同时期的心理特点

人在不同年龄阶段,随着生理发展和个性形成以及社会家庭等因素的影响,表现出各自不同的心理特点。

1. 婴儿期的心理特点 婴儿期指从出生到满1周岁以前的一段时期。婴儿大脑和神经系统发育迅速,婴儿期也是思维发展的萌芽时期,特点是直观(直觉)的行动思维。新生儿有初步分化的情绪反应,婴儿的情绪的社会性逐渐增加。托马斯和切斯将婴儿气质类型划分为三种,即容易型、困难型和迟缓型:① 容易型婴儿约占40%,这类婴儿吃、喝、睡的生理功能有规律,节奏明显,容易适应新环境,也容易接受新事物和不熟悉的人。② 困难型婴儿约占10%,他们突出的特点是时常大声哭闹,烦躁易怒,不易安抚,在饮食、睡眠等生理功能活动方面缺乏规律性,对新事物、新食物、新环境接受很慢。③ 迟缓型婴儿约占15%,他们不好活动,行为反应强度很弱,情绪总是消极的,对外界环境和事物的变化适应较慢,但在没有压力的情况下,他们也会对新事物缓慢地发生兴趣,在新环境中能逐渐地活跃起来。另外,35%的婴儿不能简单地划归到上述任何一种气质类型中去,他们往往具有几种类型的混合特点。婴儿气质对早期教养和发展有重要影响,家长需仔细观察、了解孩子的气质特点和特殊需求,因材施教。

2. 幼儿期的心理特点 根据生理学的特征,一般将1~3岁定义为幼儿期,也有观点将 3～7 岁划分为幼儿期。幼儿期脑和神经系统的发育非常迅速,为幼儿的认知能力发展提供了生理基础和物质前提。个性的初步形成是从幼儿期开始的,儿童社会化的过程就是儿童个性形成和社会性发展的过程。幼儿的自我情绪体验由与生理需要相联系的情绪体验(愉快、愤怒)向社会性情感体验(自尊、羞愧)发展。自尊是最值得重视的幼儿情绪体验。自尊是自我对个人价值的评价和体验。自尊需要得到满足,便会使儿童感到自信,体验到自我价值,从而产生积极的自我肯定。游戏是幼儿的主导活动,是适合于幼儿特点的一种独特的活动形式,也是促进幼儿心理发展的一种最好的活动形式。

3. 学龄期的心理特点　学龄期一般指从入小学到青春发育开始,一般指 6～12 岁或 7～12 岁。进入学龄期后,儿童的大脑结构有了显著的改变,大脑重量增加,脑电波在 13 岁时基本达到成人水平。其智能发育更成熟,控制、理解、分析、综合能力增强,是长知识、接受文化科学教育的重要时期。学习成为儿童的主导活动,随着学校教育的推进和深入,儿童的认知能力显著发展,主要表现在注意、记忆和思维等能力的发展。在这一时期应加强教育,使他们在学校、在家庭中打好德、智、体、美、劳全面发展的基础。这个时期发病率较前为低,但要注意预防近视眼和龋齿,矫治慢性病灶,端正坐、立、行姿势,安排有规律的生活、学习和锻炼,保证充足的营养和休息,注意情绪和行为变化,避免思想过度紧张。

4. 青春期的心理特点　青春期由于大脑功能的不断增强,生活空间的不断扩大,社会实践活动的不断增多,其认知能力获得了长足发展。随着对外界认识的不断提高,生活经验的不断积累,青少年的感觉、知觉灵敏,记忆力、思维能力不断增强,逻辑思维能力逐步占据主导地位。另外,青少年自我意识发展非常迅速,并且在自我评价、自我体验和自我控制方面均有明显进步。青少年开始对自己的内心世界和个性品质方面进行关注和评价,自我的独立性和自我评价趋于成熟,自我意识产生分化与统一,多数人能够发展良好的自我同一性,但有一些人会出现自我同一性危机。青少年的情绪总的来说有明显的两极性的特点,即强烈性与温和性共存、可交性与顽同性共存、内敛性与表现性共存。

5. 成年期的心理特点　成年期,一般指个体从 24、25 岁起到 60 岁的时期。通常人们又把这一时期划分为两个阶段,即成年前期,从 24、25 岁到 40 岁;成年后期,40～60 岁。在成年前期,个体的生理发育逐渐成熟,创造力得到了进一步的发展和完善,并且在较长时间内保持很高的水平。成年人的思维更加复杂和丰富,能够应对不确定的、不一致的、矛盾的情境。受情境、经验、情绪、身体等因素的影响,成人的认知发展在多领域内具有动态变化性,表现出灵活性、开放性和实用性。青年人的主要社会性任务是寻求友谊,开始恋爱,组建家庭,经营婚姻,开创并发展自己的职业与事业。步入成年后期,尽管知识经验仍在不断地积累,但是快速反应和短时记忆有所下降。

6. 老年期的心理特点　从医学、生物学的角度,规定 60 岁或 65 岁以后为老年期,其中 80 岁以后属高龄。当步入老年期以后,人的脑功能下降,记忆力衰退,思维缺乏创造性,个体的感官及记忆力均发生显著的退行性变化,极易产生各种心理障碍,但是对综合分析能力和判断影响较小。老年期最常见的症状是精神易兴奋和易疲劳交织。易兴奋主要表现为联想与回忆增多,思维内容杂乱无意义,注意力不集中,易受无关因素的干扰,对外界的声光等刺激反应敏感,情绪易激动等。精神疲劳是脑功能衰弱的主要表现,有时还伴有躯体疲劳,常常感到"心有余而力不足"。

第二节　现代医学对人体状态的评价

一、健康评价

健康评价是一个系统收集评价对象的健康资料,并且对资料进行整理和分析,从而对健康进行全面检测、分析、评估和指导的过程,通过科学、有效的评价方法以及特异、敏感的健康评价指标,力求客观、全面地反映个人、群体和社会的健康状况及发展趋势,探讨和分析影响人们健康的因素,寻找有效地促进健康的途径,有助于社会制定健康政策和实施策略。随着人们对健康认识的逐渐提高,健康评价的范围不断扩大,从对死亡和疾病的负向评价逐步扩大到以健康为中心的正向评价,从对生物学因素的评价扩大到对心理、行为因素和社会因素的综合评价。

（一）健康评价的基本步骤

1. 收集健康状况　只有了解个人的健康状况才能有效地维护个人的健康,个人健康信息包括个人一般情况(性别、年龄等)、目前健康状况和疾病家族史、生活方式(膳食、体力活动、吸烟、饮酒等)、体格检查(身高、体重、血压、营养状态、发育、意识、体位、步态等)、皮肤检查(颜色、湿度、温度等)、淋巴结检查、头面部检查(头发、头皮、头颅、五官、颈部、甲状腺等)、胸部检查(骨骼、胸壁、胸廓、乳房、肺、胸膜、心脏等)、周围血管检查(皮肤颜色、温度、脉搏、血管杂音、周围血管征等)、腹部检查(外形、呼吸运动、腹壁静脉、胃肠型、蠕动波、皮疹、腹纹、肠鸣音、血管杂音、脏器叩诊触诊等)、肛门直肠和生殖器检查(外形、压痛等)、脊柱与四肢检查(脊柱的弯曲度、灵活度,四肢关节的异常、运动功能等)、神经系统检查(脑神经、运动功能、感觉功能、神经反射)、血尿常规等生化检查(血脂、血糖等)和一系列影像学检查(X线、B超等)。

2. 开展健康评价　根据所收集的个人健康信息,对个人的健康状况及未来患病或者死亡的危险性采用数学模型进行量化评价,帮助个体综合认识健康风险,强化健康意识,鼓励和帮助人们纠正不健康的行为和习惯,为阻断疾病发生通路、制定个体化的健康干预措施奠定基础。

（二）健康评价的目的

1. 在了解和评价个人健康状况的基础上,帮助个体了解他们目前自身的健康状况,增进个体对健康的理解,以多种形式来帮助个人采取行动,纠正不良的生活方式和习惯,控制健康危险因素,维持和增加促进健康的正性因素。

2. 制定健康计划,进行健康干预,实现个人健康计划的目标。这种健康干预是个性化的,即根据个体的健康危险因素,设定个体目标,并动态追踪干预效果。

3. 为健身运动指导者提供被测试者的测试成绩。

4. 确定被测试者需要健康促进的教育材料。

5. 确定被测试者的运动计划改变的条件,描述被测试者需要延缓、推迟或终止运动计划的征候和症状。

6. 制定健康促进的行政政策和实施方案。

西医对健康的评价以各项指标为主,只要指标恢复到既定的正常范围,就认为处于健康状态。中医对健康的评价重视总体效应,将致病因素导致的阴阳失衡等进行重新修正,目的是使处于失衡状态的机体重新恢复到平衡的状态。

这里的健康评价指的是对狭义健康状态的评价,是一种正常的生命状态,属于"未病状态",即中医学提出的"阴平阳秘"的状态。中医学认为状态可以通过外在的"象"来认识,通过宏观、中观、微观并用,全面采集生命活动的表征参数,从而实现对状态的辨识,即对健康的评价。

二、疾病诊断

所谓疾病诊断,是根据各种疾病的临床特点,对患者做出相应的诊断,确定所患病种的名称。不论外感病还是内伤病,都有其各自的发生、发展、传变、转归等内在规律,所以辨别疾病的不同,对于掌握其特殊的本质与发展规律,以及了解各阶段的证候特点,是十分必要的。如泄泻与痢疾、肺痿与肺痈,临证不能不详辨。

(一)疾病诊断的内容

1. 疾病诊断的定名 中医对疾病的命名,种类很多,比较复杂,在临床上应根据常用的病名下诊断,不要随意杜撰。病名的具体规范见临床各科。

2. 疾病诊断的依据 每种疾病都有自己的临床特点,一般根据其病史和临床表现的特点,即可做出相应的病名诊断。如痢疾一病,以下痢赤白、里急后重等为临床主要特征,全身症状或有或无,是由饮食不洁引起,病变好发于夏秋季节,病程较急。符合上述特点,即可做出痢疾的诊断。如不具备上述全部特点或发病季节不同,或病程较长,在做痢疾诊断时就当慎重。

3. 疾病的鉴别诊断 某些疾病容易混淆,应注意鉴别。如癫、狂、痫三种虽同是神志异常的疾病,但各有其症状特点,临床可根据其疾病的特点、病因、病机等详加辨别。癫病者以沉默痴呆,语无伦次,静而多喜为特征;狂病者以躁妄打骂,喧扰不宁,动而多怒为特征;痫病者以猝然昏倒,不省人事,四肢抽搐,口吐涎沫,口中如作猪羊叫声为特征。

(二)疾病诊断的基本步骤

1. 收集临床资料 病史;体格检查;实验室及其他检查。

2. 分析、综合、评价资料 确定主要临床问题;准确表述临床问题;辅助检查必须与临床资料相结合。

3. 提出初步诊断　在对各种临床资料进行分析、评价和综合以后,结合医生掌握的医学知识和临床经验,将可能性较大的疾病判断出来作为诊断假设,尝试用诊断假设解释患者的临床表现,并排优先次序,选择可能性最大的、最能解释所有临床发现的疾病,形成初步诊断。

4. 验证及修正诊断　初步诊断是否正确,需要在临床实践中验证。提出初步诊断之后给予必要的治疗,客观细致的病情观察、某些检查项目的复查以及选择一些必要的特殊检查等都将为验证诊断或修正诊断提供可靠证据。

（三）疾病诊断的思维方法

1. 临床思维的两大要素

（1）临床实践:通过各种临床实践活动,如病史采集、体格检查和诊疗操作等工作,细致而周密地观察病情发现问题,分析问题,解决问题。

（2）科学思维:是对具体的临床问题进行比较、推理、判断的过程,在此基础上诊断疾病。即使是暂时诊断不清,也可对具体的临床问题的属性范围做出相对正确的判断。这一过程是任何仪器设备都不能代替的思维活动。

2. 常用临床思维方法

（1）推理:① 演绎推理:从带有共性或普遍性原理出发,来推论对个别事情的认识并得出新的结论。② 归纳推理:从个体和特殊的临床表现导出一般性或普遍性结论的推理方法。医生所搜集的每个诊断依据都是个别的,根据这些诊断依据而提出的临床初步诊断,就是由个别上升到一般、由特殊性上升到普遍性的过程和结果。③ 类比推论:根据两个或两个以上疾病在临床表现上有某些相同或相似,但也有不同之处,经过比较、鉴别、推理而确定其中一个疾病。

（2）假设诊断:根据所发现的诊断线索和信息去寻找更多的诊断依据。当医生获得临床资料中有价值的诊断信息后,经过较短时间的分析产生一种较为可能的临床印象,根据这一印象再进一步去分析、评价、搜索临床资料,可获得更多的有助于证实诊断的依据。

（3）经验诊断:也叫类比诊断。① 根据患者的临床表现去对照疾病的诊断标准和诊断条件,将患者经典的特异的临床表现逐一与疾病诊断标准对照。② 医生凭着既往在临床实践过程中积累的临床经验和新近的病例进行比较和判断。在临床诊断疾病过程中,经验诊断的例子很多,但应注意"同病异征"和"同征异病"的现象。

西医认识疾病是偏于对机体病理学改变的概括。中医则认为疾病是一种异常状态,涵盖结构和功能、生理与心理的异常,包括"欲病状态"和"已病状态",属于广义的健康状态。机体阴阳平衡状态失衡而出现"偏"状态之时,疾病便产生了,当机体通过"阴阳自和"或他力干预又恢复了"平"的状态后,疾病就消失了。

中医学认为,疾病诊断即是对人体状态的诊断。状态诊断的思维过程,是对个体人所表现出的外在表征信息,在中医理论指导下,进行综合分析,从而对个体整体反应状态

(包含程度、部位、性质)等状态要素做出的判断,辨别生命所处的状态。其诊断思维应遵循整体性、动态性、实时性和个体性等原则。

三、人体状态评估的常用指标

为了更加准确地对人体状态进行评估,需要将宏观、中观、微观并用,全面采集生命活动的表征参数。现代医学为我们提供的客观的、可量化的、仪器检测采集到的信息主要是中观、微观参数。中观参数主要包括"生、心、社"三个部分:"生"主要包括症状、体征、病史以及各种自评量表(如体质辨识量表、生存质量量表)等;"心"主要包括各种心理测评量表;"社"主要包括社会环境、工作环境、生活条件、家庭环境、人际关系等。微观参数主要包括"理、化、病"三个部分:"理"主要包括 B 超、X 线、CT、MRI 等影像资料,以及心电图、舌诊仪、脉诊仪、嗅诊仪等采集的参数;"化"主要包括血常规、生化等血液检测指标,以及分子生物学指标等;"病"主要指病理改变。下面对常见的状态评估指标进行介绍。

(一)体格检查指标

1. 概述　体格检查是指检查者运用自己的感官或者借助于简便的检查用具,如体温表、听诊器、血压计、叩诊锤等,客观地了解和检查评估对象身体状况的最基本检查方法。

2. 一般状态检查　是对受检对象全身情况的概括性观察,检查以视诊观察为主,需配合使用触诊或借助使用体温表、压舌板、听诊器等简单器具进行。检查内容主要包括性别、年龄、生命体征、发育与体型、营养状态、意识状态、面容与表情、体位、步态。

(1)**性别**:通常以第二性征来区别,正常成年人性征明显,但在某些情况时性征会发生改变。如肾上腺皮质肿瘤可使女性患者男性化,男性患者女性化;性染色体数目或结构异常可引起两性畸形(特纳综合征、克莱恩费尔特综合征)。

(2)**年龄**:一般通过问诊得知。年龄与疾病发生关系密切,佝偻病、麻疹、白喉病多见于儿童,风湿热、结核病多发于青少年,动脉硬化、冠状动脉疾病多见于老年人。

(3)**生命体征**:是评估生命活动质量的重要征象,以及了解病情变化的重要依据,包括体温、脉搏、呼吸、血压,是体格检查必须检查的项目之一。

(4)**发育与体型**:发育正常与否通常以年龄、智力和体格成长变化状态(主要是身高、体重及第二性征)及其相互间的关系来判断。若发育正常,年龄、智力和体格成长变化之间的关系应该是相称的。临床上将成年人的体型分为无力型(瘦长型)、正力型(匀称型)和超力型(矮胖型)。

(5)**营养状态**:营养状态与食物的摄入、消化与吸收及代谢等因素有关,并受到心理、社会和文化等因素的影响,其好坏可以作为评估健康和疾病严重程度的指标之一。摄食不足和(或)消耗增多引起营养不良,常见于长期或严重的疾病,如严重消化系统疾病、恶性肿瘤和甲状腺功能亢进等。热量摄入过多和(或)消耗减少引起营养过度,主要表现为体重增加,甚至是肥胖。

(6)**意识状态**:指人对周围环境和自身状态的认识和觉察能力,是大脑高级神经中枢功能活动的综合表现。凡能影响大脑功能活动的疾病均可引起程度不等的意识障碍,按其程度可分为嗜睡、意识模糊、昏睡和昏迷。

(7) 面容与表情:当某些疾病发展到一定程度时,会出现一些特征性面容与表情,有助于对人体健康进行评估。常见的异常面容有贫血面容、肾病面容、肝病面容、甲状腺功能亢进面容、面具面容等。

(8) 体位:指身体所处的状态。常见的体位有:① 自主体位:身体活动自如,不受限制,见于正常人、疾病早期或病情较轻的患者。② 被动体位:无法自己调整和变换身体的位置,见于极度衰竭或意识丧失者。③ 强迫体位:为减轻疾病所导致的痛苦,患者被迫采取的某种特殊体位。

(9) 步态:指走动时所表现的姿态。健康人步态因年龄、所受训练不同而有所不同。某些疾病会引起异常的步态,并具有一定的特征。典型的异常步态有蹒跚步态、酒醉步态、间歇性跛行等。

3. 周围血管检查

(1) 脉搏:从脉搏的频率、节律、强弱、紧张度和波形对其进行评估。

(2) 血压:随年龄的增长而增高,但都应处于一定的正常范围内,过高或过低都存在一定的风险。

(3) 周围血管征:凡有水冲脉、毛细血管搏动征、枪击音和 Duroziez 双重音等体征,可统称为周围血管征阳性。

4. 皮肤、浅表淋巴结检查

(1) 皮肤:皮肤的变化不仅可由皮肤本身的病变引起,还可由外部环境、多种器官及全身性疾病引起。主要检查皮肤的颜色、湿度、温度、弹性、皮疹、完整性、出血点、水肿及瘢痕等。

(2) 浅表淋巴结:淋巴结分布于全身,正常浅表淋巴结很小,质地柔软,直径 0.2~0.5 mm,无粘连,无压痛,不易触及。主要检查淋巴结是否肿大,应注意其部位、大小、数目、硬度、有无压痛、有无粘连。

5. 头部、面部和颈部检查

(1) 头部:主要对头发、头皮和头颅进行检查。① 头发:应注意观察头发颜色、疏密度、脱发的类型及特点。② 头皮:需分开头发观察头皮颜色,有无头屑、头癣、外伤、炎症、血肿及瘢痕等。③ 头颅:应注意头颅大小、外形变化及头部的运动情况,仔细触摸头颅了解其外形,有无压痛和异常隆起。

(2) 面部:主要对眼、耳、鼻、口进行检查。① 眼:检查眼的结构(眼睑、结膜、眼球、角膜、巩膜、虹膜、瞳孔)和功能(视力、色觉)。② 耳:检查外耳、中耳、乳突和听力。③ 鼻:检查鼻部皮肤颜色、外形,鼻翼,鼻道,鼻窦和嗅觉。④ 口:检查口唇、口腔内器官和组织(黏膜、牙齿、牙龈、舌、扁桃体等),以及口腔气味。

(3) 颈部:主要包括颈部外形与运动、颈部血管、甲状腺和气管。① 外形与运动:观察颈部直立时两侧是否对称,颈部伸屈、转动是否自如。② 颈部血管:观察颈静脉充盈度、颈静脉和颈动脉搏动,听诊血管的杂音。③ 甲状腺:检查甲状腺大小,质地,有无结节,是否对称,有无压痛及震颤等。④ 气管:主要观察气管是否位于颈前正中部。

6. 胸部检查 胸部由胸壁和它内面包藏的内脏、神经、血管组成。一般利用胸廓的自然体表标志及人为划线来准确地描述胸壁和胸腔内器官及其病变所在的部位和范围。

(1) 胸壁、胸廓和乳房:① 胸壁:主要评估营养状态、皮肤、淋巴结和骨骼肌发育情况,还应注意有无静脉显露、皮下气肿和胸壁压痛。② 胸廓:主要观察胸廓的外形及前后径与左右径的比例。③ 乳房:观察乳房的对称性、皮肤和乳头,触诊乳房的质地和弹性,注意是否有压痛和包块。

(2) 肺和胸膜:先观察呼吸运动的变化,触诊胸廓扩张度、语音震颤和胸膜摩擦感等;然后听诊判断呼吸音、啰音、语音共振和胸膜摩擦音等。

(3) 心脏检查:先观察心前区外形和心尖搏动,触诊确定心尖搏动、震颤和心包摩擦感;然后叩诊确定心界,判断心脏的大小、形状及其在胸腔内的位置;最后听诊检查心率、心律、心音、额外心音、心脏杂音及心包摩擦音等。

7. 腹部检查 腹部由腹壁、腹腔和腹腔内器官组成,主要有消化系统、泌尿系统、生殖系统等的很多重要器官。临床上常借助人体腹部的体表标志对腹部进行适当分区,以便准确描述腹部器官及其病变的位置。

(1) 视诊、听诊:主要观察腹部外形、呼吸运动,是否可见腹壁静脉、胃型、肠型及蠕动波,是否有肠鸣音、振水音及血管杂音等。

(2) 叩诊:可用于评估某些腹腔器官的大小、位置及有无叩击痛,胃肠道充气情况,腹腔内有无肿物、积气或积液等。

(3) 触诊:浅部触诊使腹壁压陷约 1 cm,主要用于检查腹壁紧张度、浅表的压痛、包块、搏动和腹壁上的肿物等。深部触诊使腹壁压陷 2 cm 以上,用于检查腹腔内器官大小、形态、压痛、反跳痛以及腹腔内包块等。

8. 肛门、直肠和生殖器检查

(1) 肛门与直肠:观察肛门及其周围有无皮肤损伤、黏液、脓血、溃疡、脓肿、外痔或肛裂等,触诊直肠内部是否有压痛及黏膜是否光滑,有无包块、狭窄及搏动。

(2) 男性生殖器:先评估外生殖器(阴茎和阴囊),后触诊评估内生殖器(前列腺和精囊)。

9. 脊柱和四肢检查

(1) 脊柱:主要了解脊柱弯曲度,有无畸形、活动受限、压痛和叩击痛。

(2) 四肢与关节:疼痛、形态异常和运动与功能障碍是检查的重点。

10. 神经系统检查 主要包括脑神经、运动功能、感觉功能、神经反射以及自主神经功能的检查。

(二)实验室检查指标

1. 概述 实验室检查是临床重要的辅助检查,它运用物理学、化学、生物学等实验技术,对评估对象的血液、排泄物、组织细胞标本等进行检测,获得反映机体功能状态、病理变化、病因等客观资料的检查方法,对评价健康状况、协助疾病诊断、判断预后和制定治疗方案等具有重要的意义。目前,实验室检查指标包括如下内容。

2. 血液检查 血液由血浆和血细胞组成,通过循环系统与全身各个组织器官密切联系,参与机体各项生理活动,维持机体新陈代谢和内、外环境平衡。血液检查是临床最常见的检查项目之一,对血液及造血系统疾病、感染性疾病等的诊断、治疗及预后判断有重要意义。

(1)一般检查:主要是对外周血液细胞成分的数量和质量的检查,包括红细胞、白细胞、血小板及其体积分布情况等。

(2)止血与血栓常用检查:主要包括毛细血管脆性试验,出血时间、凝血酶原时间、凝血酶时间、纤维蛋白原、纤维蛋白降解产物等的测定。

(3)溶血性贫血常用检查:首先是一般筛查,以确定是否为溶血,再通过红细胞膜缺陷、红细胞酶缺陷、珠蛋白异常和免疫性检查确定是哪一类贫血。

(4)骨髓细胞形态学检查:判断骨髓增生的程度,各系细胞比例的变化,化学染色观察细胞内、外化学成分的呈色、分布和变化。

3. 排泄物、分泌物和体液检查 此类检查对于消化系统、泌尿系统、神经系统、生殖系统等的疾病的诊断和病情观察有重要的意义。

(1)尿液检查:① 一般性状检查:量、颜色、气味。② 一般化学检查:酸碱度、尿蛋白、尿糖。③ 特殊化学检查:尿淀粉酶、尿人绒毛膜促性腺激素。④ 沉渣检查。

(2)粪便检查:① 一般性状检查:量、颜色、性状、气味。② 显微镜检查:细胞、食物残渣、寄生虫。③ 化学检查:隐血试验、胆色素。④ 细菌学检查。

(3)脑脊液检查:① 一般性状检查:颜色、透明度、凝块、压力。② 化学检查:蛋白质、葡萄糖、氯化物、酶类。③ 显微镜检查:细胞数量与类型、细菌学检查。

(4)浆膜腔积液检查:① 一般性状检查:颜色、透明度、比重、凝固性。② 化学检查:黏蛋白定性、蛋白质定量、葡萄糖、乳酸、乳酸脱氢酶。③ 显微镜检查:细胞数量与类型、脱落细胞、病原体。

(5)痰液检查:① 一般性状检查:量、颜色、性状、气味。② 显微镜检查:细胞数量与类型、致病菌。

(6)生殖系统分泌物检查:包括阴道分泌物、精液和前列腺液,主要对其性状、气味、酸碱度、病原体和脱落细胞等进行检查。

4. 生物化学指标检查 在人体正常代谢基础上,从生物化学代谢和分子水平,检查疾病状态下代谢改变,主要包括电解质、糖、脂质等物质代谢紊乱时的生化检查,以及心肌、内分泌腺等组织器官损伤时的生化变化的检查。

（1）电解质与酸碱平衡的检查：① 血清电解质：主要检测血钾、血钠、血氯、血钙、血磷、血镁的含量。② 血气：对血液中不同类型气体（氧气和二氧化碳）和酸碱物质进行分析。③ 酸碱平衡：对呼吸性酸、碱中毒，代谢性酸、碱中毒及混合性酸碱平衡失调进行检测。

（2）葡萄糖及其代谢产物的检查：① 血糖：检测空腹血糖含量，进行口服葡萄糖耐量试验。② 糖代谢产物：糖化血红蛋白和糖化血清蛋白定量检测。③ 胰岛素：血清胰岛素及释放试验，血清 C-肽含量检测。

（3）血清脂质和脂蛋白检查：① 血清脂质：总胆固醇、甘油三酯。② 血清脂蛋白：高密度脂蛋白胆固醇、低密度脂蛋白胆固醇、脂蛋白。③ 血清载脂蛋白：载脂蛋白 A、载脂蛋白 B。

（4）心肌标志物检查：① 心肌蛋白：肌钙蛋白、肌红蛋白。② 心肌酶：肌酸激酶及其同工酶、乳酸脱氢酶及其同工酶。

（5）内分泌激素检查：① 甲状腺激素：甲状腺素、三碘甲状腺原氨酸。② 肾上腺皮质激素：血清皮质醇，血浆醛固酮，尿游离皮质醇、醛固酮、17-酮皮质类固醇。③ 肾上腺髓质激素：肾上腺素、去甲肾上腺素、尿儿茶酚胺、尿液香草扁桃酸。④ 性激素：睾酮、雌二醇、黄体酮、人绒毛膜促性腺激素。⑤ 下丘脑和垂体激素：促甲状腺激素、促肾上腺皮质激素、生长激素、催乳素。

（6）其他生物化学检查：① 胰腺疾病常用酶：血清淀粉酶、尿淀粉酶、血清脂肪酶。② 血清铁及其代谢产物：血清铁、总铁结合力、血清铁蛋白。③ 微量元素：锌、铜、碘、镉、铅、汞、铝。

5. 免疫学指标检查　常用于感染性疾病、自身免疫病、变态反应性疾病、免疫缺陷病、肿瘤等疾病的诊断与疗效观察。

（1）免疫球蛋白检查：包括免疫球蛋白（IgG、IgA、IgM、IgD 和 IgE）。

（2）补体检查：包括总补体溶血性活性、血清补体 C3、血清补体 C4。

（3）感染免疫检查：① 肝炎病毒标志物：甲型肝炎、乙型肝炎、丙型肝炎等。② 抗链球菌溶血素。③ 结核分枝杆菌抗体。④ 人获得性免疫缺陷病毒抗体。⑤ 梅毒螺旋体抗体。

（4）肿瘤标志物检查：主要有血清甲胎蛋白、血清癌胚抗原、血清癌抗原。

（5）自身抗体检查：包括类风湿因子、抗核抗体、抗组织细胞抗体。

（6）其他免疫学检查：如血清循环免疫复合物、血清 C 反应蛋白等。

（三）组织病理诊断指标

1. 概述　组织病理诊断是镜下观察组织结构和细胞病变特征而做出的诊断，组织病理诊断指标被认为是很多疾病诊断的"金标准"。

2. 常见组织病理学变化

（1）分化与逆分化：① 分化：从幼稚细胞发育成具有完备的结构和功能的成熟细胞的过程称为分化。细胞越幼稚，与未分化的癌细胞的形态越近似，如胞浆少、核大、核浆比例较大、核仁明显等。② 逆分化：幼稚细胞如果受到某些因素的作用，染色体的基因发生改变,细胞背离其正常分化过程,而反向发展,形成一种不正常的胚性细胞或间变细胞的过程称为逆分化。

(2)增生、再生与化生:① 增生:组织内原有细胞受到某种因素的刺激而数目超过正常时称为增生。慢性炎症时发生的增生称为炎性增生,肿瘤细胞的活跃生长引起的增生称为瘤性增生。② 再生:当组织细胞被破坏后,由邻近健康细胞或遗留下来的完好部分组织,再生新的同样的细胞来恢复原有的结构和功能。这种新生的细胞繁殖能力强,细胞核较大,染色质增多,可出现双核或多核。③ 化生:一种分化成熟的组织为了适应环境的改变或受理化因素的刺激,在组织再生或新生过程中,转变为另一种分化成熟的组织。

(3)异常角化与核异质:① 异常角化:鳞状上皮角化过程中发生的变异,其细胞核的分化正常,但胞浆过度成熟。② 核异质:细胞核不正常,核的形态改变,如核增大、双核或多核、核膜增厚、核仁明显及核边不整齐等,是癌前变的伴随征象。

(4)癌前变与癌变:① 癌前变:癌前变是癌症演化过程中所经过的前驱阶段,这时增生的细胞已有向癌细胞转变的倾向,但并不具备癌的特征。癌前变的基本特征是细胞呈不同程度的不典型增生和重度核异质。② 癌变:正常细胞转化为恶性细胞,细胞除了核型有改变外,细胞表面的酶和受体、胞质内的蛋白质成分和抗原性等也会呈各种变化。

(5)退化:退化是细胞代谢障碍的形态表现,大致可分为肿胀性和固缩性两种。① 肿胀性退化:细胞内水分增多,胞浆和胞核的体积都增大,核结构模糊,染色质溶成一片,集结成块以致核形不整。② 固缩性退化:细胞变性失水,细胞和胞核体积缩小,胞浆常红染、淡黄或多彩,核染色质致密,核崩裂成碎块而进入胞浆。

(四)影像学检查指标

1. 概述　X 线的发现并被用于人体的检查,为医学影像学奠定了基础。随着影像技术的迅速发展,出现了超声成像、计算机体层成像、核磁共振成像等。影像学检查是借助于影像学设备使人体内部结构和器官成像,从而了解人体的解剖和生理功能状况以及病理变化,是一种活体器官的特殊视诊方式。

2. X 线检查　基于 X 线的穿透性、荧光效应、摄影效应等特性以及人体组织密度和厚度的差异,X 线能够使人体在荧屏或胶片上形成影像。

(1)呼吸系统:X 线检查是诊断肺部病变的主要方法,是对于胸部疾病的早期诊断、随访观察及群体普查等必不可少的检查手段。

(2)循环系统:X 线对于先天性心脏病、风湿性心脏病、高血压性心脏病、慢性肺源性心脏病、心包疾病等具有诊断作用。

(3)消化系统:X 线检查的造影检查是胃肠道最常见的检查方法。

(4)泌尿系统:X 线检查的造影检查对泌尿系统先天畸形、结石、结核、肿瘤等有重要的诊断价值。

(5)骨、关节:由于骨质含有大量的钙盐,是人体最致密的组织,因而 X 线检查是骨、关节疾病首选的检查方法。

3. 计算机体层成像检查　计算机体层成像（CT）是以 X 射线束环绕人体某一层面进行扫描，数据经计算并转化为由黑到白不等灰度的像素，按原有矩阵顺序排列构成 CT 图像的成像技术。

（1）神经系统 CT：对颅内肿瘤、脓肿与肉芽肿、寄生虫病、外伤性血肿与脑损伤、脑梗死与脑出血以及椎管内肿瘤与椎间盘突出等诊断效果可靠性高。

（2）头颈部 CT：对眶内占位性病变、早期鼻窦炎、中耳小胆脂瘤、听骨破坏与脱位、内耳骨迷路的轻微破坏、耳先天性发育异常以及鼻咽癌的早期发现等的诊断也很有价值。

（3）胸部 CT：可以帮助诊断原发和转移性纵隔肿瘤、淋巴结结核、肺癌等疾病，通过对比增强扫描明确纵隔和肺门有无肿块或淋巴结增大、支气管有无狭窄或阻塞，可显示肺间质、实质的病变。

（4）心脏及大血管螺旋 CT 和电子束 CT：可以很好地显示冠状动脉和心瓣膜的钙化、大血管壁的钙化和动脉瘤改变等。心血管造影 CT 对先天性心脏病和心脏瓣膜疾病的诊断有价值。CT 灌注成像可对急性心肌缺血进行观察。

（5）腹部及盆腔 CT：对腹部及盆腔脏器的检查主要用于肝、胆、胰、脾、腹膜腔、腹膜后间隙及泌尿生殖系统的疾病诊断，尤其是占位性、炎症性和外伤性病变等。

（6）骨关节螺旋 CT：三维表面重建可以在骨关节、脊柱形成与骨骼标本外观极为相似的三维 CT 图像，可以从多方向判断对肿瘤侵犯骨质情况，对复杂部位的骨折可以准确显示骨折部位的解剖结构关系。

4. 磁共振成像检查　磁共振成像（MRI）是利用原子核在磁场内共振所产生的信号经过重建而形成的图像。

（1）颅脑与脊髓 MRI：对脑肿瘤、炎性病变、白质病变、梗死、先天性异常等的显示比 CT 更为敏感。可以发现有无动脉瘤和动静脉畸形，神经的早期病变。对于颈、胸椎的显示清楚。

（2）头颈部 MRI：对眼、耳、鼻、咽喉部的肿瘤变性显示好，如鼻咽癌对颅底、脑神经的侵犯。

（3）胸部 MRI：可直接显示心肌，左、右心室腔，纵隔内大血管，肺水肿、肺栓塞、肺肿瘤等的情况。

（4）腹部与盆腔 MRI：对肝胆、胰、肾、膀胱、子宫、卵巢有相当价值。在恶性肿瘤的早期显示、对血管的侵犯以及肿瘤的分期方面优于 CT。

（5）肌肉、骨骼 MRI：对关节内的软骨盘、肌腱、韧带的损伤显示率比 CT 高。对骨髓的变化较敏感，对骨肿瘤的软组织显示清楚。

5. 超声检查　超声检查是应用超声波的物理特性和人体组织器官声学性质相互作用后产生的信息，经处理后形成的成像技术。

（1）肝常见疾病诊断有脂肪肝、肝硬化、肝癌等。

（2）胆道常见疾病诊断有胆囊炎、胆囊结石等。

（3）泌尿系统常见疾病诊断有肾结石、肾细胞癌、膀胱结石、良性前列腺增生。

（4）子宫可用于诊断早孕、子宫肌瘤等。

（5）心脏常见的疾病诊断有心脏瓣膜病、心包积液病等。

（五）心理健康检查指标

1. 概述　人的基本心理活动包括知、情、意三方面。知，是指认知，是人们感知、思维、记忆、理解、判断、推理事物的过程，人们对所有属于自己的身心社会状况的认识又构成人的自我概念。情，是指情绪、情感，人们在认识客观事物和自己的时候，可持各种各样的态度，如喜悦、悲哀、恐惧等，从而使人们体验到各种情绪与情感。意，是指意志行为，是人们心理活动的外在表现，人在社会及其周围环境相互作用过程中可表现出各种行为，如进食行为、睡眠行为、压力与应对等。因此，对人的心理健康进行评估需要涵盖上述范畴。

2. 认知水平　认知是人们根据自身感觉到的外界刺激和信息去推测并判断客观事物的心理过程，是在个人的经验以及通过对有关线索进行分析的基础上形成的对信息的理解、分类、归纳、演绎和计算。认知活动包括思维、语言和定向三部分。

（1）思维能力：思维是人脑对客观事物间接的和概括的反应，是人们对事物本质特征及其内部规律的理性认知过程。反应思维水平的主要指标包括抽象思维、洞察力和判断力，其中抽象思维涉及个人的注意、记忆、概念、推理和判断。

（2）语言能力：语言可分为接受性语言和表达性语言，前者指理解语句的能力，后者为传递思想、观点和情感的能力。

（3）定向力：定向是人们对现实的感觉，对过去、现在、将来的察觉以及对自我存在的认识，包括时间定向、地点定向、空间定向和人物定向等。

3. 自我概念　自我概念涉及个体对自己个性特征、社会角色和身体特征的认识和评估，并受价值观、信念、人际关系、文化、他人对个体评价的影响。自我概念主要由身体意象、社会认同、自我认同和自尊四部分组成。

（1）身体意象：是自我概念主要组成部分之一，是个体对自己身体外形和特征的感受，也包括个体对自己身体功能的感受。

（2）社会认同：为个体对自己的社会人口特征如年龄、性别、职业、社会团体成员资格，以及社会名誉、地位的认识与感受。

（3）自我认同：指个体对自己的智力、能力、性情、道德水平等的感受和判断。

（4）自尊：指个体如何感受和评价自我概念的各个组成部分，包括社会认同、自我认同和身体意象。

4. 情绪与情感　情绪与情感是个体对客观事物是否满足自身需要的内心体验与反映。当需求获得满足就会引起积极的情绪和情感；反之则会产生消极的情绪和情感。情绪和情感在医学心理学中分别用来表达感情的不同方面，情绪不稳定，具有较强的情境性、激动性和暂时性，而情感则为有较强稳定性、深刻性和持久性的心理体验，是构成个性或道德品质中稳定的成分。在表现形式上，情绪有明显的冲动性的外部表现，而情感则比较内隐,是以内在体验的形式存在。

(1)基本情绪状态:为最基本、最原始的情绪,包括满意、喜悦、快乐、紧张、焦虑、抑郁、愤怒、恐惧、悲伤、痛苦、绝望等。

(2)高级情绪体验:情感是人类特有、区别于动物的、与社会性需要相联系的态度体验,人的高级情感主要有道德感、理智感和审美感。

5. 压力与压力应对　压力是指内外环境中的各种刺激作用于机体时产生的非特异性反应,这些反应使机体从平静状态进入应激状态。对人类来说,压力并非都是有害的,适当的压力有助于提高机体的适应能力。但过强或者长期处于较强的压力之中,可导致身心疾病。

个体用于处理压力的认知和行为过程即压力应对。如为减轻手术前的紧张和焦虑,患者常采用看电视、与家人聊天、散步等方式转移注意力等。

(1)压力源:指一切使机体产生压力反应的刺激因素。其按时间可分为急性和慢性压力源;按来源可分为生理性、心理性、环境性和社会文化性压力源;按性质可分为丧失性、威胁性和挑战性压力源。

(2)压力反应:指压力源引起的机体的非特异性适应反应,包括生理、情绪、认知和行为等方面的反应。

(3)应对方式:可分为情感式应对和问题式应对。情感式应对是指向压力反应,倾向于采用过度进食、用药、饮酒、远离压力源等行为回避或忽视压力源。问题式应对是指向压力源,倾向于通过有计划地采取行动、寻求排除或改变压力源所致影响的方法,以处理导致压力的情景本身。

无论人体状态怎么复杂,都可以用状态要素(程度、部位、性质)进行概括,宏观、中观、微观参数并用促使这一概括更加全面、客观、准确。程度的变化反映了状态和预后的转归,如常见的血尿常规、生理生化检查、免疫学检查等实验室定量检测指标能够直观地反映出特定状态程度的改变;部位是人体状态变化所发生和影响的位置,通过一般的体格检查、影像学检查等能够清楚地获知;性质是机体在特定状态发生的内外平衡、阴阳偏颇、邪正斗争的态势和特征,是状态辨识的核心和关键,也是干预和调护的主要依据。现代医学所主要提供的中观、微观参数对于人体状态的判断起到不可替代的作用。

第三节　现代医学指导下的维持健康的措施

一、健康教育

(一)建立养生防病保健的思想

从思想上建立对维持健康的态度,采取预防或者治疗手段,防止疾病发生、发展的方法,这强调了主动进行健康管理的重要性。

（二）重视不同阶段的保健工作

人在每一个时期有不同的健康保健的特点和规律,对不同年龄阶段健康保健特点和规律的研究可以更好地指导个体对健康的管理。重视优生、优育、胎教及不同年龄阶段的健康保健工作。熟悉各阶段人的生理和心理特点,全面了解不同阶段人在心理上的差异,及时发现不同时期人的状态改变。

（三）建立健康的生活方式

生活方式是指在一定环境条件下所形成的生活意识和生活行为习惯的统称。每个人的生活方式与自身的健康状况关系密切。不良的个人行为和生活方式影响着人体健康,许多慢性病实际上是生活方式病。如性格克制、压抑,好生闷气,有孤独感或失助感的人易导致免疫力降低,易患癌瘤;易生气、好激动的人易患心脑血管病;饮食结构不合理、热量高,消耗少于吸收,运动少而引起肥胖者易患高血压、冠心病、脑血管病、高血脂、动脉硬化、气管食管阻塞综合征、糖尿病等;成人每日食盐量在6克以上易导致高血压,引发脑卒中;吸烟可诱发多种疾病,如肺癌、心脑血管病等;慢性酒精中毒可导致心理、行为严重异常,还可产生脂肪肝、肝硬化、肝癌。这些疾病无法单纯依靠药物和手术治疗得到治愈,而通过健康教育,改变生活态度和行为方式,是控制上述疾病有效的手段。良好的生活方式有利于提高身体健康水平,降低损害健康的危险因素,它包括"合理膳食、适量运动、戒烟戒酒、心理平衡"四方面。

1. 合理膳食 营养是维持人体健康的基础,这不但要求营养充足,而且要求营养全面平衡。每餐以八分饱为宜,主食由米和杂粮搭配,减少动物脂肪和甜食的摄入,多吃新鲜蔬菜、水果、豆制品和牛奶;限制食盐用量,每人每天不超过6克。

青春期生长发育迅速,青少年不仅需要从食物中获得各种营养素来补充日常学习生活的消耗,还要能保证这一时期生长发育的需要。但营养的补充也并非多多益善,需要做到平衡膳食、合理营养,定时定量进食,不偏食挑食;应多吃蔬菜、水果和薯类,少吃零食;每天吃奶类、豆类或豆制品;经常吃适量鱼、禽、蛋、瘦肉,少吃肥肉和荤油。饮食卫生还包括不在饭前和运动后大量喝水,饭前便后洗手,不喝生水,吃水果要洗净去皮,不吃不洁食物,不在路边小摊小店吃东西,防止病从口入。

2. 适量运动 运动贵在坚持,重在适度。项目可因人而异,可打球、游泳、长跑,也可快步行走、慢跑、骑自行车、跳舞等。青少年时期是生长发育的关键时期,尤其需要特别注意体育锻炼。要坚持不懈,持之以恒。但要注意,运动量要适度,适量运动是预防和消除疲劳、保证健康的一个要素。饭前饭后不宜做剧烈运动,运动前做好准备活动,运动后不用凉水洗澡。

3. 戒烟限酒 吸烟酗酒是健康的大敌。吸烟是导致高血压、冠心病、肺癌、支气管炎、肺气肿等多种疾病的重要危险因素。酒虽可少饮,但不要喝高度烈酒,经常或过量饮酒会影响健康,特别是对肝脏伤害最大。青少年尤其不应接触烟酒。

4. 心理平衡 健康的四大基石中,心理平衡最重要。保持心理平衡要做到:① 三个

"乐",即助人为乐、知足常乐、自得其乐。② 三个"正确",即正确对待自己,正确对待他人,正确对待社会。③ 三个"既要",即既要尽心尽力奉献社会,又要尽情品味美好人生;既要在事业上有进取心,又要在生活中有平常心;既要精益求精于本职工作,又要有多姿多彩的业余生活。拥有健康的心理,才能更好地适应社会生活。因此,每个人都应当学会调节心理压力,勇于面对困难,保持愉快的情绪和充沛的精力。

二、疾病预防

(一)有计划的预防接种

预防接种,是指根据疾病预防控制规划,利用疫苗,按照国家规定的免疫程序,由合格的接种技术人员,给适宜的接种对象进行接种。预防接种可提高人群免疫水平,达到预防和控制针对传染病发生和流行的目的。

人类在同传染病进行斗争的历史进程中,发现了免疫预防传染病的方法。通过接种痘苗,全球于 20 世纪 70 年代末消灭了天花,这是人类同传染病进行斗争的伟大胜利,是预防医学史上的重要里程碑,是预防接种为人类建立的丰功伟绩。迄今为止,通过接种疫苗,脊髓灰质炎的发病率下降了 99%,包括中国在内的大多数国家和地区已经实现无脊髓灰质炎病毒传播的目标;全球因白喉、百日咳、破伤风和麻疹导致的发病、致残与死亡也显著下降。仅 2003 年全球就避免了 200 万因疫苗可预防疾病导致的死亡和 60 万乙肝相关的死亡。现在每年可通过有计划的预防接种拯救 200 万到 300 万人的生命,是最为成功和最具成本效益的公共卫生干预措施之一。

(二)定期进行健康体检

健康体检是对身体健康状况进行全面检查,从而获取健康信息,做出健康状态的评价。它是预防疾病、自我保健的重要形式,是综合了临床医学和预防保健的具体措施。只有了解了自己的健康状况,才能有针对性地进行自我保健和调理,获得健康和长寿。这些医疗检查有助于对某些疾病的预防及治疗,如高血压、高胆固醇血症以及其他一些可治性疾病。

(三)做好健康管理

健康管理是指一种对个体或群体的健康危险因素进行全面管理的过程。其宗旨是调动个人及集体的积极性,有效地利用有限的资源来达到最大的健康效果。健康需求不仅包括求医用药,健康危险因素也是一种健康需求,如超重、肥胖、血糖异常和血脂异常等。健康管理的手段可以是对健康危险因素进行分析,对健康风险进行量化评估,或对干预过程进行监督指导;还可以自己建立健康档案,每次进行体检的化验结果以及异常指标都能有所记录。另外,养成良好的生活习惯、保持健康的心态等都属于健康管理的范畴。

三、疾病治疗

人体在各种内外致病因素的作用下,难免不病,既病之后则必须治疗。不同的疾病种类有不同的治疗方法,即便同样的疾病在不同的医学理论体系中的治疗原则和方法也可能完全不同。西医讲究明确发病的原因,再针对致病因素进行治疗。比如细菌感染,就采用细菌敏感的抗生素进行治疗。而中医则更加注重生病的人,通过问闻望切掌握人体的疾病的各种症状,辨证论治,进行对症治疗。人类疾病种类众多,不同医学的治疗理论不同,因此,疾病的治疗方式繁多,难以一一具体描述。但是,不论是哪种理论体系或治疗方式,只要能够达到治疗疾病、维护健康的目的,都具有存在的价值和研究的意义。

四、疾病康复

康复是指综合地、协调地应用医学的、教育的、社会的、职业的各种方法,使病、伤、残者(包括先天性残)已经丧失的功能尽快地、能尽最大可能地得到恢复和重建,使他们在体格上、精神上、社会上和经济上的能力得到尽可能的恢复,使他们重新走向社会。康复不仅针对疾病,而且着眼于整个人从生理上、心理上、社会上及经济能力进行全面康复。康复治疗技术常用的方法是物理治疗(PT)、作业治疗(OT)、言语治疗(ST)、心理辅导与治疗、文体治疗、中国传统治疗、康复工程、康复护理、社会服务。与临床医学是以疾病为主导不同,康复医学是以功能障碍为主导,通过康复治疗提高残疾人生活素质,恢复独立生活、学习和工作的能力,使残疾人能在家庭和社会过有意义的生活。为达到全面康复,其不仅涉及医学科学技术,而且涉及社会学、心理学、工程学等方面的技术和方法,旨在加速人体伤病后的恢复进程,预防和减轻其后遗功能障碍程度,尽最大可能使病伤残者参与重返社会。

五、疗效评价

疗效评价是对临床治疗效应所产生的效能和效力,按已确定的标准进行定性、定量和综合判断的过程。疗效评价应该包括五个关键环节:评价主体即评价什么,谁来评价即评价者是谁,评价标准即评价尺度如何制定,怎样评价即评价技术与方法和对评价结果的解析。临床疗效评价研究是对药效、人文效应、社会效应、生物学效应等独立或综合效应的系统研究,具有非常广阔的前景和发展空间,运用其技术和方法所产生的成果将对人类的疾病与健康保健事业发挥巨大推动作用。特别是数千年来中医药在人类与疾病做斗争中,以临床疗效为驱动,在对以人为主体的生命与疾病现象的观察与验证交替递进的认识过程中,不断完善和进步,临床疗效评价研究所揭示的中医药效应的科学性会带来更广泛的认同,将引领中医学不断融入生命科学领域,并以独特的优势屹立于世界科学技术之林。

第四节　现代医学方法和技术与中医状态学研究

现代医学所不断融合的科学研究的先进方法和技术,应用在健康相关的研究中,对人体状态积累了丰富的知识基础、严谨的研究方法和先进的实验技术,为中医状态学的研究提供了大量可供借鉴的方法和技术。

一、现代医学常用方法与技术

（一）流行病学研究

1. 流行病学定义　流行病学是研究人群中疾病与健康状况的分布及其影响因素，并研究防治疾病及促进健康的策略和措施的科学。疾病在人群中不是随机分布的，而是表现出一定的时间、地区和社会人口学分布特征。这种分布上的差异又与危险因素的暴露或个体的易感性有关，对此进行测量并采取相应的控制措施是可以预防疾病的。

2. 流行病学研究内容　流行病学是从以传染病为主的研究内容发展起来的，目前已扩大到全面的疾病和健康状态，包括了疾病、伤害和健康三个层次。疾病包括传染病、寄生虫病、地方病和非传染性疾病等所有疾病。伤害包括意外、残疾、智障和身心损害等。健康状态包括身体生理生化的各种功能状态、疾病前状态和长寿等，其内涵与WHO1948年提出的关于健康的概念，即"身体、精神和社会适应各方面均处于完好状态，而不只是无病或虚弱"是一致的。

3. 流行病学的任务　第一阶段的任务是"揭示现象"，即揭示流行（主要是传染病）或分布（其他疾病、伤害与健康）的现象，可通过描述性流行病学方法来实现。第二阶段为"找出原因"，即从分析现象入手找出流行与分布的规律和原因，可以借助分析性流行病学方法来检验或验证所提出的病因假说。第三阶段为"提供措施"，即合理利用前两阶段的结果，找出预防或控制的策略与措施，可用实验流行病学方法实现。

4. 流行病学研究的三种基本方法　从方法学看，科学的方法不外乎历史法、观察法、实验法和数理法几大类。但流行病学以观察法、实验法和数理法为其基本，其中尤以观察法最为重要。思维的逻辑推理是任何学科及日常生活都离不开的，流行病学工作也不例外。

（二）临床研究

1. 概述　现代医学的发展，要求临床医学从由"经验型"向"科学型"发展，要求对疾病做出"概率化"的诊断、科学的治疗与决策、精确的预后判断，这就需要群体的研究方法。临床科研的主要任务是帮助临床医生去准确、精确、具体地解决如何诊断疾病、确定治疗方案、掌握治疗措施的作用机制以及判断治疗措施的效果。

2. 临床研究的常用设计原则　对于任何一项科学研究，研究设计的好坏直接关系到研究结果的质量，临床研究方案的设计必须建立在科学性和可行性的基础之上，所谓科学性就是尽量避免人为因素的主观干扰和实验中某些已知未知因素的影响，从而确保研究结果的真实可靠，经得起临床实践的检验。实现科学性的原则主要有随机化、对照、盲法和可重复原则。

（1）随机化原则：随机化是临床科研的重要方法和基本原则之一，即在抽样研究中，抽取或分配样本时，每一个研究对象或观察单位都有完全均等的机会被抽取或分配到某一组,而不受研究者主观意愿所左右。随机化的目的是排除选择性偏倚,使被抽取的研究对象最好地代表其所来源的总体人群,或使各比较组间具有最大程度的可比性。随机化包括随机抽样和随机分配。

（2）对照原则：所谓"对照",即设立与实验组条件相同及诊断一致的一组对象,接受某种与实验组不同的干预措施,目的是用以与实验组结果进行对照性比较,以消除非干预措施的影响,有效地评价实验措施的真实效果,这种用以对照比较的一组研究对象,称为对照组。对照组除不接受实验组的疗法或干预措施外,其基线情况、其他方面实验条件、观察指标和效应标准等均与实验组相同,才具有可比性。

（3）盲法原则：在实验过程中,研究对象的主观心理因素对研究结果会产生一定的影响。通过盲法处理,可减少或避免因主观心理因素对实验造成的误差,能得到客观真实的结果。

（4）重复原则：即在相同实验条件下进行多次研究,确保研究结果的重现性,具体包括：① 同一研究对象的重复观察：这是保证观察结果的准确度和可靠度,包括对仪器设备、条件方法、操作规程等要求。② 多个研究对象的重复观察：避免把个别情况误认为普遍情况,把偶然或巧合的现象当作必然的规律,通过确定质量（同质性）和数量（足够的样本量）的两个条件,使结果具有稳定性,使假设检验达到预定的目的。

3. 临床研究的常用设计方案

（1）随机对照实验：是采用随机分配方法,将合格研究对象分为实验组和对照组,然后接受相应的实验措施,在一致的条件下或环境中,同步进行研究和观察实验效应,并用客观的效应指标对实验结果进行科学的衡量和评价。

（2）交叉对照实验：是对两组受试者使用两种不同的处理措施,然后互相交换处理措施,最后将结果进行对照比较的设计方法。

（3）队列研究：又称定群研究,是将一些特定人群按其自身是否暴露于可能的致病因素或危险因素,自然形成暴露组与非暴露组,研究者对观察人群的暴露因素,既不能随机分配,也不能加以控制。随访一段时间,分别确定两个群体中发生目标结局的例数,并对其差别进行比较。队列研究属经典的观察性研究方案,在病因学研究中应用广泛。

（4）非随机同期对照实验：也称为非随机对照实验,非随机分组的平行对照实验。它是人为地将研究对象分成实验组与对照组,临床医生和患者均较易接受,有较好的依从性,开展起来所需成本较低。

（5）无对照的病例观察性研究：是对一个研究个体或者一组研究群体的详细临床资料或病史记录进行分析的观察性研究,其目的是探讨观察效应与特定的环境因素之间的关联关系。其可用于因伦理等问题无法实施对照研究、观察临床对照实验排除的患病人群、观察特殊疾病、罕见慢性病等。

（6）实用性随机对照实验：也称"实效型"或"实用型"随机对照实验。其主要观察两种待比较的临床干预措施或方案之间的总体效应差异,研究在实际临床实践条件下进行,并尽可能减少对常规治疗的干预,以期能最终反映治疗方法在实际应用中可能出现的临床反应。

4. 临床研究的常用现代技术手段 先进的现代技术手段是临床研究的可靠保障。在当今社会,随着现代科学技术的发展,临床研究所需的技术也逐渐向高效、特异的方向发展,对临床科研以及医疗质量的提高发挥着越来越重要的作用。

(1)生化检测:就是指用生物或化学的方法来对人进行身体检查。生化检查是对身体进行一次全面的检查和对身体情况的一种了解,有时也可以检查出来潜伏的疾病,如乙肝病毒携带者就需要定期的检查,如肝功能检查,防止病情突然发作,以便及时进行治疗。

(2)影像学检查:医学影像是指为了医疗或医学研究,对人体或人体某部分,以非侵入方式取得内部组织影像的技术与处理过程。临床上常用影像学检测有 X 线、B 超、CT、MRI 等。影像学检查不仅扩大了人体的检查范围,提高了诊断水平,而且可以对某些疾病进行治疗。

(3)病理检查:是指检查机体器官、组织或细胞中的病理改变的病理形态学方法。在临床方面主要进行尸体病理检查及手术病理检查。手术病理检查的目的:一是为了明确诊断及验证术前的诊断,提高临床的诊断水平;二是诊断明确后,可决定下一步治疗方案及估计预后,进而提高临床的治疗水平。

(三)基础实验研究

1. 概述 基础实验研究是指认识自然现象,揭示自然规律,获取新知识、新原理、新方法的研究活动。其是由研究者根据研究问题的本质内容设计实验,控制某些环境因素的变化,使得实验环境比现实相对简单,通过对可重复的实验现象进行观察,从中发现规律的研究方法。基础研究使人类对客观世界的认识不断地超越和深化,成为人类文明进步新的内在动力。

2. 基础实验研究的步骤 从研究过程的大体步骤来看,实验方法与一般实证研究(即经验研究)相类似,通常可分为以下几个步骤。

(1)在对现实经济生活中各种现象进行观察思考并对有关文献进行回顾分析的基础上,确定研究问题。

(2)根据理论,做出合乎逻辑的推测,提出假设命题。

(3)设计研究程序和方法。

(4)搜集有关数据资料。

(5)运用这些数据资料对前面提出的假设命题进行检验。

(6)解释数据分析的结果,提出研究结论对现实或理论的意义以及可以进一步研究或改进的余地。

3. 基础医学实验研究常用的现代技术手段

(1)组织培养实验技术:从机体内取出组织或细胞,模拟体内的生理条件,在无菌、适当温度和一定营养条件下进行培养,使之生存和生长,称为组织培养(tissue culture)。组织培养技术已成为基础医学和临床医学常用的研究方法之一，也是医学实验工作者必须掌握的技术之一。

（2）实验动物学实验技术：实验动物学技术是以实验动物为主要研究对象，并将培育的试验动物应用于生命科学等研究。在医学研究领域，常用实验动物构建人类疾病的动物模型，通过实验研究，来揭示人类疾病的发病机制，发现治疗疾病的有效手段和寻找预防疾病的有效措施。

（3）生物化学实验技术：即利用生物化学的方法对物质进行分析检测的技术，常用的有电泳技术、层析技术、离心技术、生物大分子制备技术等。

（4）分子生物学实验技术：即研究生物大分子(核酸、蛋白质)的结构、功能和生物合成等的实验技术，常用的有聚合酶链反应技术(PCR)、分子杂交与印迹技术、分子克隆技术、外源基因转移技术、基因表达技术、分子标记技术、基因芯片技术等。分子生物学实验技术常用于疾病的发病机制和分子标记物筛选的研究。

（5）免疫学实验技术：即利用免疫学原理，主要是抗原和抗体的特异性结合反应，进行定性和定量分析的实验技术，常用的有免疫球蛋白的分离纯化、凝集反应、沉淀反应、免疫酶技术、免疫荧光技术、补体结合实验(CF)等。

二、现代科学方法在中医状态学研究中的应用

中医状态学有它产生的悠久的历史文化背景，有适应它发展的自然和社会环境以及历代无数医家保留给后代的载有各家各派亲身经验的医学著作等优势，但是随着科学技术的发展，传统的中医学理论和研究方法已经不能满足现代医学需要，所以，在继承传统医学理论的基础上，运用现代科学的方法和技术，力求使中医状态学向着现代化和科学化的方向发展，才能实现与现代医学的成功接轨。

（一）中医证的现代研究

对"证"的研究，是对患病机体当下状态的研究，而不是局限于现代医学当中某一个或几个系统的研究。现代医学的检测方法在西医病种的诊断中发挥着决定性作用。人们也尝试着用现代医学的检测方法来进行证的诊断和鉴别诊断。利用先进的现代科技包括实验室检查、病理组织检查等为"证"的辨别做辅助诊断，可更加深入地认识疾病，更好地为临床诊断和治疗提供科学客观的依据。只有把分子生物学、基因诊疗技术与经典辨证、诊病紧密结合起来，才能获得更广阔的空间、源泉和生命力，才能客观地揭示病证实质和传变规律，以便准确地辨证施治。目前临床上这方面的研究开展得较多，其基本研究形式是以西医病种为出发点，按中医的传统辨证方法将其分成若干个中医证型，然后再研究各证型与现代医学检测指标(实验室检查、病理组织检查、基因表达)的相关性。如根据中医脾主运化、主肌肉、主统血、与卫外功能密切相关等特点，对临床脾虚证患者胃肠运动、胃肠激素，唾液淀粉酶活性、木糖吸收率，血清蛋白、氨基酸含量，血液流变学、微循环、血小板聚集功能，T淋巴细胞亚群、T淋巴细胞和B淋巴细胞增殖变化、可溶性细胞黏附分子、白

细胞介素以及微量元素基因表达差异等进行了研究探讨。由于局限于伦理等因素,不能在人身体进一步探索证的本质,于是在中医理论的指导下,充分吸收现代医学实验之长,利用动物和人共性的一面,模拟中医传统病因,就产生了证的动物模型,可以从整体、器官、细胞、分子等各个层次揭示中医证的实质,并可弥补临床研究之不足。几十年来,大批学者制作了百余种证的动物模型,对揭示各类证的本质做出了重要贡献。如建立脾虚证动物模型,对相关实验室指标、脾等消化器官病理切片和超微结构检查、基因表达差异等进行进一步深入的研究。另外,随着科学技术的飞速发展,当前许多新理论、新方法,比如模糊数学、计算机系统、图像分析等不断涌入辨证学领域,持续向辨证学渗透,又为证的研究注入了大量新鲜血液,中医证在数学化的同时,面临着新的大综合。由于现代科学技术的高速发展,越来越趋向于系统化和整体化,这就要求医学也要采用新的科学辩证思维方法,即从整体上深入到分子层次和相互联系中考察疾病、证候的客观变化。中医"证"是疾病发展过程中某一阶段的病理概括,都有其明显的整体性,也就是说,每个证候都必定涉及多个器官或多个系统的病理改变,这些改变又可体现在多方面和多层次上的物质基础;而通过各种现代医学检查所获得的某种指标却有其明显的专一性及客观性,只能阐释"证"本质的一方面,而无法概括"证"的本质。比如仅一个肝郁气滞证就涉及现代医学神经内分泌、血液动力学、微量元素以及免疫等多个系统,其中任何单独一项检查都不可能穷尽肝郁气滞证的本质,所以,要想使各个指标合理有效地运用于临床就必须强调多指标合参。那么,这些指标如何选择,从哪个层次上选择才能与中医某个"证"具有良好的对应关系,才能共同对"证"的诊断具有特异性,这也是目前发展的一大困惑与方向。由于不同学者在研究上缺乏统一的实验方法和实验条件,样本量、统计方法、中医证型的划分、地区自然环境差异等各项因素都可以导致最后的研究结果不同。要找出中医证型与实验室指标的对应关系,实现中医证型客观化,是一项极其巨大的工程,需要研究人员不断探索,多学科、多领域联合协作,制定出统一的分型和实验标准,以推动研究的进一步发展。

(二)中医体质的现代研究

体质,是我们日常生活中经常提到的一个名词。人们在谈论个体的健康状况、医生在谈论疾病发生与发展过程中表现出的个体差异时经常用体质来说明。现代医学中,体质被解读为"人类个体在形态结构和功能活动方面所固有的、相对稳定的特性"。现代医学认为,体质的形成与先天遗传有关,受后天居住环境、饮食结构、起居、生活规律等多方面的影响,与个体的心理性格亦具有相关性。

中医体质学说认为,体质类型决定了个体对相关疾病的易感性和发病的倾向性。所谓"异病同证"和"同病异证",在很大程度上是以体质类型为依据的。体质特征既存在于疾病状态,也存在于未病状态。因此,中医重视辨别体质,改善体质,纠正相关疾病的发病倾向,这种"治病求本""未病先防"的思想对防治亚健康具有重要意义。

在中医体质研究中,文献学、临床流行病学、基础实验研究等方法在中医体质学理论体系的构建以及体质分类、体质与疾病相关研究中发挥了非常重要的作用。随着科学技术日新月异的发展以及中医体质学学科的不断成熟完善,用现代科学手段进行实验研究,发掘体质微观机制,日益成为中医体质科研的重要手段。

1. 生物化学 广义的生化检测方法包括酶测定、免疫比浊、酶联免疫、放射免疫、化学发光法等常用的实验室检测技术。所用的样本一般为人或动物的外周血血清或血浆等体液成分。用这些方法所检查的指标多为通过人体复杂的生物学过程表达在外周血中的酶、激素、神经递质等蛋白质、多肽分子。近十几年来,这些实验手段被用于中医体质学体质分类机制的研究。如对肥胖人痰湿体质总胆固醇、甘油三酯、极低密度脂蛋白、血糖、胰岛素及红细胞 Na^+-K^+-ATP 酶活性的检测,发现痰湿体质与非痰湿体质存在显著性差异。对阳虚、阴虚体质的研究中,应用双抗体酶联免疫法检测血清皮质醇、促肾上腺皮质激素含量,以及 cAMP/cGMP,甲状腺素 FT3、FT4 和 TSH 水平,并进行相关细胞因子 IL-2、IL-1β 含量检测,以此反映阳虚、阴虚体质的神经-内分泌-免疫系统的功能状态。

2. 生物物理方法 生物物理方法在中医体质研究中首次应用是采用血液流变学的方法对痰湿体质和非痰湿体质甲皱微循环进行检测,并对两组受试对象全血黏度进行检查,发现痰湿体质者流态异常、管襻周围渗出增多。近年来,随着对痰湿体质相关研究的不断深入,人体组成成分分析和脂肪量测定技术被用于痰湿体质的研究。该技术是应用生物电阻抗分析法,通过测量人体生物电阻抗推测体脂肪率及其他人体组成成分。此外,随着中医体质学在睡眠医学领域的应用,床式睡眠监测系统被用于痰湿、阳虚、阴虚等不同体质的动态生理参数研究,检查的参数包括血氧饱和度、心率、呼吸率、身体质量指数等。

3. 免疫遗传 体质形成的先天遗传基础使得遗传学研究成为探讨体质本质的重要方法。人类白细胞抗原(HLA)系统是研究最多的人类免疫遗传学系统,是迄今所知人类最复杂的一个遗传多态性系统。且 HLA 系统的多态性与连锁不平衡现象等主要特征与中医体质学说之间有很多共性,所以对体质遗传学方面的研究首先从 HLA 系统入手。有学者对不同体质人群进行 HLA 关联性研究,结果提示体质存在免疫遗传学基础。

4. 系统生物学 是研究一个生物系统中所有组成成分(DNA、RNA、蛋白质等)的构成,并通过整合各组成成分的信息,在细胞、组织、器官和生物体整体水平研究结构和功能各异的各种分子及其相互作用。中医体质学强调体质的整体性和系统性,因此可以利用系统生物学所具有的整体研究思路来开展中医体质学的研究。基因组学、蛋白质组学、代谢组学这些新兴学科是从不同研究层面体现系统生物学的研究方法。由于系统生物学研究方法与整体结构和功能具有相关性,因而被广泛应用于中医体质学的研究。

有学者已经注意到,中日两国在体质研究方面亦有差异。中国主要继承了《黄帝内经》与明清时代的体质思想,具有整体观;日本则更具有《伤寒论》和金元李东垣、朱丹溪医学思想的特色。在体质认识上,日本多偏于"遗传决定论",认为体质具有不变性;中国则认为体质是遗传与后天环境共同决定的,具有可变性。日本学者普遍认同体质由形质、素质、气质三部分构成。体质分类方面,中国根据临床需要侧重于临床病理类型的划分,日本则侧重于"方体对应"划分体质类型。二者由于受地理文化、社会环境、民族习惯等因素的影响,产生了一定的差别。

(三)中医病的现代医学研究

中医学在重视证的同时也不忽视病。"证"必须和"病"结合起来,也就是共性和个性相结合才能全面地反映疾病的规律。如中医所讲的"痰"是指在疾病过程中由多种病因综合作用后形成的病理产物。痰作为病理产物形成之后,又可继发为致病因素,引起更广泛的病理变化,出现多种症状与体征,故有"痰为百病之母""怪病多痰"之说。近年来,现代医学对痰证的本质有了更深的认识,对痰在心血管疾病发病中的作用认识更加明确,并且强调除了"有形之痰"外,更重要的是"无形之痰"。丁丽等认为血液流变学异常、脂质代谢的紊乱、氧自由基的损害、糖代谢障碍、自主神经系统功能失调、相关基因表达异常都是心血管疾病中医痰证本质的表现,都可以作为心血管疾病痰证的主要客观指标。又如王缘等文献研究不同证型的高血压病患者的代谢紊乱程度并不完全一致,因此,体质量指数、血脂、血流变、血糖等指标在不同中医证型高血压患者间存在差异;血管紧张素 Ⅱ(Ang Ⅱ)升高可作为高血压辨证分型的客观指标之一;血浆一氧化氮(NO)水平可作为高血压中医辨证分型的依据之一;内皮衍生因子(ET/NO)可作为高血压病中医证型严重度的判定指标之一;不同高血压中医证型与靶器官损害度也相关。综上所述,目前缺乏对中医病的研究,主要是将现代医学常见病、多发病与"证"相结合,对其现代医学检测指标(实验室检查、病理组织检查、基因表达)的相关性进行研究,将病机、病因与防治进行探索,最终为中医"证"的实质提供了宝贵经验与认识,也为中西医治疗开拓了更广阔的前景。

第五节　系统生物学与中医状态学研究

一、系统生物学

进入 20 世纪,随着科技的发展,生命科学研究由宏观到微观,由个体表型逐步深入到组成分子的水平。自 20 世纪 50 年代开始,以 DNA 双螺旋结构和中心法则的提出为标志的分子生物学建立,进而蓬勃发展,促进了包括医学基础研究、临床诊断治疗和药物研发在内等多方面的创新和发展。在由个体到分子,把复杂生物体分解成单个的器官、组织、细胞和分子,深入研究的过程中,还原论的研究思维难免起到主导的作用。还原论认为整体乃部分之和,任何一个复杂的系统都可以用组成部分来解释。基于还原论,分子生物学家们认为每一种生命现象都可以从基因水平得到解释,从具体的基因和蛋白质出发能够解释生命现象的本质。还原论的指导在单个基因蛋白质的研究中取得了丰硕的成果。但是侧重研究单个分子的功能致使某些研究陷入困境。研究的瓶颈促使学术界对还原论进行反思。生物体是一个复杂的、多层次、多功能的生命体系,包括不同的组分和他们之间的相互作用。以单个基因、单个代谢途径或单个生命现象为对象进行的研究不可能为我们提供足够的资料以达成对人体及疾病整体的认识。系统论的创始人贝塔朗菲说过"当我对生命中各个分子都了解清楚时，我对生物的整体图像反而模糊了"。在分子生物学研究中把生命的各个组成部分单独进行研究时，忽略了属于生命整体的重要信息。在体外针对单个基因蛋白质的功能研究结果放到复杂的个体中时，其结果往往与体外分析不一致，有时甚至出现相反的情况。研究的瓶颈使得生物学家意识到忽略了整体的复杂性是行不通的。自20世纪90年代开始，以整体为研究对象，以基因组和蛋白组为代表的组学的出现，标志着整体论的时代已经到来。在整体论指导下，将分子生物学与系统科学相结合的现代系统生物学是生命科学领域新兴力量。

系统生物学的出现可以追溯到20世纪中期，美国数学家诺伯特·维纳（Norbert Wiener）创立了控制论，首先提出了将系统思想应用于生物学研究的基本研究理念。其后虽然有少量研究通过数学模型模拟生物体内成分复杂的网络交互作用以解释生命现象，但是由于实验技术通量的限制，模型的数据不够充分，未能引起足够的重视。直到人类基因组计划的开展，高通量的测量技术带来了海量的生物数据，采用计算机技术，应用系统数学模型对生物系统进行数字仿真日渐为生物学家所需求，系统生物学也随之浮出水面。1999年，美国科学家莱诺伊·胡德（Leroy Hood）等建立了世界上第一个系统生物学研究所，象征着现代系统生物学作为一门数学、物理、化学、生物、医学及信息和计算机科学等多门学科交叉的新兴学科出现。

由于系统生物学与中医学基本理念中的系统论、整体论的思想相契合，在中医学界也同样引起极大重视。陈竺院士把系统生物学称之为"21世纪医学和生物学发展的核心驱动力"，"有助于诠释中医理论的科学依据……有助于揭示中医证候的科学内涵……有助于开展中药现代化研究"。系统生物学是怎样的一门学科，有哪些重要研究内容和方法，如何应用系统生物学为中医状态研究服务，是本节重点阐述的内容。

（一）系统生物学的概念

系统生物学是以整体性研究为特征的一门大科学，以"整体论"为指导，把系统内不同性质的构成要素（基因、mRNA、蛋白质、生物小分子等）整合在一起进行研究的交叉学科。系统生物学不同于以往的实验生物学，不是仅关注个别的基因和蛋白质，它要研究的是所有的基因、转录物、蛋白质和各种组分，以及它们之间所有的相互关系。

系统生物学的研究由两个主要方面组成：一方面是应用各种高通量的"组学"实验技术，在整体和动态水平上收集各种组分的实验数据，称为实验系统生物学，科学家也把这一部分研究归为"湿"的实验部分；另一方面就是整合积累的数据，根据被研究的真实系统的模型，利用计算机进行实验研究，这样的计算机模拟和理论分析被称为"干"的实验部分。

系统内不同性质的构成要素，包括基因、mRNA、蛋白质、脂类、糖类和各种生物小分子等，都是系统不同层次的组成，针对不同研究对象的基因组、转录组和蛋白质组等组学都是系统生物学的组成部分，这些组学研究的重点在于某种组分的整体构成以及组分内部的关系。系统生物学依赖于这些组学的分析技术收集数据，但是系统生物学又不仅是组学的简单累加，其更重要的意义在于，分析和理解不同层次组分间的相互关系，把握系统与外界环境的关系。

（二）系统生物学的研究方法

系统生物学是一门整合不同数据的交叉学科,它不仅要把系统内不同性质的要素或者不同层次的构成要素整合在一起,还依赖于生物学、信息学等多学科研究的融合。系统生物学的整合策略可以是自上而下和自下而上的两种研究方法。自上而下的方法利用各种高通量的组学分析技术,收集实验数据,然后对实验数据进行没有偏见的分析、整合,研究不同分子之间的关系,最终形成假说,说明分子间的相互关系。但是,目前这一方法的挑战性很大,必须要整合系统内的所有分子,同时要考虑多种变化参数(时间点、干涉条件等),数据量巨大。自下而上的研究方法是对一个系统的亚系统进行详细的分析,构建模型,再与不同的亚系统结合在一起,最后产生一个完整的系统。另外,还可以选择其他策略:选定一个较简单的系统,然后分析尽可能多的构成成分以揭示代谢网络和整个系统行为;另一种是以一个较为复杂的系统为研究对象,采用尽可能多的研究手段进行分析。

（三）系统生物学的内容体系

基因组学、后续蛋白质组学和转录组等新型大科学的发展孕育了系统生物学,而系统生物学的诞生进一步提升了生命科学的研究能力。研究基因、mRNA、蛋白质、脂类、糖类和各种生物小分子等的基因组学、转录组学、蛋白质组学、脂质组学、糖组学和代谢组学都属于系统生物学研究体系的重要组学。系统生物学的体系内容纷繁复杂,涉及生命物质的方方面面,其中以基因组学、转录组学、蛋白质组学和代谢组学的研究因其开展时间早,探索广泛和成果丰硕而最为人所知,以下就以此三部分为代表对其的研究内容和技术方法等进行简单的介绍。

1. 基因组学

(1) 基因组学的定义:基因组是一种生物体或个体细胞所具有的一套完整的基因及其调控序列。基因组学是研究基因组的结构组成、时序表达模式和功能,并提供有关生物物种及其细胞功能的进化信息的学科。

(2) 人类基因组计划:在 21 世纪初,最为令人瞩目的科学项目莫过于人类基因组计划(human genome project,HGP),该计划的核心内容是完成人类全基因组测序,读出人类基因组上的每一个字母,并将之转换为易于检索的数据。人类基因组计划是基因组学的奠基石。1986 年,意大利籍美国病毒学家 Dulbecco R 在《科学》杂志上发表了一篇文章《癌症研究的转折点:测序人类基因组》,文中指出"如果我们想更多地了解肿瘤,我们从现在起必须关注细胞的基因组……人类肿瘤研究将因对 DNA 的详细知识而得到巨大推动"。在多位科学家的推动下,1990 年,美国国家卫生研究院(NIH)和美国能源部通过了 30 亿美元的巨额预算用于测序工作,人类基因组计划正式启动。其后,英国、法国、德国、日本、中国和印度先后加入了这个庞大的计划,使其成为一个国际性的科研计划。2000 年 6 月 26 日,参加人类基因组工程项目的六国科学家共同宣布,人类基因组草图的绘制工作已经完成。人类基因组计划实现了人类基因组全系列 DNA 序列的测定,为基因组的破译和解读，以及基因的功能和表达调控机制的研究提供了物质框架，对分子生物学和遗传学的发展的意义不言而喻。不仅如此，人类基因组计划还有更广阔的辐射，对整个生命科学的发展起促进作用。

人类基因组计划把人类医学带入了基因医学的新时代。随着基因组计划的推进，越来越多的单基因病，包括亨廷顿舞蹈症、杜氏肌营养不良和遗传性乳腺癌等的致病基因被定位，对这些疾病的诊断和干预以及发病机制的研究无疑都是巨大的福音。应用第三代遗传标志单核苷酸多态性位点对全基因组定位扫描，已经成为多基因病致病基因研究的重要手段，在肿瘤、糖尿病和精神分裂症等疾病的研究中取得了一定的进展。HGP 使人类在致病机制研究和致病基因发现上迈出了关键的一步，开创了未来基因水平的疾病的预防、诊断和治疗的新模式，为基因药物的设计和研发奠定了基础。

（3）基因组学主要研究内容：基因组学在创立的早期其研究主要集中于基因组的结构分析，包括对基因组的遗传标志进行定位，完成全基因组测序、对基因组的片段进行分析，定位不同的基因提取有用的信息。随着人类基因组计划的实施，全基因组测序的工作完成，基因组研究开始进入后基因组时代，功能基因组学研究和比较基因组学等逐渐成为研究的主流。功能基因组学是利用结构基因组学所获得的信息，来测定基因及基因非编码区的功能。比较基因组学是研究比较不同物种基因组的异同，将人类基因组与模式生物基因组进行比较，这一方面有助于根据同源性方法分析人类基因的功能，另一方面有助于发现人类和其他生物的本质差异。

（4）基因组学的研究技术：测序技术是基因组学的核心技术，伴随着人类基因组计划的发展，测序技术也不断推陈出新，其测序通量日益增高同时测序成本日渐降低。1977年，Sanger 建立了双脱氧链中止法，这一测序方法在分子实验室的普及化使得人类基因组计划具有可实施性。但是人工操作繁琐耗时，效率不高，无法满足 HGP 大量测序的需要，这也成为促进测序技术发展的巨大动力。20 世纪 90 年代末，Sanger 测序法的高通量和自动化保证了 HGP 的完成。自 2006 年以来，第二代测序技术如焦磷酸测序、连接测序和边合成边测序技术迅速发展，一方面使测序的通量大为提高，另一方面测序的成本大大地减少到只有传统 Sanger 法测序的 $1/10000 \sim 1/100$。近年来，新一代高通量、高速度和低成本的单分子测序技术和纳米测序技术相继出现，预计不久的将来个人基因组测序成本可降低到 1000 美元左右，这又将为生命科学的"组"研究带来新的契机。

2. 转录组学

（1）转录组学的定义：转录组的定义有两个理解层次，一是狭义的"从一个细胞的基因组中被转录出来的全部能翻译成蛋白质的 mRNA"，二是广义的"一个细胞、组织或生物体的全部的 RNA 集合体，也包括非编码的 RNA"。目前研究显示除了编码蛋白的 mRNA外，非编码 RNA，如 microRNA 和 snRNA 等，对于基因的表达都具有重要的调控作用，因此，目前广义的转录组定义更为普遍接受。转录组学是对转录水平上发生的事件及其调控规律进行整体研究的一门科学。基因组作为稳定的遗传物质在一个生物体甚至是某一物种中其结构和组成基本保持不变,与此不同,基因组 DNA 转录产物 RNA 种类繁多、长短不一,且在不同细胞中,同一细胞的不同阶段以及不同的因素刺激下,RNA 的种类和数量均不相同。转录组是动态可变的,这一特点给转录组的研究增加了不少难度和工作量。

(2)转录组学的研究内容:转录产物作为遗传信息传递的"中心法则"的中间环节,转录物的合成与否和多少是受到严格调控的,直接决定了下游蛋白质的产量,进而影响了功能平衡。因此研究转录产物的整体变化规律对阐明基因表达调控机制,机体与环境的相互关系,疾病的致病和发展机制都有重要的意义。依据转录的调控和转录产物的特点,转录组学主要有以下四方面的研究:① 特定的细胞的转录与加工机制,包括转录因子在启动区的组装、序列特异的激活剂的结合、重建复合体的招募和作用、乙酰化复合体的招募和作用以及组蛋白磷酸化对染色质结构的影响;转录前体 mRNA(Pre - mRNA);RNA 加帽;剪接体的形成及剪接机制;snRNA 分子在剪接反应和其他加工反应中的作用;转录物加尾等。② 对转录物编制目录。③ 绘制动态的转录物变化扫描(dynamic transcript profiling)。④ 转录物的网络式调节(transcript regulatory networking)。

(3)转录组学的研究技术

1)微阵列芯片(microarray):采用微阵列芯片,也叫基因芯片,对转录的 RNA 进行检测是转录组研究中较为常用的方法,其原理是杂交测序,即利用一组已知序列的核酸探针通过杂交与特定核酸序列特异性结合,最终检测标记物的信号来判断特定核酸的数量。通过微列阵芯片确定所关注的任何组织、细胞的 RNA 的绝对表达量,然而用于杂交的某个特定基因的 RNA 的量与在一个相应杂交反应中的信号强度之间的关系十分复杂,它的影响因素包括标记方法、杂交条件、目的基因的特征和序列等,所以芯片的方法多用于检验两个或多个样本中的某种 RNA 的相对表达量。

2)基因表达序列分析技术(serial analysis of gene expression,SAGE):SAGE 是一种快速分析基因表达信息的技术,它是通过快速和详细分析成千上万个 9~20 bp 的表达序列标签(expressed sequenced tags,EST)来寻找出表达丰度不同的 SAGE 标签序列,从而接近完整地获得基因组表达信息,同时工作量大大减少。在此方法中,通过限制性酶切可以产生非常短的 cDNA(10bp 左右)标签,并通过 PCR 扩增和连接,随后对连接体进行测序,最后对标签数据进行计算机处理,建立基因表达谱。同时,SAGE 是一个"开放"的系统,可以发现新的未知的序列。SAGE 技术的应用将大大加快基因组研究的进展,但必须和其他技术相互融合、互为补充,才能最大可能地进行基因组基因表达的全面研究。

3. 蛋白质组学

(1)蛋白质组学的定义:蛋白质组是"一种基因组所表达的全套蛋白质"(Wasinger,1995),即包括一种细胞乃至一种生物所表达的全部蛋白质。蛋白质组学是在整体水平上研究细胞内蛋白质组成及其活动规律的学科。蛋白质组的概念与基因组的概念有许多差别,它和转录组一样是动态变化的,随着细胞周期、组织类型,甚至环境条件的不同而改变。蛋白质的多样性表现在转录时一个基因可以多种 mRNA 形式剪接,并且在翻译后同一蛋白质可能以许多形式修饰,蛋白质组中蛋白质的数目有时可以超过基因组的数目。蛋白质组研究的内容不仅包括对细胞内蛋白质的定性和定量,还包括确定它们的细胞内外的定位、修饰、相互作用、活性和功能,并对获取的数据进行数据库构建,以及不断发展新的研究技术。

(2)蛋白质组学的研究技术

1)双向凝胶电泳:双向凝胶电泳的原理是第一向基于蛋白质的等电点不同用等电聚焦分离,第二向则按分子量的不同用 SDS - PAGE 分离,把复杂蛋白混合物中的蛋白质在二维平面上分开。电泳结束后,在凝胶上显示出数以千计的蛋白质点,可以通过图像分析软件进行检测和比对,比较蛋白质在不同样本间的表达差异,同时对有意义的蛋白质点,还可以将其从凝胶上分离下来,进一步通过质谱等技术鉴定蛋白质。近年来,经过多方面改进,该技术已成为研究蛋白质组的最有使用价值的核心方法。

2)质谱:质谱是新蛋白质鉴定分析的常用技术,它是通过测定样品的质荷比来进行成分和结构分析。常用于蛋白质组分析的质谱技术包括基质辅助激光解吸电离飞行时间质谱(MALDI - TOF - MS)、电喷雾离子化质谱(ESI - MS)和串联质谱(MS/MS)。

3)蛋白质芯片:蛋白质芯片是在芯片表面上将蛋白质或多肽固定在其上作为捕捉分子(如抗体、受体或酶等蛋白质),通过标记靶分子(如抗原、配体或酶底物等)和捕捉分子结合,采用荧光、化学发光等技术检测靶分子和捕捉分子的相互作用,达到测定各种基因表达功能的目的的一种高通量监测系统。

除了以上介绍的常用方法,操作简便、准确性更高的新蛋白质组学研究方法技术还在不断涌现。近年来,激光捕获显微解剖技术(laser capture microdissection,LCM)、基于氮激光的微束切割-激光压力弹送法技术(laser microbeam microdissection-laser pressure catapulting,LMM - LPC)和质谱成像(IMS)等蛋白质组学制备技术,同位素标记亲和标签技术(ICAT)、氨基酸组成分析等蛋白质鉴定技术的进步,进一步提升了蛋白质组学的科学性和准确性,扩大了蛋白质组学的应用范围。

4. 代谢组学

(1)代谢组学的定义:代谢组(metabolome)是生物体内源性代谢物质的动态整体。理论上生物体内的核酸、蛋白质等生物大分子是代谢活动的重要组成,也属于代谢物质范畴,但为了与基因组、转录组和蛋白质组相区别,代谢组目前只涉及分子量小于 1000 的小分子代谢物。代谢组学的定义有多种,目前较为普遍的看法是,它是关于生物所有内源性代谢物质种类、数量及其对内因和外因变化应答规律的科学。代谢组学在基因型和表型之间建立了连接桥梁。对生物体而言,核酸和蛋白质是生物学事件或过程发生的物质基础,但不能决定事件发生与否。而代谢物的存在则反映了生命过程中已经发生的生物化学反应,代谢物的变化是对生物事件或过程的反映。

(2)代谢组学的研究内容:正常状态下机体中的代谢物组成处于动态平衡,当机体受到毒物、疾病等内外因素的影响时，其局部或整体的代谢会产生相应的变化应答，从而表现为生物体液中代谢物质种类和浓度的变化。代谢组学的研究思路就是通过整体检测代谢物的动态变化，提取相关代谢标志物群体或标志物簇，在此基础上寻找所受影响的代谢途径，确立代谢网络调控机制。根据不同目的，代谢组学包括代谢组学分析（metabonomics analysis）、代谢物靶标分析（metabolite target analysis）、代谢轮廓分析（metabolic profiling analysis）和代谢指纹分析（metabolic finger printing analysis）四个层次。代谢组研究的一般流程包括：给予研究对象一定的外源性刺激；收集相关样品如尿液、血液等；用核磁共振、质谱和色谱等分析技术对样品中代谢物的种类、浓度、状态及其变化进行检测，建立代谢组数据库和构建模型。

（3）代谢组学的常用技术方法：由于代谢组学所研究的代谢物种类和数量多、理化性质悬殊、浓度差异巨大，因此要求检测技术具有灵敏度高、适合测定化合物种类范围广、分析速度快和浓度跨度大等特点。目前进行代谢组学主要研究技术包括核磁共振（NMR）、色谱质谱联用技术（GC-MS，LC-MS）等高通量、高分辨、高灵敏度的技术手段。

1）核磁共振：核磁共振（nuclear magnetic resonance，NMR）是一种基于具有自旋性质的原子核在核外磁场作用下，吸收射频辐射而产生能级跃迁的谱学技术。它利用核内质子在磁场中的磁偶自旋或共振频率的不同来检测代谢物，能同时用于液体和固体的分析，具有样品处理简单快速、无破坏性、无偏向性、费用少、可重复性、可定量等特点。基于以上优势，NMR方法很适合代谢产物中复杂混合成分的研究，但与质谱比较，其灵敏度较差，多种内源性代谢物谱峰重叠严重，影响了对代谢物的定性及定量分析。

2）色谱质谱联用技术：色谱质谱联用技术即利用色谱的分离作用和质谱的鉴定作用对分离代谢物进行准确的定量和快速的定性分析。色谱质谱联用技术根据流动项的差异分为气质联用（GC-MS）、液质联用（LC-MS）和毛细管色谱等。GC-MS灵敏度高，有成熟的图谱鉴定数据库，可由计算机进行化合物的自动检索匹对，有利于迅速鉴定代谢物，缺点是需要对样品进行衍生化预处理，可能引起样品性质的改变。高效液相色谱质谱联用仪（HPLC-MS）不需进行样品的衍生化处理，适合那些不稳定、不易衍生化、不易挥发和分子量较大的化合物，但分离效率不高，分析的时间相对较长，没有化合物数据库可供检索和比对。

5. 计算系统生物学

（1）序列比对：序列比对是系统生物学数据处理中的重要研究手段，最常见的是核酸序列或蛋白质序列间的两两比对，其目的在于分析序列的相似性，并据此推断两者结构、功能或进化上的关系。序列比对可以分为全局排列和局部排列。全局排列是对序列的全长进行对位排列，对于高度相似性的序列具有显著优势，且利用于后续的结构预测。局部排列指序列的局部区域高度相似，采用点阵描述的方式揭示多个局部相似性的复杂关系。在序列两两比对的基础上可以逐步完成多序列比对，多序列比对可以用于聚类，发现保守序列等。

（2）模型构建和仿真综合：来自不同层次的海量数据，采用建模、仿真等技术研究和预测生物系统的行为，反映系统的整体性，这才是系统生物学的最终目的。田心在《建模与仿真及其医学应用》一书中提出"模型是系统的一种表示，是为了研究系统的目的而开发的，是系统的内在联系及其外界关系的一种描述"，"任何系统的动态特征都取决于两大因素即内因（系统的结构、参数、初始状态）和外因（输入信息和干扰等）。任何一个实际系统，只要能把它的内外两大因素都用数学表达式描述出来，也就得到了系统的数学模型。有了它便可以在计算机上研究实际系统的动态特征了"。由上可知，模型是一个数学表达式，其中必须包含影响系统的内外因素。系统仿真是"把建立的熟悉模型用于计算机进行实验研究的一种方法"，目的是"得到有关研究系统的更多信息，更深入了解和预测实际系统情况，最后还要分析和评价运行结果决定是否修改模型"。系统往往是大量高等非线性微分方程构成，需要强大的数学和计算机学基础，并进行大量计算工作，且针对不同系统特点计算方法各有差异，这些超出了大多数生物学家的专业范围。因此，相对容易操作的模型构建和仿真软件的开发对于系统生物学的广泛应用意义重大。目前可用于结构模型的仿真的工具有 E-cell、BioProcess simulator、ESP、MIST 等。

二、系统生物学在现代医学前沿研究的应用

（一）医学基因组学研究

基因组学从诞生起就与医学有不解之缘。基因组学的奠基石"人类基因组计划"的缘起就是为了解决肿瘤研究中细胞基因组的问题。随着医学和基因组学的发展，人们意识到人类疾病除外伤外，几乎都与基因相关，少数疾病是由单个基因的缺陷决定的，大多数复杂疾病的发生，例如肿瘤和糖尿病等，涉及体内多个基因的改变，并且受到环境因素的巨大影响。要研究这些复杂疾病的致病基因传统分子生物学针对一个或几个基因的研究手段显然是不够充分的，因此基因组学的技术方法在医学研究中越来越被重视和广泛应用。肿瘤作为遗传-环境交互作用所致复杂疾病的代表，定位其相关的突变位点一直是医学基因组的研究重点，研究方法上从先前的单基因关联研究发展到现在的全基因组关联研究（genome-wide association study，GWAS）。GWAS 一般是利用高通量的单核苷酸多态性（SNP）分析技术，如基因芯片，对基因组上百万个 SNP 进行分型检测，比较病例和对照之间的基因型频率差异，再通过大样本量的验证，从而获得全基因组范围内与疾病或性状最显著相关的基因或变异位点的研究方法。近年来我国的研究者对多种常见的肿瘤进行了 GWAS 研究发现了多个中国人群特有的疾病位点。

食管鳞状细胞癌（简称食管癌）是我国常见的消化道恶性肿瘤。2010 年，王立东课题组报道了在中国食管癌高发区人群中进行的食管癌 GWAS 结果，发现位于 PLCE1 和 C20orf54 的两个 SNP 与食管癌易感性相关。林东昕课题组募集了 10000 余例食管癌病例和对照，GWAS 结果分析发现了位于 5q11、6p21、10q23、12q24 和 21q22 染色体区域上

的 7 个食管癌易感位点 rs10052657、rs2014300、rs10484761、rs2274223、rs11066015、rs2074356 和 rs11066280,其中包括上述研究所发现的 PLCE1 基因变异以及 2 个在日本人群中发现的易感位点。该研究还发现位于 12q24 的 3 个 SNP 与吸烟和饮酒有明显的基因-环境交互作用,这个染色体区域含有与酒精代谢相关的乙醛脱氢酶 2 基因(ALDH2)。

沈洪兵课题组等运用高密度 SNP 芯片完成了我国首个肺癌 GWAS。该研究对 2331 例肺癌患者和 3077 例对照进行筛查,发现 18 个 SNP 与肺癌发生易感性有潜在的关联。在随后含 6313 例肺癌患者及 6409 例对照的多中心验证中发现,3q28、5p15.33、13q12.12 和 22q12.2 可能是肺癌易感位点,其中 13q12.12 和 22q12.2 是中国人群特有的易感区域。

周钢桥课题组开展 HBV 相关肝癌的 GWAS,报道了位于 1p36.22 的 KIF1B 基因可能是肝癌易感基因。2012 年,周伟平课题组等报道了第二个肝癌 GWAS。他们用芯片分析了 1538 例 HBV 感染相关肝癌和 1465 例乙肝病毒慢性感染者的全基因组遗传变异,并经过两个独立验证,发现 6p21.32 和 21q21.3 两个肝细胞癌易感位点,其中 21q21.3 区域内含 GRIK1 基因,提示出谷氨酸代谢信号通路可能在肝癌发生发展中起重要作用。其后,余龙团队筛查了 1161 例肝癌患者和 1353 例对照的全基因组 SNP,并在来自我国 6 个地区共计 4319 例肝癌和 4966 例对照的样本中进行了验证,结果表明 STAT4 和 HLA - DQ 与肝癌易感性相关。

除了肿瘤,多国科学家对糖尿病、心血管系统疾病、风湿病、精神病等复杂性疾病以及身高、体质指数、血脂水平等复杂性状开展了许多研究。据统计,截至 2013 年年底,共有近 2000 篇 GWAS 论文发表,报道了近 6000 个性状和 14000 余个与性状相关的 SNP,取得了令人瞩目的研究成果。

(二)医学转录组学研究

转录组是连接基因组遗传信息与生物功能的必然纽带,转录组研究已经成为揭示疾病的基因突变规律及疾病发生发展的重要机制、发现致病基因调控的关键靶点等领域的有力研究手段,广泛应用于疾病预防、诊断、个性化治疗和预后等领域。

2010 年 7 月,密歇根大学的研究人员对 15 例前列腺癌样本进行转录组测序,经分析发现,在两例未发生 ETS 基因融合的前列腺癌中,Raf 信号途径上 BRAF 和 RAF1 基因优先发生融合现象,并通过实时定量 PCR(quantitative real-time PCR,qRT - PCR)和荧光原位杂交(fluorescence in situ hybridization,FISH)技术证实了这种现象。Shah 等采用 RNA - seq 检测卵巢颗粒细胞癌转录组,发现了新的候选癌基因 FOXL2(fork headbox L2)。该基因在绝大多数成人卵巢颗粒细胞癌中均能检测到体细胞突变,由此判断该基因的突变与卵巢颗粒细胞癌的发生关系密切。转录组测序不仅在癌症相关领域具有重大研究进展,还在疾病的无创诊断方面取得了较大的发现,如通过转录组测序对母体血浆中的婴儿 RNA 进行定性和定量研究,为产前无创诊断异倍体奠定了基础。

(三)医学蛋白质组学研究

在医学基因组学飞速发展的同时,蛋白质作为机体生理功能的承担者,医学蛋白质组学也日渐受到重视,作为系统生物学研究的重要组成,对不同生理、病理条件下及不同细胞类型的蛋白质表达的特点和变化规律的整体认识,对于疾病基础的研究、临床诊断和药物的开发都有重要意义。

自蛋白质组学发展的早期,对于肿瘤的蛋白质组学研究就已经开展了,主要有两方面主要内容,一是对肿瘤标志物的筛查,二是对肿瘤分子机制的研究。肿瘤研究最关键的问题之一,就是寻找早期检测、诊断分型、治疗监测和预后的标志物。Fan 等通过利用 CLIN-PROT(液体芯片-飞行时间质谱技术),对健康志愿者和食管癌患者的血清分别进行蛋白质组学分析,发现微管蛋白 β 链、细丝 1、α-异构体和细胞色素 b-c1 复合亚基在患者体内表达明显增高,这几个表达失调的蛋白质/多肽可能参与食管癌的发病机制,并可能作为食管鳞状细胞癌血清学诊断的生物标志物。Chen 等利用蛋白质组学技术对 20 名胰腺癌患者、10 例慢性胰腺炎患者及 20 例胰腺癌病情得到控制患者的外周血蛋白质谱进行分析比较,差异表达的蛋白质应用 MALDI-TOF-MS 技术进行鉴定,表达存在显著性差异的蛋白质被用 Western Blot 法再次验证,这项研究发现识别体蛋白 C3 可能作为胰腺癌特异性血清标志物。

仅仅发现了一些特异性和灵敏度都相对比较高的肿瘤标志物还不够,需要更进一步地进行肿瘤发生发展过程中分子机制的研究。在肿瘤发生发展的多阶段过程中,肿瘤演进的每一步都直接或间接地涉及蛋白质组的改变。吴晓英等人对 32 例人支气管正常上皮、鳞状上皮化生、不典型增生和上皮浸润癌组织进行比较蛋白质组学研究,成功鉴定了 113 个差异蛋白质,支气管正常上皮、鳞状化生、不典型增生及上皮浸润癌组织之间分别有 33.42 和 38 个差异表达蛋白质,通过影响细胞生长、细胞周期调控、信号传导及细胞功能特化等诸多功能来调控肺鳞癌癌变的不同阶段。Liu Y 等为找到有关胃癌分化的关键因素,并达到肿瘤分化逆转的最终目的,使用二维荧光差异凝胶电泳(2-DDIGE)和液相色谱串联质谱法(LC-MS/MS),分析出 8 名不同分化程度的胃腺癌患者的肿瘤组织中差异表达的蛋白质,结果提示不同分化程度胃腺癌中的蛋白表达存在显著差异性,这些差异蛋白质所对基因可能与胃腺癌的发生及分化程度相关。

(四)医学代谢组学

代谢组学是遗传学、个体生活习惯和环境要素等因子互相作用的结果,其研究的是生命活动的最终环节,在疾病的相关研究中,代谢组学以独特的技术优势和研究角度显示出巨大的潜在应用价值。

代谢组学创始人英国伦敦帝国理工学院的 Jeremy Nicholson 教授,建立了基于核磁共振(NMR)技术的血清代谢组学冠心病诊断方法,可快速、准确、无损伤地诊断冠心病以及评价病情发展程度。研究发现,代谢物的量化能精确地将肿瘤细胞与其他细胞区分开来。MRS 和 MS 技术现已被广泛用于各种肿瘤的诊断和分级。Poptani 等证明用 ANN 和 HMR 技术区分神经胶质瘤、脑脓肿与结核的准确性大于 90%。Chernov 等用 H-MR 分析了数十例临床和影像学上无明显差异的转移性脑肿瘤,结果发现直肠和结肠来源的转移性脑肿瘤的移动性脂质(mobile lipids)含量高于其他来源转移性脑肿瘤,证明 H-MR 具有区分不同肿瘤细胞的能力及在转移性肿瘤诊断上的潜力。Tablack 等研究发现,通过对代谢物谱或代谢指纹分析可以很好地区分卵巢癌不同病理类型。国内马延磊等运用 GS-MS 方法对比了 31 例结直肠癌患者和 8 例健康志愿者的血清代谢谱变化,发现结直肠癌患者血清中 L-缬氨酸、L-苏氨酸、1-脱氧葡萄糖、甘氨酸和核糖醇含量显著下降,而 3-羟丁酸含量显著升高,随后利用上述 6 种代谢物进行监督性聚类分析,发现其结直肠癌诊断准确率达 93.5%。代谢组学方法正成为肿瘤分型的有力工具之一。

各种组学在医学研究中的应用,除了对疾病的状态的研究,对健康状态的人群发病风险的探讨一直是医学基因组学的重点。医学基因组学一直致力于发现疾病相关的遗传位点,在健康状态下即可对人群的发病风险和致病的危险因素做出判断,并可针对性地采取措施进行预防。另外,蛋白质组学和代谢组学等都热衷于早期标志物的筛选,以便在机体出现明显疾病状态前(即处于亚健康状态)发现病变,早发现、早治疗,提高治愈率,减轻患者的痛苦和经济负担。

三、系统生物学在中医状态学研究中的应用

系统生物学核心思路为整体大于部分累加之和,不同组成部分、不同层次间相互作用而"涌现"出新性质和新功能,即系统特性,这与传统中医理论相一致。中医学在诊断上注重整体的、功能的动态变化,治疗上强调辨证论治,力求从整体水平上调控机体,从而治疗局部性病变和恢复整体功能平衡。以单纯还原分析方法的研究,使中医的研究难以体现"整体"与"动态"特点,也使中医药研究在证候整体内涵、方剂综合效应、药性等特色内涵的研究上裹足不前。利用系统生物学的方法和技术手段,把孤立的物质和组成整体的所有器官联系在一起,这样就把中医的整体观念、朴素的系统论上升到高度综合的现代系统理论。它不仅能反映事物的整体特征性,还能充分反映组成整体的各层次、各部分的特性及其相互联系和影响,从而将中医整体宏观的优势与西医微观还原的优势结合起来,形成新的符合现代语言和思维方式的中医药理论,同时也有助于诠释中医理论的科学依据。有研究显示,2000 年 1 月至 2012 年 12 月,共有相关文献 1348 篇,其中期刊论文 760 篇、会议论文 243 篇、学位论文 345 篇,说明系统生物学在中医药领域越来越被广泛重视和应用,未来可能对中医药科研的实质性进展有重要作用。

(一)基因组学在中医状态学研究的应用

体质是个体在形态结构、代谢和生理功能等方面相对稳定的特性。体质决定着病证种类的倾向性,又是决定病性、病位、病程阶段和病变趋势的重要因素。先天禀赋与遗传是决定与影响体质形成的内在重要因素,这就使得从基因差异的角度探索体质分型的遗传基础显得顺理成章。采用基因芯片技术的基因组技术,寻找不同体质类型的基因多态性,分析比较便可能筛选出合理的分型标准探讨中医体质的遗传学基础成为基因组在中医研究中的重要研究领域之一。高洁等采用 PCR SBT(sequence-based typing)分型方法

对正常体质、瘀血体质、痰湿体质人群样本进行 DPB1、DRB1、DQB1 基因分型,比较组间各等位基因表型频率(PD)并计算相对危险度(RR),结果表明与正常体质组比较,瘀血体质组、痰湿体质组在 DRB1 和 DQB1 表型频率存在显著性差异,认为 HLA 基因与中医体质有一定关联。孙伟正采用 PCR - SSP(sequence-specific primers)技术方法,对慢性再生障碍性贫血(CAA)患者和对照组的 DQB1 和 DRB1 各等位基因进行检测和分析,结果显示肾阳虚型组患者 DRB1 * 0301 基因频率明显高于健康对照组,提示 DRB1 * 0301 基因可能是 CAA 肾阳虚型的易感基因之一。

此外,值得一提的是清华大学李梢课题组,采用基因组学二代测序的实验技术和生物信息学分析方法比较了寒证和热证者舌苔表面菌群的种类和比例,发现两组有明显差异,结果显示了中医辨证具有确实的物质基础,同时也提示证候不仅由人体功能决定,也受人体内环境的微生态的影响,是中医整体观的具体表现。

(二)转录组学在中医状态学研究中的应用

证是中医学理论和临床的核心,中医药的优势集中体现在辨证论治。在证研究的应用中运用转录组学的方法,通过比较不同的证的类型,特别是同病异证或异病同证时基因的差异表达(mRNA)情况,揭示与证形成相关的所有基因及其功能,从整体基因表达的水平阐明证的本质。潘玲等应用基因芯片技术筛选单卵双生姐妹(均患糖尿病)之间的差异表达基因谱,并结合证候研究,进行数据分析。结果显示,这对姐妹的六纲(寒、热、表、里、虚、实)症状和肾虚证候积分差异有统计学意义,妹妹的积分是姐姐的 1.5～3 倍。基因芯片结果发现,有 19 条基因的表达值发生了明显的变化,其中与细胞生理程序、新陈代谢相关的基因均表达下调,提示糖尿病肾虚证的发生与新陈代谢、细胞生理程序功能相关基因表达异常密切相关。王米渠采用基因芯片技术对人类证候进行了研究,并获得了一批差异基因表达数据,如用 18000 个点的基因芯片从肾阳虚证患者和正常人的比照研究之中筛选出差异表达基因 1950 条;用基因芯片技术对同一家系中虚寒证患者和正常人进行基因表达谱检测,发现此虚寒证家系中虚寒证患者与能量等代谢相关的差异表达基因达 15 个。高黔等检测糖尿病家系中肾阴阳两虚血瘀证糖尿病患者与同家系中正常人,发现差异基因 446 条,其中包括与代谢、细胞凋亡、细胞周期、糖尿病相关基因。另外,对早期类风湿关节炎(rheumatoid arthritis,RA)女性患者进行寒、热证候判断,利用基因芯片检测和分析技术探索 RA 寒、热证候患者与正常人 $CD4^+$ T 淋巴细胞基因表达差异点,结果发现:与正常人相比,RA 患者的 149 条基因异常表达,主要涉及免疫应答和信号转导;寒、热证 RA 患者有 42 条基因异常表达,只有 2 条与上述 149 条基因重复,主要涉及功能代谢、信号转导;寒、热证 RA 患者与正常人比较有 49 条基因异常表达,与上述 42 条基因之间有 20 条重复,也主要涉及功能代谢、信号转导。这些差异表达基因涉及多个生物学途径。

(三)蛋白质组学在中医状态学研究中的应用

蛋白质组学作为系统生物学的重要组成,近几年有越来越多的学者尝试将蛋白质组学技术应用于中医研究,并取得了一些新的进展。现阶段的研究主要集中在观察不同疾病不同证候之间蛋白质点表达的变化,从而推导出对于疾病证候有特异性表达的蛋白质点,进而分析这些特异性表达的蛋白质对于疾病证候诊断的意义,探索证候的分子机制。曾星等应用蛋白质组学技术对中医辨证为肝阳上亢证的 10 例高血压患者的外周血与 10 例健康对照组的外周血蛋白质进行对比后发现,高血压肝阳上亢证患者有 917 个外周血单个核细胞的总蛋白,其中有 515 个点为其独有,这一结果可能预示其独有的蛋白质点与高血压肝阳上亢证候相关。其后,熊新贵等建立高血压脑出血肝阳化风证、高血压肝阳上亢证及健康对照组的血清蛋白质组学表达图谱,并鉴定其差异蛋白质。该项研究发现了在 3 组血清中均存在差异表达的 8 个蛋白质点,其研究结论认为血清淀粉样前体蛋白、铜蓝蛋白、维生素 D 结合蛋白、载脂蛋白 C - Ⅲ 和转铁蛋白可能与高血压脑出血肝阳化风证发病过程相关。此外还有多个应用蛋白质组学筛选不同证型差异蛋白的研究,但是多数研究的不足之处在于止于发现差异蛋白,而缺乏后续的应用和验证。近来,孙珂焕等应用表面增强激光解析电离飞行时间质谱(SELDI - TOF - MS)技术分别检测 23 例痰瘀互结型和 26 例肝郁气滞型甲状腺癌患者的唾液蛋白质指纹图谱,筛选出 2 组间特异性表达差异蛋白,并结合生物信息学方法建立诊断模型,该模型的测试组总准确率为 85.7%(42/49),灵敏度为 84.6%(22/26),特异性为 86.9%(20/23),为临床实践应用奠定了基础。

(四) 代谢组学在中医状态学研究中的应用

代谢组学的研究是生命个体对外源性物质的刺激、环境变化或遗传修饰所做出的所有代谢应答的全貌和动态变化过程,与中医状态的整体性和动态性的特征更加契合,两者均具有恒动观思维。陈群伟用代谢组学技术研究发现原发性肝癌患者的氨基酸代谢、脂类代谢、能量代谢等多种代谢途径存在紊乱或衰减,VLDL/LDL、乳酸、脂类、缬氨酸、丙氨酸、精氨酸/赖氨酸、NAC、谷氨酰胺/谷氨酸、谷氨酸等代谢物浓度的下降可能是肝癌患者特征性的代谢物改变,是潜在的肝癌诊断生物标志物。肝癌阳虚证与非阳虚证代谢谱的差异提示阳虚证特征性代谢网络的失调,主要表现为脂类代谢、氨基酸代谢、糖代谢、能量代谢等多种代谢的紊乱或衰减,VLDL/LDL、异亮氨酸、乳酸、脂类、胆碱、葡萄糖等代谢物浓度的下降可能是肝癌阳虚证特征性的代谢物改变,是潜在的肝癌阳虚证生物标志物。Lu 等应用 GC - MS 联合 PCA、PLS - DA 和马氏距离(MD)等数据分析法分析健康人及原发性高血压患者不同证型血清代谢谱,发现健康人与高血压病患者血清代谢谱有明显差异,但 PCA 和 PLS - DA 不能将中医高血压的肝火亢盛、痰湿壅盛及阴虚阳亢三型完全分开,而利用 MD 不仅可以清晰地区分上述三种类型的高血压,同时还可显示高血压的发展程度。

四、构建中医状态学方法体系的设想

近 10 年来,系统生物学在中医研究领域的应用不断扩大,相关研究日益增多。但是,认真审视这些研究,我们会发现目前存在一些不足:① 大样本的研究少:真正意义的系统生物学的实验技术方法都是高通量的,这也决定了实验研究的高成本。受到科研经费的限制,样本量超过 1000 的中医系统生物学研究很少。② 真正模型构建和系统仿真的研究罕见:大多数研究只进行到数据的采集和不同组别的差异分析,而缺乏进一步利用差异构建系统模型,使得研究后继无力。这可能与计算系统生物学对于数学和信息学等专业知识要求高有直接关系。解决这一不足需要与相关学科积极开展学科交叉共同完成。③ 实验技术普遍比较单一:一般一个研究中只涉及一种类型的生物分子,并未达到多层次数据整合的目的,这也是目前系统生物学研究中的共性,因为不同生物分子间如何交互作用在整个生物学研究领域都有很大空白。结合以上系统生物学在中医状态研究中的现状和不足,如何合理应用系统生物学方法技术构建新型中医状态辨识系统是目前亟待解决的问题,可以从以下三方面进行探索。

(一) 依据中医理论的规律建立中医状态数据采集系统

系统生物学来源于分子生物学,早期的研究的对象基本都是生物体中的微观物质,如 DNA、mRNA、蛋白质和小分子代谢物,其数据采集过程也主要针对这些微观分子特性进行定性和定量,数据的表现以固定参数和数字为主。这样的研究对象和数据特征,有利于数据的标准化和客观化,以及后续的计算机分析处理。但是另一方面,局限于微观物质使得其与中医的优势特点和基本理论难以完美对接。中医讲究三观并用、天人合一,重视个体的整体表现以及个体与环境的相互作用,这是中医的特点,也是中医的优势,因此在中医状态的系统生物学研究的设计阶段就应该考虑纳入中观和宏观层面的数据,发展具有中医特色的系统生物学数据采集系统。近年来系统生物学的研究也开始探索生物体的生理和行为特征等表型信息,出现了表型组学(phenomics),表型数据不再简单地仅用数字表示,更需要词汇的描述和图像的显示。相关研究者已采用了一些信息工具、词汇和图像来描述与特定表型(如某种疾病)相关的一些表型特征,但困难的是如何将这些零散的信息整合到一起用计算功能处理分析。系统生物学的新进展对研究者提出了新的挑战,也为中医状态学研究提供了思路和工具。中医状态是机体症状的分类总结,中医传统的四诊就是对机体症状的采集过程,可以借鉴表型组学的方法,按照中医的思维特征收集不同健康状态下人体的各种症状表现(表型)信息,在中观层面建立符合中医规律的“症状组”,梳理症状与症状之间的相互关系,形成症状网络。相较于传统的诊断标准中症状的罗列,症状组不仅是症状的简单组合,还反映了症状的主次和关联等网络特点,信息量更加丰富,凸显中医的全面性和动态性的特点。类似表型组学,中医“症状组”也面临如何对症状信息进行准确采集的难题,例如舌象或面色是采用语言描述还是电子图像,采用图像的话图像的特征如何提取,甚至图像的保存格式哪种更适宜,这些细节问题都可能影响症状信息的准确性,进而影响中医状态的辨识结果,都值得研究者做深入细致的研究。另外,在宏观层面,如何将中医养生和诊断中考虑的环境因素,如四时和地理,作为研究对象纳入系统,也是现代医学所欠缺但是符合未来医学发展方向,也值得重视和探讨。

（二）应用系统生物学实验技术方法探索中医状态的物质基础

阐明中医状态的物质基础一直是中医研究者致力解决的中医药现代化的关键问题，其研究结果不仅可以作为状态辨识的客观指标应用于临床和科研，而且可能作为一种科学的通用语言极大地增进中医在世界范围的影响力和认知度。然而，在过去的几十年间，尽管中医研究者们花费了大量的人力物力，但是在此领域并没有取得突破性的进展。中医物质基础研究的瓶颈因素不少，主要因素之一是过往西方自然科学研究中主导的还原论与中医整体观的根本认识相悖。以还原论为基础的医学研究，其研究越深入，研究对象越细微，则距离整体越遥远。采用还原论的方法对中医进行研究往往忽略整体性这一中医的核心价值，其结果自然不言而喻。相比还原论，以系统论为基础的系统生物学无疑与中医更加契合。过往的中医状态物质基础研究一般都局限于某个或某些指标与状态的相关性，但是这些少数的指标对整体的贡献度不够明显，因此难以获得特异性和敏感度都理想的中医客观指标。在系统生物学的研究体系中，研究对象变成了分子的整体。不仅如此，系统生物学的分析方法不仅观察系统中单个指标的变化而且引入了指标间的相互关系和动态变化，更加符合中医的特点。综上所述，系统生物学无疑为中医的物质基础研究提供了更加合适的土壤，借助系统生物学理论、方法和技术的发展可望有力推动中医状态的物质基础的研究。上文中提到，不少中医学者利用基因组学、转录组学和蛋白质组学等系统生物学的技术，已经在中医状态的物质基础研究中进行了初步的探索，有了一定的积累。今后还要扩大研究的规模和层次，尤其是多组学融合的研究以充分体现中医的整体性和动态性。

（三）应用数学模型构建中医状态辨识体系

利用数学模型模拟系统是系统生物学的最终目标，如何将采集到的各层次的数据构建中医状态辨识模型体系也是摆在我们面前最为复杂的难题。中医状态辨识体系的数学模型应该是按照中医基本原理由有效的宏、中、微三观参数组成的数学表达式系统，根据参数采集数据，经过系统计算，对人体的状态做出辨识，并可预测人体状态变化的趋势。中医状态辨识系统模型具有巨大的应用价值，不仅可以在基础科研中作为统一的辨识系统，还可以作为远程医疗、健康管理和辅助诊断的有力工具。然而，中医状态辨识系统模型的构建绝非易事。对模型的构建者来讲，不仅需要完成数学模型的专业能力，还必须对中医的核心思维有正确的认识，才能保证系统能准确完成中医的诊断，这对于大多数只接受过现代自然科学体系教育的数学家或生物信息学家来说存在一定难度，需要中医与这些学科的专业人员反复地交流碰撞才可能实现。即使有了卓越的人才，模型的构建也是一个巨大的工程。模型的构建主要有数据采集、选择合适的建模方法、构建模型、模型测评和模型优化几个主要步骤。该系统涉及宏观、中观、微观不同层次的众多参数，这些参数中有很大部分是非数值型而是语言描述型，必须转化为数学系统可以识别和处理的信息形式，这一过程本身就已经是巨大的挑战。此外，庞大的参数体系一般要求整个模型必须有海量的数据支持，对无论是基本的数据采集还是数据存储和处理的计算机系统其工作量都非常庞大。但是无论过程多么艰难，也只有最终构建了具有实用性的中医状态辨识系统才能使系统生物学的基础研究成果真正转化为临床和科研中的实用工具，真正在实践中实现中医的现代化。

总之，现代医学发展所积累的大量人体状态的基础数据和研究技术方法，提供了中医状态学研究所需的基础和工具，其中系统生物学因其与中医学的思维共性而被中医学者寄予重望。如何合理应用先进的技术方法同时充分反映中医自身的内在机制，是当代中医研究者必须解决的难题。

参 考 文 献

[1] 潘芳.生理健康学[M].北京：中国科学技术出版社，2007：1-286.

[2] 贺银成.国家临床执业医师资格考试辅导讲义下册[M].北京：北京航空航天大学出版社，2012：1-835.

[3] 王颖群，于新恒，王飞，等.心理健康教育与治疗[M].长春：吉林大学出版社，2012：1-394.

[4] 钟友彬.心理与疾病[M].北京：人民卫生出版社，2000：1-301.

[5] 刘爱书，庞爱莲.发展心理学[M].北京：清华大学出版社，2013：1-336.

[6] 洪黛琳，王玉兰.儿童护理学[M].北京：北京大学医学出版社，2008：1-275.

[7] 邓金鎏.儿科学[M].北京：人民卫生出版社，1958：1-274.

[8] 张开金，夏俊杰.健康管理理论与实践[M].南京：东南大学出版社，2013：1-372.

[9] 王绍锋，李玉翠.健康评估学[M].南京：江苏科学技术出版社，2013：1-373.

[10] 王琦.健康评估[M].第九版.北京：中国中医药出版社，2012：1-338.

[11] 张振强，常征辉.诊断学[M].西安：第四军医大学出版社，2013：1-326.

[12] 陈文彬，潘祥林.诊断学[M].第七版.北京：人民卫生出版社，2008：1-620.

[13] 陈莉.病理学（双语版）[M].北京：科学出版社，2005：1-408.

[14] 王娅兰，龙汉安.病理学[M].北京：科学出版社，2014：1-309.

[15] 王琦.中医体质学说的研究现状与展望[J].山东中医学院学报，1994，18(2)：74-82.

[16] 张佳，李其忠.中医体质理论研究进展[J].中医文献杂志，2012(1)：52-55.

[17] 丁丽.心血管疾病中医痰证的现代研究进展[J].中国民康医学，2010，5(22)：1317-1318.

[18] 王缘，潘涛.高血压病中医证型的现代研究[J].河南中医，2013，33(6)：838-840.

[19] 张自立，王振英.系统生物学[M].北京：科学出版社，2009：1-172.

[20] 林标扬.系统生物学[M].杭州：浙江大学出版社，2012：1-368.

[21] 宋方洲.基因组学[M].北京：军事医学科学出版社，2011：1-291.

[22] 杨焕明.基因组学方法[M].北京：科学出版社，2012：1-106.

[23] 杜智，刘树业，刘运德.临床代谢组学[M].天津：天津科技翻译出版有限公司，2013：1-283.

[24] 黄青，阿基业，周国华.基于药物代谢组学的个体化医疗研究进展[J].药学学报，2014，49(11)：1491-1497.

[25] 常江，卫丽绚，吴晨，等.基于全基因组关联的中国常见肿瘤遗传病因学研究[J].生物化学与生物物理进展，2014，41(10)：1041-1046.

[26] Wang L, Zhou F, Li X, et al. Genome-wide association study of esophageal squamous cell carcinoma in Chinese subjects identifies susceptibility loci at PLCE1 and C20orf54[J]. Nat Genet, 2010, 42(9)：759-763.

[27] Wu C, Hu Z, He Z, et al. Genome-wide association study identifies three new susceptibility loci for esophageal squamous-cell carcinoma in Chinese populations[J]. Nat Genet, 2011, 43(7)：679-684.

[28] Hu Z, Wu C, Shi Y, et al. A genome-wide association study identifies two new lung cancer susceptibility loci at 13q12. 12 and 22q12. 2 in Han Chinese[J]. Nat Genet, 2011, 43(8)：792-796.

[29] Zhang H，Zhai Y，Hu Z，et al. Genome-wide association study identifies 1p36. 22 as a new susceptibility locus for hepatocellular carcinoma in chronic hepatitis B virus carriers[J]. Nat Genet，2010，42(9)：755 - 758.

[30] Li S，Qian J，Yang Y，et al. GWAS identifies novel susceptibility loci on 6p21. 32 and 21q21. 3 for hepatocellular carcinoma in chronic hepatitis B virus carriers[J]. PLoS Genet，2012，8(7)：791.

[31] Jiang D，Sun J，Cao G，et al. Genetic variants in STAT4 and HLA - DQ genes confer risk of hepatitis B virus-related hepatocellular carcinoma[J]. Nat Genet，2013，45(1)：72 - 75.

[32] 杨旭,焦睿,杨琳,等.基于新一代高通量技术的人类疾病组学研究策略[J].遗传,2011,33(8)：829 - 846.

[33] 钱秀娟,吴穹.蛋白质组学技术进展及其在恶性肿瘤研究中的应用[J].中华全科医学,2014,12(9)：1478 - 1480.

[34] 李国庆,肖哲锋,刘健平,等.肿瘤：一种蛋白质组病[J].中国科学：生命科学,2010,40(9)：788 - 794.

[35] 张大方,赵庆峰,张栋,等.代谢组学在肿瘤研究中的应用[J].吉林师范大学学报(自然科学版),2014,35(4)：11 - 14.

[36] 刘浩,屈凌波,相秉仁.系统生物学与中医药现代化[J].长春中医药大学学报,2009,25(3)：450 - 451.

[37] 胡志峰,肖诚,何燕,等.系统生物学将会促进中医药学的发展[J].上海中医药杂志,2007,41(2)：1 - 4.

[38] 翟兴,韩爱庆,张文婷,等.我国中医药系统生物学研究文献计量学分析[J].中国中医药信息杂志,2014,21(4)：13 - 16.

[39] 高洁,吕风娟,林蒋海.中医瘀血体质与 HLA - Ⅱ类基因相关性研究[J].中华临床医学研究杂志,2006,12(22)：2977 - 2979.

[40] 孙伟正,杨东光,刚宏林,等.慢性再生障碍性贫血中医辨证分型与 MHC - DRBI * 等位基因的相关性研究[J].中医杂志,2004,45(6)：450 - 452.

[41] Jiang B，Liang X，Chen Y，et al. Integrating next-generation sequencing and traditional tongue diagnosis to determine tongue coating microbiome[J]. Sci Rep. 2012,2(3)：1238 - 1242.

[42] 潘玲,谭从娥,王米渠,等.一对糖尿病双生子病证结合调查及差异表达基因分析[J].四川中医,2008,26(10)：19 - 21.

[43] 王米渠,杨丽萍,丁维俊,等.一个寒证家系中发现 15 个差异表达基因的报告[J].中医杂志,2006,47(2)：131 - 133.

[44] 高勤,高泓,王米渠.1 个糖尿病家系肾阴阳两虚血瘀证糖尿病的差异表达基因分析[J].现代中西医结合杂志,2005,14(1)：1 - 5.

[45] 曾星,张婳,黄羽,等.原发性高血压肝阳上亢患者外周血单个核细胞蛋白质组学的双向电泳分析[J].中华实用中医杂志,2004,17(6)：783 - 784.

[46] 熊新贵,梁清华,侯俊良,等.高血压脑出血肝阳化风证与肝阳上亢证患者血清蛋白质组学研究[J].实用预防医学,2007,14(6)：1649 - 1650.

[47] 孙珂焕,吴正治,曹美群,等.甲状腺癌中医辨证唾液蛋白质组诊断模型研究[J].中国中医药信息杂志,2013,20(4)：13 - 15.

[48] 李鑫,谷捷,王宝新,等.基于代谢组学的中医证候本质研究进展[J].湖南中医药大学学报.2014,34(4)：58 - 61.

[49] Lu Y，Hao H，Wang G，et al. Metabolomics approach to the biochemical Differentiation of traditional Chinese medicine syndrome types of hypertension[J]. Chinese Journal of Clinical Pharmacology and Therapeutics，2007，12(10)：1144 - 1150.

第七章 中医健康状态学研究与展望

本章基于已构建的中医健康认知及状态理论体系,围绕中医健康状态研究中涉及的参数采集与筛选、辨识模型与算法、干预方案、效果评价、慢病管理与研究等关键环节中的若干实用技术进行研究、开发、测试、评价等,以期为中医健康管理、健康服务、诊疗设备研制等提供核心技术模块及研发思路,并对中医健康状态学研究做出展望。

第一节 中医健康状态学研究

一、表征参数的采集与筛选

(一)表征参数采集

表征参数的采集需要遵循全面、规范、准确的原则。

所谓全面就是指尽可能采集与个体人健康相关的所有信息,具体涉及宏观、中观、微观三观的表征参数。全面是中医整体观在状态表征参数采集中的集中体现。宏观参数涉及社会适应和自然环境等,通常采用量表、各种环境传感器作为信息采集的主要工具;中观参数以中医四诊为主体,通常采用以中医传统望闻问切四诊为主,配合现代研制的各种四诊仪为辅的采集方法;微观参数主要指各种实验室理化指标、基因检测等,通常需要借助先进的实验室检测仪、基因测序仪等来采集。

所谓规范就是指表征参数采集过程的规范和信息表述的规范。参数采集过程规范就是要尽可能明确地规定各个参数采集的标准条件,如中医传统脉诊过程需要明确规定脉枕的搁放位置、寸关尺三部位置如何确定、脉诊最短时长等。信息表述规范则指通过医生的判断,尽可能用标准、规范的中医临床术语对表征参数进行表达,如可以借鉴 1997 年由国家技术监督局批准并颁布的《中华人民共和国国家标准·中医临床诊疗术语》中的证候部分等。

所谓准确就是尽可能提高所采集表征参数的测度水平。如对中医四诊参数的采集,传统方法通常只采集症状、体征的有无,即变量为定类测度水平;进一步可以提升到区分症状、体征的无、轻、中、重不同程度，即变量为定序测度水平；再进一步可以利用各种客观化四诊仪明确地采集到具体的数值，如舌苔颜色的 RGB 值，即变量为定量测度水平。

（二）表征参数筛选

表征参数筛选通常遵循重要性大、敏感性高、独立性强、代表性好和确定性好的原则，并兼顾可操作性及可接受性，具体考察参数的困难度、反应特征、辨别力、代表性和独立性等。如主观评价法就是从重要性角度进行参数筛选；困难度是从可操作性角度筛选参数；反映特征和离散趋势法从敏感度角度筛选参数；相关系数法、因子分析法、聚类分析法、逐步回归和判别法则从独立性和代表性角度筛选参数。以下以气滞证自评量表的研制为例，分别从主观（专家咨询）和客观（预调查）两方面介绍参数筛选的具体方法。

1. 基于德尔菲专家咨询法的气滞证自评量表条目筛选　针对由 123 条症状组成的气滞证自评初量表，经三轮专家咨询，每一轮均反馈上一轮专家咨询的结果，收集专家对各条目针对气滞证及其各维度的重要性判断。前两轮统计各条目专家判定重要性频数。第三轮统计各条目的均数（$\bar{x}$）、满分比（K）、变异系数（CV）、等级和（S）及专家权威程度，利用 χ^2 检验 Kendall W 协调系数。

（1）第一轮咨询 20 位省内专家。将半数以上专家认可的条目选入气滞证自评量表，新增口酸、多愁善感、痰难咳 3 个条目，最终入选条目为 44 条，见表 7-1 所示。进一步参考国内量表翻译成 47 个自评问题，作为第二轮专家咨询的条目。

表 7-1　第一轮气滞证入选条目专家意见

ID	备 选 条 目	是 否 入 选			
		是		否	
		频数	百分比（%）	频数	百分比（%）
1	胀痛	20	100.00	0	0.00
2	喜叹气	20	100.00	0	0.00
3	情志抑郁	20	100.00	0	0.00
4	病情与情志有关	20	100.00	0	0.00
5	脘痞胀	20	100.00	0	0.00
6	胁胀	20	100.00	0	0.00
7	气行觉舒	20	100.00	0	0.00
8	乳房胀	20	100.00	0	0.00
9	腹胀	19	95.00	1	5.00
10	窜痛	18	90.00	2	10.00
11	胁痛	17	85.00	3	15.00
12	胸闷	17	85.00	3	15.00
13	急躁易怒	17	85.00	3	15.00
14	小腹胀	17	85.00	3	15.00

ID	备 选 条 目	是 否 入 选			
		是		否	
		频数	百分比(%)	频数	百分比(%)
15	乳房痛	16	80.00	4	20.00
16	腹痛欲泻	16	80.00	4	20.00
17	食后痞胀	16	80.00	4	20.00
18	嗳气	15	75.00	5	25.00
19	排便不爽	15	75.00	5	25.00
20	咽部异物感	15	75.00	5	25.00
21	矢气多	15	75.00	5	25.00
22	脘腹痛	13	65.00	7	35.00
23	少腹痛	13	65.00	7	35.00
24	善悲易哭	13	65.00	7	35.00
25	月经推迟	13	65.00	7	35.00
26	胸痛	12	60.00	8	40.00
27	肠鸣亢进	12	60.00	8	40.00
28	小腹痛	12	60.00	8	40.00
29	大便时溏时结	12	60.00	8	40.00
30	经行不畅	12	60.00	8	40.00
31	右上腹痛	12	60.00	8	40.00
32	纳呆恶食	11	55.00	9	45.00
33	呃逆	11	55.00	9	45.00
34	腹痛	11	55.00	9	45.00
35	痛经	11	55.00	9	45.00
36	牵掣痛	11	55.00	9	45.00
37	闭经	11	55.00	9	45.00
38	心痛	11	55.00	9	45.00
39	里急后重	11	55.00	9	45.00
40	少乳或无乳汁	11	55.00	9	45.00
41	吞食梗塞	11	55.00	9	45.00

(2)第二轮咨询10位省内专家。对各条目归属的病位维度进行咨询,某条目若半数以上专家同意纳入某病位维度,即可确定其与病位之间的关系,具体统计见表7-2。此外,经专家咨询,胆维度补充"您有口苦吗?""您厌食油腻食物吗?"2个条目,肺维度补充"您有胸闷咳嗽吗?""您有胸部憋,呼吸不畅欲气喘吗?""您睡眠很浅吗?"3个条目,心维度补充"您有睡觉梦很多吗?""您容易心悸(心跳快)吗?""您遇事紧张时心慌出汗吗?"3个条

目,最终形成 55 个条目,进一步开展第三轮专家咨询。本轮确定"肝"病位包括 44 个条目,"胆"病位包括 7 个条目,"胃"病位包括 15 个条目,"肠道"病位包括 9 个条目,"心"病位包括 11 个条目,"肺"病位包括 7 个条目,"胞宫"病位包括 4 个条目。

表 7 - 2　第二轮专家咨询结果

序号	条　目	肝	胆	胃	大肠	小肠	心	肺	脾	胞宫	肾
								专家补充			
1	您经常叹气吗?	9	2	1	0	0	3	1	0	0	0
2	您感到闷闷不乐,情绪低沉吗?	10	3	0	0	0	6	0	0	0	0
3	您的病情与情绪变化有关吗?	10	3	2	0	0	6	7	0	0	0
4	您胁肋部胀闷吗?	10	9	1	0	0	0	0	0	0	0
5	您有乳房胀吗?	10	3	2	0	0	0	0	0	0	0
6	您有胁肋部胀痛或疼痛部位不固定吗?	10	6	3	0	0	0	1	0	0	0
7	您容易急躁或发怒吗?	10	3	0	1	0	4	0	0	0	0
8	您乳房胀痛吗?	10	2	2	0	0	0	0	0	0	0
9	您容易悲伤想哭吗?	9	2	0	0	0	7	2	0	0	0
10	您有连续 2 次以上月经周期比正常推迟 7 日以上吗?	10	1	2	0	0	1	0	2	0	0
11	您有月经排出不顺畅吗?	10	1	0	0	0	0	0	0	0	0
12	您有右上腹部胀痛或疼痛部位不固定吗?	9	8	4	0	1	0	0	0	0	0
13	您有痛经吗?	10	1	0	0	0	0	0	0	1	1
14	您有年过 16 周岁,月经尚未来潮,或已来潮、非怀孕而又超过 3 个周期未至吗?	9	1	1	0	0	2	0	3	0	3
15	您有在哺乳期乳汁很少甚至无乳吗?	9	1	3	0	0	2	0	3	0	0
16	您有吞咽困难,甚至无法下咽吗?	8	2	6	0	0	0	0	1	0	0
17	您的胸闷、胸痛因叹气而减轻吗?	10	2	1	0	0	4	0	0	0	0
18	您多愁善感吗?	10	2	1	0	0	6	0	1	0	0
19	您的咽喉部有异物堵塞感吗?	10	2	5	0	0	1	1	0	0	0
20	您有脐下腹部两旁靠近骨头处一侧或两侧胀痛或疼痛部位不固定吗?	10	2	2	3	3	0	0	0	0	0
21	您有没胃口,看到食物恶心的感觉吗?	9	6	9	0	0	0	0	1	0	0
22	您非饥饿状态下肚子有咕咕声吗?	9	1	9	6	4	0	0	2	0	0
23	您的右上腹疼痛有抽搐感,同时牵引他处吗?	10	6	4	0	0	0	0	0	0	0
24	您有上腹正中部位胀闷或满闷的感觉吗?	7	3	10	0	0	1	0	1	0	0
25	您上腹正中部位的胀闷、疼痛因嗳气、打嗝而减轻吗?	10	3	10	0	0	0	0	0	0	0
26	您嗳气吗?(类似饮汽水后,气从胃中上逆出咽喉而发出长而缓的声响)	10	2	9	0	0	0	0	0	0	0

序号	条　目	肝	胆	胃	大肠	小肠	心	专家补充			
								肺	脾	胞宫	肾
27	您进食后上腹部有胀闷的感觉吗?	6	4	10	1	0	0	0	2	0	0
28	您有上腹正中部位胀痛或疼痛部位不固定吗?	9	2	10	0	0	0	0	1	0	0
29	您有不自主发出呃呃声(打嗝)吗?	8	1	10	0	0	0	2	0	0	0
30	您有口酸吗?	9	2	7	1	1	0	0	0	0	0
31	您感到腹胀吗?	7	1	10	7	4	1	0	2	0	0
32	您有腹部胀痛或疼痛部位不固定吗?	7	1	10	7	4	0	0	1	0	0
33	您的腹胀、腹痛因肠鸣、放屁等而减轻吗?	7	0	8	9	5	1	0	2	0	0
34	您有腹痛想大便,而且大便不成形吗?	7	0	6	9	4	0	0	4	0	0
35	您大便黏滞不爽、有解不尽的感觉吗?	5	0	5	9	2	0	0	1	0	0
36	您经常放屁吗?	6	1	6	9	2	0	0	1	0	0
37	您有大便有时干硬燥结,有时不太成形吗?	7	0	2	9	2	0	0	3	0	0
38	您有腹痛便急,但便出不畅,且便后难尽之感吗?	7	1	5	9	2	0	0	1	0	0
39	您有小腹胀吗?	7	1	4	4	3	0	0	0	3	1
40	您有小腹胀痛或疼痛部位不固定吗?	7	1	2	4	4	0	0	0	2	0
41	您的小腹疼痛有抽搐感,同时牵引他处吗?	8	1	1	2	2	0	0	0	1	1
42	您感到胸闷吗?	9	1	2	0	0	9	1	1	0	0
43	您有胸部胀痛或疼痛部位不固定吗?	9	0	2	0	0	7	0	0	0	0
44	您有左侧乳头偏下的胸部胀痛或疼痛部位不固定吗?	9	1	3	0	0	8	0	0	0	0
45	您的胸部疼痛有抽搐感,同时牵引他处吗?	7	1	2	0	0	6	1	0	0	0
46	您有咳痰吗?	3	0	3	0	0	2	7	3	0	0
47	您痰难咳吗?	3	0	1	0	0	3	7	2	0	0

(3) 第三轮咨询 12 位国内专家。在对条目按不同病位归类的前提下,调查各条目对气滞证不同病位分型的重要性等级,具体分为"不重要、不太重要、一般重要、比较重要、非常重要"5 个等级。专家意见的集中程度,采用计算均数($\bar{x}$)、满分比(K),并统计变异系数(CV)。均数越高,则提示该条目的重要性越大。满分比作为条目筛选的补充指标,K 越大提示对该条目给满分的专家比例越大,该条目也越重要。变异系数表示专家对某一个条目相对重要性的波动程度,CV 系数越小提示专家意见波动越小,协调程度越高,量表每个维度各条目统计结果见表 7-3。

表 7 - 3　第三轮专家意见结果

维度	序号	条　　目	$\bar{x}$	K	CV
肝	1	您经常叹气吗?	4.75	0.75	0.09
	2	您感到闷闷不乐,情绪低沉吗?	4.83	0.83	0.08
	3	您的病情与情绪变化有关吗?	4.67	0.75	0.13
	4	您胁肋部胀闷吗?	4.67	0.67	0.10
	5	您有乳房胀吗?	4.33	0.50	0.17
	6	您有胁肋部胀痛或疼痛部位不固定吗?	4.42	0.67	0.20
	7	您容易急躁或发怒吗?	4.67	0.83	0.16
	8	您乳房胀痛吗?	4.42	0.58	0.17
	9	您容易悲伤想哭吗?	3.75	0.42	0.33
	10	您有连续2次以上月经周期比正常推迟7日以上吗?	3.25	0.17	0.31
	11	您有月经排出不顺畅吗?	3.33	0.17	0.33
	12	您有右上腹部胀痛或疼痛部位不固定吗?	3.92	0.33	0.24
	13	您有痛经吗?	3.75	0.17	0.25
	14*	您有年过16周岁,月经尚未来潮,或已来潮、非怀孕而又超过3个周期未至吗?	2.92	0.08	0.38
	15	您有在哺乳期乳汁很少甚至无乳吗?	3.25	0.17	0.34
	16*	您有吞咽困难,甚至无法下咽吗?	3.00	0.00	0.33
	17	您的胸闷、胸痛因叹气而减轻吗?	4.00	0.25	0.18
	18	您多愁善感吗?	4.17	0.58	0.27
	19	您的咽喉部有异物堵塞感吗?	4.08	0.50	0.25
	20	您有脐下腹部两旁靠近胯头处一侧或两侧胀痛或疼痛部位不固定吗?	3.83	0.33	0.30
	21*	您有没胃口,看到食物恶心的感觉吗?	2.83	0.08	0.38
	22*	您非饥饿状态下肚子有咕咕声吗?	2.33	0.00	0.40
	23*	您的右上腹疼痛有抽搐感,同时牵引他处吗?	3.33	0.08	0.28
	24*	您有上腹正中部位胀闷或满闷的感觉吗?	2.67	0.08	0.41
	25*	您上腹正中部位的胀闷、疼痛因嗳气、打嗝而减轻吗?	3.25	0.08	0.31
	26*	您嗳气吗?(类似饮汽水后,气从胃中上逆出咽喉而发出长而缓的声响)	3.08	0.08	0.36
	27*	您进食后上腹部有胀闷的感觉吗?	2.75	0.08	0.37
	28*	您有上腹正中部位胀痛或疼痛部位不固定吗?	2.67	0.00	0.28
	29*	您有不自主发出呃呃声(打嗝)吗?	2.75	0.00	0.34
	30*	您有口酸吗?	3.08	0.17	0.36
	31*	您感到腹胀吗?	2.92	0.08	0.33
	32*	您有腹部胀痛或疼痛部位不固定吗?	3.17	0.08	0.34
	33*	您的腹胀、腹痛因肠鸣、放屁等而减轻吗?	3.17	0.17	0.36
	34*	您有腹痛想大便,而且大便不成形吗?	2.83	0.00	0.24

续 表

维度	序号	条　目	$\bar{x}$	K	CV
	36*	您经常放屁吗？	2.67	0.08	0.39
	37*	您有大便有时干硬燥结，有时不太成形吗？	3.25	0.08	0.26
	38*	您有腹痛便急，但便出不畅，且便后难尽之感吗？	2.75	0.00	0.26
	39	您有小腹胀吗？	3.50	0.17	0.25
	40	您有小腹胀痛或疼痛部位不固定吗？	3.67	0.33	0.30
	41	您的小腹疼痛有抽搐感，同时牵引他处吗？	3.33	0.17	0.28
	42	您感到胸闷吗？	3.67	0.25	0.23
	43	您有胸部胀痛或疼痛部位不固定吗？	3.58	0.17	0.24
	44	您有左侧乳头偏下的胸部胀痛或疼痛部位不固定吗？	3.50	0.25	0.30
	45*	您的胸部疼痛有抽搐感，同时牵引他处吗？	3.25	0.08	0.22
胆	4	您胁肋部胀闷吗？	4.83	0.92	0.11
	6	您有胁肋部胀痛或疼痛部位不固定吗？	4.58	0.75	0.19
	12	您有右上腹部胀痛或疼痛部位不固定吗？	4.58	0.75	0.19
	21*	您有没胃口，看到食物恶心的感觉吗？	3.50	0.08	0.22
	23	您的右上腹疼痛有抽搐感，同时牵引他处吗？	3.83	0.42	0.30
	50	您有口苦吗？	4.42	0.50	0.14
	51	您厌食油腻食物吗？	4.33	0.58	0.22
胃	16	您有吞咽困难，甚至无法下咽吗？	3.92	0.33	0.24
	21	您有没胃口，看到食物恶心的感觉吗？	3.75	0.25	0.25
	22	您非饥饿状态下肚子有咕咕声吗？	3.33	0.17	0.28
	24	您有上腹正中部位胀闷或满闷的感觉吗？	4.75	0.83	0.13
	25	您上腹正中部位的胀闷、疼痛因嗳气、打嗝而减轻吗？	4.75	0.75	0.09
	26	您嗳气吗？（类似饮汽水后，气从胃中上逆出咽喉而发出长而缓的声响）	4.42	0.50	0.14
	27	您进食后上腹部有胀闷的感觉吗？	4.33	0.58	0.22
	28	您有上腹正中部位胀痛或疼痛部位不固定吗？	4.33	0.58	0.22
	29	您有不自主发出呃呃声(打嗝)吗？	4.17	0.42	0.22
	30*	您有口酸吗？	2.58	0.00	0.25
	31*	您感到腹胀吗？	3.58	0.08	0.21
	32	您有腹部胀痛或疼痛部位不固定吗？	3.42	0.17	0.30
	33*	您的腹胀、腹痛因肠鸣、放屁等而减轻吗？	3.58	0.25	0.29
	34*	您有腹痛想大便，而且大便不成形吗？	3.00	0.00	0.27
	36*	您经常放屁吗？	3.00	0.08	0.30
肠道	22	您非饥饿状态下肚子有咕咕声吗？	3.92	0.33	0.24
	31	您感到腹胀吗？	4.42	0.58	0.17
	32	您有腹部胀痛或疼痛部位不固定吗？	4.42	0.67	0.20
	33	您的腹胀、腹痛因肠鸣、放屁等而减轻吗？	4.67	0.75	0.13

维度	序号	条　　目	$\bar{x}$	K	CV
	34	您有腹痛想大便,而且大便不成形吗?	3.83	0.33	0.28
	35	您大便黏滞不爽、解不尽的感觉吗?	3.75	0.42	0.31
	36	您经常放屁吗?	3.75	0.42	0.33
	37	您有大便有时干硬燥结,有时不太成形吗?	3.92	0.42	0.28
	38	您有腹痛便急,但便出不畅,且便后难尽之感吗?	3.83	0.42	0.28
心	2	您感到闷闷不乐,情绪低沉吗?	3.58	0.25	0.33
	3*	您的病情与情绪变化有关吗?	3.50	0.25	0.34
	9	您容易悲伤想哭吗?	3.67	0.25	0.30
	18	您多愁善感吗?	3.67	0.25	0.28
	42	您感到胸闷吗?	4.50	0.58	0.14
	43	您有胸部胀痛或疼痛部位不固定吗?	4.25	0.50	0.22
	44	您有左侧乳头偏下的胸部胀痛或疼痛部位不固定吗?	4.17	0.42	0.22
	45	您的胸部疼痛有抽搐感,同时牵引他处吗?	3.92	0.42	0.32
	52	您有睡觉梦很多吗?	3.83	0.33	0.28
	53	您容易心悸(心跳快)吗?	3.75	0.42	0.31
	54	您遇事紧张时心慌出汗吗?	3.75	0.42	0.33
肺	3	您的病情与情绪变化有关吗?	3.92	0.42	0.32
	17	您的胸闷、胸痛因叹气而减轻吗?	3.83	0.33	0.28
	46*	您有咳痰吗?	3.33	0.25	0.37
	47*	您痰难咳吗?	3.17	0.25	0.38
	48	您有胸闷咳嗽吗?	4.17	0.58	0.27
	49	您有胸部憋闷,呼吸不畅欲气喘吗?	4.50	0.67	0.17
	55	您睡眠很浅吗?	3.25	0.17	0.31
胞宫	13	您有痛经吗?	4.42	0.67	0.20
	39	您有小腹胀吗?	4.75	0.83	0.13
	40	您有小腹胀痛或疼痛部位不固定吗?	4.42	0.67	0.20
	41	您的小腹疼痛有抽搐感,同时牵引他处吗?	3.92	0.42	0.28

注:带 * 号表示删除条目。

在第三轮专家咨询后,主要采用界值法进行条目筛选。均数($\bar{x}$)和满分比(K)的界值计算公式:界值=均数-标准差,高于界值的条目入选,经统计均数界值为 3.09,满分频率界值为 0.08。变异系数界值计算:界值=均数+标准差,低于界值条目的入选,变异系数的界值为 0.34。

肝维度下脘腹胀痛或窜痛、腹部胀痛或窜痛、右上腹牵掣痛、胸牵掣痛、吞食梗塞、纳呆恶食、脘痞胀、食后痞胀、口酸、嗳气、呃逆、腹胀、腹痛欲泻、肠鸣亢进、里急后重、大便时溏时结、闭经、矢气多对应条目的均数、满分比低于界值,变异系数高于界值,提示重要性、专家意见集中程度差,予以删除,最终保留 24 个条目。胆维度下纳呆恶食对应的条目的均数、满分比低于界值,变异系数高于界值,提示重要性、专家意见集中程度差,予以删除,最终保留 6 个条目。胃维度下腹痛欲泻、腹胀、矢气多、口酸对应条目的均数、满分比低于界值,变异系数高于界值,提示重要性、专家意见集中程度差,予以删除,最终保留 11 个条目。肠道维度无条目删除,最终保留 9 个条目。心维度下病情与情志有关对应条目的均数、满分比低于界值,变异系数高于界值,提示重要性、专家意见集中程度差,予以删除,最终保留 10 个条目。肺维度下善悲易哭、咳痰、痰难咳对应条目的均数、满分比低于界值,变异系数高于界值,提示重要性、专家意见集中程度差,予以删除,最终保留 5 个条目。胞宫维度无条目删除,最终保留 4 个条目。经三轮专家咨询后,形成含 51 个条目的气滞证自评量表,见表 7 - 4。为方便后续讨论,下文均使用条目序号进行描述。

表 7 - 4　气滞证自评量表条目及序号

序　号	条　　　目
Q1	您感到胸闷吗?
Q2	您有胸闷咳嗽吗?
Q3	您有胸部憋闷,呼吸不畅欲气喘吗?
Q4	您经常叹气吗?
Q5	您感到闷闷不乐,情绪低沉吗?
Q6	您胁肋部胀闷吗?
Q7	您有乳房胀吗?
Q8	您容易急躁或发怒吗?
Q9	您容易悲伤想哭吗?
Q10	您多愁善感吗?
Q11	您有吞咽困难,甚至无法下咽吗?
Q12	您有没胃口,看到食物恶心的感觉吗?
Q13	您非饥饿状态下肚子有咕咕声吗?
Q14	您有上腹正中部位胀闷或满闷的感觉吗?
Q15	您的咽喉部有异物堵塞感吗?
Q16	您嗳气吗?(类似饮汽水后,气从胃中上逆出咽喉而发出长而缓的声响)
Q17	您有不自主发出呃呃声(打嗝)吗?
Q18	您感到腹胀吗?
Q19	您有腹痛想大便,而且大便不成形吗?
Q20	您大便黏滞不爽,有解不尽的感觉吗?
Q21	您有大便有时干硬燥结,有时不太成形吗?
Q22	您经常放屁吗?
Q23	您有腹痛便急,但便出不畅,且便后难尽之感吗?
Q24	您有小腹胀吗?
Q25	您进食后上腹部有胀闷的感觉吗?

序 号	条 目
Q26	您有睡觉梦很多吗?
Q27	您睡眠很浅吗?
Q28	您有口苦吗?
Q29	您厌食油腻食物吗?
Q30	您容易心悸(心跳快)吗?
Q31	您遇事紧张时心慌出汗吗?
Q32	您有胸部胀痛或疼痛部位不固定吗?
Q33	您的胸部疼痛有抽搐感,同时牵引他处吗?
Q34	您有左侧乳头偏下的胸部胀痛或疼痛部位不固定吗?
Q35	您乳房胀痛吗?
Q36	您有胁肋部胀痛或疼痛部位不固定吗?
Q37	您有上腹正中部位胀痛或疼痛部位不固定吗?
Q38	您有右上腹部胀痛或疼痛部位不固定吗?
Q39	您的右上腹疼痛有抽搐感,同时牵引他处吗?
Q40	您有脐下腹部两旁靠近骨头处一侧或两侧胀痛或疼痛部位不固定吗?
Q41	您有小腹胀痛或疼痛部位不固定吗?
Q42	您的小腹疼痛有抽搐感,同时牵引他处吗?
Q43	您有腹部胀痛或疼痛部位不固定吗?
Q44	您的病情与情绪变化有关吗?
Q45	您的胸闷、胸痛因叹气而减轻吗?
Q46	您上腹正中部位的胀闷、疼痛因嗳气、打嗝而减轻吗?
Q47	您的腹胀、腹痛因肠鸣、放屁等而减轻吗?
Q48	您有连续2次以上月经周期比正常推迟7日以上吗?
Q49	您有月经排出不顺畅吗?
Q50	您有痛经吗?
Q51	您有在哺乳期乳汁很少甚至无乳吗?

2. 基于预调查的气滞证自评量表条目筛选 采用含51个问题的气滞证自评量表作为调查表,每个问题均采用李克特(Likert)5等级评价,评分规则为:没有(1分)、很少(2分)、有时(3分)、经常(4分)、总是(5分)。自2014年7月至2014年10月于6家医院发放问卷110份。调查对象涉及病种为冠状动脉粥样硬化性心脏病、慢性胃炎、2型糖尿病、围绝经期综合征、慢性阻塞性肺疾病、乳腺增生、功能性子宫出血等。其中男性39例,女性66例;年龄最小20岁,最大77岁,平均年龄43.29岁。填表时间最短7分钟,最长21分钟,平均10.28分钟。

(1)困难度分析:110份问卷共回收105份,回收的105份问卷均无漏填,应答率达100%,提示量表条目易于理解,困难度非常低。

（2）反应特征分析：对量表中每个问题的5个回答选项均统计频数及频率，见表7-5。对大于等于3个选项的发生频率<10%的条目进行删除。因此，根据反应特征分析提示条目 Q7、Q11、Q13、Q25、Q32、Q33、Q34、Q38、Q39、Q40、Q42、Q43、Q51 应予以删除，具体分析结果见表7-6-1和表7-6-2。

表7-5 各条目5个选项反应特征分析表

序号	没 有		很 少		有 时		经 常		总 是		<10%数
	频数	频率(%)	频数	频率(%)	频数	频率(%)	频数	频率(%)	频数	频率(%)	
Q1	40	38.10	16	15.24	27	25.71	20	19.05	2	1.90	1
Q2	72	68.57	12	11.43	11	10.48	4	3.81	6	5.71	2
Q3	62	59.05	14	13.33	16	15.24	12	11.43	1	0.95	1
Q4	38	36.19	10	9.52	32	30.48	23	21.90	2	1.90	2
Q5	43	40.95	14	13.33	32	30.48	14	13.33	2	1.90	1
Q6	52	49.52	11	10.48	31	29.52	8	7.62	3	2.86	2
Q7	74	70.48	6	5.71	23	21.90	2	1.90	0	0.00	3
Q8	43	40.95	13	12.38	30	28.57	17	16.19	2	1.90	1
Q9	54	51.43	23	21.90	22	20.95	4	3.81	2	1.90	2
Q10	52	49.52	9	8.57	22	20.95	20	19.05	2	1.90	2
Q11	99	94.29	4	3.81	2	1.90	0	0.00	0	0.00	4
Q12	69	65.71	11	10.48	20	19.05	5	4.76	0	0.00	2
Q13	84	80.00	8	7.62	7	6.67	6	5.71	0	0.00	4
Q14	50	47.62	13	12.38	30	28.57	10	9.52	2	1.90	2
Q15	64	60.95	15	14.29	19	18.10	5	4.76	2	1.90	2
Q16	69	65.71	11	10.48	21	20.00	4	3.81	0	0.00	2
Q17	75	71.43	13	12.38	11	10.48	5	4.76	1	0.95	2
Q18	72	68.57	2	1.90	19	18.10	11	10.48	1	0.95	2
Q19	52	49.52	16	15.24	27	25.71	8	7.62	2	1.90	2
Q20	42	40.00	18	17.14	35	33.33	9	8.57	1	0.95	2
Q21	54	51.43	22	20.95	22	20.95	7	6.67	0	0.00	2
Q22	57	54.29	13	12.38	23	21.90	11	10.48	1	0.95	1
Q23	64	60.95	18	17.14	18	17.14	5	4.76	0	0.00	2
Q24	62	59.05	12	11.43	27	25.71	4	3.81	0	0.00	2
Q25	78	74.29	5	4.76	20	19.05	2	1.90	0	0.00	3
Q26	56	53.33	11	10.48	19	18.10	16	15.24	3	2.86	1
Q27	71	67.62	12	11.43	13	12.38	8	7.62	1	0.95	2
Q28	47	44.76	18	17.14	28	26.67	9	8.57	3	2.86	2
Q29	55	52.38	11	10.48	25	23.81	7	6.67	7	6.67	2
Q30	64	60.95	11	10.48	24	22.86	6	5.71	0	0.00	2
Q31	69	65.71	14	13.33	18	17.14	4	3.81	0	0.00	2

续 表

序号	没 有		很 少		有 时		经 常		总 是		<10%数
	频数	频率(%)	频数	频率(%)	频数	频率(%)	频数	频率(%)	频数	频率(%)	
Q32	85	80.95	8	7.62	8	7.62	3	2.86	1	0.95	4
Q33	95	90.48	1	0.95	8	7.62	1	0.95	0	0.00	4
Q34	87	82.86	3	2.86	7	6.67	8	7.62	0	0.00	4
Q35	74	70.48	11	10.48	19	18.10	1	0.95	0	0.00	2
Q36	75	71.43	13	12.38	15	14.29	2	1.90	0	0.00	2
Q37	62	59.05	16	15.24	19	18.10	6	5.71	2	1.90	2
Q38	91	86.67	6	5.71	6	5.71	2	1.90	0	0.00	4
Q39	95	90.48	4	3.81	5	4.76	1	0.95	0	0.00	4
Q40	89	84.76	3	2.86	7	6.67	5	4.76	1	0.95	4
Q41	68	64.76	11	10.48	15	14.29	11	10.48	0	0.00	1
Q42	87	82.86	12	11.43	5	4.76	0	0.00	1	0.95	3
Q43	93	88.57	2	1.90	5	4.76	5	4.76	0	0.00	4
Q44	18	17.14	13	12.38	47	44.76	17	16.19	10	9.52	1
Q45	50	47.62	6	5.71	35	33.33	12	11.43	2	1.90	2
Q46	68	64.76	5	4.76	19	18.10	12	11.43	1	0.95	2
Q47	74	70.48	3	2.86	14	13.33	12	11.43	2	1.90	2
Q48	40	54.05	4	5.41	13	17.57	14	18.92	3	4.05	2
Q49	42	56.76	3	4.05	18	24.32	10	13.51	1	1.35	2
Q50	45	68.18	2	3.03	9	13.64	8	12.12	2	3.03	2
Q51	66	100.00	0	0.00	0	0.00	0	0.00	0	0.00	4

注：带 ＿ 表示可以考虑予以删除的条目，下同。

（3）相关系数法：分别计算每个条目与所属维度得分、其他维度得分的 Spearman 等级相关系数，并做统计检验，分析结果见表7-6-1、表7-6-2。以胃维度所涉及的 11 个条目为例，分析这 11 个条目的得分与胃维度及其他 6 个维度的总分之间的 Spearman 等级相关系数，并做假设检验。其中 Q11、Q43、Q47 与胃维度的相关系数小于 0.4，提示这 3 个条目的代表性差，考虑予以删除；其他条目予以保留。Q47 与肠道、胞宫维度的相关系数大于 0.4，提示这个条目的独立性差，考虑予以删除。综合考虑代表性和独立性两者，则删除条目 Q11、Q43、Q47。

表7-6-1 各条目与不同维度总分间的相关系数（一）（r）

序号	肝维度		胆维度		胃维度		肠道维度	
	r	P	r	P	r	P	r	P
Q1	0.46	0.00	0.44	0.00	−0.24	0.01	−0.21	0.03
Q2	0.12	0.22	0.15	0.13	−0.13	0.18	−0.03	0.74

序号	肝维度		胆维度		胃维度		肠道维度	
	r	P	r	P	r	P	r	P
Q3	0.25	0.01	0.19	0.06	−0.24	0.01	−0.11	0.26
Q4	0.44	0.00	0.48	0.00	−0.25	0.01	−0.35	0.00
Q5	0.53	0.00	0.23	0.02	−0.11	0.25	−0.18	0.07
Q6	0.53	0.00	0.64	0.00	−0.24	0.01	−0.31	0.00
Q7	0.50	0.00	0.31	0.00	−0.26	0.01	−0.21	0.04
Q8	0.39	0.00	0.32	0.00	−0.05	0.58	−0.01	0.90
Q9	0.47	0.00	0.29	0.00	−0.26	0.01	−0.10	0.30
Q10	0.37	0.00	0.10	0.31	−0.01	0.88	−0.07	0.50
Q11	−0.11	0.26	−0.06	0.56	0.30	0.00	0.08	0.42
Q12	−0.10	0.32	0.08	0.42	0.59	0.00	0.21	0.03
Q13	−0.21	0.03	−0.14	0.17	0.66	0.00	0.23	0.02
Q14	−0.24	0.01	−0.20	0.04	0.70	0.00	0.10	0.31
Q15	0.17	0.08	0.15	0.14	0.19	0.05	−0.05	0.58
Q16	−0.27	0.01	−0.14	0.16	0.70	0.00	0.14	0.16
Q17	−0.30	0.00	−0.17	0.08	0.71	0.00	0.19	0.05
Q18	−0.15	0.12	−0.14	0.14	0.35	0.00	0.74	0.00
Q19	0.01	0.92	−0.02	0.82	0.15	0.12	0.61	0.00
Q20	−0.26	0.01	−0.15	0.14	0.26	0.01	0.70	0.00
Q21	−0.06	0.52	0.01	0.89	0.16	0.11	0.58	0.00
Q22	−0.07	0.47	−0.05	0.59	0.17	0.09	0.74	0.00
Q23	0.03	0.80	−0.01	0.93	0.19	0.05	0.55	0.00
Q24	0.34	0.00	0.17	0.09	0.02	0.87	0.29	0.00
Q25	0.08	0.41	0.23	0.02	0.46	0.00	0.34	0.00
Q26	0.12	0.22	0.24	0.01	−0.03	0.72	0.05	0.58
Q27	0.18	0.07	0.33	0.00	0.00	0.98	0.16	0.11
Q28	0.21	0.03	0.66	0.00	0.03	0.75	−0.06	0.56
Q29	0.25	0.01	0.61	0.00	−0.04	0.69	0.10	0.30
Q30	0.21	0.03	0.28	0.00	−0.22	0.03	0.01	0.89
Q31	0.20	0.04	0.29	0.00	−0.06	0.52	0.07	0.49
Q32	0.39	0.00	0.12	0.21	−0.15	0.13	−0.18	0.07
Q33	0.26	0.01	0.06	0.54	0.02	0.87	0.04	0.70
Q34	0.27	0.01	0.09	0.37	−0.15	0.12	−0.02	0.82
Q35	0.39	0.00	0.29	0.00	−0.02	0.85	−0.01	0.90
Q36	0.51	0.00	0.60	0.00	0.05	0.65	−0.03	0.77
Q37	−0.12	0.21	−0.06	0.53	0.71	0.00	0.12	0.24
Q38	0.46	0.00	0.52	0.00	0.00	0.96	−0.02	0.81

续　表

序号	肝维度		胆维度		胃维度		肠道维度	
	r	P	r	P	r	P	r	P
Q39	0.41	0.00	0.49	0.00	0.05	0.59	0.03	0.75
Q40	0.36	0.00	0.02	0.84	−0.08	0.39	−0.01	0.91
Q41	0.37	0.00	−0.02	0.82	−0.02	0.83	0.24	0.01
Q42	0.35	0.00	−0.03	0.79	−0.02	0.80	0.16	0.10
Q43	−0.30	0.00	−0.20	0.04	0.24	0.02	0.42	0.00
Q44	0.44	0.00	0.20	0.04	−0.06	0.55	−0.24	0.02
Q45	0.58	0.00	0.40	0.00	−0.38	0.00	−0.33	0.00
Q46	−0.18	0.07	−0.07	0.48	0.73	0.00	0.10	0.30
Q47	−0.16	0.10	−0.10	0.30	0.33	0.00	0.72	0.00
Q48	0.34	0.00	0.19	0.06	−0.04	0.70	0.05	0.59
Q49	0.38	0.00	0.12	0.22	−0.09	0.34	−0.01	0.89
Q50	0.36	0.00	−0.02	0.82	−0.13	0.17	−0.01	0.92
Q51	.	.	.	.	.	.	.	.

表 7 - 6 - 2　各条目与不同维度总分间的相关系数(二)(r)

序　号	心维度		肺维度		胞宫维度	
	r	P	r	P	r	P
Q1	0.49	0.00	0.43	0.00	−0.15	0.12
Q2	0.17	0.09	0.58	0.00	−0.08	0.39
Q3	0.31	0.00	0.75	0.00	0.00	0.97
Q4	0.40	0.00	0.40	0.00	−0.15	0.12
Q5	0.60	0.00	0.27	0.01	0.09	0.35
Q6	0.25	0.01	0.34	0.00	0.00	0.99
Q7	0.14	0.14	0.22	0.02	0.35	0.00
Q8	0.33	0.00	0.29	0.00	0.05	0.59
Q9	0.60	0.00	0.31	0.00	0.02	0.82
Q10	0.29	0.00	0.03	0.73	0.11	0.27
Q11	−0.10	0.30	−0.10	0.30	−0.05	0.61
Q12	−0.11	0.26	−0.18	0.06	−0.10	0.32
Q13	−0.25	0.01	−0.09	0.36	−0.10	0.32
Q14	−0.27	0.00	−0.15	0.13	−0.18	0.06
Q15	0.07	0.49	0.11	0.28	−0.02	0.86
Q16	−0.13	0.19	−0.06	0.56	−0.27	0.00
Q17	−0.22	0.03	−0.24	0.01	−0.18	0.07
Q18	−0.28	0.00	−0.27	0.00	0.32	0.00
Q19	0.11	0.28	−0.09	0.35	0.29	0.00

续　表

序　号	心维度		肺维度		胞宫维度	
	r	P	r	P	r	P
Q20	−0.20	0.04	−0.27	0.00	0.18	0.07
Q21	−0.01	0.91	−0.02	0.87	0.22	0.03
Q22	−0.03	0.75	−0.14	0.16	0.29	0.00
Q23	0.05	0.60	−0.03	0.76	0.35	0.00
Q24	0.09	0.38	0.13	0.18	0.71	0.00
Q25	0.03	0.75	0.10	0.29	0.12	0.21
Q26	0.62	0.00	0.38	0.00	−0.12	0.23
Q27	0.45	0.00	0.43	0.00	0.00	0.99
Q28	0.26	0.01	0.14	0.14	0.00	0.98
Q29	0.25	0.01	0.26	0.01	0.15	0.13
Q30	0.67	0.00	0.39	0.00	−0.07	0.49
Q31	0.54	0.00	0.36	0.00	0.08	0.40
Q32	0.49	0.00	0.40	0.00	0.00	0.99
Q33	0.40	0.00	0.23	0.02	0.15	0.12
Q34	0.60	0.00	0.27	0.00	−0.02	0.83
Q35	0.20	0.04	0.15	0.13	0.33	0.00
Q36	0.29	0.00	0.22	0.03	0.06	0.53
Q37	−0.15	0.13	−0.12	0.23	−0.08	0.40
Q38	0.35	0.00	0.19	0.05	0.08	0.40
Q39	0.32	0.00	0.22	0.02	0.13	0.19
Q40	−0.06	0.57	−0.02	0.84	0.57	0.00
Q41	−0.03	0.77	−0.14	0.16	0.79	0.00
Q42	0.00	1.00	−0.07	0.47	0.64	0.00
Q43	−0.24	0.01	−0.26	0.01	−0.10	0.33
Q44	0.24	0.01	0.47	0.00	0.09	0.38
Q45	0.52	0.00	0.79	0.00	0.00	1.00
Q46	−0.13	0.18	−0.13	0.18	−0.22	0.03
Q47	−0.18	0.07	−0.24	0.01	0.37	0.00
Q48	0.09	0.38	0.02	0.86	0.39	0.00
Q49	0.04	0.72	0.00	0.99	0.46	0.00
Q50	−0.07	0.47	−0.02	0.87	0.66	0.00
Q51	.	.	.	.	.	.

　　(4) 各维度条目筛选：综合困难度法、反应特征分析法、相关系数法三法分析的结果，针对各维度2种及以上方法均提示需删除的条目，最终予以删除。如胃维度下 Q11、Q43、Q47 条目予以剔除，最终仅保留8个条目，见表7－7。

表 7-7　胃维度条目筛选结果

ID	困难度法	反应特征分析法	相关系数法 1	相关系数法 2	删除次数	结果
Q11		☆	☆		2	
Q12					0	保留
Q13		☆			1	保留
Q14					0	保留
Q16					0	保留
Q17					0	保留
Q25		☆			1	保留
Q37					0	保留
Q43		☆	☆		2	
Q46					0	保留
Q47			☆	☆	2	

（5）综上所述,困难度分析法将难于理解的条目予以删除;反应特征分析考察了在条目选项设置上的有效性;相关系数法从代表性和独立性两方面进行条目筛选。基于预调查的参数筛选最终将气滞证自评量表中的条目 Q11、Q15、Q39、Q40、Q51 删除,得到 46 个条目。对各个维度条目进行调整,并对条目重新编号,形成气滞证自评量表,见表 7-8。

表 7-8　调整后各维度条目及序号

维　度	序号	条　　　　目
肝(18 条)	Q1	您感到胸闷吗?
	Q4	您经常叹气吗?
	Q5	您感到闷闷不乐,情绪低沉吗?
	Q6	您胁肋部胀闷吗?
	Q7	您有乳房胀吗?
	Q8	您容易急躁或发怒吗?
	Q9	您容易悲伤想哭吗?
	Q10	您多愁善感吗?
	Q22	您有小腹胀吗?
	Q33	您乳房胀痛吗?
	Q34	您有胁肋部胀痛或疼痛部位不固定吗?
	Q36	您有右上腹部胀痛或疼痛部位不固定吗?
	Q37	您有小腹胀痛或疼痛部位不固定吗?
	Q40	您的病情与情绪变化有关吗?
	Q41	您的胸闷、胸痛因叹气而减轻吗?
	Q44	您有连续 2 次以上月经周期比正常推迟 7 日以上吗?
	Q45	您有月经排出不顺畅吗?
	Q46	您有痛经吗?

维 度	序号	条　　　目
胆(5 条)	Q6	您胁肋部胀闷吗?
	Q26	您有口苦吗?
	Q27	您厌食油腻食物吗?
	Q34	您有胁肋部胀痛或疼痛部位不固定吗?
	Q36	您有右上腹部胀痛或疼痛部位不固定吗?
胃(8 条)	Q11	您有没胃口,看到食物恶心的感觉吗?
	Q12	您非饥饿状态下肚子有咕咕声吗?
	Q13	您有上腹正中部位胀闷或满闷的感觉吗?
	Q14	您嗳气吗?(类似饮汽水后,气从胃中上逆出咽喉而发出长而缓的声响)
	Q15	您有不自主发出呃呃声(打嗝)吗?
	Q23	您进食后上腹部有胀闷的感觉吗?
	Q35	您有上腹正中部位胀痛或疼痛部位不固定吗?
	Q42	您上腹正中部位的胀闷、疼痛因嗳气、打嗝而减轻吗?
肠道(8 条)	Q16	您感到腹胀吗?
	Q17	您有腹痛想大便,而且大便不成形吗?
	Q18	您大便黏滞不爽、有解不尽的感觉吗?
	Q19	您有大便有时干硬燥结,有时不太成形吗?
	Q20	您经常放屁吗?
	Q21	您有腹痛便急,但便出不畅,且便后难尽之感吗?
	Q39	您有腹部胀痛或疼痛部位不固定吗?
	Q43	您的腹胀、腹痛因肠鸣、放屁等而减轻吗?
心(10 条)	Q1	您感到胸闷吗?
	Q5	您感到闷闷不乐,情绪低沉吗?
	Q9	您容易悲伤想哭吗?
	Q10	您多愁善感吗?
	Q24	您有睡觉梦很多吗?
	Q28	您容易心悸(心跳快)吗?
	Q29	您遇事紧张时心慌出汗吗?
	Q30	您有胸部胀痛或疼痛部位不固定吗?
	Q31	您的胸部疼痛有抽搐感,同时牵引他处吗?
	Q32	您有左侧乳头偏下的胸部胀痛或疼痛部位不固定吗?
肺(4 条)	Q2	您有胸闷咳嗽吗?
	Q3	您有胸部憋闷,呼吸不畅欲气喘吗?
	Q25	您睡眠很浅吗?
	Q41	您的胸闷、胸痛因叹气而减轻吗?
胞宫(4 条)	Q22	您有小腹胀吗?
	Q37	您有小腹胀痛或疼痛部位不固定吗?
	Q38	您的小腹疼痛有抽搐感,同时牵引他处吗?
	Q46	您有痛经吗?

二、中医健康状态辨识

尽管人体是一个动态、稳定的生命状态，是一个复杂的巨系统，其中医功能状态仍然可以通过外在的"象"来认识。"藏"是指藏于体内的内脏，"象"是指表现于外的生理、病理现象，而这个"象"与中医功能状态密切相关，可以说，中医功能状态是不同时间、空间下由内在的"藏"反映出的"象"的总和。通过宏观、中观、微观并用，利用全面的表征参数，构建一个状态辨识体系，就可以实现对人体功能状态比较准确的辨识。目前许多专家已经在这方面做了很多探索，朱文锋在模糊定量与综合定性的基础上，提出了证素辨证，这是一种"根据证候、辨别证素、组成证名"的新的辨证方法。李灿东等在总结分析了"中医专家系统"和原有辨证模型利弊的基础上，提出了中医功能状态辨识模型算法研究的基本框架。晏峻峰采用支持向量机和粗糙集等算法，对已收集的临床病历数据进行实验分析，探索利用这些方法解决中医证素辨证建模的可行性。王立文以慢性胃炎患者中医问诊数据为研究样本，采用二类相关和深度置信网络的机器学习方法，建立了慢性胃炎中医证型的分类模型。刘旭龙等将形式概念分析应用于计算机辅助中医辨证体系研究，把证和证素定为对象与属性，并将它们的概念和层次关系数学化，最后利用概念格将其可视化。褚娜运用智能技术从中医和西医两个角度对中医证候进行综合性研究，引入混合智能系统理论，为中医辨证过程设计一个具有规范化和客观化的整体框架，并以慢性乙型肝炎为例建立混合智能中医辨证系统，为中医临床实践提供现代化的技术手段。朱咏华等建立贝叶斯网络中医辨证系统，进行数据计量分析、推理验证证候、证素、证名间的关系，其结果与中医专家经验有很高的吻合性。白丽娜根据中医体质辨识的特点，利用 BP 神经网络理论，构造了适用于中医体质辨识的 BP 神经网络模型。

上述贝叶斯网络、神经网络、粗糙集理论等数据挖掘的方法，能从大量的数据中发现有关研究对象的新知识，将机制上还不明确的变量关联起来。但"人的健康状态"是非线性的复杂系统，在健康状态体系研究中，不能采用还原论的方法，要引进复杂性科学的理念和多学科结合的研究方法，以揭示其复杂性的机制和规律。

福建中医药大学中医证研究基地在中医理论指导下，筛选横跨宏观、中观、微观三个层面的人体相关参数，充分应用系统科学的原理与方法、计算机信息、工程等技术，建立各种算法模型，将地理、气候、季节、四诊信息、理化指标等参数进行融合，真正实现了对个体或群体的整体状态进行实时、动态、个性化的辨识。

中医健康状态辨识的核心思想应遵循"根据表征，辨别状态要素（位置、性质），组成状态名称"这一规律。基于此，本书设计并提出了开展中医健康状态辨识算法模型研究的基本框架，如图 7-1 所示。该研究框架的最大特点表现为：① 将健康状态表征参数的搜集范围扩大至宏观、中观、微观三个层面。② 遵循了先辨状态要素，再组合状态名称的中医辨证思维规律。③ 可尝试性应用各种分类数据挖掘算法构建适合于不同参数类型的分类模型，如根据舌象图片辨识状态要素、根据电子鼻采集的传感信息辨识状态要素、根据声音辨识状态要素等,中医健康状态的总体辨识结果或许应该建立在各种模型综合评判的基础之上。④ 可根据应用需求的不同而训练不同角度的健康状态辨识模型,如对未病、欲病、已病三个状态做出总体判断;或对具体疾病做出诊断,并对其轻重缓急、标本进行标识;或对五行体质、九种体质、阴阳体质、病理体质做出判定。

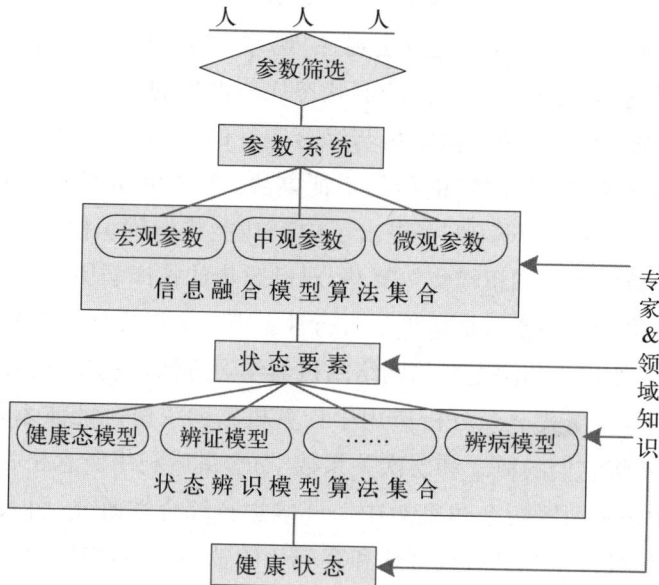

图 7-1　中医健康状态辨识模型框架

尽管各种人工智能、数据挖掘和机器学习算法在中医诊断领域的应用研究由来已久,但从中医健康状态辨识角度开展涉及广泛参数及病、证阈判定结果的算法模型研究,目前尚属起步阶段。因此,福建中医药大学中医证研究基地基于多年开展中医状态辨识等相关研究的经验,勾画了一个开展中医健康状态辨识算法模型研究的基本框架,为后续研究提供依据。

三、中医健康状态干预

在医学研究领域中,临床决策支持(clinical decision making),特别是动态治疗方案(dynamic treatment regime)一直以来都是临床专家关心的研究课题。动态治疗方案是指在治疗疾病的过程中,不断根据患者某一阶段的临床症状、体征和历史治疗情况的变化选择一系列治疗规则序列。优化动态治疗方案是通过对临床治疗方案的改进,得到具有疗效最佳、毒副作用最小、花费最少,且使用最方便等特征的临床治疗方案的过程。中医状态是特定阶段的状态,也是动态变化的,因此,运用现代信息技术,根据特定的状态选择个性化调整方案将达到最佳治疗效果。

(一)状态调整方案筛选的基本原则

状态调整方案的选择应在中医理论指导下,符合中医的防治原则。中医状态调整方案的筛选原则,应该依据中医的防治原则,编制成计算功能识别的知识规则,运用现代信息技术,通过质量控制机制,实现状态调整方案的选择符合中医的防治原则,同时满足个性化需求,如过敏药物的规避等。

(二)基于信息平台的个性化调整方案

通过文献病案及真实临床案例数据收集,建立一个经临床实践证明有效调整方案信息平台,实现海量数据共享并建立反馈机制,基于案例推理技术和多策略相似检索的方法,实现中医调整方案自动推荐。

建立饮食调理、运动调理、音乐调理、精神调理等自助干预方案,依据医学知识给每个方案明确标识适宜的疾病、证型、证素、症状及具体操作步骤。这些自助方案操作相对安全、简单,依据状态辨识结果及平台推荐的个性化方案,患者可以自行采用。

四、中医健康状态调整效果评价

运用正确的状态调整效果评价工具对于状态调整效果的评价将做到客观化,对状态调整效果评价的主体或客体都会有效。对于主体来说,通过疗效评价的结果,可实时了解健康状态;对于客体来说,通过疗效评价辨清疾病的动态演变有助于疾病下一步诊疗。可见,状态调整效果评价工具非常重要。因此,构建一个科学、合理的状态调整效果评价体系是首先要解决的问题。首先,要遵循中医整体思维,采用分级、分类的方法构建一个完善的状态调整效果评价体系,改变传统的"以研究目的为导向"临床疗效评价方法,建立以"患者为中心、状态调整为目标"的中医药临床疗效评价方法体系。其主要包括中医干预措施作用后疾病的生物学的结局或变化、证候转归和变化、患者报告结局(patient-reported outcome,PRO)、代诉者报告结局、医生报告结局(clinician-reported outcome,CRO)、安全性和卫生经济学指标等,其中临床结局指标是重要的指标。临床结局指标可以从不同的角度进行测量或由不同的报告者反映出来,包括主要结局指标与次要结局指标、终点指标与替代指标、硬指标与定性或半定量的软指标,以及从报告者的角度分为临床医生报告、实验室报告、照顾者报告及患者报告。其次,可应用现代临床科研方法学,如流行病学方法、循证医学、统计学方法及结构方程模型等多种方法,结合临床研究数据,分析指标体系中各部分指标对状态要素调整评价的贡献度及其相互间关系,初筛评价指标,再通过文献分析、临床调查、专家问卷调查和临床考核验证等研究验证,从中筛选出可以客观测量的反映中医特点与优势的评价指标。再次,考虑到中医诊疗过程中使用了大量主观、模糊的软指标,可应用"降维升阶或降维降阶"的方法,形成健康状态要素提取的规范化流程,这样就可以为临床医生在四诊信息指标筛选和等级的划分提供科学依据,从而克服当前临床试验和临床研究中指标等级划分的主观性和随意性。从次,还可以合理应用量表技术,制定适合中国人群以及不同层次人群的量表来评估状态变化效果。最后,在状态调整效果追踪方面,可以利用互联网平台,实时对个人的健康状态进行评估,如以在线填写问卷的形式自评健康状态,或通过上传仪器检查数据,或以在线提交问卷的形式进行远程会诊,或在线与医生互动等,实现全面动态个性化的健康动态追踪和评估。

　　总之,以传统中医理论为基础,结合现代医学理论和现代科学理论元素,建立"三观并用"的临床疗效评价参数体系,有机地将宏观的自然、社会等因素对人体脏腑功能的影响,中观的人体脏腑、经络、气血功能状态以及微观指标的客观表现结合起来,多层次、多方面地对临床疗效进行评价,既是一种创新性的评价体系,又是一项复杂的系统工程,研究过程中的相关研究方法尚有待进一步的探索与完善。

第二节　中医状态学研究的应用

　　"21 世纪高明的医学是使人不生病的医学",面对全球医疗危机和医学模式的转变,我国已经将医学发展的战略优先从"以治愈疾病为目的的高技术追求",转向"预防疾病的损伤,维持和促进健康",并列入了《国家中长期科学和技术发展规划纲要(2006—2020 年)》。中医学"治未病"健康保障服务体系的优势得到了前所未有的重视。同时人们收入不断增加的同时对自身健康问题的关心也达到前所未有的高度。因此,以中医状态学思想为核心的中医健康管理项目开发具有显著的社会价值和经济价值。

　　福建中医药大学健康管理研究中心全体专家和技术人员在多年进行中医健康管理实践基础上,提出了"5S9H"的中医健康管理模式,已初步建立了以统一的线上中医健康管理平台为基础,2 个中医健康管理中心为基地,"5 个状态管理环节"为管理流程,"9 个健康管理模块"为输出结果和质控标准的新型中医健康管理模式。

一、中医健康管理平台

　　福建中医药大学中医健康管理研究中心全体专家和技术人员遵循中医状态学理论,综合运用文献检索、问卷调查、病案分析、数理统计和计算机技术等方法构建了中医功能状态的指标体系,并以此为基础开发了中医健康管理平台。该平台作为 21 世纪健康产业的核心技术,实现了中医健康管理理念和现代健康管理思维的融合,能够对人体健康状态进行实时、整体、动态、个性化的把握,将患者的被动性参与转向主动健康管理,从单一案例效果评估转向过程性、全程性的整体评估和体验。

　　中医健康管理平台共包括中医健康管理系统、中医门诊系统、中医问诊仪、健康试试看。

(一)基于状态辨识的中医健康管理系统

　　1. 中医健康管理系统国内外研究概况　随着生活水平的不断提高,人们对健康的渴望日益增长,健康管理的理念不断深入人心。我国健康管理的理论研究与技术应用起步较晚,目前健康管理软件主要以西医学为主导,管理的重心大多放在控制疾病危险因素上,与真正意义上的健康管理还有一定差距。中医学的辨证论治思维则能客观描述和评估健康状态的变化过程,从整体上对个人的健康状态进行衡量,更符合真正意义上的健康管理。因此,在中医整体观念和辨证论治原则指导下,研发出能整合不同健康状态下个性化的健康干预诊断指标体系的中医健康管理系统,实现对居民健康调查、测量、评估、干预等动态化管理,对于改善和提高国民身体素质,全面建设小康社会具有重要意义。近几年有关中医特色的健康管理系统的研发正逐步兴起。

中医健康管理系统是利用现代信息技术如计算机、网络、数据库等,采集、存储、处理个人或群体的健康信息,结合中医手段并运用监测、评估、干预的方法对个人健康状态进行动态、全面管理,以达到提高人们生活质量的一种综合系统软件。其宗旨是从多维角度对健康状态进行量化测量、采集、存贮各种健康信息,进行综合辨证分析并建立中医档案,不仅可以对个体的健康状况进行评估,还可以对有共同特征的群体的健康状况进行评估。同时,基于此信息资源,该系统还有助于完善不同人群的中医药干预数据库,包括经络调理、药膳调理、饮食调理、情志调理、运动调理等健康指导方案;此外,可以辅助中医师的诊疗工作,不仅可以提供诊断及干预方案参考,而且可以形成规范的个人健康电子档案。

目前报道的中医健康管理系统主要分为两大类,一类是偏于中医体质辨识和体质调养的中医健康管理系统,一类是体现中医辨证论治特色综合干预的中医健康管理系统。体质调养类系统当前主要有老年人中医药健康服务管理系统(中医体质辨识)、新时代中医体质在线健康管理系统、中医健康管理促进系统、掌上中医健康管理系统等。这些系统虽然融进了中医元素,但大多是针对特定人群或体质调养方面的管理,使用范围比较狭小,且偏于中医体质辨识和体质调养,主要以问卷调查形式呈现,功能相对单一,并不能真正体现中医辨证论治特色,无法达到建立中医健康状态辨识指标和综合干预方案。目前报道体现中医辨证论治特色综合干预的中医健康管理系统主要有如下几种:2008年赵红等基于对中医"证"这一系统生物表型模式的量化识别,以系统生物学信息处理实现了中医治未病的现代化体系构建;2010年陈霄等基于运用"四诊-辨识"的模式结合健康管理理念,构建了具有中医特色的现代化健康管理系统;2011年胡广芹等人提出了基于云计算的中医健康管理系统;2014年林庆等人提出了基于中医四诊合参辅助诊疗系统构建社区健康管理平台。这些中医健康管理系统主要由信息管理模块、辨识干预模块和数据统计分析模块组成,能按照中医四诊合参原则对健康状态进行采集、存贮各种健康信息,建立中医档案,体现了中医辨证论治特色,在一定程度上实现了传统中医健康管理理念与现代健康管理思维的融合,但它们在状态辨识、干预方案等方面仍以主观判断为主,受主观影响因素较多,缺乏统一标准的智能化处理,而且目前大多数系统尚未考虑到状态追踪的重要性,大多不能提供实时的状态变化情况。可见,研发出一套能从多维角度对健康状态进行量化测量,采集存贮各种健康信息,同时可以基于机器学习的中医辨证思维算法模型智能辨识健康状态并给予相应的干预处方的中医健康管理系统,用于追踪个人健康状态动态,是探索中医"治未病"的价值与效用,建立中医健康状态辨识参数和综合干预方案,提高全民健康水平的迫切需要。因此,我们团队研发了一套以证素辨证为核心辨识模型的中医健康管理系统,实现了对多维健康状态信息的智能诊断和处方干预,同时可追踪用户一定时间内的健康状态变化情况。

2. 中医健康管理系统架构设计 福建中医药大学中医健康研究管理中心潜心研发了中医健康管理系统,系统具有如下功能:① 宏观、中观、微观三观健康状态表证参数采集。② 人机结合半自动化中医体质、状态、证型、中西医疾病、生理特点、风险预测等诊断。③ 对身体健康状态适时、整体、动态、个性化的把握。④ 食疗、药膳、膏方等多维自助个性化干预方案的自动推荐。⑤ 对健康管理对象的跟踪访问及疗效评价。

该系统功能主要包括:建立管理对象个人信息档案;采集和记录管理对象健康信息;系统智能诊断为辨识健康状态提供参考;判断用户健康状态并给出干预方案;健康状态追踪,追踪用户一定时间内的身体状况变化情况。该系统模块设计如下。

(1) 系统管理模块:系统管理员可在此模块对医生账号信息、登录密码等进行管理;日志审计,对系统的登录退出信息及案例的删除操作进行审计。

(2) 医生管理模块:管理医生权限,业务角色分配。医生通过自己的密码登录系统,可以得到自己的患者库和既往的诊疗资料。

(3) 个人信息档案模块:系统为每一位管理对象建立一个唯一的档案号,并且记录相关的个人资料(姓名、性别等)作为健康管理档案的标识。系统按照规范格式存储每份健康管理档案,以便查询和状态追踪;同时系统支持中医病名、西医病名、中医治则治法、管理对象姓名、就诊日期等分类检索、浏览、打印健康辨识报告,也可以进行报告修改和删除。

(4) 采集信息模块:采集的信息为主诉、现病史、舌象、脉象、既往史、过敏史、理化检查、西医诊断、中医诊断、证型、证素、治法、处方用药。现病史是以朱文锋教授主编的《中医主症鉴别诊断学》"600 常见症状的辨证意义"、《证素辨证学》为依据,以问诊、闻诊、望诊、切诊四大类,分为始因、寒热、汗出、头身不适感、睡眠情志、舌象、脉象等 26 大类,每一大类下又细分为若干小类,使用者只需要使用鼠标选择相应的症状描述即可,避免了输入时的错误和不规范用语。

(5) 理化检查模块:可以按照检查项目类型、检查时间和检查医院进行标识,分项目大类 126 项如血常规、生化全套等和检查细项 286 项如粒细胞百分比、单核细胞计数等,可收集所有病理检查信息,支持图片扫描功能和非检查项目文本录入,可以永久性保留检查结果。

(6) 疾病诊断模块:分中医疾病和西医疾病模块,西医疾病按照《国际疾病分类代码 ICD-10》归类,中医疾病参照《中华人民共和国标准·中医病证分类与代码》(1997 版和 1995 版)归类。

(7) 智能辨证模块:分证素和证型两大类,根据症(即症状和体征)对证素的贡献度,采用"加权求和浮动阈值"方法,分别自动计算出证素和证型积分,给出证素、证型诊断结果。医生可以参考智能辨证结果,也可以随时修改和补充。

(8) 干预方案模块:该模块采用自动寻优的模糊匹配算法,为已病或未病管理对象提供各种自助调理方案的个性制定,包括经络调理、饮食调理、起居调理、情志调理、运动调理和音乐调理六类方案,供临床医师参考使用。

(9) 处方用药模块:为了更加简便、快捷录入中药处方,系统引入了智能处方模板机制。医生可以将本人或科室其他人员的经验处方、协定处方制作成标准化的处方模板随时调用,只需根据患者实际情况调整用药剂量、用药频次、用药方法即可。系统还提供了丰富的方剂库,医生可根据需要在方剂库中按照名称、组成、出处、主治、功效、证素、中医疾病、西医疾病、证型、症状进行检索。查询结果可调用处方界面进行选择和编辑。

(10)健康状态追踪模块:该模块能够动态展示用户一定时间内的身体状况,并展现其健康趋势图,实现不同时间点自身健康状况前后对比分析,进而调动管理对象的自觉性和主动性,从而帮助被诊疗对象维护健康,预防疾病,实现较高的生存质量。

(11)报告打印模块:系统可自动为每一位管理对象生成一份个性化的健康评估及干预报告,报告详细记录了当前采集的信息、诊断结果、干预方案及特定时期内的健康状态信息等。

3. 中医健康管理系统应用 我们以"证素辨证"为核心的中医健康管理系统为基本工具,在多家合作单位搭建了中医健康管理的研究及应用平台,并成立了福建省内首家中医健康管理中心,开展了不同人群、不同疾病中医健康状态的研究,实现对不同人群的中医健康状态辨识,并建立完善、个性化的健康档案;基于相似检索的原理,将系统辨识出的健康状态与干预方案的适用的适用范围进行最佳匹配,从而提供最优的干预方案;开展不定期健康状态动态辨识,通过证素积分变化反馈干预疗效,做出客观的疗效评价。

系统界面如下(图7-2、图7-3、图7-4、图7-5)。

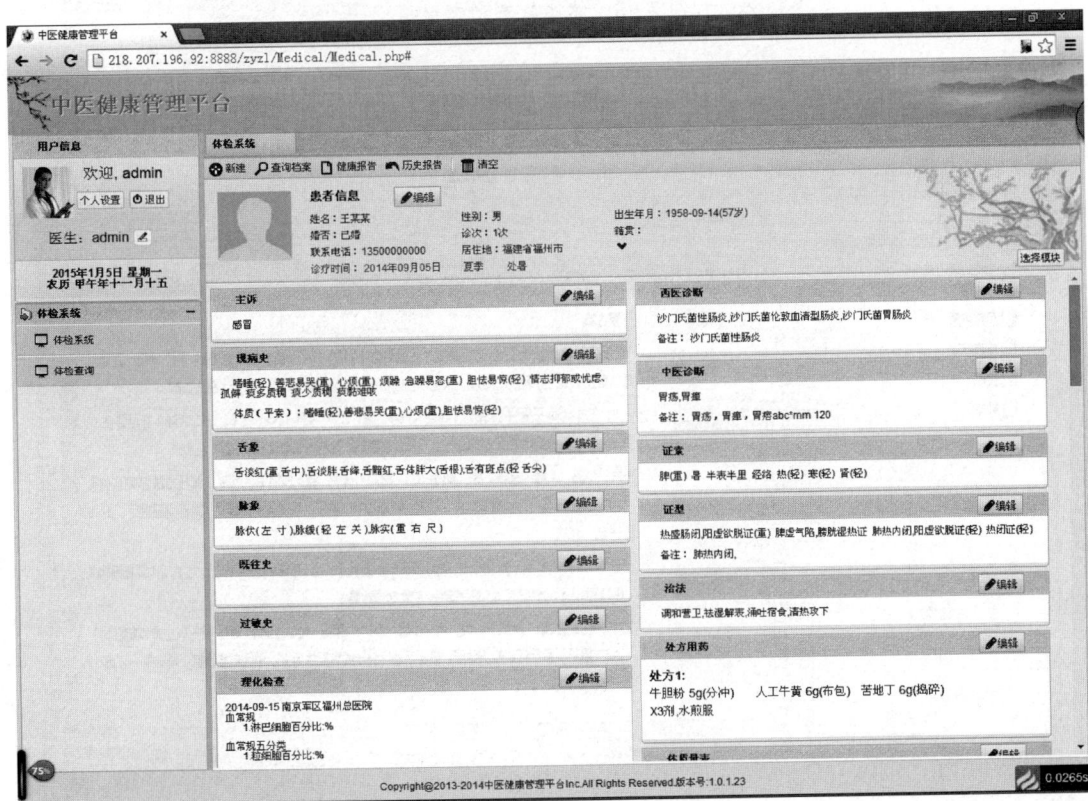

图7-2 中医健康管理系统采集界面

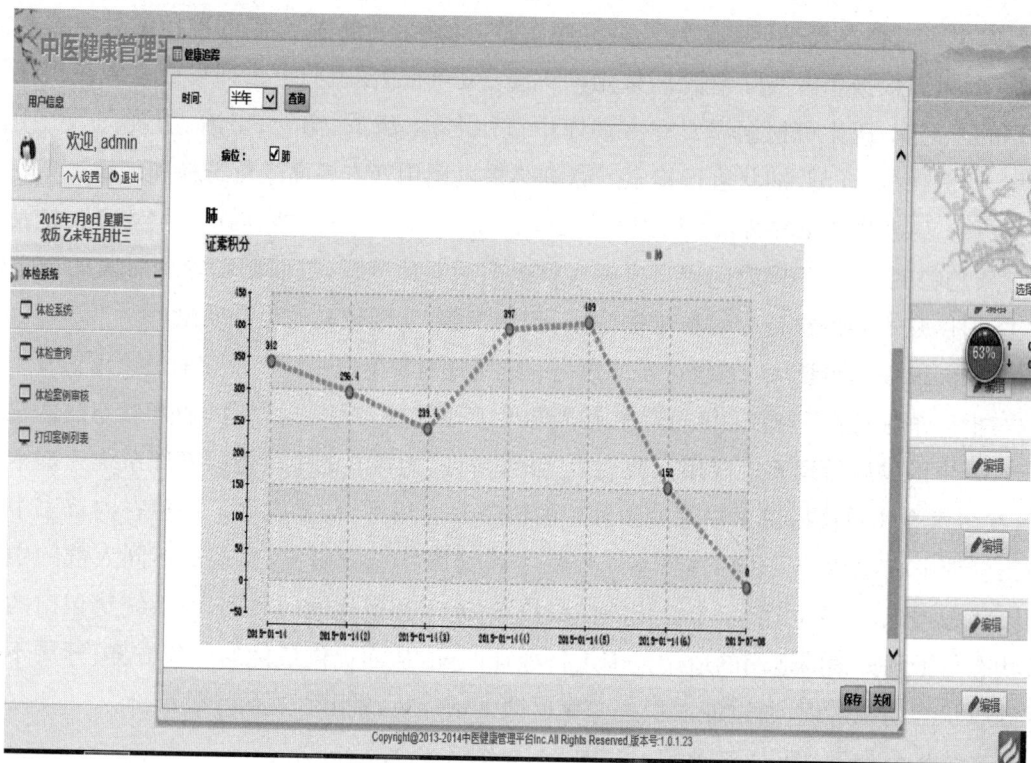

图 7-3　健康状态动态追踪

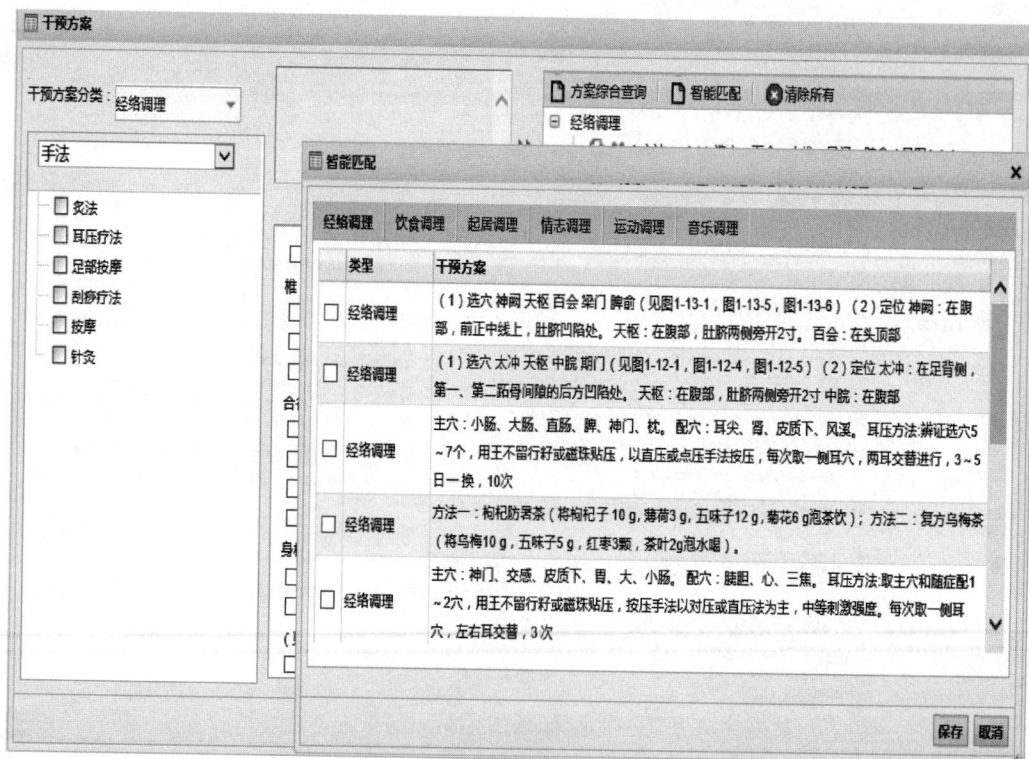

图 7-4　干预方案智能匹配

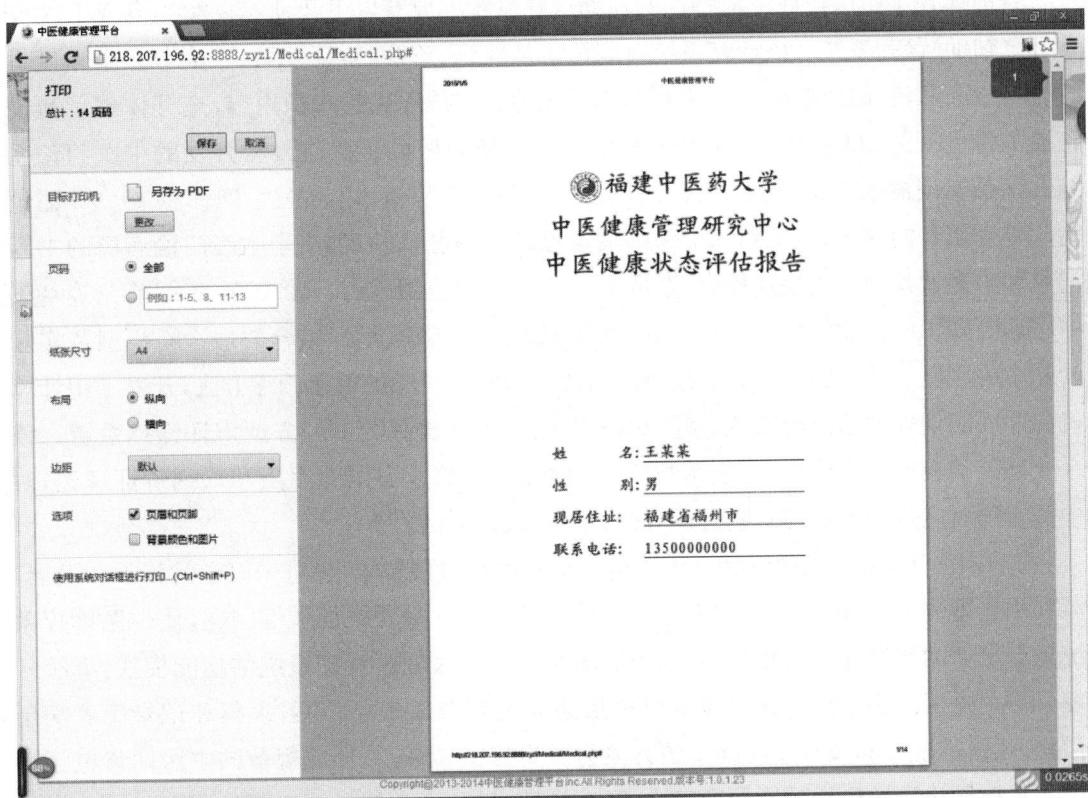

图 7-5　系统生成健康状态评估报告

（二）中医门诊系统

1. 中医门诊系统国内外研究概况　中医门诊系统是利用现代计算机网络技术实现的一套适用于中医诊疗的门诊管理系统。据大量文献调研显示，国内当前有关中医门诊系统功能倾向于中医门诊电子病历管理，主要为医生提供高效的电子处方、管理平台，是所有医疗信息、管理信息、财务信息交汇的场所，并为以后的病历统计分析提供有效的手段。目前在互联网上也有一些中医门诊系统可下载使用，大多数功能是为临床治疗诊断提供病历管理、处方计价打印、药材管理等，主要解决了中药处方书写费力、字迹潦草难以辨认、大量中药方剂及经验方难以准确记忆、病历的妥善保存及复诊参考等问题，给患者提供了一种清晰快捷的就医环境，有助于提高医院的服务质量和工作效率。但中医学的精髓在于"辨证论治"，而辨证是以望、闻、问、切四诊为依据，按照四诊合参原则，将各类临床信息加以分析综合，以达到审症求因、确定治则、评价疗效、推测预后等目的。而当前的中医门诊系统普遍注重电子病历数据的收集，仍然按照传统的门诊形式，以医生的主观观察及患者对疾病的主观描述为主，这样造成观察结果受主、客体的主观因素影响很大，缺乏客观评价标准，使得辨证的精确性和重复性较差。此外，中医四诊是获取机体功能状态特征信息的感性方法，难以做出准确的定量描述，缺乏量化概念。因此，中医门诊系统的研制应注重中医辨证的规范化、标准化研究。

目前体现了中医辨证论治特色的辅助诊疗系统主要有以下几种：① 2002年WF文锋-中医(辅助)诊疗系统。该诊疗系统对病情可从辨证、诊病、辨证要素、主症等多个角度进行分析诊断和治疗处理,融汇了中医诊断治疗基本的、常规的知识内容,充分体现了辨证论治的特色。② 2008年中国康复研究中心北京博爱医院中医康复科开发的中医门诊系统。该系统是根据中医学理、法、方、药,辨证论治的特点,以及医生四诊检查—辨证论治—处方用药的规律,模拟临床中医师临诊思路,研制出的一种用于中医门诊病历的书写记录和中药饮片处方的快速检索、选取、输入、打印的应用软件。③ 2008年赵前龙等基于中医诊断知识的经验知识,研究了相应的知识表示和推理方法,结合数理诊断模型及实际诊断中的序贯诊断问题,给出以"症-证-治法-方药"为核心的智能诊疗方法,开发了用计算机程序以实现辅助诊疗的系统。④ 2013年包巨太等研制的中医方证辨证诊疗系统。该系统是借助粗糙概念格技术,应用数学建模的方法,结合中医的阴阳和八纲辨证理论,对中医方证对应进行分析、归纳、处理,进行了多层次的探讨。

2. 中医门诊系统模块设计　为了适应信息时代发展要求,促进中医学的传承和发展,需利用先进的、智能的信息技术来解决中医诊断信息化过程中的关键问题,使中医诊疗系统具有足够的智能性。因此,我们基于前面研发的中医健康管理系统的功能模块,继续开发了一个中医门诊系统。其功能主要包括建立患者个人信息档案,采集和记录患者病历信息,系统智能诊断及自动匹配干预方案为医生提供参考,并形成规范的中医门诊电子病历。系统模块设计包括系统管理模块、医生管理模块、个人信息档案模块、采集信息模块、理化检查模块、疾病诊断模块、智能辨证模块、处方用药模块和病历打印模块。其中,病历打印模块提供简洁明了的病历,病历单包含患者所有就诊信息,以工字形布局,支持病历保存和打印功能。其他模块功能与前面研发的中医健康管理系统模块功能相似,这里就不再叙述。

3. 中医门诊系统应用

(1) 应用特点：① 稳定性：软件采用"客户/服务器"结构模式,将数据库和客户端分离,各项功能可稳定实现。② 安全性：设置了登录者密码,对数据采取即时保存机制,能够有效地防止突然断电对数据造成的影响。③ 友好性：软件界面友好直观,可操作性强,结构清晰明了,初学者同样可以顺利操作。④ 实用性：软件能提供病历录入、查询、修改、删除、统计和打印等功能,实用性较强。

(2) 应用：目前已有10余家附属医院及各地中医院将门诊系统嵌入到医院HIS系统中,得到了很好的运用,为临床科研病历收集和统计分析提供了研究平台和技术支持。系统操作界面如下(图7-6、图7-7)。

(三) 中医问诊仪

1. 中医问诊仪国内外研究现状　问诊在四诊中收集的临床资料多而广,一直为历代医家重视。据统计,在临床常见的500多个症状中,大约有70%以上的症状是通过问诊获得的,可见其在中医临床诊疗过程中占有非常重要的地位。

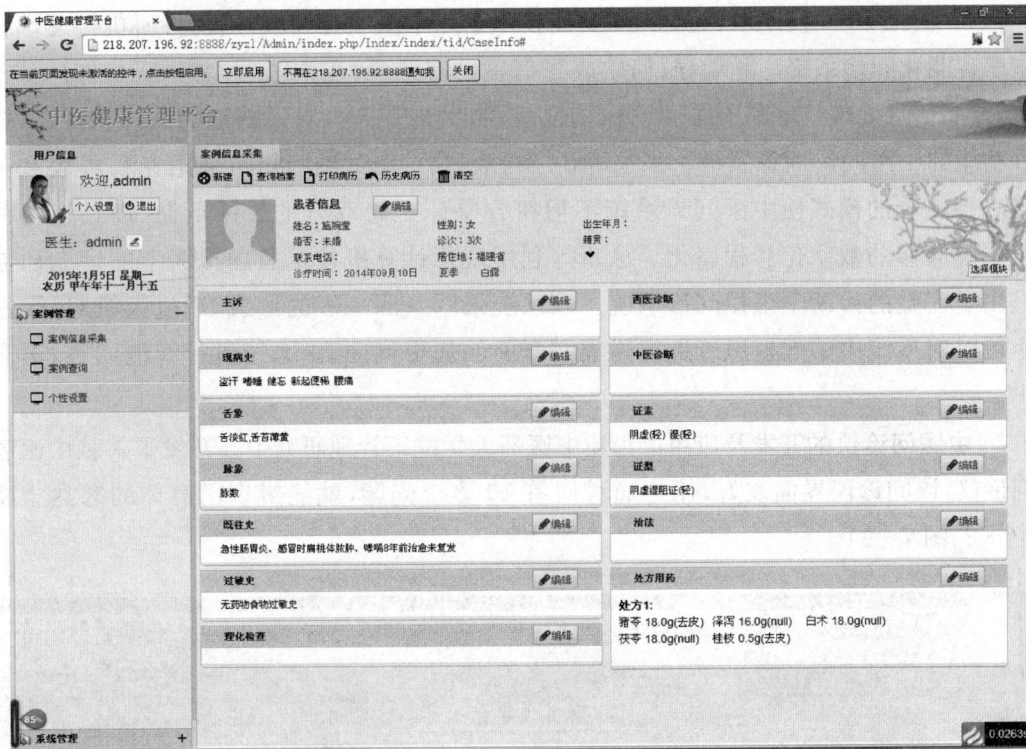

图 7-6　中医门诊系统采集界面

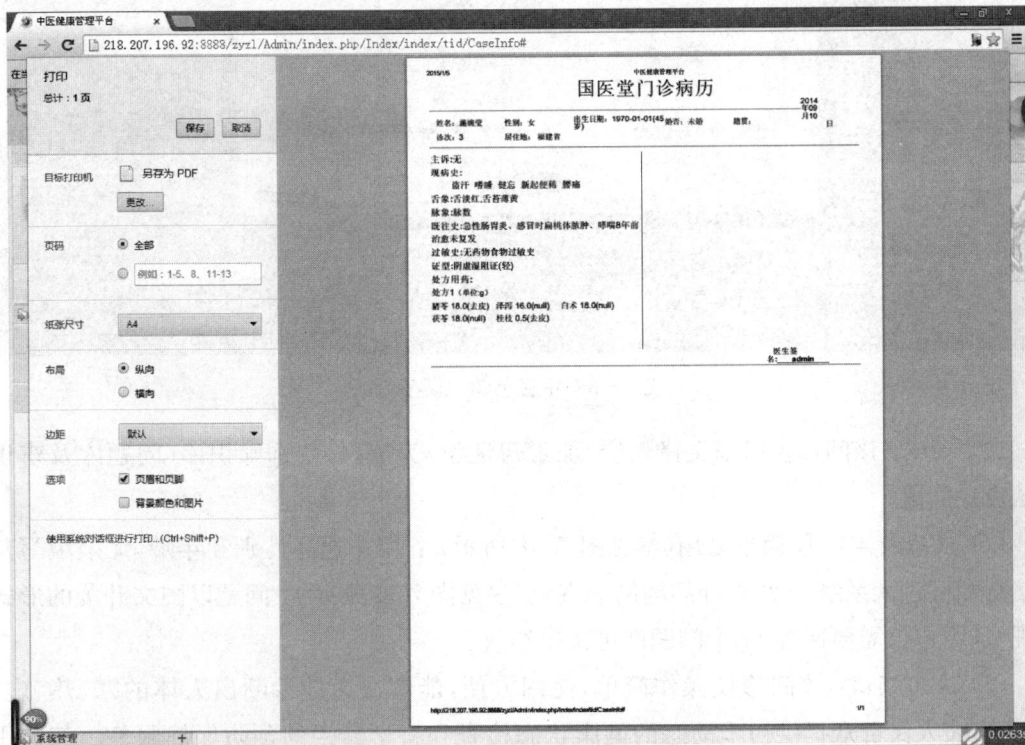

图 7-7　中医门诊系统生成病历报告

　　自 20 世纪 70 年代以来,随着人工智能技术引入中医研究领域,国内科研机构逐渐投入中医智能化问诊系统。罗瑞静、何建成等借鉴已有经验,在中医理论指导下,将计算机技术、智能信息处理技术和中医理论相结合,研制出具有人机对话功能的训练软件,人机交互功能的中医问诊训练系统。张永涛利用量表进行问诊症状量化,采用专科量表和一般量表相结合的模式使中医问诊系统不但符合临床医患双方的思维习惯,而且还可以实现中医问诊的数字化和程序化。徐晤等利用现代计算机技术及虚拟医学的理念研制开发出了完整的诊断学虚拟问诊系统。该系统采取一问一答的形式,通过人机对话,医学生可以对系统中的虚拟患者进行详细而全面的病史询问,由系统进行智能回答,语音输出。

　　2. 中医问诊仪的开发及应用　福建中医药大学健康管理研究中心开发了一款中医智能问诊仪,该问诊仪界面友好,用户通过回答 10 多个问题,就能辨识出身体的寒热虚实(图 7-8、图 7-9)。

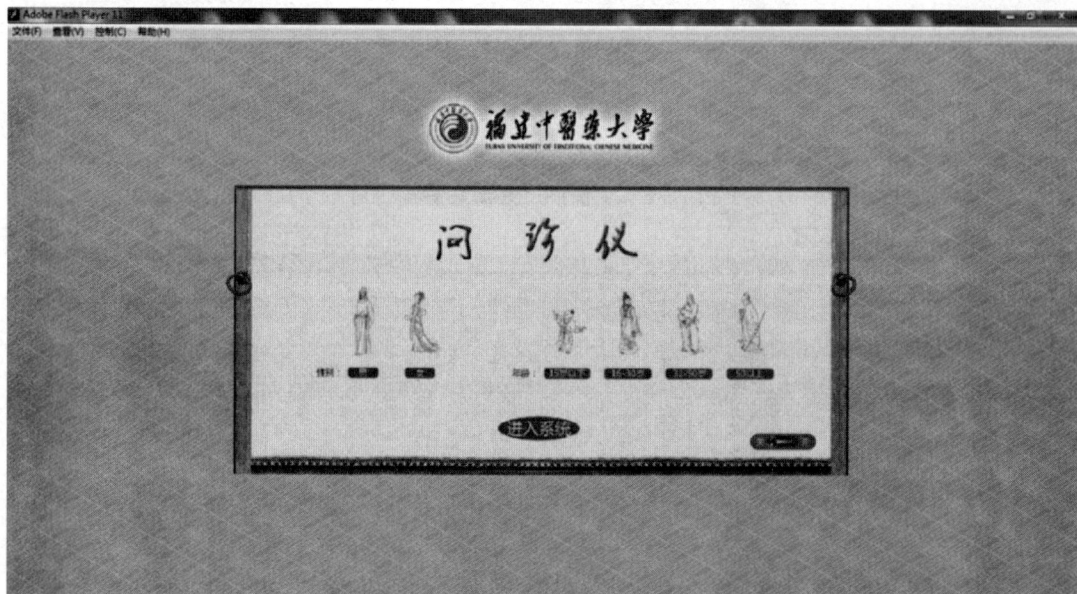

图 7-8　中医问诊仪界面

　　(1)原理:该问诊仪以朱文锋教授《证素辨证学》为依据,精选知识库、问题库及辨识算法设计而成。

　　(2)应用特点:① 简单易用(参见图 7-8 所示):用户选择性别和年龄,无须填写其他信息即可进入系统。② 设计问题简洁直观(参见图 7-9 所示):问题以图文并茂的形式出现,且用户仅需要回答 12 个问题即可辨出结果。

　　(3)应用领域:该问诊仪操作简单,使用方便,能够快速地诊断出人体的寒、热、虚、实,为广大人民群众提供初步动态的健康状态检查和科学养生的预防保健服务。其适用于家庭、社区卫生服务中心、乡镇卫生院、美容养生会所等机构,普适性广,目前已在福建

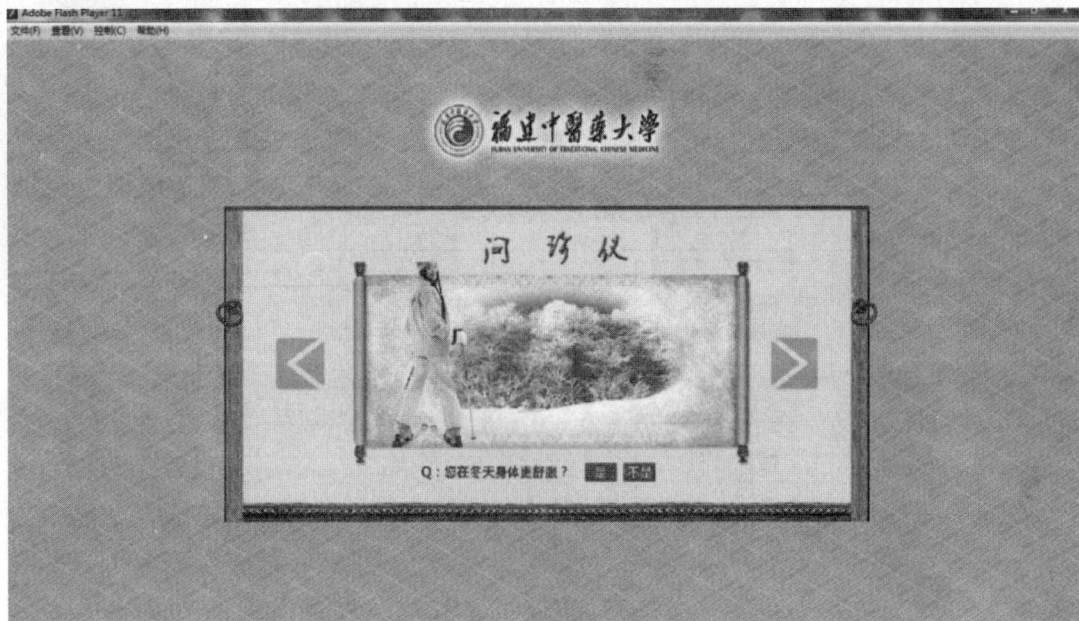

图 7-9 中医问诊仪问题

省第三人民医院、越人中医健康管理中心等机构让用户免费试用,累计使用人次已逾十万人。

(四)健康试试看

1. 国内外移动医疗 App 应用现状 移动医疗,也称移动健康,就是通过使用移动通信技术,例如 PDA、移动电话和卫星通信来提供医疗服务和信息,具体到移动互联网领域,则以基于安卓和 iOS 等移动终端系统的医疗健康类 App 应用为主,包括体检、保健、疾病评估、医疗、康复等。

随着移动互联网的高速发展,国内外移动健康领域发展迅速,涌现了大量的 App。这些 App 集中在大数据医疗、医生工具类、单科疾病领域、自问诊平台、医生点评、远程医疗服务、医药电商平台、健康数据记录、健康指导、健康传播十大类型。

国外移动医疗发展比较早,商业模式清晰,典型的公司有 Epocrates、ZocDoc、OneMedicalGroup、ResMD、Athenahealth 等。在国内,App 方面,好大夫在线、康为网络、春雨天下、华康移动医疗、丁香园、杏树林等移动医疗公司也开始了行业探索。

2. 健康试试看的开发及应用 健康试试看是福建中医药大学健康管理研究中心开发的一款 App,该 App 通过交互式一问一答的方式对用户的状态进行智能诊断,诊断之后通过提供调理方案来指导患者康复(图 7-11、图 7-12、图 7-13、图 7-14)。

(1)原理:该 App 以朱文锋教授《证素辨证学》为依据设计而成,整个 App 框架如图 7-10 所示,主要有以下几个核心:① 问题库:中医智能问诊仪通过咨询专家、问卷调查、文献调研,设计 100 多个中医临床中常见的问题,然后对问题进行深入研究并建立贝叶斯

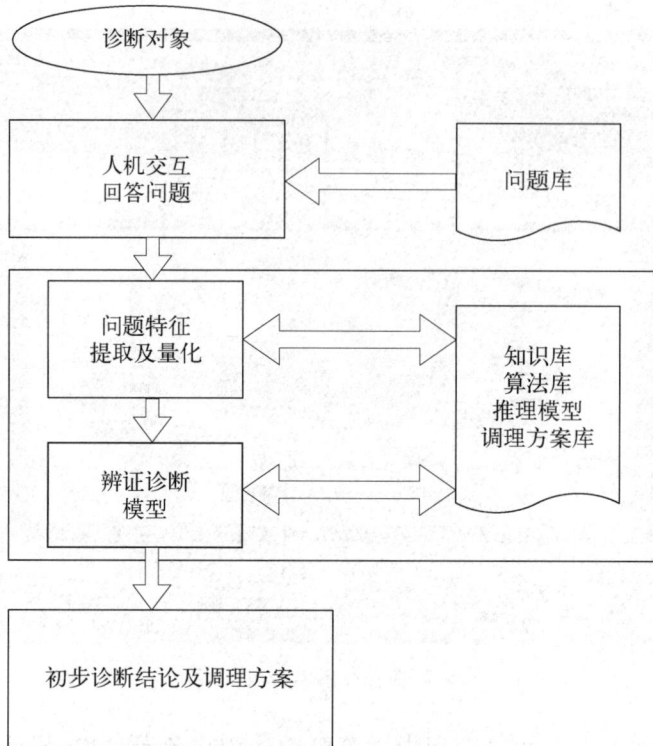

图 7 - 10　健康试试看的框架

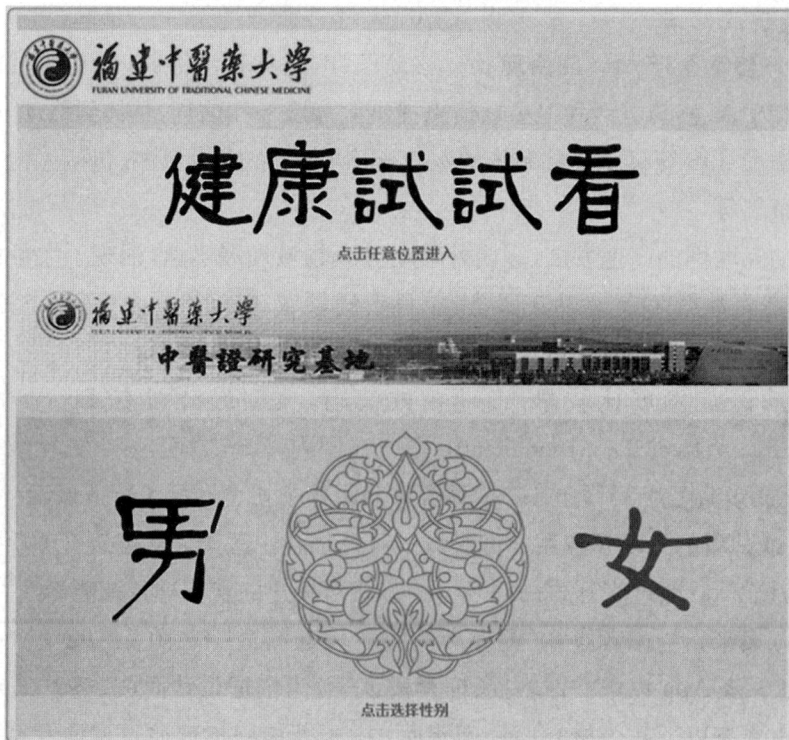

图 7 - 11　健康试试看的界面

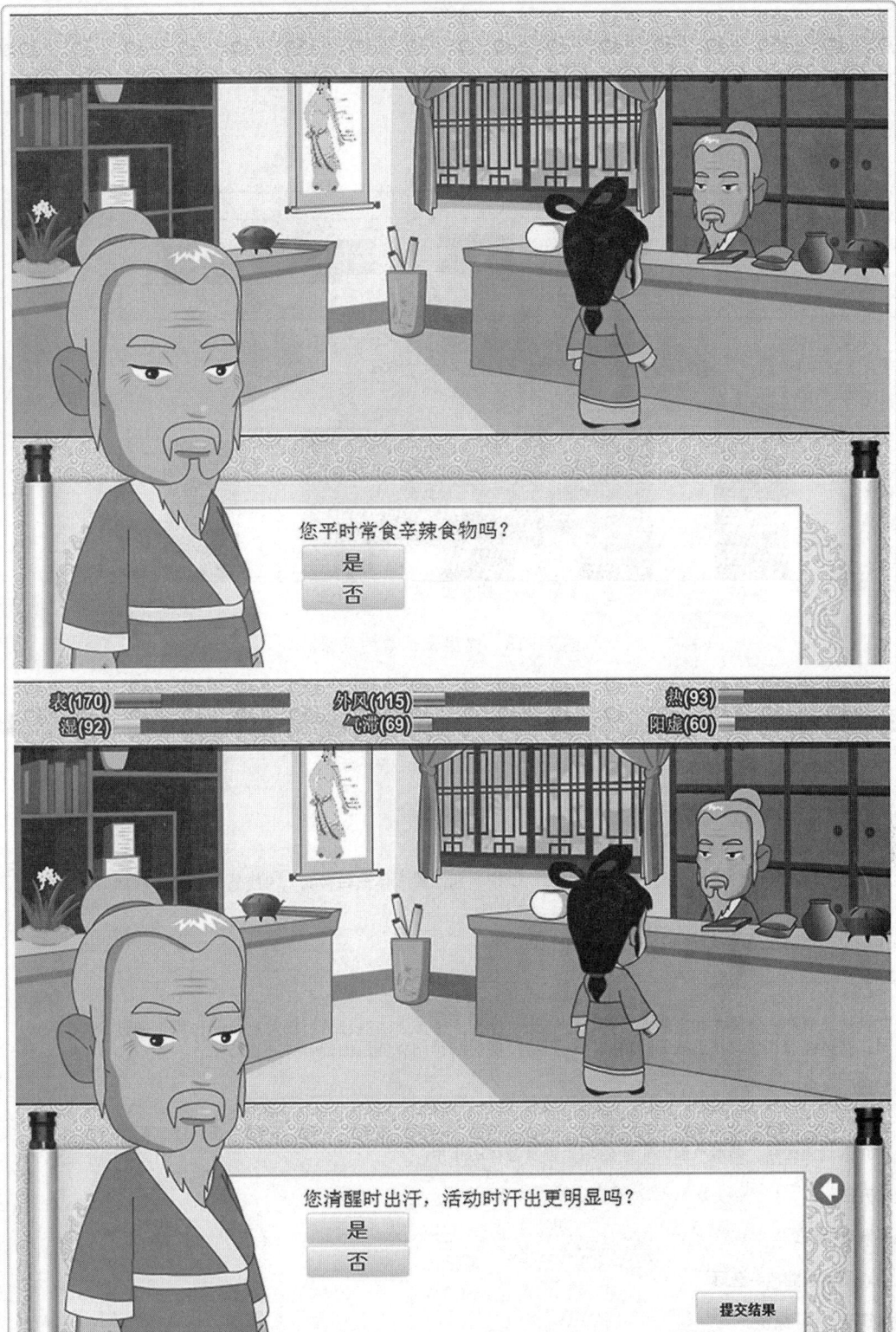

图 7-12　健康试试看的问题

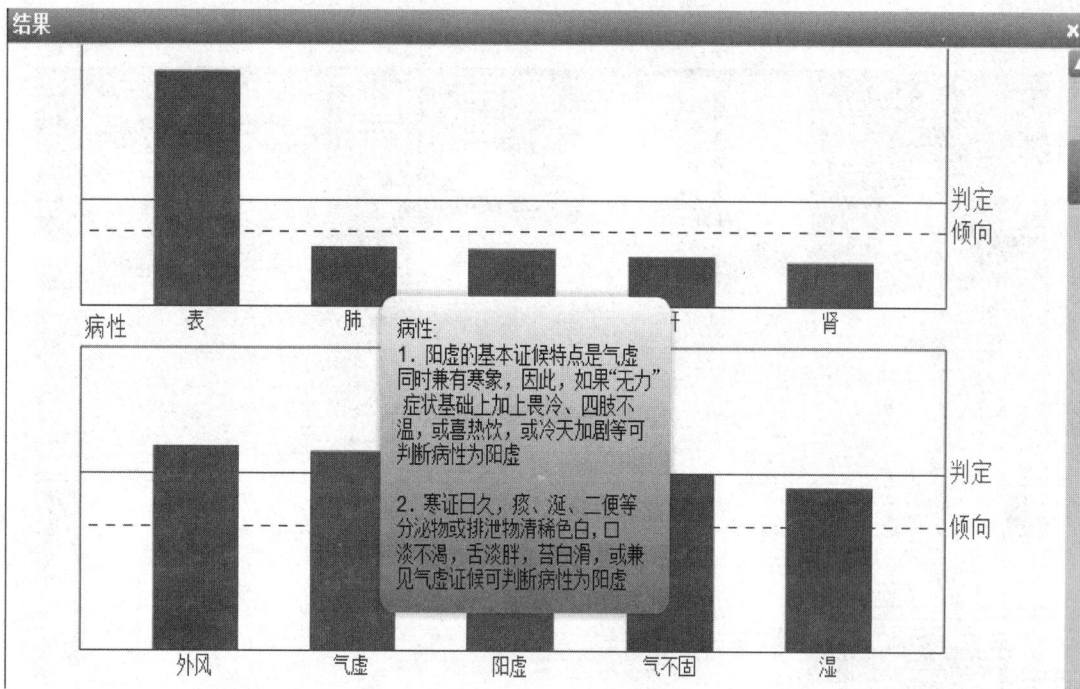

图 7-13 健康试试看的结果

图 7-14 健康试试看的自助调理方案

概率模型,建立模型之后可以根据患者回答问题的情况智能地对患者提问,这样可以更高效地定位病情。② 核心知识库:对问题进行研究并建立知识库,知识库是证型判断的基础。③ 算法库:算法库是一系列算法的集合,比如神经网络、贝叶斯网络、聚类算法、关联规则算法,通过这些算法诊断出患者的证型。④ 调理方案库:通过咨询专家和文献调研,建立调理方案库。可根据诊断病情的不同,提供不同调理方案。

(2)应用特点:在移动健康领域大潮中,我们推出了健康试试看 App,用户只要动动手指,滑动手机屏幕即可辨出身体的状态,并能得到干预方案。

(3)应用领域:健康试试看主要针对移动互联网用户。用户可以用手机实时、动态地掌握自己的健康状态,云端的算法能够基于状态为用户提供个性化的自助方案并把相应的报告发给用户。

二、慢性病的中医状态研究

慢性非传染性疾病(以下简称慢病)是一组发病隐匿,潜伏期长,一旦发病,很难治愈的疾病,是心脑血管疾病、糖尿病、代谢综合征、慢性阻塞性肺疾病、肿瘤、骨质疏松等疾病的总称。随着社会老龄化、经济发展、生活节奏的加快以及压力加大等多种因素的影响,慢病的发生发展呈现发病率高、年轻化等特点,慢病已经成为威胁我国居民健康的主要因素。慢病死亡占我国总死亡的 85% 以上,大大影响了居民的生存和生活质量,也增加了社会的经济、医疗负担。慢性病控制的关键在于防危险因素、防发病、防严重疾病事件、防疾病事件严重后果、防疾病事件后复发,因此,早诊早治至关重要。中医学对慢性病防治有着系统的理论知识并积累了丰富的经验,其完善的理、法、方、药,统一的防治体系,以及针灸、推拿等多种非药物治疗手段,具备防治慢性病的优势。因此,研究慢病的中医状态分布,发挥中医药特有的优势,对促进慢性病的防治有重要意义。以下列举一些常见慢病的中医状态分布规律研究情况。

(一)慢性病人群的中医体质分布
中医体质指人体在生命过程中,在先天禀赋和后天获得的基础上形成的形态结构、生理功能和心理状态等方面综合的、相对稳定的固有特质,是人类在生长发育过程中所形成的与自然、社会环境相适应的人体个性特征。其表现为结构、功能代谢以及对外界刺激反应等方面的个体差异性,对某些病因和疾病的易感性,以及疾病传变转归中的某种倾向性。它具有个体差异性、群类趋同性、相对稳定性和动态可变性等特点。这种体质特点或隐或现地体现于健康和疾病的全过程之中。

1. 研究对象 研究对象来源于 2009 年 5 月至 2009 年 11 月在北京市东城区内按照东西南北 4 个方位各选取 2 个社区,对 8 个社区具有 5 种慢性病(高血压病、糖尿病、冠心病、脑卒中和恶性肿瘤)的患病人群,共 1350 例进行中医体质量表和体型的流行病学调查。

2. 慢性病不同体型的中医九种体质分布特征研究(表7-9)

表7-9 中医体质占不同体型的百分比(%)

体型	例数	平和质	气虚质	阳虚质	阴虚质	痰湿质	湿热质	血瘀质	气郁质	特禀质
正常	442	160 (36.2)	188 (42.5)	193 (43.7)	179 (40.5)	106 (24.0)	88 (19.9)	148 (33.5)	97 (21.9)	62 (14.0)
超重	650	304 (46.8)	218 (33.5)	210 (32.3)	224 (34.5)	157 (24.2)	114 (17.5)	182 (28.0)	112 (17.2)	78 (12.0)
肥胖	238	107 (45.0)	82 (34.5)	76 (31.9)	77 (32.4)	77 (32.4)	54 (22.7)	74 (31.1)	47 (19.7)	30 (12.6)
消瘦	20	5 (25.0)	9 (45.0)	12 (60.0)	12 (60.0)	6 (30.0)	4 (20.0)	5 (25.0)	6 (30.0)	3 (15.0)

可见,慢性病人群中,平和质在超重和肥胖体型中分布较多,在消瘦体型中分布较少;气虚质在消瘦体型和正常体型中分布较多,在超重和肥胖体型中分布较少;阳虚质在消瘦体型中分布最多,在正常体型中分布较多;阴虚质在消瘦体型中分布最多,在超重和肥胖体型中分布较少。

(二)冠心病中医状态分布研究

1. 研究对象 研究对象来源于广州中医药大学第一附属医院心内科、广东省中医院心内科、广东省第二中医院心内科、佛山市中医院心内科门诊及住院部患者418例。西医诊断标准依据国际心脏病学会和协会(1979年)、WHO临床命名标准化联合专题组报告及第一届全国内科学术会议心血管病专业组(1980年12月,广州)关于冠心病命名及诊断标准的建议。中医诊断标准参照《冠心病中医辨证标准》(中国中西医结合学会心血管病专业委员会1990年10月修订,青岛)及教材。

2. 冠心病中医证型分布情况(表7-10) 冠心病,中医学归属于胸痹、真心痛、厥心痛范畴。中医学认为,冠心病类似疾病"胸痹"的病因病机比较复杂,主要与年老体衰、七情内伤、膏粱厚味、外邪侵袭、劳逸失度、脏腑病变等因素有关,但总属本虚标实之病证。从冠心病中医各证型所占病例数来看:实证居多(42.3%),虚证最少(23.9%),实证以痰瘀(25.1%)为主,其次为虚实相兼证,以气虚痰浊(48.0%)为主,再次是虚证,以气阴两虚(46.2%)为主。各证型中以气虚痰浊型(16.3%)最为多见。

表7-10 冠心病中医证型分布情况

中 医 证 型	例 数	比例(%)
气虚痰浊	67	16.03
气虚血瘀	64	15.31
气阴两虚	46	11
痰瘀阻滞	45	10.77
痰浊闭塞	37	8.85

续　表

中医证型	例数	比例(%)
气滞血瘀	33	7.89
心血瘀阻	31	7.42
心阳不振	24	5.74
阴阳两虚	23	5.5
寒凝心脉	16	3.83
气滞心胸	10	2.39
气虚痰瘀	8	1.91
气　虚	7	1.67
气滞痰浊	7	1.67
合　计	418	100

（三）糖尿病中医状态分布研究

1. 研究对象　研究对象来源于 2012 年 8 月至 2013 年 12 月就诊于北京中医药大学东直门医院本部及东区、北京中医医院、中国中医科学院望京医院、北京中西医结合医院 6 所参研单位的确诊为 2 型糖尿病肾病 Mogensen 分期Ⅲ、Ⅳ期患者 140 例。西医诊断标准：《中国 2 型糖尿病防治指南（2010 年版）》糖尿病诊断标准。中医辨证标准：1992 年中华中医药学会糖尿病专业委员会山东明水第三次大会通过的《消渴病中医分期辨证与疗效评定标准——消渴病辨证诊断参考标准》《中药新药临床研究指导原则》（2002 年版），1986 年 5 月全国中西医结合虚证与老年病专业委员会修订的《中医虚证参考标准》《中医诊断学》等。

2. 糖尿病肾病中医症状分布情况（表 7-11）　从表 7-11 可见，140 例糖尿病肾病患者 82 种临床症状中发生频率大于 50% 的症状由高到低依次为视物模糊、小便泡沫、夜尿频多、目睛干涩、口咽干燥、齿槁发脱、神疲乏力、肢体麻木、口唇紫暗、全身困倦、口渴喜饮、腰膝酸软、心烦、肌肤甲错、肌肤瘙痒、大便干结、面色无华、喜太息、面色苍黄、头晕、胸闷脘痞。

表 7-11　140 例糖尿病肾病患者症状分布情况

症　状	百分比(%)	症　状	百分比(%)	症　状	百分比(%)
神疲乏力	67.14	骨蒸发热	8.57	口咽干燥	67.14
精神亢奋	0	畏寒肢冷	48.57	口苦	45.71
精神萎靡	27.14	自汗	34.29	口渴喜饮	60.00
神志不清	0	盗汗潮热	25.71	口淡不渴	12.86
面色苍黄	52.86	头晕	51.71	口中黏腻	34.29
面色㿠白	25.71	头痛	22.86	口干不欲饮	7.14
面色无华	54.29	眩晕	17.14	恶心	15.71
面赤	32.86	头胀肢沉	40.00	呕吐	2.86
面色黧黑	31.43	全身困倦	64.29	多食易饥	28.57
形体肥胖	42.86	腰膝酸软	58.57	食少纳呆	24.29

续 表

症 状	百分比(%)	症 状	百分比(%)	症 状	百分比(%)
形体消瘦	7.14	腰痛	44.29	嗳气吞酸	21.43
颜面浮肿	27.14	腰膝怕冷	45.71	情志抑郁	44.29
下肢水肿	48.57	肢体麻木	65.71	烦躁易怒	44.29
胸水	5.71	定位刺痛夜间加重	35.71	失眠	44.29
腹水	2.86	手足抽搐	40.00	嗜睡	14.29
口唇紫暗	65.71	咳嗽咳痰	31.43	尿频量多	32.86
唇甲色淡	47.14	气喘	25.71	小便清长	24.29
咽喉肿痛	12.86	易患感冒	4.29	夜尿频多	70.00
齿槁发脱	67.14	心烦	55.71	小便黄赤	32.86
皮肤疖肿	18.57	心悸/怔忡	37.14	小便泡沫	75.71
肌肤瘙痒	55.71	胸闷脘痞	50.00	尿少	12.86
肌肤甲错	55.71	胸痛	18.57	大便干结	54.29
皮下瘀斑	20.00	胸胁胀满	15.71	排便无力	41.43
喜太息	52.86	胃脘隐痛	12.86	大便稀溏	8.57
少气懒言	48.57	脘腹胀满	38.57	大便黏腻	27.14
口臭	42.86	耳鸣耳聋	45.71	溏结不调	8.57
怕热汗出	32.86	目睛干湿	68.57		
五心烦热	22.86	视物模糊	77.14		

(四)围绝经期综合征中医状态分布研究

1. 研究对象 研究对象来源于 2012 年 5 月至 2013 年 12 月在福建省第二人民医院门诊、体检中心采集到的围绝经期综合征患者,西医诊断标准参考全国医药高等院校教材《妇产科学》第六版,共 459 例,年龄 40～60 岁,平均年龄(48.70±5.68)岁。

2. 围绝经期综合征常见症状分布情况(表 7-12) 将改良 Kupperman 法评分表中涉及各症状纳入统计分析,发现围绝经期综合征最常见症状依次为感觉异常(64.49%),失眠(59.48%),易激动(54.68%),眩晕(47.93%),骨关节痛、肌肉痛(46.19%),潮热汗出(43.57%),疲乏(37.25%),头痛(31.37%),心悸(27.67%),泌尿系统症状(14.38%),皮肤蚁走感(6.97%),抑郁(6.54%),性交痛(2.83%)。

表 7-12 围绝经期综合征常见症状分布情况($n=459$)

排 序	症 状	例 数	百分比(%)
1	感觉异常	296	64.49
2	失眠	273	59.48
3	易激动	251	54.68
4	眩晕	220	47.93
5	骨关节痛、肌肉痛	212	46.19

续 表

排 序	症 状	例 数	百分比(%)
6	潮热汗出	200	43.57
7	疲乏	171	37.25
8	头痛	144	31.37
9	心悸	127	27.67
10	泌尿系统症状	66	14.38
11	皮肤蚁走感	32	6.97
12	抑郁	30	6.54
13	性交痛	13	2.83

3. 围绝经期综合征证素分布规律(表 7 - 13)

(1)围绝经期综合征病位证素分布情况:围绝经期综合征病位证素主要涉及心、肝、脾、肺、肾、胞宫、胃、胆、大肠和膀胱。

表 7 - 13 围绝经期综合征病位证素分布情况(n = 459)

排 序	证 素	例 数	百分比(%)
1	肝	333	72.55
2	肾	254	55.34
3	脾	139	30.28
4	胞宫	144	31.37
5	心	70	15.25
6	胃	70	15.25
7	胆	55	11.98
8	肺	49	10.68
9	大肠	16	3.49
10	膀胱	1	0.22

(2)围绝经期综合征实证素分布情况:围绝经期综合征实证病性涉及气滞、痰、湿、血瘀、热、寒等(表 7 - 14)。

表 7 - 14 围绝经期综合征实证素分布情况(n = 459)

排 序	证 素	例 数	百分比(%)
1	气滞	268	58.39
2	痰	246	53.59
3	湿	245	53.38
4	血瘀	209	45.53
5	热	170	37.04
6	寒	86	18.74
7	血热	9	1.96
8	血寒	3	0.65

　　(3) 围绝经期综合征虚证素分布情况：围绝经期综合征虚证病性涉及阴虚、气虚、血虚、阳虚、阳亢、精亏等(表7-15)。

表7-15　围绝经期综合征虚证素分布情况(*n*=459)

排　序	证　素	例　　数	百分比(%)
1	阴虚	320	69.72
2	气虚	267	58.17
3	血虚	253	55.12
4	阳虚	196	42.70
5	阳亢	113	24.62
6	精亏	20	4.36
7	津亏	3	0.65

　　理论研究和临床实践表明，女性的生殖虽以肾为主导，但亦与肝脏有密切联系。肾虚是围绝经期综合征的病理基础，肝郁是其病理变化的重要环节。临床上围绝经期综合征患者情志异常甚为常见，从而造成肝失疏泄，肝气郁结或升泄太过的病理表现，故肝脏功能失常是本病发病的重要因素。同时，围绝经期综合征患者常见本虚标实，虚实夹杂。因此，采用证素积分及分级的方法能较好地反映围绝经期综合征患者不同病位、病性的中医病理特点，能为本病的诊断和治疗提供新的手段与依据。

(五) 高血压中医状态分布研究

　　高血压是全球发病率最高、并发症最多、病死率较高的严重危害人们健康的最常见的慢性疾病之一，长期控制不良的高血压对心、脑、肾等靶器官可产生严重损害。

　　1. 研究对象　研究对象来源于2010年3月至2011年4月在中国中医科学院西苑医院内科和干部病房的住院患者235例。诊断标准：西医参照《2004年中国高血压防治指南(实用本)》临床诊断为高血压；中医诊断参照《中医病症诊断疗效标准》。

　　2. 高血压证素分布情况　高血压不同级别患者证素表现有所不同(表7-16)。

表7-16　不同级别高血压证素分布情况(%)

证　素	1级高血压	2级高血压	3级高血压
血瘀	12(66.67)	17(44.47)	22(40.00)
气虚	11(61.11)	15(39.48)	22(40.00)
阳虚	6(33.33)	14(36.84)	8(14.55)
阳亢	4(22.22)	11(28.95)	16(29.10)
痰浊	4(22.22)	7(18.42)	18(32.73)
阴虚	3(16.67)	11(28.95)	22(40.00)
血虚	1(5.56)	4(10.53)	7(12.73)

　　研究发现，1级高血压患者的中医证素以血瘀和气虚为主；2级高血压患者的中医证素以血瘀、气虚和阳虚为主；3级高血压患者的中医证素以血瘀、气虚、阴虚和痰浊为主。

结果表明,血瘀和气虚是高血压的主要病理特点,贯穿其发病全过程,随血压分级的升高,病情愈加复杂,这和临床所见是相吻合的,提示对高血压要根据不同分级进行针对性治疗。

总之,随着大数据时代的到来,运用数据挖掘等现代信息技术对于临床大量慢病案例信息进行收集、规范整理、深度挖掘,积极开展慢病的中医状态分布规律研究,将极大地促进慢病的防治。

三、5S9H 健康管理模式的提出与探索

(一) 5S9H 健康管理模式的提出

5S9H 健康管理模式由福建中医药大学健康管理中心基于状态学理论和中医健康理念提出,其是对未病人群、欲病人群、已病人群、病后人群的宏观、中观、微观参数进行全面采集、分析、评估、干预、跟踪、效果评价的全过程。

5S 是以状态为核心进行健康服务的 5 个环节,即对客户实施健康档案建立、健康状态评估、健康状态干预、效果评价、跟踪反馈 5 个服务环节。9H 是指 9 个模块,即为客户提供血压监测、血糖监测、身高体重测量、体质测评、疾病风险预警、生理特点、五运六气特点分析、状态要素测评、食疗药膳配方 9 个模块的服务项目。

(二) 5S9H 健康管理模式的探索

福建中医药大学中医健康管理研究中心积极响应中共中央、国务院《"健康中国 2030"规划纲要》,最近几年对中医健康管理进行了积极探索,并在福建省与省级中医医院、县域总医院、社区中医健康管理中心建立了合作关系,取得了一系列有意义的成果。

1. 福建省第三人民医院中医健康管理中心　该中心运用中医理论,动态把握人的健康状态,建立中医健康档案、制定个性化调理方案,进行全程跟踪管理服务。本中心自2014 年开业以来,针对围绝经期综合征、代谢综合征、肿瘤、欲病人群分别进行中医健康管理,取得了良好的效果。

2. 越人中医健康管理服务模式落地　该模式由"太医院"、全科医学、互联网+结合,通过医院、社区服务中心、家庭个人三条途径实现真正意义上全方位服务的中医健康管理服务,主要实施健康检测、评估、建档及跟踪随访,让老百姓从根本上认识到疾病预防和健康管理的重要性,帮助群众进行健康状态辨识、健康档案建立、健康管理、健康评估和健康干预等,同时发挥中医"治未病"的优势,唤醒人民群众的健康管理意识,让老百姓"少生病、生小病、不生病",实现最小资源投入和效益最大化。

第三节　中医健康状态学研究的展望

随着经济的快速发展,社会结构、经济结构以及人们的生活方式的变化,人们对于健康的消费需求已由简单的医疗治疗型,向疾病预防型、保健型和健康促进型转变。大健康的背景下中医工程技术的智能化研发同样比较薄弱,缺乏有自主知识产权的中医诊疗

设备,众多难点问题亟须突破。特别在 2013 年国务院颁布"关于促进健康服务业发展的若干意见"后,中医健康管理的需求大幅提升,同时也推动了我国中医健康管理的快速发展。

中医健康管理研究领域逐步形成的对生命全过程健康状态的把握,是中医健康管理和效果评价的核心的新理念,倡导立足于公共卫生背景下,结合中医诊疗思维模式、系统科学、生物工程、计算机信息技术、人工智能等,实现对人体状态进行整体、动态、实时、个性化的把握,能够为健康管理与预警提供可靠依据。中医健康管理研究就抓住了这个趋势,通过中医预防保健(治未病)实现工作重心前移。2015 年福建省 2011 中医健康管理协同创新中心成立,由福建中医药大学牵头,联合厦门大学、浙江大学、中国中医科学院中医药信息研究所等高校和科研院所创办,是国内首家中医健康管理协同创新中心。同年由北京中医药大学等五家成立五校联盟组建中医健康事务协同创新中心;中医药健康大数据产业技术创新战略联盟在北京成立,推动了中医药健康大数据的发展。2016 年国务院颁布"中医药发展战略规划纲要(2016—2030 年)",为中医健康服务业发展勾画了美好的蓝图。

一、中医健康状态研究的现状

(一)中医健康状态研究尚属起步阶段

近 5 年,福建中医药大学中医证研究基地在中医健康状态研究方面进行了有益的探索,充分发挥福建省 2011 中医健康管理协同创新中心的技术和人才汇聚等优势,引进并融合了诸多新技术,如生物医学传感与检测、人工大脑、视听感知、智能语言处理等技术,构建中医健康状态整体动态辨识研发平台,可实现对人体状态进行实时、动态、个性化的把握,在本领域的探索也取得了显著的成效。

1. 以状态为中心的中医健康认知理论研究 阐述中医健康及健康状态概念,揭示其内涵及外延;构建中医健康状态认知的思维方式、表述特征;阐述中医健康状态认知理论的特征及科学内涵研究。

2. 中医健康管理的信息化研究 通过对个体人整体健康状态动态、个性化把握,实现全程健康管理,特别是临床前的健康管理(健康档案、前期预防和健康随访)和临床后管理(养老、保险),实现大公卫(即大的公共卫生管理)数据管理优化、临床数据管理优化、健康数据模式优化。

3. 中医健康云平台建设研究 涵盖中医四诊信息参数采集装备、"分类＋模式"识别、健康状态辨识算法模型、个性化干预方案、疗效评价体系。在人体状态进行实时动态个性化的把握基础上,完成对中医健康管理网络云平台的建设规划。

4. 适合国人的健康状态辨识标准的制定 以"治未病"理论为指导,以"未病、欲病、已病、病后"四类人群为研究对象,开展中医健康状态分类标准、中医健康管理核心技术标准和中医健康管理效果评价标准等的研究与制定。

5. 中医健康管理基地规范化建设和关联产业建设　搭建中医健康管理技术创新产业联盟雏形，联盟成员包括企业、高校、科研和医疗机构，构建中医健康管理科研平台、产业化基地、公共技术服务机构，保证中医健康管理基地规范化建设与成果转化推广有效衔接，可实现促进关联产业健康、可持续发展。

（二）中医健康状态研究存在的问题

尽管在中医健康状态研究方面已经开展了大量的探索性研究工作，但目前业内仍认为在中医健康状态研究方面尚缺乏完善的理论体系支撑。顶层设计的缺失致使不同领域研究成果的集成研发仍存在难以逾越的鸿沟，如业内标准不统一，特别在状态分类方面无标准可依，导致按不同理论体系建立的辨识工具无法得出对健康状态整体辨识的结果等。在仪器研发方面存在更多的局限性，最大的难题就是如何为仪器参数赋予中医健康状态的内涵等。此外，跨学科人才缺乏，学科交叉不论在深度、广度还是在机制体制的支持方面都显得极度不足，这都为中医健康状态研究的快速推进设置了重重障碍。

在新的形势下，总结中医健康状态研究面临的新问题和变化如下。

1. 大数据背景下医疗及健康产业的信息化　大数据背景下，人口与健康领域，包括医疗行为、流程、服务的改变已不可避免，如从卫生政策、公共健康、人口健康数据管理，到临床诊疗的智能化、信息化如何实现对接。互联网、物联网、云计算、大数据的运用大大改变着传统医疗服务模式，人们的防病治病需求将更多地通过网络、后台的服务来实现。一方面是国家对医改和医疗数据的需求，另一方面是社会对健康管理、健康服务的需求。大数据监测包括健康管理、健康档案、慢病、职业病、突发性应急性传染病监测（CDC），临床后康复、养老、健康保险等。

2. 大公卫背景下中医健康管理的信息化　面对不可避免的冲击，中医如何应对？发挥整体观、辨证论治特色和系统论、个性化诊疗优势，实行全程健康管理，特别是临床前的健康管理（健康档案、前期预防和健康随访）和临床后管理（养老、保险），是新的信息化时代中医信息化、智能化的发展趋势。通过对整体健康状态动态、个性化把握，实现诊断专业化、精细化，最终实现大公卫数据管理优化、临床数据管理优化、健康数据模式优化，真正体现中医精准管理、有的放矢。

3. 大健康的背景下中医工程技术的智能化　立足于大公卫、大健康的背景，结合中医诊疗思维模式、系统科学、生物工程、计算机信息技术、人工智能等，实现对人体状态进行实时动态个性化的把握。建立"中医智慧生态系统"，涵盖中医四诊信息参数采集装备、"分类＋模式"识别、健康状态辨识算法模型、个性化干预方案、疗效评价体系、健康状态辨识服务模式、中医健康大数据、云平台。基于移动互联网，在实现对人体健康状态动态、个性化把握的基础上，应用IT、移动互联网、医学工程技术，研发便携式、可移动、可穿戴中医家庭式诊疗设备。

二、中医健康状态研究的展望

目前以"健康状态"为核心的中医健康认知理论的研究刚刚起步，并已出现可喜的苗头,但作为健康服务的核心——中医健康管理理论体系及应用技术的研究仍处于萌芽阶段。身处移动互联网时代,信息化对健康与医疗领域的改变已不可避免。在这一背景下,中医如何应对,如何发挥优势,实现临床和健康管理的信息化、智能化已经迫在眉睫。过去的 20 年中,中医在信息化、智能化方面具备良好的基础。

如何立足于大公卫、大健康的背景,结合中医诊疗思维模式、系统科学、生物工程、计算机信息技术、人工智能等,不断提高中医健康管理理论及应用技术水平,实现对人体状态进行实时动态个性化的把握,是中医健康管理未来发展的关键科学问题和技术难点。其主要研究方向包括以下三方面。

(一)中医健康理论与功能状态测评共性技术研究

完善中医健康状态理论体系,明晰中医健康状态研究顶层设计,围绕中医健康功能状态测评研究中涉及的标准化参数采集、辨识模型与算法、干预方案、效果评价、服务模式等关键环节中的若干实用技术进行研究、开发、性能测试、价值评估等,为中医诊疗仪器设备研制、中医健康管理和服务等提供核心技术模块。

(二)中医诊疗设备信息化、智能化研究

基于移动互联网,在实现对人体健康状态动态、个性化把握的基础上,应用 IT、移动互联网、医学工程技术等,研制开发符合中医理念的智能化、信息化、可视化及规范化的中医诊疗仪器设备,对物理参数赋予中医健康状态含义,重点研发便携式、可移动、可穿戴中医家庭式诊疗设备。

(三)中医健康大数据管理、服务模式与应用研究

建设全程健康监测及管理大型数据库。根据不同地区中医药健康服务的不同需求,应用中医健康服务技术研发平台,结合现代信息与网络技术,设计制定适合医院、社区、健康管理中心、互联网络平台的不同需求,可供不同地区、不同人群选择使用的中医健康服务模式、流程和规范,形成新的中医服务业态,研发综合辨症、辨证、辨病、辨人于一体的中医健康状态辨识工具,研制符合中医特色并针对不同健康状态的调整干预方案,包括非药物干预技术方法和与之相应的饮料、食品、药物等系列产品,构建中医健康管理技术创新产业联盟,形成中医药健康服务新业态,建立健康状态辨识、干预、评价一体化服务体系。

未来 10 年将是充满"智慧"的 10 年,全球将迈入一个高速发展的关键时期。"智慧生活"这个新名词几乎牵动了所有行业的神经,中国作为全球最重要的新兴市场之一,作为拥有独立知识产权,且极具中国特色的中医健康管理技术领域,将在智慧生态系统搭建和服务健康中国的过程中发挥越来越重要的作用。

中医健康管理与相关产业在中国的兴起与快速发展,是中国社会经济持续发展,国民物质和精神生活不断改善的必然结果,与提高国民健康素质,促进国民全面发展的根本利益和构建社会主义和谐社会息息相关。虽然中医健康管理在我国发展的时间不长,学科理论体系与相关技术方法不够完善,完整的中医健康管理服务模式还没有形成,相关产业规模也比较小,但它适应国民不断增长的健康需求,顺应国民追求健康素质和生活质量的

大趋势，受到党和政府相关部门的大力支持，以及业内人士的广泛关注和积极参与，中医健康管理及其相关产业一定会健康有序地向前发展！

参 考 文 献

［1］朱文锋.创立以证素为核心的辨证新体系［J］.湖南中医学院学报,2004,24(6)：38-39.

［2］李灿东,杨雪梅,甘慧娟,等.健康状态辨识模型算法的探讨［J］.中华中医药杂志,2011,26(6)：1351-1355.

［3］晏峻峰.基于数据挖掘技术的证素辨证方法研究［D］.长沙：湖南中医药大学,2007：1-93.

［4］王立文.基于深度学习与条件随机场的多标记学习方法的中医问诊建模研究［D］.上海：华东理工大学,2013：1-103.

［5］刘旭龙,洪文学,张涛,等.基于形式概念分析的中医辨证可视化方法［J］.燕山大学学报,2010,34(2)：162-168.

［6］褚娜.基于混合智能的中医辨证系统研究［D］.上海：上海交通大学,2012：1-175.

［7］朱咏华,朱文锋.基于贝叶斯网络的中医辨证系统［J］.湖南大学学报(自然科学版),2006,33(4)：123-125.

［8］白丽娜.基于BP神经网络的中医体质辨识研究［D］.天津：天津理工大学,2014：1-69.

［9］朱文锋.证素辨证学［M］.北京：人民卫生出版社,2008：15-84.

［10］陈曦,刘海昀,任现志.基于贝叶斯网络的中医辅助诊疗系统研究新进展［J］.辽宁中医药大学学报,2010,12(10)：143-144.

［11］洪燕珠,周昌乐,张志枫,等.基于随机森林法的慢性疲劳证候要素特征症状的选择［J］.中医杂志,2010,51(7)：634-638.

［12］钟琦,肖随贵.基于进化计算的中医脉象分类识别研究［J］.计算机应用与软件,2007,24(5)：158-159.

［13］邹蔚萌,高宏杰,邹忆怀.决策树技术在中医证候学中应用研究思路［J］.辽宁中医药大学学报,2011,13(2)：126-128.

［14］杨琼,朱惠蓉,燕海霞,等.原发性肺癌患者脉图特征参数与肿瘤指标的典型相关分析［J］.辽宁中医杂志,2011,38(1)：19-21.

［15］谢世平,王勇,梁润英,等.基于文献的艾滋病中医证候Logistic回归分析［J］.中华中医药杂志,2011,26(11)：2513-2516.

［16］Jiawei Han,Micheline Kamber 著;范明,孟小峰译.数据挖掘：概念与技术［M］.北京：机械工业出版社,2001(1)：60-132.

［17］朱文锋,晏峻峰,何军锋,等.中医辨证的双层频权剪叉算法［J］.中国中医药信息杂志,2008,15(1)：108-109.

［18］朱咏华.2002年WF文锋-中医(辅助)诊疗系统的研制［J］.中国中医药信息杂志,2002,9(11)：59.

［19］司同.中医门诊电子病历的现状与创新方法［J］.医学信息学杂志,2008(9)：37-39.

［20］赵前龙.构建计算机辅助辨证诊疗系统的研究［D］.武汉：湖北中医学院,2008：1-42.

［21］包巨太,于荣霞,刘保相,等.中医方证辨证诊疗系统的临床应用研究［J］.中国煤炭工业医学杂志,2013,16(2)：285-287.

［22］罗瑞静,何建成.中医智能化问诊系统开发及应用前景［J］.时珍国医国药,2014(7)：1797-1798.

［23］张永涛.关于研制中医数字问诊系统的构想［J］.中国医学影像技术,2003(19)：138-139.

［24］徐晤,王志荣,黄一虹,等.诊断学虚拟问诊系统的设计与实现［J］.中国高等医学教育,2007(6)：87-88.

［25］张士靖,周志超,杜建,等.国内外健康管理研究热点对比分析［J］.医学信息学杂志,2010,31(4)：6-10.

[26] 杨迎春,巢健茜,王小雨,等.健康管理现状及发展趋势探析[J].现代预防医学,2008,35(22)：
　　　4401-4403.

[27] 朱俊峰.46例慢性病病人健康管理疗效的观察[J].中国医药导报,2009(11)：330-331.

[28] 王烨源,陈建勋,王汉亮,等.从源头阻断慢病自然进程的《健康管理模式》[J].中国公共卫生管理,
　　　2007,23(2)：123-127.

[29] 杨贵尧,刘颖,郑杰,等.中医健康管理的现状和展望[J].中国中医药现代远程教育,2012,10(18)：
　　　145-146.

[30] 靳琦,王琦.辨体-辨病-辨证诊疗模式——中医体质理论的临床应用[M].北京：中国中医药出版社,
　　　2006：85.

[31] 刘红樱,王蔚.基于"治未病"理论的动脉粥样硬化健康管理模式探讨[J].中国初级卫生保健,2011,
　　　25(8)：86-88.

[32] 邓翠丽.以"治未病"思想为指导的中医健康管理在非酒精性脂肪肝中的应用[D].广州：广州中医
　　　药大学,2011：1-62.

[33] 杨雪梅,甘慧娟,赖新梅,等.基于证素辨证模型的中医健康管理系统研发[J].中华中医药杂志,
　　　2015,30(8)：2681-2683.

[34] 赵红.以系统生物学信息处理促进"中医治未病"现代化体系构建和实施——中西医结合预防医学
　　　的一个切入点[A].中国中西医结合学会.第二次全国中西医结合诊断学术研讨会论文集[C].丽江：
　　　中国中西医结合学会,2008：234-238.

[35] 胡广芹,陆小左,于春泉,等.基于云计算的中医健康管理系统[J].天津中医药,2011,28(6)：475-477.

[36] 林庆,田凌,董晓英,等.基于中医辅助诊疗系统建立社区健康管理平台[J].中医药导报,2014,
　　　20(10)：50-53.

[37] 中华预防医学会慢性病预防与控制分会.慢性病的流行形势和防治策略[J].中国慢性病预防和控
　　　制,2005,13(1)：1-3.

[38] 井珊珊.慢性非传染性疾病防控关键技术及控制策略研究[D].济南：山东大学,2013：1-202.

[39] 曹洪欣,王乐,蔡秋杰,等.中医防治慢性病的优势与实践[J].中医杂志,2011,52(8)：638-639.

[40] 王琦.中医体质学[M].北京：人民卫生出版社,2005：1-10.

[41] 辛海,吴剑坤,金玫,等.1350例社区慢性病人群的体型与中医体质分布特点[J].中华中医药杂志,
　　　2013,28(6)：1719-1721.

[42] 徐莲香.冠心病中医证型分布特征及与相关个性特征、心理状态的初步研究[D].广州：广州中医药
　　　大学,2007：1-98.

[43] 杨思雯.糖尿病肾病"疾病-证候-症状"分布及关联研究[D].北京：北京中医药大学,2014：1-86.

[44] 俞洁.围绝经期综合征肝郁及其兼杂特征的分子生物学基础研究[D].福州：福建中医药大学,2014：
　　　1-59.

[45] 王国利,雷燕,陶丽丽.高血压病中医证素分布与组合特征研究[J].中国中医药信息杂志,2012,
　　　19(1)：29-31.

[46] 林敏,乔自知.移动医疗的需求与发展思考[J].移动通信,2010(6)：31-35.

[47] 魏长华.人工智能基础[M].北京：电子工业出版社,2000(1)：154.

[48] 陈霄.中医健康管理系统的构建与应用[D].广州：广州中医药大学,2010：1-134.